Mädchen

Körperhöhe			Körpermasse			Brustumfang			Alter in Monaten bzw. Jahren
$\bar{x} - s$	$\bar{x}$	$\bar{x} + s$	$\bar{x} - s$	$\bar{x}$	$\bar{x} + s$	$\bar{x} - s$	$\bar{x}$	$\bar{x} + s$	
495	518	541	3,0	3,4	3,8				0
512	540	568	3,5	4,0	4,5	339	363	387	1
546	574	602	4,4	5,1	5,8	368	395	422	2
574	606	638	5,1	5,8	6,5	391	417	443	3
591	626	661	5,9	6,6	7,3	407	428	449	4
628	657	686	6,4	7,2	7,9	415	436	457	5
636	683	730	7,0	7,8	8,7	423	449	475	6
662	697	732	7,2	8,1	9,0	430	456	482	7
668	703	738	7,5	8,6	9,7	435	462	489	8
687	721	755	7,8	8,8	9,8	437	464	491	9
697	727	757	8,2	9,4	10,6	445	470	495	10
706	739	772	8,8	9,9	11,0	454	478	502	11
717	756	795	8,9	10,0	11,0	460	482	504	12
750	786	822	9,4	10,6	11,7	465	489	513	15
768	809	850	10,0	11,3	12,6	469	496	523	18
806	842	878	10,6	11,8	12,9	479	503	527	21
818	859	900	11,0	12,2	13,5	480	506	532	24
845	887	929	11,2	12,8	14,4	489	514	539	27
859	906	953	11,6	13,1	14,6	488	517	546	30
877	924	971	12,0	13,6	15,3	490	519	548	33
899	941	983	12,3	14,0	15,6	496	523	550	36
956	1 013	1 070	14,3	16,3	18,3	493	520	547	3
1 027	1 072	1 117	15,2	17,7	20,3	495	523	551	4
1 109	1 151	1 193	18,2	20,9	23,6	525	556	587	5
1 149	1 210	1 271	18,9	22,8	26,7	524	569	614	6
1 199	1 261	1 323	21,5	25,5	29,5	549	589	629	7
1 251	1 302	1 353	22,5	26,8	31,1	556	603	650	8
1 308	1 372	1 436	25,7	31,1	36,5	591	633	675	9
1 355	1 427	1 499	29,8	36,9	44,0	611	662	713	10
1 413	1 483	1 553	31,9	39,1	46,3	638	694	750	11
1 484	1 546	1 608	36,7	44,4	52,1	680	730	780	12
1 530	1 600	1 670	44,1	51,9	59,7	701	757	813	13
1 563	1 622	1 681	44,9	52,5	60,1	748	794	840	14
1 572	1 629	1 686	47,1	54,9	62,7	754	799	844	15
1 575	1 635	1 695	49,0	56,6	64,2	757	809	861	16
1 571	1 639	1 707	48,8	58,0	67,2	755	813	871	17

ANTHROPOLOGISCHER ATLAS

Dr. rer. nat. Bernd Flügel
Dr. rer. nat. Holle Greil
Prof. Dr. sc. nat. Karl Sommer

ANTHROPOLOGISCHER ATLAS

Grundlagen und Daten

— Alters- und Geschlechtsvariabilität des Menschen —

188 Abbildungen, 7 Farbtafeln, 28 Nomogramme,
238 Tabellen

EDITION WÖTZEL, FRANKFURT/MAIN

CIP-Kurztitelaufnahme der Deutschen Bibliothek

Flügel, Bernd; Greil, Holle; Sommer, Karl /
Anthropologischer Atlas : Alters- und Geschlechtsvariabilität des Menschen : Grundlagen und Daten /
Flügel, Bernd; Greil, Holle; Sommer, Karl /
1. Auflage
Frankfurt/Main: Edition Wötzel, 1986
ISBN 3-925831-00-2

 ISBN 3-7303-0042-3
Printed in the German Democratic Republic
Lichtsatz: INTERDRUCK Graphischer Großbetrieb Leipzig — III/18/97
Druck und buchbinderische Weiterverarbeitung:
LVZ-Druckerei „Hermann Duncker" Leipzig
Lektor: Ingrid Dierschke
Schutzumschlag und Einbandgestaltung: Rolf Kampa
Typografie: Rolf Kampa/Karin Wricke
Grafische Zeichnungen: Dr. Ortwin Müller, Hans-Joachim Behrendt
Technische Zeichnungen: Karin Lorenz
ISBN 3-925831-00-2

Für Mitarbeit, Beratung und Unterstützung sind die Autoren zu Dank verpflichtet

Dr. G.-J. Bewer
Kinderklinik des Bereiches Medizin (Charité) der Humboldt-Universität zu Berlin (5.3., 9.1.)

Prof. Dr. sc. Chr. Brückner
Institut für Arbeitshygiene des Bereiches Medizin der Friedrich-Schiller-Universität Jena (3., 4.)

Prof. Dr. habil. W. Friedrich;
Prof. Dr. sc. K. Starke
Zentralinstitut für Jugendforschung beim Amt für Jugendfragen beim Ministerrat der DDR, Leipzig (2.)

Dipl.-Psych. A. Gast
Institut für gerichtliche Medizin des Bereiches Medizin (Charité) der Humboldt-Universität zu Berlin (5.3.)

Prof. Dr. Dr. habil. H. Grimm
Bereich Anthropologie des Museums für Naturkunde der Humboldt-Universität zu Berlin (2., 3., 8., 9.)

Dr. sc. H.-J. Hammer
Institut für gerichtliche Medizin und Kriminalistik des Bereiches Medizin der Karl-Marx-Universität Leipzig (10.)

Prof. Dr. sc. G. Jäschke
Akademie für ärztliche Fortbildung der DDR, Berlin (5.3.)

Dr. D. Johnsen;
Dr. sc. M. Möhr
Akademie der Wissenschaften der DDR, Zentralinstitut für Ernährung in Bergholz-Rehbrücke (9.)

Dr. H. Kahl
Institut für Hygiene des Kindes- und Jugendalters des Ministeriums für Gesundheitswesen der DDR, Berlin (5.3.)

Prof. Dr. M. Kelm
Staatssekretär und Leiter des Amtes für industrielle Formgestaltung beim Ministerrat der DDR (3., 4.)

Prof. Dr. habil. W. Kneist
Institut für Sozialhygiene der Medizinischen Akademie Erfurt (5.3.)

Dr. sc. H. Kramer
Zentralinstitut für Arbeitsmedizin der DDR, Berlin (6.4.)

Prof. Dr. sc. D. Leopold
Lehrstuhl für gerichtliche Medizin der Medizinischen Akademie Erfurt (5.3.)

Dr. D. Methling
Augenklinik des Bereiches Medizin (Charité) der Humboldt-Universität zu Berlin (6.6.)

Prof. Dr. sc. E. Münzberger
Institut für Arbeitshygiene des Bereiches Medizin der Wilhelm-Pieck-Universität Rostock (5.3.)

Dr. I. Nitz
Kinderklinik des Bereiches Medizin (Charité) der Humboldt-Universität zu Berlin und

Dr. sc. H.-H. Thiemann
Kinderklinik des Bereiches Medizin der Martin-Luther-Universität Halle-Wittenberg

unter Mitarbeit der Arbeitsgemeinschaft Kinderradiologie der Gesellschaft für Medizinische Radiologie und der Gesellschaft für Pädiatrie der DDR (8.2.)

Prof. Dr. habil. R. Oeser
Sektion Chemie/Biologie der Pädagogischen Hochschule „Karl Liebknecht", Potsdam (6.5.)

Dr. sc. J. Richter
Beratungsstelle Kinder- und Jugendgesundheitsschutz für den Stadtbezirk Görlitz (2.7.)

Dr. B. Rother;
Dr. G. Müller;
Prof. Dr. sc. E. Springer
Lehrstuhl Arbeitshygiene des Bereiches Medizin der Karl-Marx-Universität Leipzig (5.3.)

Prof. Dr. sc. A. Sälzler
Lehrstuhl Kinder- und Jugendgesundheitsschutz des Bereiches Medizin (Charité) der Humboldt-Universität zu Berlin (2., 5.3.)

Prof. Dr. sc. G.-H. Schumacher
Anatomisches Institut der Wilhelm-Pieck-Universität Rostock (8.3.)

Prof. Dr. sc. G. Straaß
Akademie für ärztliche Fortbildung der DDR, Berlin (1., 2.7.)

Dr.-Ing. B. Wünsch
Forschungszentrum des Werkzeugmaschinenbaus Karl-Marx-Stadt (6.3., 6.4.)

Dr. sc. H. Wuthe
Forschungsinstitut für Lungenkrankheiten und Tuberkulose in Berlin-Buch (7.1.)

Doz. Dr. sc. H. Wutscherk
Wissenschaftsbereich Sportmedizin und Naturwissenschaften der Deutschen Hochschule für Körperkultur Leipzig (3.2.)

Doktoranden
Dipl.-Stomat. G. Fischer;
Dipl.-Stomat. H. Helling;
Dipl.-Med. B. Kalinke;
Dipl.-Stomat. K. Krämer
(5.3.)

Einheiten und Abkürzungen

h	Stunde
kJ	Kilojoule
KpH	Körperhöhe
lx	Lux
min	Minute
ml	Milliliter
n	Probandenanzahl
p	Irrtumswahrscheinlichkeit
P	Perzentil
r	Regressionskoeffizient
s	Sekunde
s	Standardabweichung
W	Watt
$\bar{x}$	arithmetisches Mittel

Alle anderen verwendeten Abkürzungen sind im jeweiligen Textzusammenhang erläutert.

Inhaltsverzeichnis

Vorwort 9

GRUNDLAGEN ZUR ANWENDUNG ANTHROPOLOGISCHER NORMWERTE 11

1. **Bevölkerungsstand und Bevölkerungsentwicklung in der DDR** 11
1.1. Bevölkerungsstand 11
1.2. Bevölkerungsentwicklung 13
1.2.1. Geburtlichkeit 14
1.2.2. Sterblichkeit 18
1.2.3. Mobilität 21

2. **Individualentwicklung des Menschen** 21
2.1. Vorentwicklung 21
2.1.1. Ei- und Samenzellenentwicklung 21
2.1.2. Befruchtung 22
2.2. Vorgeburtliche Entwicklung 23
2.3. Schwangerschaftsveränderungen des mütterlichen Körpers 28
2.4. Bestimmung des Geburtstermins 29
2.5. Haltung, Stellung und Lage des Kindes im Uterus 30
2.6. Geburt 31
2.7. Nachgeburtliche Entwicklung 32
2.7.1. Wachstum 33
2.7.2. Proportionsverschiebungen 34
2.7.3. Geschlechtsunterschiede 36
2.7.4. Biologisches Alter 38
2.7.5. Säkulare Akzeleration 40
2.7.6. Entwicklungsabschnitte 44
2.7.7. Sozialanthropologische Aspekte der Individualentwicklung 54

3. **Angewandte Anthropologie** 55
3.1. Medizinische Anthropologie 55
3.2. Sportanthropologie 56
3.3. Industrieanthropologie 57
3.3.1. Definition, Gegenstand und Ziel der Industrieanthropologie 57
3.3.2. Aufgaben der Industrieanthropologie 57
3.3.3. Anwendungsbereiche der Industrieanthropologie 58

NORMWERTE 61

4. **Hinweise zur Anwendung von Normwerten** 61
4.1. Anthropologische Voraussetzungen 61
4.2. Biostatistisch-mathematische Methoden 63

5. **Körperbaumaße** 65
5.1. Meßinstrumente 66
5.1.1. Anthropometer 66
5.1.2. Stangenzirkel 66
5.1.3. Tasterzirkel 67
5.1.4. Gleitzirkel 67
5.1.5. Reißschiene mit Meßhülse 68
5.1.6. Daumenmeßwinkel 68
5.1.7. Meßkonus 68
5.1.8. Maßband 68
5.1.9. Meßringe 68
5.1.10. Meßstuhl 68
5.1.11. Anthropometrisches Meßbrett 70
5.2. Körpergrundhaltungen 70
5.2.1. Orientierung des Kopfes in Ohr-Augen-Ebene 70
5.2.2. Grundhaltung im Stehen 71
5.2.3. Grundhaltung im Sitzen 71
5.3. Maße, Meßstrecken, Meßmethoden, Meßwerte 0- bis 65jähriger 71

6. **Körperbewegungsmaße** 223
6.1. Anatomisch-physiologische Grundlagen 223
6.1.1. Gelenke 223
6.1.2. Muskelmorphologie 224
6.1.3. Bewegungen 224
6.1.4. Muskelkontraktion 226
6.2. Bewegungswinkel 227

6.3. Bewegungsräume 235
6.3.1. Erfassung und Darstellung 235
6.3.2. Verwendung von Bewegungskurven 236
6.4. Körperkräfte 245
6.5. Lateralitätsdaten 254
6.6. Sehfunktionen 255

7. **Funktionelle Atmungs- und Herz-Blutkreislauf-Parameter** 260
7.1. Lungenfunktionsparameter 260
7.1.1. Ventilations- und Volumenparameter 260
7.1.2. Zentraler Atemwegswiderstand und Atemtraktwiderstand 262
7.2. Ausgewählte Referenzwerte zu Atmungsfunktionen 277
7.3. Ausgewählte Referenzwerte zu Herz- und Blutkreislauffunktionen 277

8. **Normwerte zur Beurteilung des biologischen Alters** 280
8.1. Reifezeichen der Neugeborenen 280
8.2. Skelettalter 280
8.3. Zahnalter 296
8.4. Alter nach den sexuellen Reifungszeichen 299
8.5. Kriterien der psychischen Entwicklung 309
8.6. Körperhöhenprognose 319

9. **Ernährungszustand** 319
9.1. Körperzusammensetzung 321
9.2. Optimalgewichtstabelle 339
9.3. Empfehlungen für die tägliche Nährstoffaufnahme für die Bevölkerung der DDR 340

10. **Hautleisten und Hautfurchen** 342
10.1. Fingerbeeren- und Handflächenmuster 342
10.2. Zehenbeeren- und Fußflächenmuster 346

Anhang 351
Literaturverzeichnis 352
Bild- und Tabellennachweis 354
Sachwortregister 355

Vorwort

Gegenstand anthropologischer Forschung sind die Beschreibung und die Kausalanalyse der Gesetzmäßigkeiten der Variabilität des Menschen, insbesondere der Variabilität nichtpathologischer morphometrischer und biomechanischer Merkmale. Auf dieser Grundlage lassen sich in Kooperation mit anderen Wissenschaften unter Orientierung auf gesellschaftliche Anforderungen praxiswirksame Aussagen entwickeln.

Nicht behandelt sind im vorliegenden Atlas die in manchen Ländern der Anthropologie zugeordneten Fachgebiete, wie Archäologie, Ethnographie, Psychologie, Linguistik u. a. sowie die Stammesgeschichte.

Anthropologische Forschungstätigkeit gipfelt zu einem großen Teil in der Erarbeitung von Normwerttabellen, die für verschiedenste Praxisbereiche zur Lösung dort anstehender Probleme Voraussetzung sind. Durch solche Normwerttabellen werden der körperliche und in begrenztem Rahmen auch der psychische Zustand der Bevölkerung oder von Bevölkerungsgruppen gekennzeichnet und bezüglich der erfaßten Merkmale und Einflußfaktoren Vergleiche ermöglicht.

Anzahl und Umfang der in einem anthropologischen Atlas eines Landes zu publizierenden Merkmalsbeschreibungen sind dadurch begrenzt, daß zu keinem Zeitpunkt aktuelle oder repräsentative Untersuchungsergebnisse aller ins Auge gefaßten Merkmale des Menschen vorliegen. Der anthropologische Atlas einer Bevölkerung kann nur eine Auswahl von Merkmalen umfassen. Zu diesen Merkmalen aber sollten zumindest solche gehören, die von unmittelbarer Bedeutung für eine Vielzahl von Wissenschafts- und Praxisbereichen sind; nur wenige Spezialisten interessierende Angaben werden in der jeweiligen Fachliteratur veröffentlicht.

Die im vorliegenden Atlas der DDR enthaltenen Fakten sollen Informationen für Anthropologen, Ergonomen, Designer, Arbeitswissenschaftler, Mediziner (u. a. Pädiater, Rechtsmediziner, Orthopäden), Humangenetiker, Ernährungswissenschaftler, Psychologen, Soziologen, Bevölkerungsstatistiker, Sportwissenschaftler und andere Berufsgruppen liefern und die vielen potentiellen Anwender in die Lage versetzen, ein breites Spektrum von Aufgaben sachgerechter, fundierter und präziser zu lösen. Der Atlas soll insbesondere ein Instrumentarium zur weiteren Verbesserung der medizinischen Betreuung der Bevölkerung darstellen, zunehmend auf die Gestaltung sicherer, erschwernisfreier, leistungs- und persönlichkeitsfördernder Arbeitsbedingungen wirken und eine Voraussetzung für auf hohem Niveau stehende, dem Menschen gerecht werdende Produkt- und Umweltgestaltungslösungen durch die industrielle Formgestaltung sein.

Um die Verwendung des im Atlas angebotenen Datenmaterials zu erleichtern, wird in einem dem Datengut vorangestellten Teil wesentliches anthropologisches Grundlagenwissen vermittelt; auf die Darstellung allgemein bekannter Fakten wurde dabei weitestgehend verzichtet. Das Datengut basiert überwiegend auf nationalen Untersuchungen und weist zum großen Teil einen hohen Neuheitsgrad auf. Im besonderen trifft dies auf die Körpermaße zu, durch deren Darbietung bisher gültige Normen aktualisiert und ergänzt werden. Auf gegenwärtig noch vorhandene Lücken im Datengut wird verwiesen.

Für konstruktive Hinweise und Vorschläge sind die Autoren jederzeit dankbar.

Die Autoren

Vorwort

Grundlagen zur Anwendung anthropologischer Normwerte

Die sinnvolle Anwendung anthropologischer Normwerte einer Bevölkerung setzt Kenntnisse über die Individualentwicklung der Menschen und über die biologische Differenziertheit der Bevölkerung sowie über den Bevölkerungsstand und die Bevölkerungsentwicklung voraus.
Individualentwicklung und biologische Differenziertheit (→ 2. u. Normwerte) sind Forschungsobjekte der Anthropologie, Bevölkerungsstand und Bevölkerungsentwicklung (→ 1.) werden von der Demographie erforscht, deren Gegenstand die Gesetzmäßigkeiten des Reproduktionsprozesses der Menschen in Raum und Zeit sind (vgl. „Gegenstand der Anthropologie" im Vorwort). Anthropologie und Demographie untersuchen somit zwei verschiedene Seiten des Zustandes und der Veränderung von Bevölkerungen, die beide durch das gesellschaftliche Wesen des Menschen maßgeblich bestimmt sind. Die anthropologische und die demographische Situation einer Bevölkerung bilden insofern eine Einheit, als die vorwiegend qualitativen Parameter der Anthropologie und die quantitativen Parameter der Demographie vielfach erst gemeinsam praxiswirksame Aussagen gestatten. Beide Wissenschaften berücksichtigen dabei Erkenntnisse der Soziologie und verwenden oft auch soziologische Methoden. Sie benutzen Gliederungen der Bevölkerung und führen zu solchen, beide arbeiten zum Beispiel mit den biologischen Gruppenbildungen Alter und Geschlecht und der soziologischen Gruppenbildung nach Klassen und sozialen Schichten der Bevölkerung und machen quantitative und qualitative Aussagen über sie.

1. Bevölkerungsstand und Bevölkerungsentwicklung in der DDR

Die Untersuchung von Bevölkerungsstand und -dynamik schafft wichtige Grundlagen für die Anthropologie und reicht mit der Analyse der Faktoren Geburtlichkeit, Sterblichkeit und Mobilität, der Feststellung bestimmter Seiten der Bevölkerungsstruktur, der Untersuchung der Bevölkerungsreproduktion und der Ermittlung von abgeleiteten Kennziffern (mittlere Lebenserwartung, Berufstätigenquote, Geburtenziffern, Fruchtbarkeitsziffern, Sterbeziffern und Reproduktionsziffern) an sozialanthropologische Fragestellungen (→ 2.7.7.) heran.

1.1. Bevölkerungsstand

Die **Wohnbevölkerung** der DDR umfaßte am 30. Juni 1981 16,7 Millionen Einwohner: 7,86 Millionen männliche und 8,87 Millionen weibliche Personen. Die **Geschlechterverhältniszahl** (Geschlechterrelation) war zu diesem Zeitpunkt 113:

$$\frac{\text{Anzahl der weiblichen Personen}}{\text{Anzahl der männlichen Personen}} \cdot 100.$$

Die Geschlechterverhältniszahl (Tab. 12/1) ist in den einzelnen Altersgruppen sehr unterschiedlich; im allgemeinen weist sie im 1. Lebensjahr den niedrigsten Wert auf und nimmt mit wachsenden Altersjahren zu.
Die Geschlechterverhältniszahl der Lebendgeborenen zum Zeitpunkt der Geburt war in der DDR 1981 95. Annähernde numerische Parität zwischen beiden Geschlechtern bestand zwischen dem 35. und dem 50. Lebensjahr (Abb. 13/1). Die Geschlechterverhältniszahl nimmt in der Regel mit wachsender Bevölkerungszahl einer Stadt oder Gemeinde zu.
Die **Altersgliederung** einer jeden Bevölkerung (Tab. 12/2) ist außerordentlich bedeutsam, weil praktisch alle demographischen Daten und Ziffern (Sterblichkeit, Geburtenhäufigkeit u. a.) eine enge Beziehung zum Alter zeigen. Die Alterspyramide (Lebensbaum) der DDR (Abb. 13/1) läßt die verhängnisvollen Auswirkungen der beiden Weltkriege (Kriegsverluste; Rückgang der Geburtenhäufigkeit in den Kriegs- und Nachkriegsjahren) und die Leistungen der Medizin zur Verminderung der Sterblichkeit in höherem Lebensalter erkennen. In der DDR leben relativ viele Personen im fortgeschrittenen Alter. 1980 waren beispielsweise rund 2,6 Millionen Einwohner 65 Jahre und älter (0,9 Millionen männliche und 1,7 Millionen weibliche Personen),

1. Bevölkerungsstand und Bevölkerungsentwicklung

Tab. 12/1 links: Geschlechterverhältnis der Bevölkerung im ehemaligen Deutschen Reich 1871 bis 1939 und in der DDR 1946 bis 1980; rechts: Sexualproportion der Lebendgeborenen von 1900 bis 1939 im ehemaligen Deutschen Reich sowie von 1946 bis 1980 in der DDR

Jahr	Weibliche Personen je 100 männliche Personen		Männliche Lebendgeborene je 100 weibliche Lebendgeborene	
	ehemaliges Deutsches Reich	DDR	ehemaliges Deutsches Reich	DDR
1871	104			
1875	104			
1880	104			
1885	104			
1890	104			
1895	104			
1900	103		105,5	
1905	103			
1910	103			
1915			105,5	
1919	109		108,0	
1930			106,1	
1933	106			
1939	104		106,5	
1946		135		108,5
1950		125		107,2
1955		124		107,4
1960		122		106,0
1965		119		107,0
1970		117		105,4
1975		115		106,3
1980		113		105,2

das entspricht etwa 16 % der Bevölkerung (Tab. 13/1).

In der DDR gelten als **Berufstätige** (Beschäftigte) alle im Arbeitsprozeß stehenden Personen: Arbeiter, Angestellte, Mitglieder der Produktionsgenossenschaften und Rechtsanwaltskollegien, selbständige Erwerbstätige und mithelfende Familienangehörige (Tab. 12/3). **Nichtberufstätige** sind Personen, die nicht im gesellschaftlichen Arbeitsprozeß stehen, wie Kinder, Rentner, Studenten, Hausfrauen. 1981 waren in der DDR 4,1 Millionen weibliche Personen berufstätig; der Anteil der weiblichen Beschäftigten betrug 49,8 %.

Die Bevölkerungszahl nach **Gemeindegrößen** gibt Tabelle 14/1 wieder. Gegenwärtig sinkt in Gemeinden mit weniger als 10 000 Einwohnern die Bevölkerungszahl, in Gemeinden mit mehr als 10 000 Einwohnern steigt sie an.

Tab. 12/2 Anteil der Altersgruppen an der Wohnbevölkerung nach dem Geschlecht in Prozent (30. Juni 1981)

Altersgruppe Jahre	Wohnbevölkerung		
	insgesamt 16,73 Millionen	männlich 7,86 Millionen	weiblich 8,87 Millionen
unter 1	1,4	1,6	1,3
1 bis unter 3	2,8	3,1	2,6
3 bis unter 6	3,7	4,0	3,4
6 bis unter 10	4,5	4,9	4,1
10 bis unter 14	5,6	6,1	5,1
14 bis unter 15	1,5	1,6	1,4
15 bis unter 16	1,6	1,7	1,5
16 bis unter 17	1,7	1,8	1,5
17 bis unter 18	1,7	1,9	1,6
18 bis unter 21	5,2	5,6	4,7
21 bis unter 25	6,3	6,9	5,8
25 bis unter 30	7,8	8,6	7,2
30 bis unter 35	6,1	6,6	5,6
35 bis unter 40	6,0	6,4	5,7
40 bis unter 45	7,9	8,4	7,4
45 bis unter 50	6,4	6,8	6,0
50 bis unter 55	5,8	5,8	5,8
55 bis unter 60	5,0	4,0	5,8
60 bis unter 65	3,7	2,9	4,4
65 bis unter 70	4,5	3,4	5,4
70 bis unter 75	4,7	3,5	5,7
75 und älter	6,3	4,4	7,9
Zusammen	100	100	100

Tab. 12/3 Berufstätige in der DDR am 30. September 1981 nach Wirtschaftsbereichen in Prozent

Wirtschaftsbereich	Berufstätige
Industrie	38,1
Produzierendes Handwerk (ohne Bauhandwerk)	3,1
Bauwirtschaft	7,0
Land- und Forstwirtschaft	10,7
Verkehr	5,8
Post- und Fernmeldewesen	1,6
Handel	10,2
Sonstige produzierende Zweige	3,2
Nichtproduzierende Bereiche	20,3
Zusammen	100

Abbildung 14/1 gibt Auskunft über den Altersaufbau der Bevölkerung unter Berücksichtigung von Geschlecht und **Familienstand** im Jahr 1980. Das durchschnittliche **Heiratsalter** der Ehegatten seit 1955 ist aus Tabelle 14/2 ersichtlich.

1.2. Bevölkerungsentwicklung

Tab. 13/1 Anteil der Personen im arbeitsfähigen und nichtarbeitsfähigen Alter an der Bevölkerung der DDR 1950 bis 1981 (30. Juni 1981)

Jahr	Von 100 der Bevölkerung waren				Anzahl der Personen im nichtarbeitsfähigen Alter je 100 Personen im arbeitsfähigen Alter		
	im arbeitsfähigen Alter	im nichtarbeitsfähigen Alter					
		insgesamt	davon Kinder	Rentner	insgesamt	davon Kinder	Rentner
1950	64,1	35,9	22,1	13,8	56,1	34,5	21,6
1960	61,3	38,7	21,0	17,6	63,0	34,3	28,7
1970	57,9	42,1	22,6	19,5	72,7	39,1	33,7
1980	63,2	36,8	18,9	17,9	58,2	29,9	28,3
1981	63,4	36,6	18,8	17,7	57,7	29,7	27,9

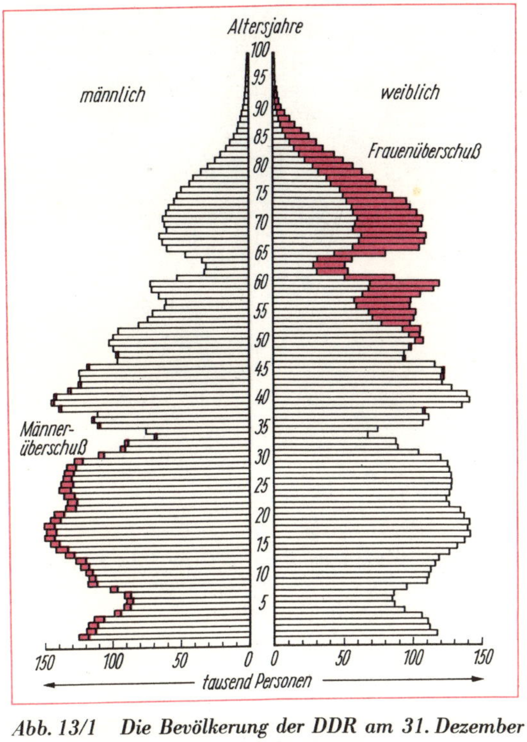

Abb. 13/1 Die Bevölkerung der DDR am 31. Dezember 1980 nach Altersjahren und Geschlecht

1.2. Bevölkerungsentwicklung

Die Bevölkerungsentwicklung (Bevölkerungsdynamik, Bevölkerungsbewegung) wird durch die **Geburtlichkeit**, die **Sterblichkeit** und die **Mobilität** (Zu- und Abwanderungen, Binnenwanderungen) bestimmt.

Tab. 13/2 Sozialökonomische Struktur der Berufstätigen in der DDR 1981

Beschäftigtengruppe	Berufstätige	
	in Tausend	in Prozent
Berufstätige (einschl. Lehrlinge)	8763,1	100
Arbeiter und Angestellte (einschl. Lehrlinge)	7831,8	89,4
Mitglieder von Produktionsgenossenschaften (einschl. Mitglieder von Rechtsanwaltskollegien)	752,2	8,6
darunter: LPG	167,7	6,5
PGH	157,1	1,8
Komplementäre und Kommissionshändler (einschl. mithelfende Familienangehörige)	26,0	0,3
Übrige Berufstätige (einschl. mithelfende Familienangehörige) darunter:	153,1	1,7
Einzelbauern und private Gärtner	6,1	0,1
Private Handwerker	111,4	1,3
Private Groß- und Einzelhändler	11,8	0,1
Freiberuflich Tätige	11,1	0,1

1. Bevölkerungsstand und Bevölkerungsentwicklung

Tab. 14/1 Bevölkerungszahl nach Gemeindegrößengruppen in der DDR 1981

Gemeindegrößengruppen (Zahl der Einwohner)	Einwohnerzahl	
	in Tausend	in Prozent
Insgesamt	16732,5	100
Davon:		
unter 500	1032,1	6,2
500 bis unter 1000	1423,6	8,5
1000 bis unter 2000	1487,7	8,9
2000 bis unter 3000	834,6	5,0
3000 bis unter 5000	1074,4	6,4
5000 bis unter 10000	1264,8	7,6
10000 bis unter 20000	1454,7	8,7
20000 bis unter 50000	2478,2	14,8
50000 bis unter 100000	1314,6	7,9
100000 und mehr	4367,8	26,1

Tab. 14/2 Durchschnittliches Heiratsalter der Ehegatten in der DDR in Jahren

Jahr	Männer	Frauen	Durchschnittlicher Altersunterschied
1955	29,5	26,4	3,1
1960	27,6	25,0	2,6
1965	28,1	25,5	2,6
1970	27,5	24,5	3,0
1975	26,5	23,8	2,7
1980	26,5	23,8	2,7

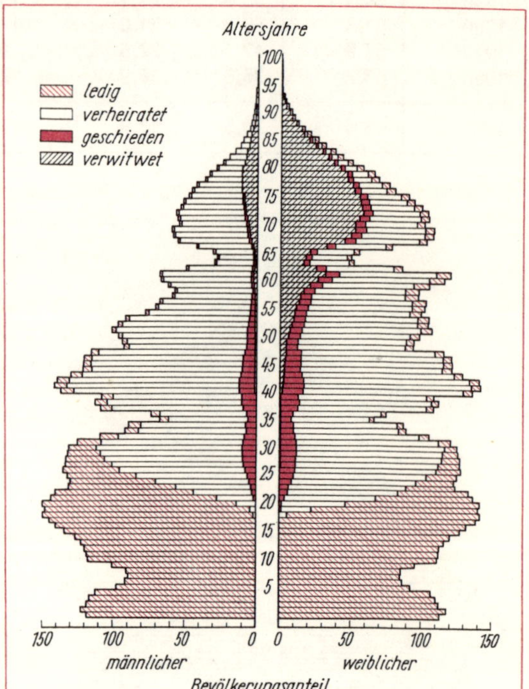

Abb. 14/1 Altersaufbau der Bevölkerung der DDR nach Familienstand und Geschlecht 1980 (Bevölkerungsanteil in Tausend)

1.2.1. Geburtlichkeit

Die Geburtlichkeit einer Bevölkerung wird als Natalität bezeichnet. Sie findet ihren Ausdruck in der **allgemeinen Lebendgeborenenziffer** (Geburtenrate, Geburtenziffer): Anzahl der Lebendgeborenen in einem bestimmten Zeitraum (meist 1 Jahr), bezogen auf 1 000 der mittleren Bevölkerung im selben Zeitraum. Die allgemeine Lebendgeborenenziffer war 1981 in der DDR 14,2.

Unter Fertilität ist die Fruchtbarkeit einer Bevölkerung zu verstehen. Sie wird durch die **allgemeine Fruchtbarkeitsziffer** (Fertilitätsziffer) definiert: Anzahl der Lebend- und Totgeborenen in einem bestimmten Zeitraum (meist 1 Jahr), bezogen auf 1 000 der weiblichen Bevölkerung im mittleren gebärfähigen Alter (von 15 bis unter 45 Jahren) im selben Zeitraum. Die allgemeine Fruchtbarkeitsziffer war 1980 in der DDR 67,4.

Ein **Lebendgeborenes** ist ein Kind, bei dem nach vollständiger Trennung vom Mutterleib Lungenatmung und Herzschlag vorhanden sind. Ein **Totgeborenes** ist ein Kind, bei dem nach vollständiger Trennung vom Mutterleib Lungenatmung und Herzschlag nicht vorhanden sind, dessen Länge aber mindestens 35 cm beträgt. Als **Frühgeborenes** wird ein Kind bezeichnet, das nach der 28. Schwangerschaftswoche geboren wird und weniger als 2 500 g wiegt. Es gibt sowohl frühgeborene Lebendgeborene als auch frühgeborene Totgeborene.

Von **Fehlgeburten** (Aborten) wird bei geborenen Früchten mit einem Alter bis einschließlich der 28. Schwangerschaftswoche gesprochen, bei denen nach vollständiger Trennung vom Mutterleib keine Lebenszeichen zu erkennen sind und die Körperlänge kleiner als 35 cm ist.

Das zahlenmäßige Verhältnis der männlichen Geborenen eines bestimmten Zeitraumes und geographischen Gebietes zu den weiblichen Geborenen desselben Zeitraumes und Gebietes wird **Sexualproportion** oder auch **sekundäres Geschlechterverhältnis** genannt (Tab. 12/1). Knabengeburten sind in allen Ländern häufiger als Mädchengeburten;

das sekundäre Geschlechterverhältnis beträgt bei Lebendgeborenen im Durchschnitt etwa 1,06, das heißt, es werden 106 Knaben auf 100 Mädchen geboren. Diese Zahlen variieren etwas von Population zu Population. Unter Totgeborenen ist die Anzahl der Knaben wesentlich höher als die der Mädchen, im Abortmaterial ist die Anzahl der Knaben um so größer, je jünger die Früchte sind.
Das **primäre Geschlechterverhältnis** – das Verhältnis zur Zeit der Befruchtung – ist der direkten Untersuchung zwar nicht zugänglich, aus der für beide Geschlechter unterschiedlichen pränatalen Absterberate wurde jedoch geschlossen, daß es bei mehr als 1,25 liegt. Männlichbestimmende Spermien kommen also wesentlich häufiger zur Befruchtung. Die Ursachen für diese Begünstigung der Y-tragenden Spermien können zur Zeit nur vermutet werden.
Das stark vom primären Geschlechterverhältnis abweichende sekundäre Geschlechterverhältnis unter den Lebendgeborenen wird durch die ebenfalls größere nachgeburtliche Sterblichkeit männlicher Individuen weiter zugunsten des weiblichen Geschlechts verändert. Dieses sich von Altersgruppe zu Altersgruppe wandelnde **tertiäre Geschlechterverhältnis** beträgt etwa im mittleren Lebensalter 1:1, im höheren Lebensalter ist dann der Anteil der Frauen an der Gesamtbevölkerung wesentlich größer (→ 1.1.).
Als **Lebendgeborenenfolge** wird die Stellung des lebendgeborenen Kindes in der Geburtenfolge bezeichnet. 1980 beispielsweise wurden 53,9 % der Lebendgeborenen als 1. Kind, 35,5 % als 2. Kind der Mutter geboren (Tab. 15/1).
Die durchschnittliche Anzahl der von Müttern eines bestimmten Alters lebend Geborenen bezogen auf 1 000 Frauen des gleichen Alters ist die **altersspezifische Fruchtbarkeitsziffer** (Tab. 15/2)
Die gleichzeitige Entwicklung und Geburt mehrerer Keimlinge stellen beim Menschen im Gegensatz zu verschiedenen anderen Säugern eine Ausnahme dar (Tab. 16/2). Eine Zwillingsgeburt ist beim Menschen einmal unter etwa 100 Geburten zu beobachten, die Häufigkeit weiterer **Mehrlinge** läßt sich nach folgender Regel abschätzen:

Zwillinge einmal auf 100^1 Geburten
Drillinge einmal auf 100^2 Geburten
Vierlinge einmal auf 100^3 Geburten
Fünflinge einmal auf 100^4 Geburten.

Mehrlinge kommen oft unterentwickelt und zu früh zur Welt. Dementsprechend liegt ihre perinatale Sterblichkeit über der der Einlinge; sie beträgt beispielsweise bei Drillingen mehr als 30 %, bei Vier-

Tab. 15/1 Lebendgeborene nach der Lebendgeborenenfolge in der DDR während der Jahre 1960 bis 1980 in Prozent

Lebend-geborenenfolge	1960	1970	1980
1. Kind	41,2	44,3	53,9
2. Kind	27,7	29,8	35,5
3. Kind	15,1	14,1	7,4
4. Kind	7,5	6,2	2,0
5. Kind	4,0	2,8	0,7
6. Kind	2,1	1,2	0,3
7. Kind	1,1	0,6	0,1
8. Kind	0,6	0,4	0,1
9. Kind	0,3	0,2	0,0
10. und folgende Kinder	0,3	0,3	0,0

Tab. 15/2 Altersspezifische Fruchtbarkeitsziffern in der DDR 1960 bis 1980

Alter der Mutter	Lebendgeborene je 1 000 der weiblichen Bevölkerung im Alter der Mutter		
	1960	1970	1980
15 bis unter 16	4,0	3,6	4,5
16 bis unter 17	19,0	20,3	17,0
17 bis unter 18	54,3	61,5	52,4
18 bis unter 19	104,2	129,0	115,2
19 bis unter 20	143,6	180,3	169,2
20 bis unter 21	165,4	199,9	191,5
21 bis unter 22	171,7	199,5	195,1
22 bis unter 23	177,0	180,3	187,9
23 bis unter 24	169,0	166,7	172,9
24 bis unter 25	161,3	146,2	155,8
25 bis unter 26	150,3	129,2	134,7
26 bis unter 27	141,0	114,6	111,9
27 bis unter 28	125,2	99,4	92,2
28 bis unter 29	113,3	89,2	75,0
29 bis unter 30	98,9	78,4	59,7
30 bis unter 31	86,0	69,4	47,8
31 bis unter 32	77,5	60,2	38,7
32 bis unter 33	65,8	52,1	29,9
33 bis unter 34	58,3	45,8	23,8
34 bis unter 35	49,3	39,1	17,9
35 bis unter 36	43,9	32,8	13,6
36 bis unter 37	37,7	28,6	9,9
37 bis unter 38	30,6	22,4	7,9
38 bis unter 39	24,4	17,0	5,5
39 bis unter 40	18,9	10,7	3,8
40 bis unter 41	15,2	6,8	2,9
41 bis unter 42	10,0	4,0	2,0
42 bis unter 43	6,5	2,6	1,2
43 bis unter 44	3,7	1,6	0,7
44 bis unter 45	2,0	1,0	0,4

Tab. 16/1 Lebendgeborene nach Körpermasse und Körperlänge zum Zeitpunkt der Geburt im Jahre 1981

Geburtsmasse in g	Lebendgeborene insgesamt	Nach der Körperlänge zum Zeitpunkt der Geburt in cm					
		33 bis 34	35 36	37 38	39 40	41 42	43 44
bis 499	3	1	0	0	0	0	0
500 bis 749	34	30	1	0	1	0	0
750 bis 999	200	97	66	21	8	1	4
1 000 bis 1 249	470	28	115	189	90	25	12
1 250 bis 1 499	729	9	33	122	308	186	50
1 500 bis 1 999	3 028	9	12	31	277	821	1 137
2 000 bis 2 499	10 605	12	1	1	23	199	1 221
2 500 bis 2 999	46 432	12	5	1	25	25	158
3 000 bis 3 499	98 659	10	8	3	22	10	29
3 500 bis 3 999	61 794	4	6	2	2	3	3
4 000 bis 4 499	13 971	5	1	3	0	5	3
4 500 bis 4 999	1 457	0	0	0	0	1	1
5 000 bis 5 499	115	2	0	0	0	0	0
5 500 und mehr	46	5	0	0	0	0	2
Insgesamt	237 543	224	248	373	756	1 276	2 620
Durchschnitts-masse	3 307	1 389	1 332	1 334	1 650	1 869	2 127

Tab. 16/2 Mehrlingsgeburten je 1 000 Geburten in der DDR von 1950 bis 1980

Jahr	Insgesamt	Zwillings-geburten	Drillings-geburten
1950	10,89	10,83	0,06
1960	10,44	10,36	0,07
1970	9,88	9,79	0,08
1980	8,70	8,61	0,09
Seit 1950 (1 Vierlingsgeburt) wurden nur 1956 und 1976 je einmal Vierlinge geboren. Geburten mit mehr als vier Kindern sind in der DDR noch nicht erfolgt.			

lingen mehr als 50 %. Die mütterliche Sterblichkeit ist dreimal so hoch wie bei Einlingsschwangerschaften.

Das Verhältnis von eineiigen zu zweieiigen Zwillingen beträgt etwa 1:3. Bei zweieiigen Zwillingen ist eine familiäre Häufung nachzuweisen.

Eineiige Zwillinge stammen aus nur einer Zygote (monozygotische Zwillinge) und sind daher normalerweise völlig erbgleiche Individuen, demzufolge in der Regel auch gleichen Geschlechts. Die Teilung der Fruchtanlage kann in verschiedenen Stadien der Entwicklung erfolgen.

Zweieiige Zwillinge (dizygotische Zwillinge) entstehen durch die Befruchtung von zwei Eizellen aus getrennt gleichzeitig oder nacheinander reifenden Follikeln oder aus einem zweieiigen Follikel. Die Befruchtung muß nicht zum selben Zeitpunkt erfolgen, sondern kann durch einen nachfolgenden Geschlechtsverkehr zustande kommen (so daß zweieiige Zwillinge verschiedene Väter haben können). Zweieiige Zwillinge sind demnach im Grunde einander nicht ähnlicher als nacheinander geborene Geschwister; sie können gleich- oder verschiedengeschlechtig sein.

Die Beschaffenheit der Nachgeburt läßt die Beurteilung der Ein- oder Zweieiigkeit nicht mit Sicherheit, jedoch mit großer Wahrscheinlichkeit zu. Mit Hilfe der Blutgruppenkontrolle, anderer serologischer Untersuchungen oder vom 4. Lebensjahr an aufgrund einer anthropologischen Ähnlichkeitsprüfung kann die **Eiigkeitsdiagnose** erhärtet werden.

Die Sexualproportion bei Mehrlingsgeburten ist allgemein niedriger als bei den Geburten insgesamt, weil die Wahrscheinlichkeit für eine Mehrlingsgeburt mit zunehmendem Elternalter steigt, die Sexualproportion der Geborenen aber mit zunehmendem Elternalter abnimmt.

Während bei Mehrlingsbildungen die Individualität der einzelnen Keimlinge gewahrt bleibt, können

45 bis 46	47 48	49 50	51 52	53 54	55 56	57 58	59 60	61 und mehr	Durchschnittskörperlänge
0	0	1	0	1	0	0	0	0	45,5
0	0	1	0	1	0	0	0	0	34,8
2	0	0	1	0	0	0	0	0	35,3
5	3	1	1	1	0	0	0	0	37,8
17	0	3	1	0	0	0	0	0	39,9
592	123	22	4	0	0	0	0	0	43,1
4 157	3 942	949	84	11	4	1	0	0	46,3
3 021	17 144	20 828	4 697	477	31	3	4	1	48,7
346	7 630	41 702	37 924	9 841	1 046	76	8	4	50,6
11	486	8 877	26 637	20 139	4 967	611	42	4	52,2
2	12	419	2 852	5 781	3 841	548	96	3	53,8
0	3	7	86	394	566	318	75	6	55,3
0	0	6	5	13	37	30	18	4	55,8
0	1	7	8	12	2	3	4	2	51,0
8 153	29 344	72 823	72 300	36 671	10 494	1 990	247	24	50,5
2 522	2 897	3 207	3 463	3 691	3 922	4 116	4 232	3 858	

Tab. 17/1 Index der durchschnittlichen Lebendgeborenenzahl pro Tag im ehemaligen Deutschen Reich 1913 und 1938 sowie in der DDR 1963

Geburtsmonat	Wahrscheinlicher Empfängnismonat	Index der durchschnittlichen Lebendgeborenenzahl pro Tag		
		1913	1938	1963
Januar	April	99,2	100,0	101,2
Februar	Mai	104,3	105,2	104,5
März	Juni	104,3	103,9	107,9
April	Juli	103,1	104,1	102,8
Mai	August	99,4	103,2	101,3
Juni	September	97,1	99,0	96,9
Juli	Oktober	99,1	97,1	97,0
August	November	99,8	94,1	94,0
September	Dezember	103,6	100,4	104,1
Oktober	Januar	97,4	96,3	95,2
November	Februar	95,0	97,6	97,6
Dezember	März	98,0	99,6	97,5
Jahr		100,0	100,0	100,0

durch unvollständige (oft weil späte) Spaltung einer Keimanlage oder durch Verwachsung mehrerer Anlagen **Mehrfachbildungen** entstehen. Je nach Ort und Ausmaß der Verwachsungen kann eine große Mannigfaltigkeit derartiger Mißbildungen, meist Doppelmißbildungen, entstehen (nach den 1811 in Siam geborenen, oberhalb des Nabels miteinander verwachsenen Zwillingen Siamesische Zwillinge genannt). Eine chirurgische Trennung ist nur möglich, wenn beiden Individuen keine lebensnotwendigen Körperteile gemeinsam sind.

Die Beziehung von **Körpermasse** zur **Körper-**

länge Neugeborener des Geburtsjahres 1981 ist in Tabelle 16/1 wiedergegeben. Beide Parameter werden bei allen Neugeborenen erfaßt, leider jedoch mit unterschiedlichen Geräten und Methoden, so daß ihnen nur beschränkter Wert zugemessen werden kann.
Die Geburtenhäufigkeit ist nicht gleichmäßig über das Jahr verteilt (Tab. 17/1). Der **Geburtengipfel** liegt am Anfang des Jahres, also das **Zeugungsmaximum** im Frühling. Dieser über lange Zeiten und in vielen Populationen zu beobachtende Rhythmus in der sexuellen Aktivität ist auf bestimmte Ursachen zurückzuführen. Zusätzliche, lokal unterschiedliche Häufigkeitsmaxima lassen sich mit verschiedenen Bräuchen (z. B. Festen) in Zusammenhang bringen.

1.2.2. Sterblichkeit

Vergleichbar der Geburtlichkeit läßt sich als Maß der Sterblichkeit die **allgemeine Sterbeziffer** (Sterberate, Mortalität) berechnen: Anzahl der Gestorbenen in einem bestimmten Zeitraum (meist 1 Jahr) bezogen auf 1 000 der mittleren Bevölkerung im selben Zeitraum. Die allgemeine Sterbeziffer ist von der Alters- und Geschlechtsstruktur der Bevölkerung abhängig. 1980 war die allgemeine Sterbeziffer in der DDR 13,9.
Für Teile der Bevölkerung kann eine **spezielle Sterbeziffer** ermittelt werden, zum Beispiel Anzahl der Gestorbenen einer bestimmten Altersklasse in einem Jahr bezogen auf 1 000 der mittleren Bevölkerung dieser Altersgruppe im selben Jahr (Tab. 18/1). Auf diese Weise kann beispielsweise die **Säuglingssterblichkeit** (Sterblichkeit im 1. Le-

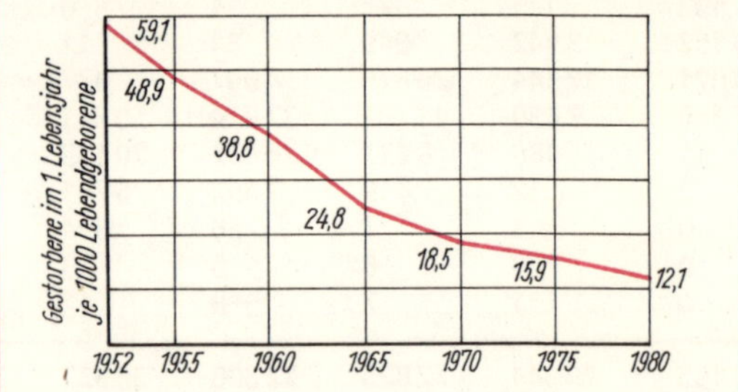

Abb. 18/1 Säuglingssterblichkeit in der DDR

Tab. 18/1 Alters- und geschlechtsspezifische Sterbeziffern (einschließlich Säuglings- und Kleinkindersterblichkeit) im ehemaligen Deutschen Reich 1935 und in der DDR 1955, 1971 und 1981

Altersgruppe in Jahren	Gestorbene je 1 000 der Bevölkerung gleichen Geschlechts und gleicher Altersgruppe							
	männlich 1935	1955	1971	1981	weiblich 1935	1955	1971	1981
unter 1	–	56,7	20,8	14,1	–	44,3	15,7	10,1
1 bis unter 5	5,3	2,2	0,9	0,7	6,9	2,0	0,7	0,5
5 bis unter 10	2,3	0,8	0,5	0,4	1,6	0,5	0,4	0,3
10 bis unter 15	1,5	0,6	0,4	0,3	1,3	0,4	0,3	0,2
15 bis unter 20	2,3	1,1	1,1	1,2	2,5	0,6	0,5	0,5
20 bis unter 25	3,2	1,6	1,5	1,4	3,6	0,9	0,6	0,5
25 bis unter 30	3,1	1,7	1,5	1,4	4,0	1,3	0,7	0,6
30 bis unter 35	3,6	1,8	1,6	1,5	4,3	1,6	0,9	0,8
35 bis unter 40	4,5	2,3	2,2	2,3	4,8	2,0	1,4	1,1
40 bis unter 45	5,7	3,6	3,5	3,7	5,7	2,9	2,1	2,0
45 bis unter 50	7,9	5,4	5,2	6,2	7,3	3,8	3,4	3,2
50 bis unter 55	11,6	8,9	8,1	9,2	10,3	5,8	5,1	4,9
55 bis unter 60	17,5	14,7	14,3	14,4	15,2	8,6	8,1	7,6
60 bis unter 65	26,4	22,9	24,5	22,9	24,0	14,2	13,4	12,2
65 bis unter 70	42,6	35,8	40,7	38,7	39,5	24,2	23,1	22,1
70 bis unter 75	68,8	57,0	66,4	64,7	65,1	44,3	42,1	39,4
75 bis unter 80	111,7	92,5	103,0	105,6	106,8	81,1	77,0	71,7
80 bis unter 85	181,2	150,9	159,4	162,2	165,8	132,9	135,5	124,9
85 bis unter 90	281,1	234,9	239,9	282,4*	244,7	210,4	217,5	236,5*
90 und älter	385,4	321,0	357,5		342,0	289,3	332,8	

* 85 und älter

bensjahr) oder die **Kleinkindersterblichkeit** (Sterblichkeit im Alter zwischen 1 Jahr bis unter 5 Jahren) definiert werden (Abb. 18/1, 19/1 u. 19/2); sie sind von zahlreichen biologischen, medizinischen und sozialen Faktoren abhängig. Der große Einfluß der sozialen Faktoren bedingt, daß die Sterblichkeit in diesem Lebensalter als ein Gradmesser für den Gesundheitsschutz angesehen wird. Ein weiterer Indikator für den Gesundheitsschutz ist die Sterblichkeit im Wochenbett (Frühwochenbett: die ersten 10 Tage nach der Entbindung; Spätwochenbett: bis 6 Wochen nach der Entbindung). Diese sogenannte **Müttersterblichkeit** ist wie die Säuglings- und Kleinkindersterblichkeit während der letzten hundert Jahre deutlich zurückgegangen; von 1950 bis 1975 bespielsweise konnte sie in der DDR von 2,1 ‰ auf 0,2 ‰ gesenkt werden (Abb. 20/2). Wesentlichen Anteil daran hat die Reduzierung der Hausentbindungen (Abb. 20/3).

Ist die Differenz zwischen der Anzahl der Lebendgeborenen und der Anzahl der Gestorbenen für ein gegebenes geographisches Gebiet und einen bestimmten Zeitraum positiv, wird von einem **Lebendgeborenenüberschuß** gesprochen; ist sie negativ, überwiegt also die Anzahl der Gestorbenen, von einem **Gestorbenenüberschuß** (Abb. 20/1). Als relativer Lebendgeborenen- bzw. Gestorbenenüberschuß wird die Differenz zwischen Lebendgeborenen- (→ 1.2.1.) und Sterbeziffer bezeichnet.

Die Sterberate kann als individuelle Sterbewahrscheinlichkeit (in Promille) Verwendung finden. Unter Benutzung der altersspezifischen Sterbeziffern kann für eine Ausgangsmenge von Neugeborenen nach den derzeitigen Sterblichkeitsverhältnissen eine theoretische Sterbeordnung, die Sterbetafel, aufgestellt werden. Sie gibt an, wieviel Individuen von der Ausgangsmenge von Jahr zu Jahr übrigbleiben. Aus ihr läßt sich für jede Altersklasse die **mittlere Lebenserwartung** ableiten als arithmetisches Mittel der Jahre, die von den Individuen der betreffenden Altersklasse noch zu erleben sein werden (Tab. 20/1). Im allgemeinen Sprachgebrauch wird oft als „die Lebenserwartung“ die mittlere Lebenserwartung der Neugeborenen bezeichnet, die als ein Ausdruck für die gesundheitlichen Verhältnisse einer Bevölkerung angesehen wird (→ 2.7.6.). Diese mittlere Lebenserwartung bei der Geburt betrug in der DDR 1980 etwa 69 Jahre für männliche, etwa 75 Jahre für weibliche Personen.

Nicht verwechselt werden darf die mittlere Lebenserwartung mit der **wahrscheinlichen Lebensdauer**. Diese gibt das Alter an, bis zu welchem die Hälfte von 1 000 000 gleichzeitig lebend Geborenen (→ 1.2.1.) verstorben ist.

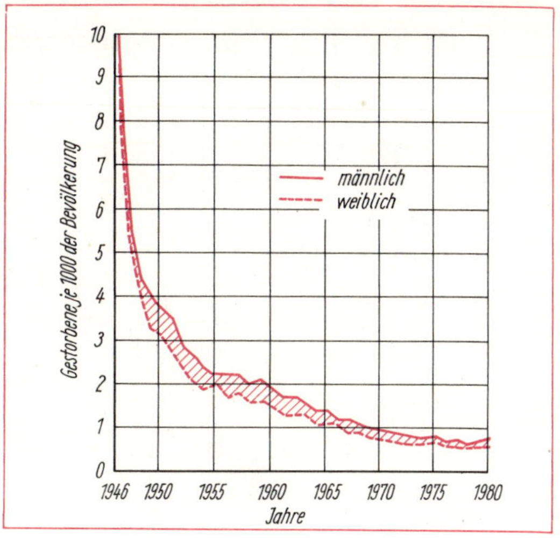

Abb. 19/1 Kleinkindersterblichkeit in der DDR (Gestorbene der Altergruppe 1 bis 5 Jahre; Sterbeziffern je 1 000 der Bevölkerung gleicher Altersgruppe und gleichen Geschlechts)

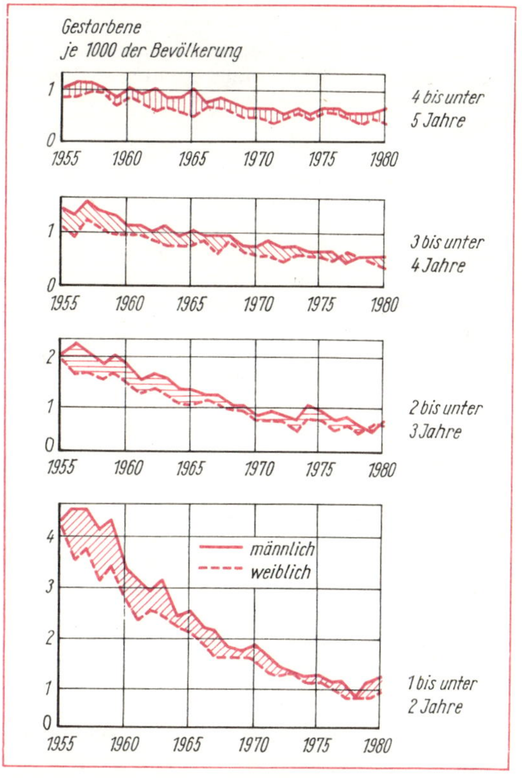

Abb. 19/2 Kleinkindersterblichkeit in der DDR (Gestorbene nach Einzelaltersjahren; Sterbeziffern je 1 000 der Bevölkerung gleicher Altersgruppe und gleichen Geschlechts)

1. Bevölkerungsstand und Bevölkerungsentwicklung

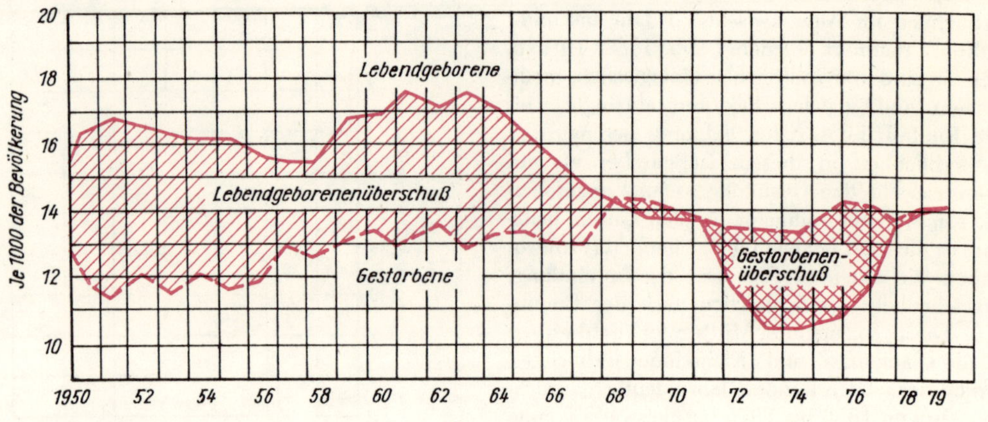

Abb. 20/1 Lebendgeborene, Gestorbene und Bevölkerungsbilanz in der DDR

Tab. 20/1 Mittlere Lebenserwartung je Geschlecht und Altersjahr in der DDR

Vollendetes Alter in Jahren	Lebenserwartung je Überlebender in Jahren 1952	1960	1970	1980
Männlich				
0	63,90	66,49	68,10	68,67
10	59,68	60,24	60,01	60,02
20	50,29	50,70	50,42	50,43
30	41,17	41,42	41,12	41,07
40	32,06	32,15	31,83	31,77
50	23,43	23,32	23,04	23,08
60	15,91	15,55	15,21	15,40
70	9,64	9,49	9,18	9,14
80	5,02	5,03	5,16	4,93
90	2,14	2,54	2,58	2,38
Weiblich				
0	67,96	71,35	73,31	74,61
10	62,83	64,47	64,93	65,67
20	53,24	54,70	55,16	55,88
30	43,93	45,14	45,47	46,16
40	34,77	35,73	35,94	36,57
50	25,92	26,68	26,82	27,37
60	17,62	18,20	18,29	18,81
70	10,46	10,79	10,91	11,36
80	5,44	5,56	5,68	5,84
90	2,26	3,08	2,76	2,76

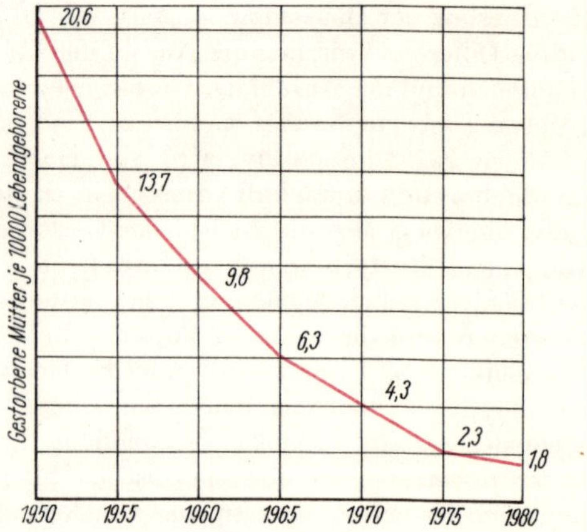

Abb. 20/2 Müttersterblichkeit in der DDR

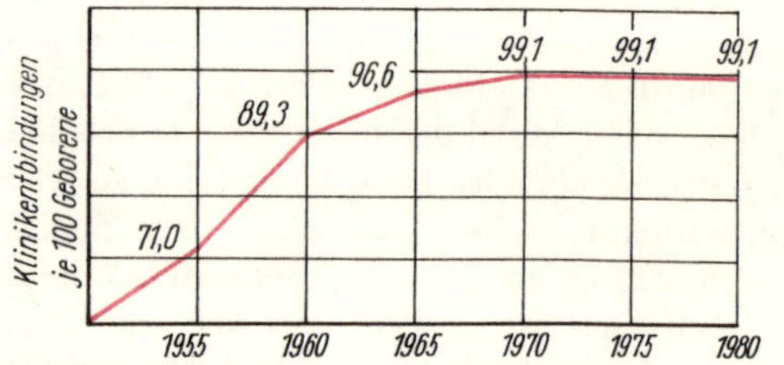

Abb. 20/3 Häufigkeit der Klinikentbindungen in der DDR

Tab. 20/2 Mittlere Lebenserwartung der Neugeborenen im ehemaligen Deutschen Reich in Jahren

Geschlecht	1871/80	1881/90	1891/1900	1901/10	1910/11	1924/26	1932/34
Männlich	35,6	37,2	40,6	44,9	47,4	56,0	59,9
Weiblich	38,5	40,3	44,0	48,3	50,7	58,8	62,8

1.2.3. Mobilität

Außer durch Geburt und durch Tod kommen Bevölkerungszu- und -abgänge durch Wanderungen zustande. **Wanderungsbewegungen** innerhalb von Bevölkerungen werden als Binnenwanderungen bezeichnet (Tab. 21/1 u. 21/2).

2. Individualentwicklung des Menschen

Die Individualentwicklung oder Ontogenese ist die Gesamtheit aller Form- und Funktionsbildungsprozesse während der Entwicklung des Individuums vom Zustand der befruchteten Eizelle bis zum Tod. Der individuelle Entwicklungsverlauf kann in eine Reihe von Abschnitten eingeteilt werden, deren Anzahl und Umfang von der jeweiligen Fragestellung abhängen. Generell kann zunächst eine intrauterine oder pränatale von einer extrauterinen oder postuterinen bzw. postnatalen Entwicklung unterschieden werden. Die vorher ablaufenden Vorgänge, zu denen Spermiogenese, Oogenese und Befruchtung zählen, werden als Vorentwicklung oder Proontogenese bezeichnet.

Tab. 21/1 Binnenwanderung in der DDR über die Kreisgrenzen in Tausend

Jahr	Anzahl der Anmeldungen insgesamt	männlich	weiblich
1955	771	453	318
1960	622	355	267
1965	499	279	220
1970	270	136	134
1975	279	141	138
1976	292	148	144
1977	280	143	137
1978	286	146	140
1979	287	146	141
1980	280	142	138

2.1. Vorentwicklung

Geschlechtliche Fortpflanzung ist die Entwicklung von Geschlechtszellen (Gameten) mit einem einfachen (haploiden) Chromosomensatz (n) und die Verschmelzung zweier geschlechtlich differenzierter Gameten (Befruchtung) zu einer Zygote mit doppeltem (diploidem) Chromosomensatz (2n). Sie führt über die Vermehrung der Individuen zur ständigen Neukombination des elterlichen Erbgutes. Dadurch wird die genetische Variabilität der Population, eine Grundlage der Evolution, weitgehend gesichert.

2.1.1. Ei- und Samenzellenentwicklung

Die weiblichen und männlichen Geschlechtszellen (Ei- und Samenzellen) unterscheiden sich von den Körperzellen und sind auch voneinander verschieden. Die unterschiedliche Gestalt der Ei- und der Samenzellen bildet sich im Verlauf der ontogenetischen Entwicklung heraus. Die anfangs scheinbar gleichartigen weiblichen und männlichen Urgeschlechtszellen wandern dabei in früher Embryonalzeit in die Anlagen der Keimdrüsen (Eierstöcke und Hoden) ein und erlangen nach Vermehrung, Wachstum und Reifung ihre Befruchtungsfähigkeit, bei der Frau während der **Eizellenentwicklung** (Oogenese; Abb. 22/1), beim Mann während der **Samenzellenentwicklung** (Spermiogenese; Abb. 23/1).

Tab. 21/2 Binnenwanderung über die Gemeindegrenzen nach Gemeindegrößengruppen 1980 in Tausend

Größengruppe der Wegzugsgemeinde (Einwohnerzahl)	Anmeldungen insgesamt	Größengruppe der Zuzugsgemeinde (Einwohnerzahl) unter 2000	2000 bis unter 5000	5000 bis unter 10000	10000 bis unter 20000	20000 bis unter 50000	50000 bis unter 100000	100000 und mehr
unter 2000	142	48	17	12	14	20	11	20
2000 bis unter 5000	59	13	7	5	6	11	5	12
5000 bis unter 10000	36	8	4	3	4	6	2	9
10000 bis unter 20000	35	8	4	3	3	4	3	10
20000 bis unter 50000	58	13	7	5	4	9	4	16
50000 bis unter 100000	28	6	3	2	2	3	2	9
100000 und mehr	56	12	7	5	6	9	5	12

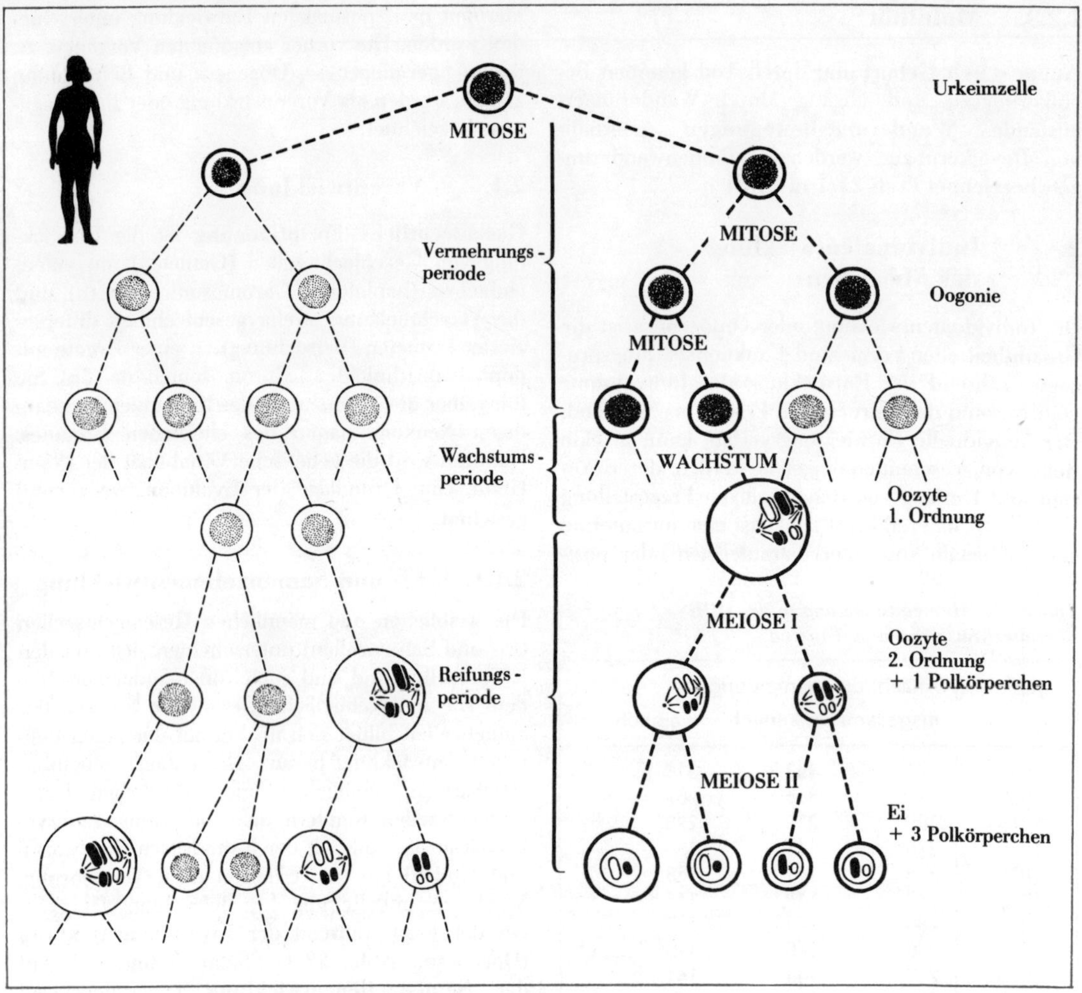

Abb. 22/1 Schematische Übersicht über die Oogenese

2.1.2. Befruchtung

Ab der Pubertät gelangt etwa alle 28 Tage eine Eizelle zur Reifung. Sie wird beim sogenannten Eisprung (Ovulation) aus dem Eierstock ausgestoßen. Der **Eisprung** erfolgt in der Regel in der Mitte der Zeit zwischen dem Beginn von zwei aufeinanderfolgenden Monatsblutungen. Das freigewordene Ei wird durch die trichterförmige Öffnung des Eileiters, der dem jeweiligen Eierstock benachbart ist, aufgenommen. Bleibt die Eizelle unbefruchtet, geht sie schon wenige Stunden nach dem Eisprung zugrunde. Wird sie jedoch befruchtet, beginnt bereits während des weiteren Transports zur Gebärmutter die Furchung und damit die Entwicklung des Individuums, die Ontogenese (Abb. 24/1).

Die in den Hoden ab der Pubertät kontinuierlich entstehenden Samenzellen (Spermien) werden in den Nebenhoden gespeichert. Bei einem **Samenerguß** (Ejakulation) werden sie, eingebettet in eine gallertige Flüssigkeit, durch das Glied nach außen bzw. bei der Begattung in die Scheide der Frau entleert. In der bei einem Samenerguß ausgestoßenen Flüssigkeit sind im Mittel mehr als 200 Millionen Samenzellen enthalten. Ein Teil davon geht bereits in der Scheide zugrunde. Die übrigen gelangen in die Gebärmutter und von da in die Eileiter. Auf dem dabei zu bewältigenden Weg von 16 cm bis 20 cm (bei einer Geschwindigkeit von etwa 20 µm bis 60 µm in der Sekunde) geht ein weiterer Teil zugrunde. In der Regel gelangen nur normal ausgebildete, intakte Samenzellen zur Befruchtung.

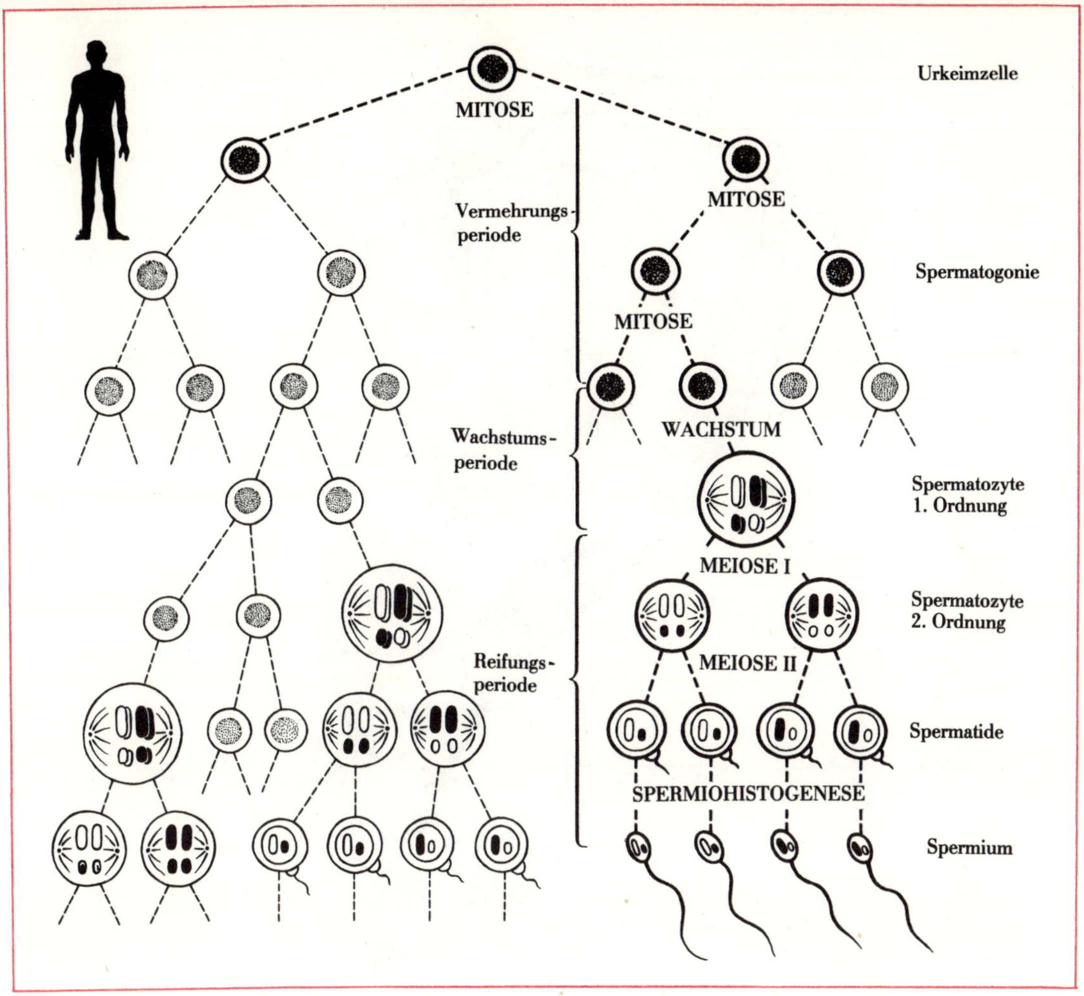

Abb. 23/1 Schematische Übersicht über die Spermiogenese

Befruchtung ist die Vereinigung einer haploiden Ei- und einer haploiden Samenzelle zur diploiden Zygote. Sie erfolgt beim Menschen normalerweise in einer Erweiterung des Eileiters. Da die Eizelle nach dem Eisprung nur wenige Stunden befruchtungsfähig ist und auch die in die Eileiter eindringenden Samenzellen nur etwa 2 bis 3 Tage lebensfähig sind, ist eine Befruchtung nur bei einer Begattung um die Zeit des Eisprungs möglich (Abb. 24/2 u. 25/1).

2.2. Vorgeburtliche Entwicklung

Die vorgeburtliche (pränatale) Entwicklung beginnt unmittelbar nach der Vereinigung von Eizelle und Samenzelle zur Zygote. Durch fortgesetzte mitotische Teilungen sowie Form- und Funktionsdifferenzierungen entwickelt sich aus dieser im Verlauf von etwa 9 Kalendermonaten bzw. 10 Mondmonaten zu je 28 Tagen ein geburtsreifes Kind.

Etwa 4 **Wochen** nach der Befruchtung sind im wesentlichen die Grundmerkmale des Wirbeltierkörpers ausgebildet: die Rückensaite, darüber die Anlage des Zentralnervensystems, darunter die Leibeshöhle und das Darmrohr. Von anderen Säugerkeimlingen unterscheidet sich der menschliche Keimling zu dieser Zeit äußerlich nur gering (Abb. 26/1).

Im **2. Monat** wächst der Keimling um das Zehnfache und erreicht eine Länge von etwa 2 cm bis 3 cm (Abb. 26/2 u. 33/1). Dabei entwickelt sich der Kopfteil mit der Gehirnanlage wesentlich schneller als andere Körperteile; er wird fast ebenso groß wie

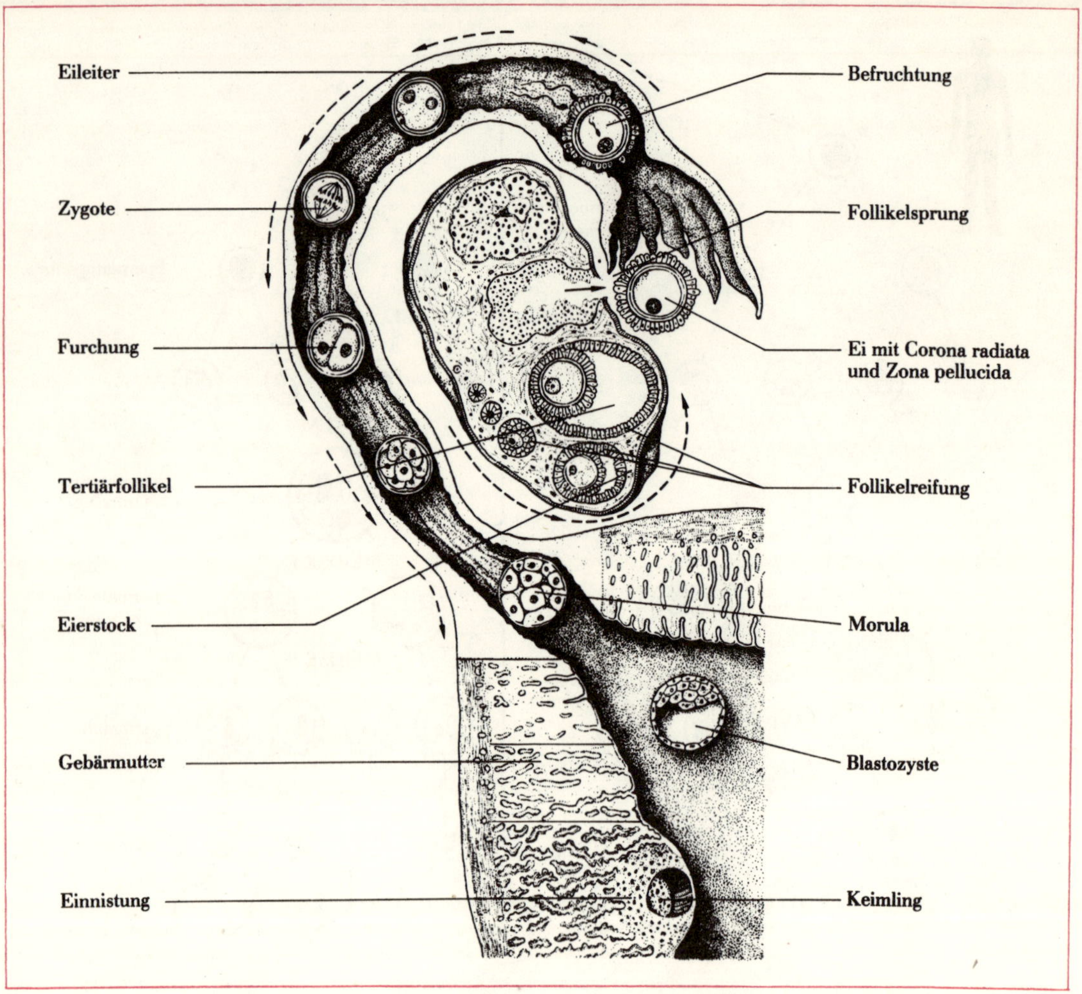

Abb. 24/1 Eireifung, Befruchtung und Frühentwicklung des Keims bis zum Zeitpunkt der Einnistung

der ganze übrige Körper, von dem er sich durch den Hals abzusetzen beginnt. Das Gesicht entwickelt sich. Die Extremitäten beginnen sich zu gliedern, die oberen früher als die unteren. Im Verlauf des **3. Monats** zeichnet sich die menschliche Gestalt noch deutlicher ab. Die ersten Haare erscheinen, die Finger- und die Zehennägel werden angelegt. Die ersten Bewegungen werden ausgeführt. Vom **4. Monat** an ist der Keimling von einem Wollhaarkleid bedeckt. Der bisher unförmig große Kopf bleibt im Wachstum zurück und macht am Ende des **5. Monats** nur noch etwa ein Drittel des Gesamtkörpers aus.

Ende des 4., Anfang der 5. Monats werden von der Mutter die ersten Kindesbewegungen empfunden. Das Herz schlägt vom ersten Monat an, jedoch kön-

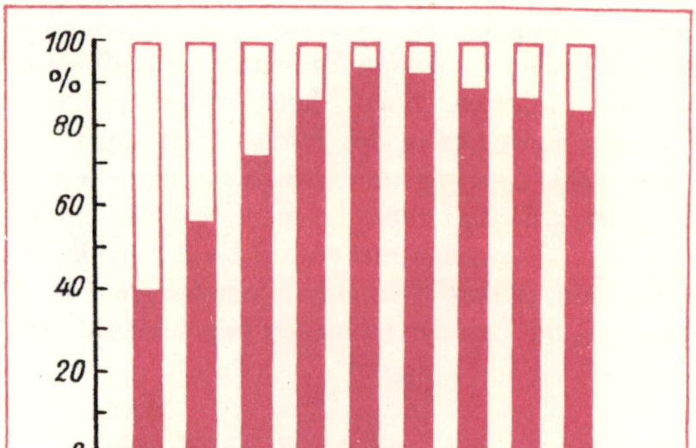

Abb. 24/2 Häufigkeit ovulatorischer Zyklen in verschiedenen Lebensjahren

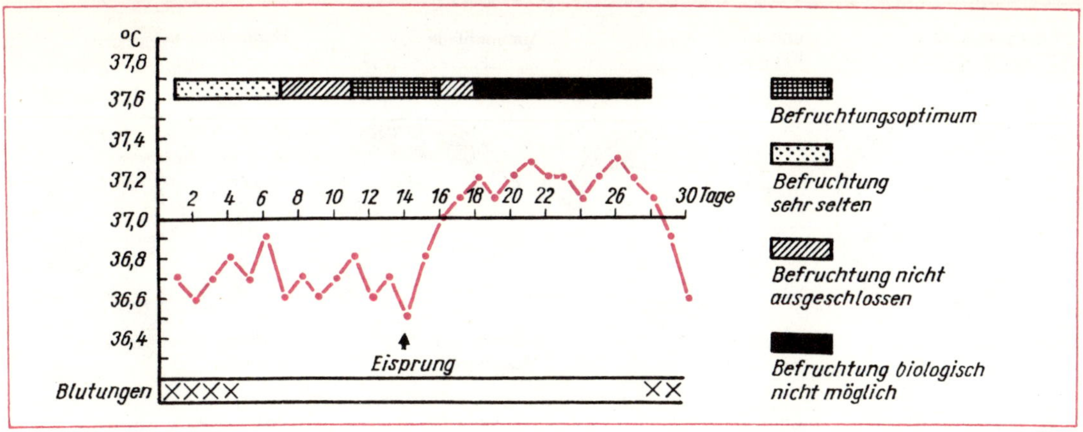

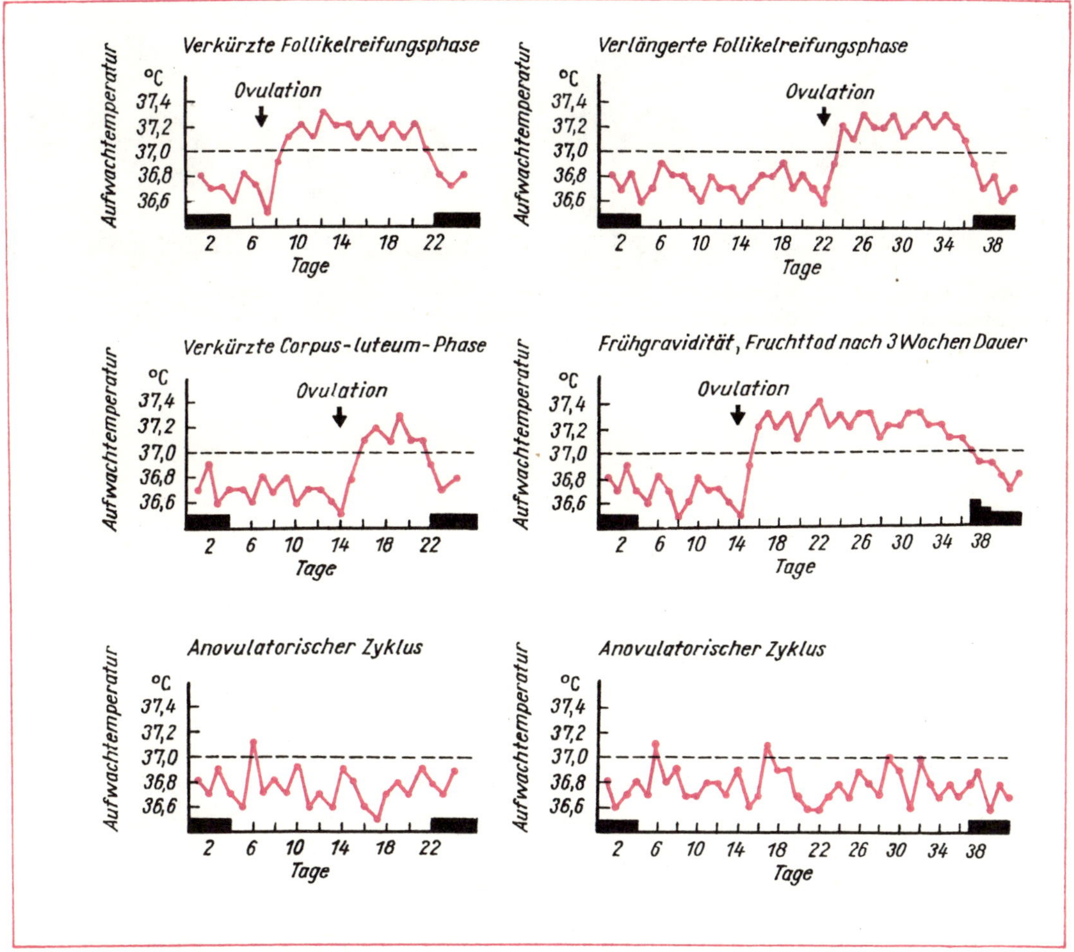

Abb. 25/1 Aufwachtemperatur einer gesunden Frau und Konzeptionswahrscheinlichkeit (oben) sowie Möglichkeiten des Eintretens der Ovulation bei verkürztem oder verlängertem Zyklus

2. Individualentwicklung

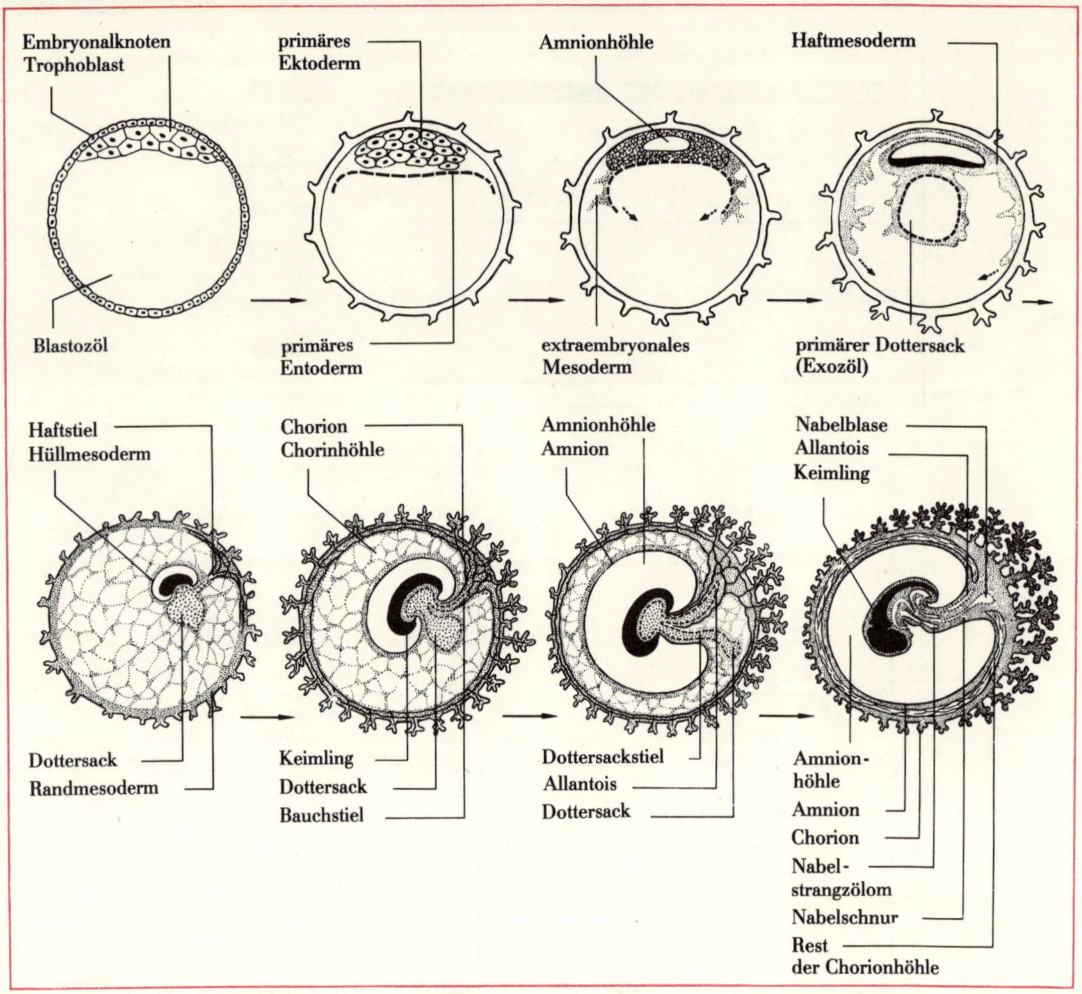

Abb. 26/1 Keimlingsentwicklung während der ersten sechs Wochen

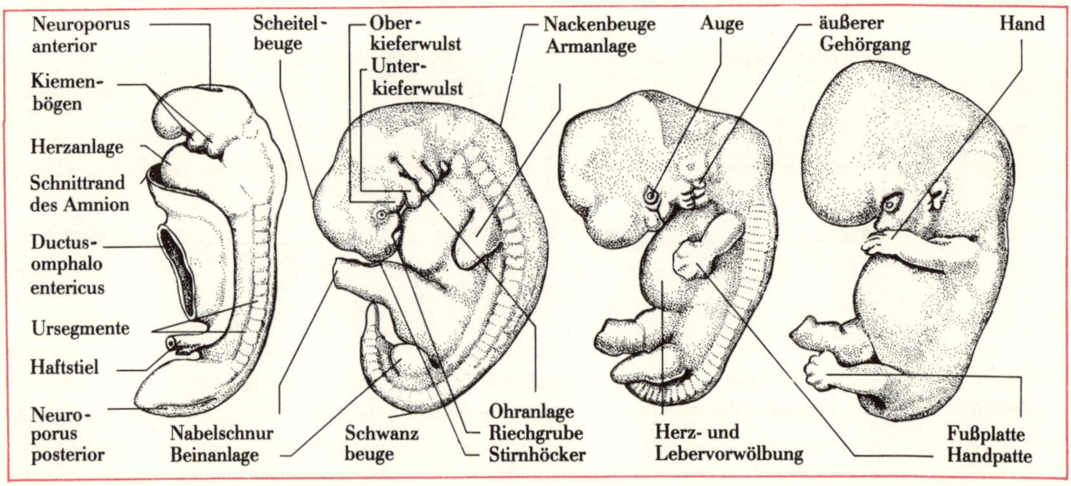

Ungefähre Größe des Keimlings

am Ende des	1. Monats:	1 mal 1 =	1 cm
am Ende des	2. Monats:	2 mal 2 =	4 cm
am Ende des	3. Monats:	3 mal 3 =	9 cm
am Ende des	4. Monats:	4 mal 4 =	16 cm
am Ende des	5. Monats:	5 mal 5 =	25 cm
am Ende des	6. Monats:	6 mal 5 =	30 cm
am Ende des	7. Monats:	7 mal 5 =	35 cm
am Ende des	8. Monats:	8 mal 5 =	40 cm
am Ende des	9. Monats:	9 mal 5 =	45 cm
am Ende des	10. Monats:	10 mal 5 =	50 cm

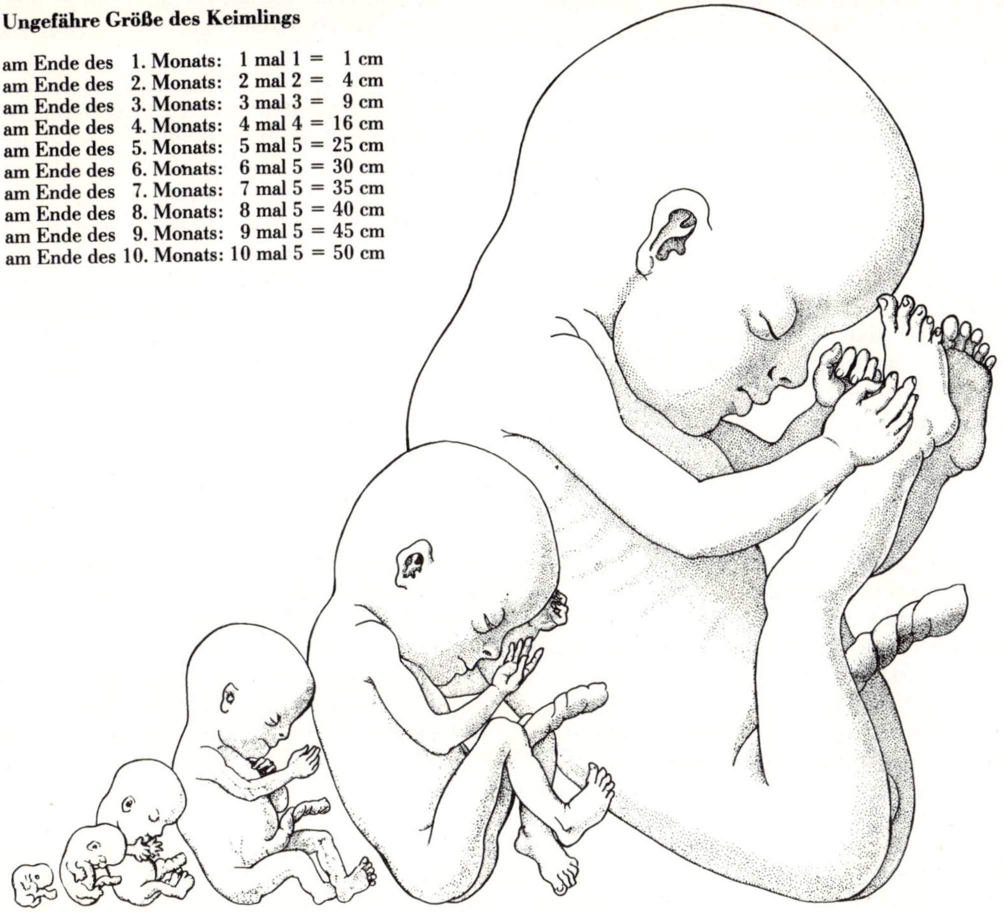

Abb. 27/1 Keimlingswachstum während der ersten fünf Keimlingsmonate (Keimlinge etwa Originalgröße)

nen die Herztöne erst jetzt durch die Bauchwand der Mutter abgehört werden (Tab. 280/2); mit Hilfe von Ultraschallgeräten ist die Herztätigkeit schon früher kontrollierbar.

In den folgenden Monaten wird das Kind jeweils monatlich um 5 cm länger und 500 g schwerer (Abb. 27/1). Die Proportionen verschieben sich so, daß der Kopf bei der Geburt nur noch etwa ein Viertel des Ganzen ausmacht (Abb. 33/1); die unteren Extremitäten wachsen rascher, so daß die Entwicklungsunterschiede zwischen Armen und Beinen allmählich geringer werden.

Im **6. Monat** verlängern sich die Augenbrauen und Wimpern. Im **7. Monat** lösen sich die im 3. Monat miteinander verklebten Augenlider voneinander (was bei manchen Säugern erst nach der Geburt erfolgt), bleiben aber geschlossen. Die Lungen sind von jetzt an atmungsfähig, so daß Siebenmonatskinder als Frühgeborene bei sorgfältigster Pflege am Leben erhalten werden können; früher geborene Kinder haben geringere, im **8. Monat** geborene Kinder haben größere Überlebenschancen. Im **9. Monat** fallen die Wollhaare aus, die Körperformen runden sich durch stärkere Ausbildung des Fettpolsters.

Im **10. Monat** erreicht das Kind den Reifegrad, der für eine komplikationslose Umstellung auf das Leben außerhalb des mütterlichen Organismus notwendig ist; es erfolgt die Geburt – im Mittel 267 Tage nach der Befruchtung.

Abb. 26/2 Äußere Gestalt verschieden alter Keimlinge

2.3. Schwangerschaftsveränderungen des mütterlichen Körpers

Die Umstellung des weiblichen Organismus vom Zustand der Nichtschwangerschaft auf die Besonderheiten der Schwangerschaft hat vielfältige und weitreichende Konsequenzen in physischer und psychischer Hinsicht, von denen im folgenden nur einige extragenitale Veränderungen angeführt werden sollen.

Brüste: Die Brüste werden größer und straffer, die Brustwarzen höher und der Warzenhof breiter. Schon in der Mitte der Schwangerschaft sind die Brustdrüsen funktionstüchtig, ein Sekret (Vormilch oder Kolostrum) läßt sich ausdrücken. Die Auslösung der Milchproduktion erfolgt erst unter dem Einfluß des Hypophysenvorderlappenhormons Prolaktin, das bei der Geburt in die Blutbahn ausgeschüttet wird.

Vegetatives Nervensystem: In der Schwangerschaft sind Labilitätserscheinungen des vegetativen Nervensystems häufig, die sich unter anderem durch Übererregbarkeit des Magens (Erbrechen), der Gefäße (Schwindel, wechselnde Gesichtsfarbe) und der Haut (Juckreiz) bemerkbar machen können.

Unwillkürliche Muskulatur: Der Tonus der Muskulatur wird herabgesetzt. Während an der Gebärmutter eine solche Spannungsverminderung für die Erhaltung der Schwangerschaft notwendig ist, führt sie an anderen Organen zu Beschwerden (z. B. Stuhlverstopfung).

Blut: Die Gesamtblutmenge wird durch Neubildung, vor allem aber durch Wassereinlagerung um 500 cm^3 bis 1 200 cm^3 vermehrt. Verbunden damit sind ein relatives Absinken der Anzahl roter Blutkörperchen und der Hämoglobinkonzentration (physiologische Schwangerenanämie, Schwangerschaftshydrämie), ein Anstieg der Anzahl der weißen Blutkörperchen, eine Zunahme der Blutkörperchensenkungsgeschwindigkeit sowie eine Herabsetzung der Gerinnungsfähigkeit.

Kreislauf: Die Pulsfrequenz wird um 10 bis 20 Schläge je Minute, das Herzschlagvolumen um etwa 40 % gesteigert. Die Blutstromgeschwindigkeit ist erhöht. Der systolische Blutdruck bleibt konstant, während der diastolische Blutdruck in der Frühschwangerschaft leicht abfällt, später aber wieder ansteigt.

Atmung: Die während der Schwangerschaft hohe Konzentration des Hormons Progesteron führt über eine Erniedrigung der Reizschwelle des Atemzentrums für die Kohlensäure zu verstärkter Lungenfunktion mit auftretender leichter Atemnot.

Stoffwechsel: Der Grundumsatz steigt um 10 % bis 20 %. Erhebliche Kochsalzmengen sowie drei bis fünf Liter Wasser werden in die Gewebe eingelagert (→9.1.).

Magen-Darm-Trakt: Die allgemeine Auflockerung des Bindegewebes führt auch zu Veränderungen am Zahnfleisch und damit oft zu Blutungen bei der geringsten Berührung bzw. zu erhöhtem Zahnausfall. Übelkeit (mit und ohne Erbrechen) sowie vermehrter Speichelfluß sind zu beobachten. Die Magenazidität ist vermindert. Die Leber kann infolge der durch das Uteruswachstum bedingten Verlagerung Mangeldurchblutungen aufweisen. Die Entleerung der Gallenblase ist verzögert.

Harntrakt: Die Durchblutung der Nieren ist gesteigert. Die Harnleiter sind erschlafft und erweitert, die Kontraktionen sind vermindert. Die Verlangsamung des Harnabflusses begünstigt Infektionen.

Bänder und Gelenke: Auflockerungserscheinungen an den Bandverbindungen der Knochen sind für die Geburt notwendig, führen jedoch während der Schwangerschaft zu erhöhter Beanspruchung bzw. Überbeanspruchung der Muskulatur (z. B. muskuläre Rückenschmerzen, Unsicherheiten in den Hüft- und Fußgelenken).

Bauchdecken: Neben dem aktiven Wachstum werden die Bauchdecken auch gedehnt, wobei bei verschiedenen Schwangeren durch das Auseinanderweichen des subkutanen elastischen Gewebes und das damit verbundene Durchschimmern des tieferliegenden blutreicheren Gewebes die Dehnungs- oder Schwangerschaftsstreifen *(Striae gravidarum)* entstehen.

Pigment: Ursache der auftretenden Pigmentveränderungen (bräunliche Flecken im Gesicht, vermehrte Pigmentablagerung an den Brustwarzen, auf dem Warzenhof und dessen Umgebung, in der Mit-

Tab. 28/1 Massezunahme von Mutter und Kind während der Schwangerschaft

Massezunahme während der Schwangerschaft in g			
Kind		Mutter	
Körpermasse	3000	Uterus	+1000
Plazenta,	600	Brüste	+ 600
Eihäute,		Blut	+1000
Nabelschnur		Gewebswasser	+4000
Fruchtwasser	1000		
	4600		6600
Gesamtzunahme		11200	

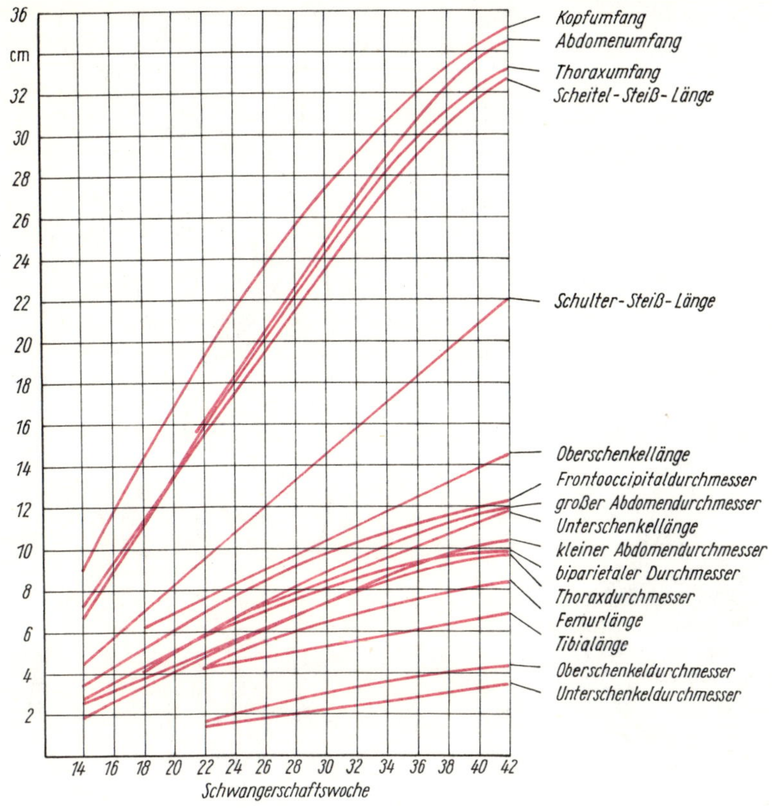

Abb. 29/1 Wachstumskurven von 16 Keimlingsparametern

tellinie am Unterbauch, in Narben des Bauches, an der Vulva und am After) ist wahrscheinlich die Umstellung der Nebennierenfunktion.

Körpermasse: Die Zunahme der Schwangeren sollte nicht mehr als 10 kg bis 13 kg betragen. Sie setzt sich aus verschiedenen Einzelwerten zusammen (Tab. 28/1).

Körpermaße: Während der Schwangerschaft erfahren bestimmte metrisch erfaßbare Merkmale (Längen, Breiten, Tiefen, Höhen, Umfänge) auffallende Veränderungen. Eine Übersicht gibt Tabelle 31/1.

Psyche: Vor allem während der ersten und letzten Schwangerschaftsmonate werden psychische Veränderungen beobachtet. Je nach der Ausgangssituation der Frau wird dabei die Reaktion mehr positiv oder negativ gefärbt sein. Eventuell vorhandene Angst vor Störungen der Schwangerschaft oder Angst vor den Geburtsereignissen, aber auch Stolz über die Bestätigung ihrer weiblichen Vollwertigkeit, Freude auf die kommenden Geschehnisse, Konzentration auf die übertragenen Aufgaben können unter Umständen zu Desinteresse anderen Vorgängen und Ereignissen gegenüber, zu verändertem Verhalten zur Umwelt führen. Eine verständnisvolle Führung und Betreuung der werdenden Mutter ist daher unumgänglich. Die Gewißheit des Umsorgtseins, aber auch das Wissen um die gesicherte Zukunft von Mutter und Kind tragen wesentlich zum psychischen Wohlbefinden der Schwangeren bei. Für die Angehörigen, für Gesellschaft und Staat ergeben sich hierbei umfangreiche Aufgaben.

2.4. Bestimmung des Geburtstermins

Da der Beginn der Schwangerschaft (Befruchtungstermin) meist nicht exakt bestimmt werden kann, wird bei der Berechnung des voraussichtlichen Geburtstermins vom ersten Tag der letzten Periode ausgegangen. Nach der Naegeleschen Regel werden zu diesem Termin 7 Tage zugezählt und drei Monate abgerechnet. Bei Frauen mit nicht 28tägiger

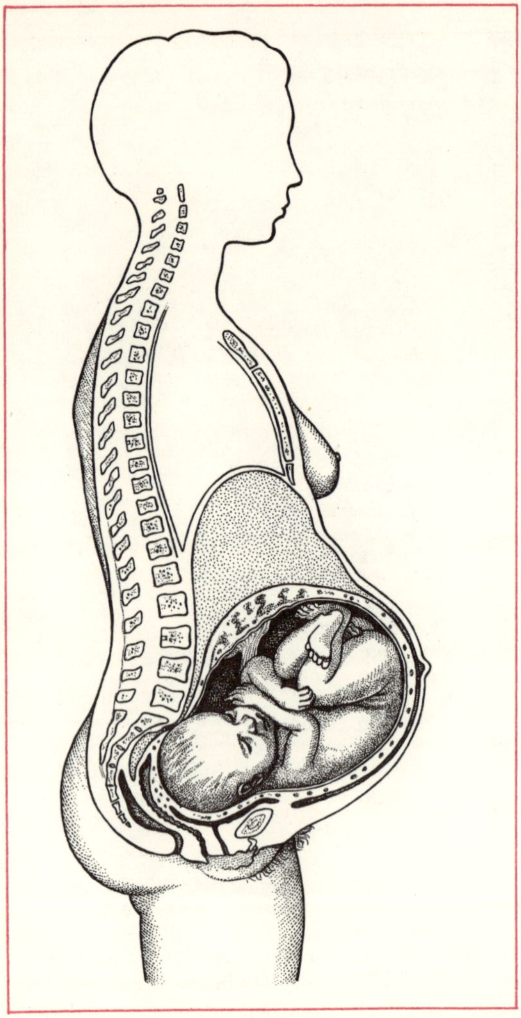

Abb. 30/1 Haltung des Kindes in der Gebärmutter

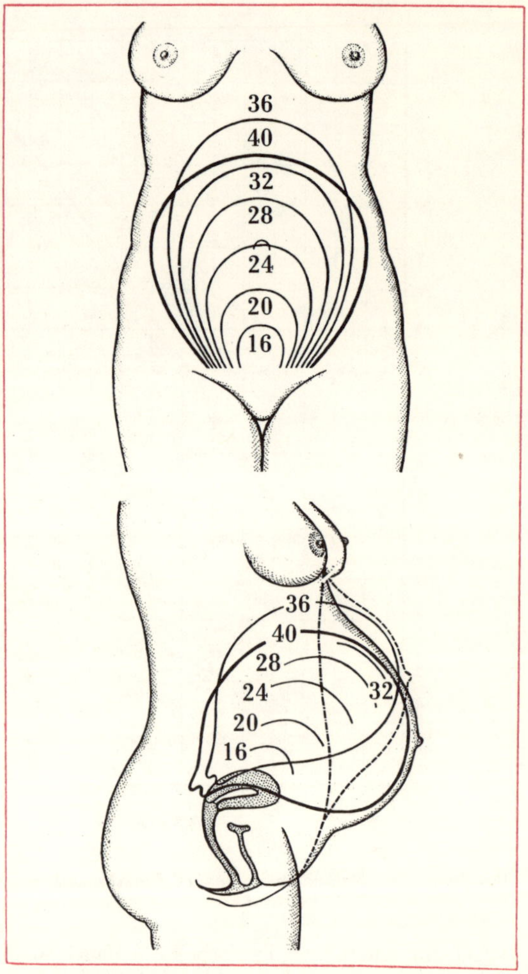

Abb. 30/2 Höhenstand des Gebärmuttergrundes (Oberrand der Gebärmutter) in verschiedenen Schwangerschaftswochen

Zyklusdauer lautet die Regel: 1. Tag der letzten Periode + 7 Tage − 3 Monate ± Abweichung vom 28tägigen Zyklus.
Auch das Auftreten der ersten Kindesbewegungen kann zur Terminbestimmung herangezogen werden; sie sind bei Erstgebärenden etwa in der 20. Woche, bei Mehrgebärenden etwa in der 18. Woche zu erwarten.
Darüber hinaus wird die Größe der Gebärmutter festgestellt (Abb. 30/2), um den aufgrund der NAEGELEschen Regel und der Angaben über die Kindsbewegungen berechneten Geburtstermin nochmals überprüfen zu können. Eine weitere Möglichkeit besteht darin, durch Ultraschalluntersuchungen die Größe des Kindes oder bestimmter Körperabschnitte des Kindes zu messen und anhand von Normwerten (z. B. Wachstumskurven in Abb. 29/1) das Alter des Kindes bzw. den voraussichtlichen Geburtstermin zu schätzen.
Die Dauer der normalen Schwangerschaft beträgt im Mittel 267 Tage (vom ersten Tag der letzten Periode an gerechnet 281 Tage); sie weist erhebliche Schwankungen auf.

2.5. Haltung, Stellung und Lage des Kindes im Uterus

Die **Haltung** des Kindes im Uterus ist normalerweise stark ventralwärts gekrümmt, der Kopf ist vornüber gebeugt, die Gliedmaßen liegen in ge-

Tab. 31/1 Veränderung von Körpermaßen während der Schwangerschaft (DDR 1982/83); Meßstreckendefinitionen und Meßmethodik entsprechend Abschnitt 5.
Der horizontale Bauchumfang wird in Höhe des Nabels gemessen; der obere Abdominalbogen ist der mit dem Maßband in der Medianebene gemessene Bogen vom oberen Brustbeinrand bis zum Nabel. Der ganze Abdominalbogen wird entsprechend vom unteren Brustbeinrand bis zum oberen Rand der Schambeinfuge gemessen und der untere Abdominalbogen vom Nabel bis zum oberen Rand der Schambeinfuge. Den Meßwertdifferenzen zwischen 4. und 10. Schwangerschaftsmonat liegen Individualdifferenzen einer Längsschnittanalyse zugrunde.

Schwangerschaftsmonat n	4. 352		10. 463		10. – 4. 198
Mittelwert und Streuung	$\bar{x}$	s	$\bar{x}$	s	$\bar{x}$
Körperhöhe	164,1	6,2	164,4	6,0	0,5
Halswirbelhöhe	140,6	5,8	140,5	5,6	−0,2
Akromiale Schulterhöhe	133,4	5,8	133,3	5,4	−0,2
Obere Brustbeinhöhe	132,8	5,5	133,2	5,3	0,2
Taillenhöhe	101,9	4,6	101,9	4,4	0,0
Nabelhöhe	98,2	4,6	97,1	4,7	−0,8
Darmbeinstachelhöhe	91,9	4,4	92,2	4,1	0,2
Funktionelle Beinlänge	76,7	3,8	76,1	3,7	−0,2
Biakromiale Schulterbreite	35,5	1,6	35,9	1,6	0,3
Brustkorbbreite	25,2	1,6	26,2	1,5	1,1
Beckenbreite	27,7	1,9	28,7	1,7	1,2
Brustkorbtiefe	17,8	1,4	18,5	1,4	0,7
Halsumfang	32,1	1,7	32,9	1,7	0,8
Halsansatzumfang	37,3	1,9	38,3	1,9	1,4
Großer Brustumfang	96,7	7,3	101,9	6,4	6,0
Horizontaler Brustumfang	91,1	7,1	96,2	6,1	5,6
Brustkorbumfang	77,3	6,1	83,1	5,7	6,3
Taillenumfang	76,9	7,6	97,1	6,4	20,5
Horizontaler Bauchumfang	80,8	8,0	100,1	6,7	19,8
Größter Hüftumfang	96,4	7,1	100,8	6,8	4,4
Größter Oberschenkelumfang	55,6	5,1	57,9	4,8	2,4
Größter Wadenumfang	34,5	2,5	35,6	2,6	1,3
Größter Oberarmumfang	27,3	2,6	27,9	2,4	0,5
Größter Unterarmumfang	23,3	1,6	24,0	1,5	0,6
Einseitige Schulterbreite	13,4	0,8	13,6	0,8	0,2
Armansatzbreite	10,2	1,1	10,5	0,9	0,1
Oberer Abdominalbogen	36,9	2,4	41,6	2,8	4,3
Ganzer Abdominalbogen	35,8	2,0	44,3	2,7	8,7
Unterer Abdominalbogen	17,1	1,4	19,6	1,9	2,8
Körpermasse	59,8	9,9	69,6	9,6	10,4

beugter Stellung dem Rumpf an (Abb. 30/1). Die häufigste **Stellung** des Kindes ist so, daß der Rükken der Frucht nach links oder rechts zeigt.
In den letzten Monaten der Schwangerschaft orientiert sich das Kind in der Amnionhöhle so im Uterus, daß sein Hinterhaupt nach unten, der Rücken nach vorn seitlich gewandt ist (vordere Hinterhauptslage). Bei dieser **Lage** tritt bei der Geburt der Kopf als erstes aus, was eine frühzeitige Atmung ermöglicht, falls die Nabelschnur während der Geburt abgedrückt werden sollte. Geburten aus anderen Lagen (Beckenend-, Quer- und Schräglagen) können mit Komplikationen verbunden sein.

2.6. Geburt

Als Geburt wird die Ausstoßung der Frucht (Kind und Nachgeburt) bezeichnet. Die Auslösung der Geburt wird durch mechanische, nervöse, endokrine und biochemische Faktoren induziert.
Die Geburt läuft in drei aufeinanderfolgenden Etappen ab, die als **Eröffnungsperiode, Austreibungsperiode** und **Nachgeburtsperiode** bezeichnet werden. Das Kind paßt sich durch Drehungen, Beugungen und gestaltliche Veränderungen (Verformung des Kopfes durch Verschieben der Schädeldachknochen) dem Geburtskanal weitgehend an.

Nach der Geburt werden in der Folgezeit, **Wochenbett** genannt, die mächtig erweiterte Gebärmutter und der Geburtsweg wieder zu normaler Größe zurückgebildet. Bei nichtstillenden Frauen kommt nach ungefähr 6 Wochen der Menstruationszyklus wieder in Gang, bei Stillenden oft erst nach Beendigung der Stillperiode.

2.7. Nachgeburtliche Entwicklung

Die im folgenden abzuhandelnden Prozesse sind Gegenstand der Konstitutionsanthropologie. Unter **Konstitution** ist das relativ überdauernde, ganzheitliche Gefüge der physischen und psychischen Grundzüge des Individuums zu verstehen. Für den physischen (körperlichen) Aspekt der Konstitution wird der Begriff **Körperbau,** für den psychischen (seelisch-geistigen) Aspekt der Begriff **Persönlichkeit** verwendet. Beide Bereiche stehen in einem unabdingbaren Zusammenhang miteinander. Im Hinblick auf gegenwärtig dringende Erfordernisse der Praxis wird jedoch im vorliegenden Atlas auf die Darstellung der körperbaulichen Aspekte besonderes Gewicht gelegt; psychische Aspekte können nur gestreift werden (→ 8.5.), bezüglich ihrer vertiefenden Darstellung sei auf Psychologie-Spezialliteratur verwiesen.

Die nachgeburtliche (postnatale) Entwicklung ist wie die vorgeburtliche durch **Wachstum** mit Größen- und Masseveränderungen, **Differenzierung** mit fortschreitender funktioneller Spezialisierung der Einzelzellen, der Zellkomplexe und der Organsysteme sowie zunehmende **Integration** von Organen und Organsystemen gekennzeichnet. Sie wird durch eine Vielzahl endogener (von innen wirkender) und exogener (von außen wirkender) Faktoren bestimmt, die in ihren Einwirkungen auf den Organismus in engen Wechselbeziehungen stehen können. Da die Wirksamkeit der verschiedenen Faktoren während der Entwicklung variiert, ergeben sich zeitlich unterschiedliche Wachstums- und Differenzierungsgeschwindigkeiten, infolge deren der sich entwickelnde Organismus ständigen Form- und Funktionsveränderungen unterliegt. Besonders eindrucksvoll läßt sich dieses unterschiedliche Entwicklungstempo an Körperhöhen- und Körpermasseveränderungen bzw. Proportionsverschiebungen während der Wachstumsperiode darstellen.

Die Erfassung solcher Entwicklungsverläufe kann auf zwei methodischen Wegen erfolgen:

– **Querschnittmethode:** einmalige Untersuchung einer Vielzahl von Individuen verschiedener Altersklassen und Ermittlung von Durchschnittsbefunden für diese Altersklassen

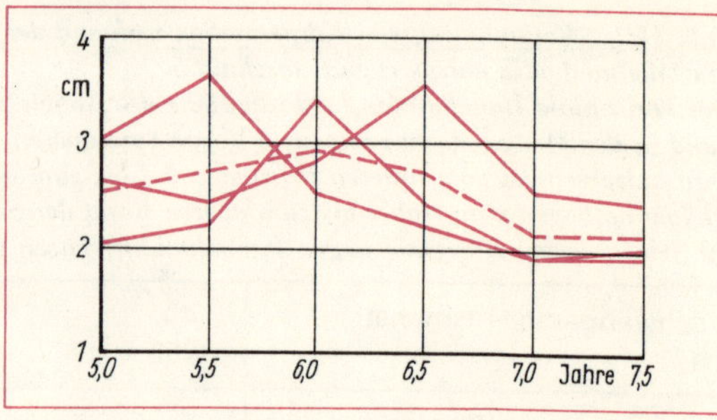

Abb. 32/1 Nivellierung der Kurvengipfel individueller Zuwachsraten durch Mittelwertbildung

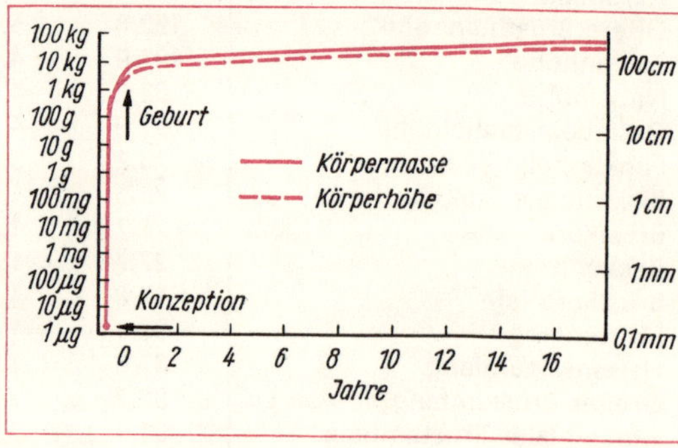

Abb. 32/2 Logarithmische Wachstumskurven der Körperhöhe und der Körpermasse

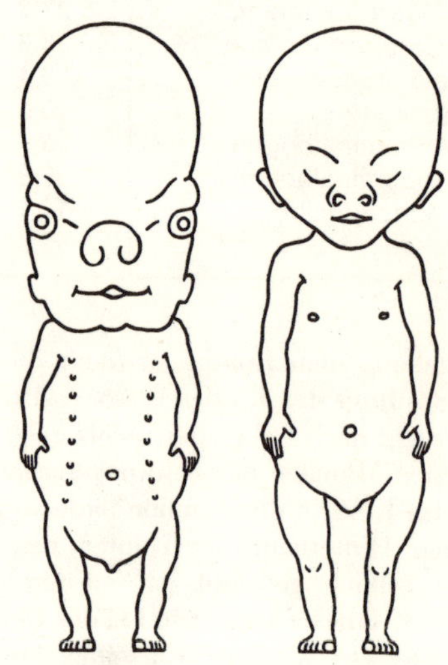

2. Keimlingsmonat   4. Keimlingsmonat

– **Längsschnittmethode:** wiederholte Untersuchung desselben Individuums über den interessierenden Zeitraum hinweg.

Beide Methoden besitzen Vor- und Nachteile. Mit der Querschnittmethode können oft relativ leicht umfangreiche repräsentative Stichproben erfaßt werden, Längsschnittdaten dagegen spiegeln nur die Verhältnisse bei einzelnen Individuen wider und gestatten keine Zusammenfassung der Befunde von mehreren Individuen (es sei denn durch Mittelung, wodurch dann aber in die Querschnittmethode übergeführt wird). Der Nachteil der Querschnittmethode liegt in ihrer nivellierenden Wirkung (Abb. 32/1), während Längsschnittdaten die Entwicklungsverläufe unverfälschter zeigen.

2.7.1. Wachstum

Das Neugeborene weist eine Geburtslänge von 48 cm bis 56 cm und eine Geburtsmasse von 2 800 g bis 4 250 g auf. Der Erwachsene ist meist drei- bis viermal so groß und wiegt etwa 22mal so viel. Dieser sich im Verlauf von Jahren herausbildende deutliche Unterschied zwischen Neugeborenem und Erwachsenem ist verschwindend gering gegenüber dem zwischen Zygote und ausgetragener Frucht. Die Masse des Keimlings steigt beispielsweise von der ersten Zellteilung bis zur Mitte des zweiten Keimlingsmonats auf das etwa 7 000 000fache und dann bis zur Geburt nochmals auf das etwa 300fache. Die Körperhöhe zur Zeit der Geburt beträgt bereits etwa 30 % der Endgröße, obwohl der vorgeburtliche Lebensabschnitt nur etwa 4 % der gesamten Zeitspanne bis zum Erwachsenenalter ausmacht.

Dieses zunächst hohe **Entwicklungstempo** verlangsamt sich schon vor der Geburt; stark reduziert es sich dann am Ende des ersten Lebensjahres (Abb. 32/2). Die nun bis zum Wachstumsabschluß stattfindende, zwar fast stetige, aber langsamere Längen- und Massezunahme vollzieht sich auch nicht gleichmäßig; zwischen kräftigen **Wachstumsschüben** liegen Phasen langsameren Entwicklungsablaufs bzw. wechseln sogenannte Streckungs- und Füllephasen einander ab. Da hiervon nicht alle Körperteile zu gleicher Zeit bzw. mit gleicher Stärke erfaßt werden, ergeben sich die zwischen verschiedenen Lebensaltern charakteristischen Proportionsunterschiede (→ 2.7.2.). Auch die vor allem ab der

Abb. 33/1 Proportionen im männlichen Geschlecht vom 2. Keimlingsmonat bis zum Wachstumsabschluß

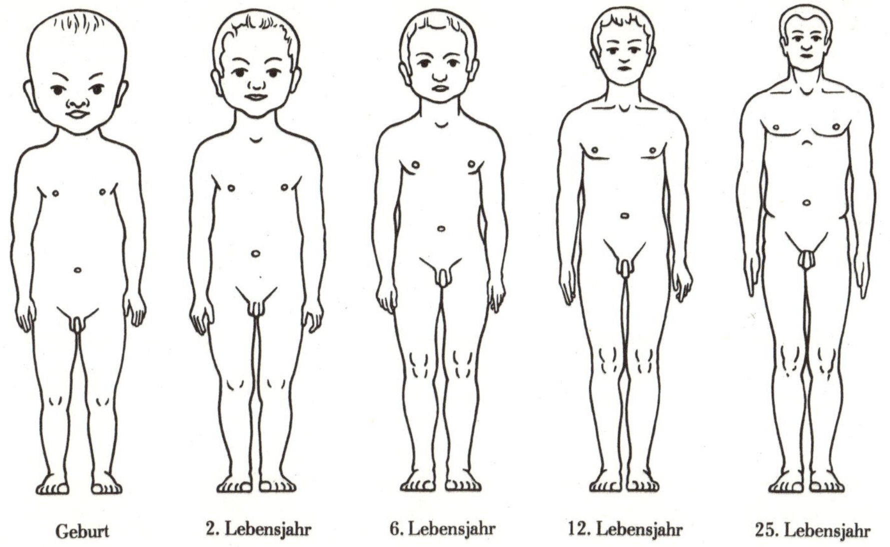

Pubertät zu beobachtenden Geschlechtsunterschiede (→ 2.7.3.) im Körperbau sind auf Unterschiede im Einsetzen, in der Dauer und der Intensität von Wachstumsschüben zurückzuführen.
Eine **Voraussage der endgültigen Körperhöhe** (wie auch anderer Körpermaße) mit befriedigender Zutreffenswahrscheinlichkeit kann frühestens im 3. Lebensjahr sowohl bei Knaben als auch bei Mädchen gewagt werden, da ab diesem Alter die Korrelation der augenblicklichen Körperhöhe mit der Endgröße schon sehr hoch ist.
Die Vorausbestimmung der endgültigen Körperhöhe kann beispielsweise dadurch erfolgen, daß für das gegenwärtig erreichte Maß die Lage im Streubereich der alters- und geschlechtsspezifischen Körperhöhe festgestellt und der Körperhöhenwert der entsprechenden Stelle im Streubereich gleichgeschlechtiger Erwachsener ermittelt wird. Die Lage im Streubereich wird als Abweichung des individuellen Meßwertes vom alters- und geschlechtsspezifischen Mittelwert in Einheiten des Streuungsmaßes der Standardabweichung angegeben. Beträgt beispielsweise die Körperhöhe eines Knaben im Alter von 7 Jahren 124,0 cm, ergibt sich nach den Angaben im Abschnitt 5.3. folgende Berechnung: $(124{,}0 - 127{,}2) : 5{,}7 = -0{,}6$. Die größte Körperhöhe erreichen die Männer in der Altersklasse 20 bis 25 Jahre; ihre Körperhöhe für den Streuungspunkt $\bar{x} - 0{,}6 \cdot s$ ist $176{,}3 - 0{,}6 \cdot 6{,}2 = 172{,}6$ (in der Regel genügen Körperhöhenangaben in vollen Zentimetern, da die Körperhöhenschwankung im Tagesrhythmus bis zu 3 cm beträgt). Bei Kenntnis des biologischen Alters des Kindes (→ 2.7.4. u. 8.) kann eine Korrektur angebracht werden, falls das Kind in seinem Entwicklungsstand gegenüber der gleichaltrigen, gleichgeschlechtigen Durchschnittsgruppe zurückgeblieben (retardiert) oder voraus (akzeleriert) ist. Zwei weitere Verfahren zur Schätzung der endgültigen Körperhöhe sind in Abschnitt 8.6. dargestellt.

2.7.2. Proportionsverschiebungen

Aufgrund unterschiedlichen Wachstums der verschiedenen Körperteile bzw. Körperdimensionen (→ 2.7.1.) verändern diese ihre **Größenverhältnisse** zueinander. Das gilt insbesondere für die Höhenabschnitte des Körpers: Das schon nach dem 1. Drittel der vorgeburtlichen Entwicklung beginnende Abnehmen des Anteils der Kopfhöhe und — in geringerem Grad — auch desjenigen der Rumpfhöhe zugunsten der Beinlänge (Abb. 33/1) setzt sich auch nach der Geburt bis ins Erwachsenenalter fort (Abb. 34/1).

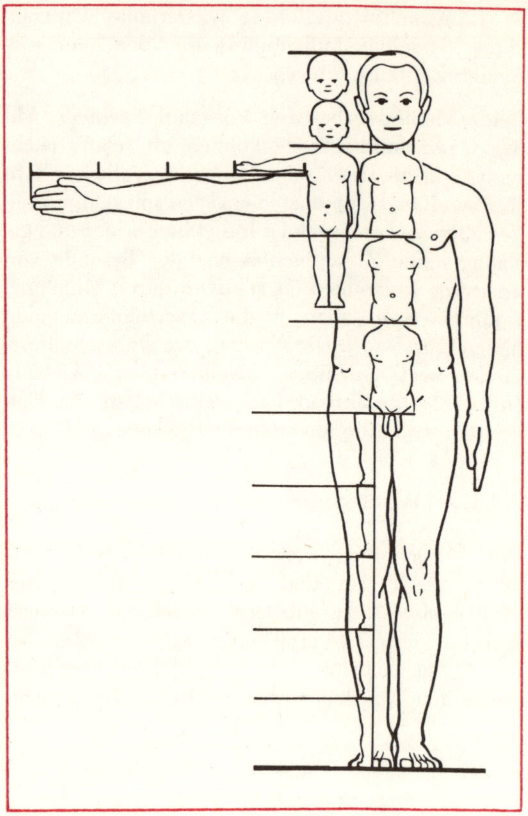

Abb. 34/1 Proportionen des Neugeborenen und des Erwachsenen

Das Verhältnis der Gesamtmasse des Körpers zu seiner größten Längenausdehnung verändert sich ebenfalls charakteristisch: Der **Körperfülle-Index** (ROHRER-Index)

$$\frac{\text{Körpermasse in kg} \cdot 100\,000}{(\text{Körperhöhe in cm})^3}$$

beispielsweise steigt zwar pränatal an, beginnt aber bereits im 1. Lebensjahr abzufallen. Dieses Schlankerwerden des Körpers endet erst im Jugendalter.
Ein ähnlicher Wachstumsverlauf ist bei relativen **Umfangs- und Breitenmaßen** zu beobachten (Abb. 35/1). Bei ihnen erfolgen — wie auch bei vielen anderen Maßen — die Veränderungen im 2. Lebensjahrzehnt in Abhängigkeit vom Geschlecht. Dabei können sich bestimmte Proportionen in den Geschlechtern verschieden verhalten bezüglich der Verhältniswerte. Dies gilt sowohl bei Bezugsetzung solcher Maße zur Körperhöhe als auch zum Beispiel bei Bezugsetzung von Horizontalmaßen untereinander (Abb. 35/2).

2.7. Nachgeburtliche Entwicklung

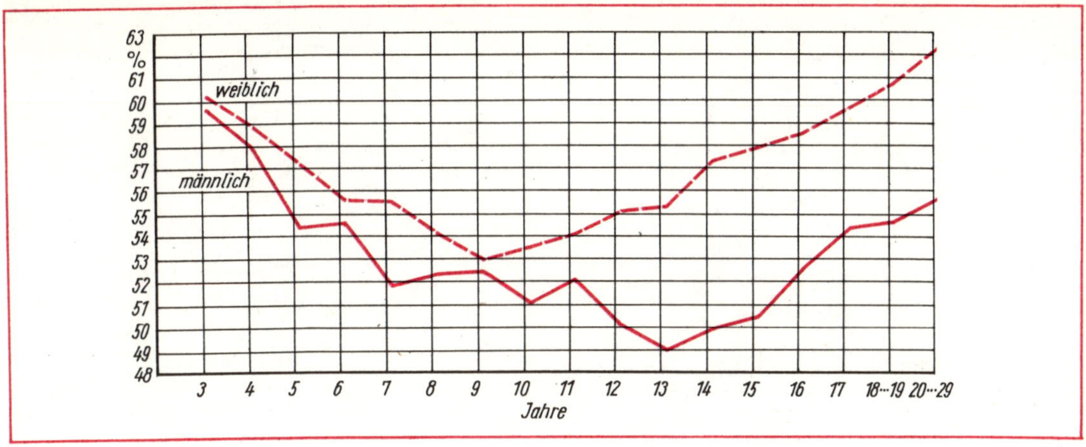

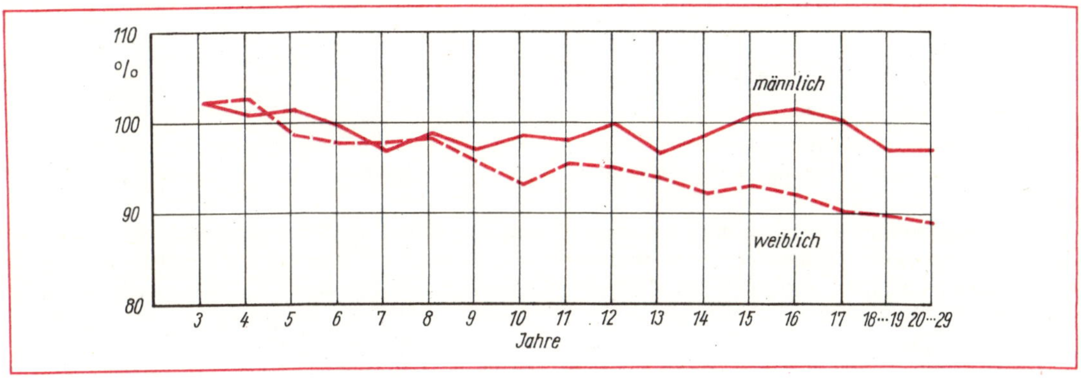

Verschiedene Proportionen des Hirnkopfs (z.B. dessen Längen-Breiten-Verhältnis) verändern sich während des Wachstums nur unwesentlich, Verhältnisse von Gesichtsmaßen zueinander oder zu Hirnkopfmaßen dagegen zeigen charakteristische Veränderungen. Ursache dieser Entwicklung sind das gegenüber dem Hirnkopf stärkere Wachstum des Gesichts, eine Verschmälerung bzw. Streckung des

Abb. 35/1 Wachstumskurven des größten Oberschenkelumfangs in Prozent der Beinlänge (hier: Darmbeinstachelhöhe) nach Daten aus 5.3.

Abb. 35/2 Wachstumskurven der Brustkorbbreite in Prozent der Beckenbreite (nach Daten aus 5.3.)

Abb. 35/3 Zusammensetzung des Körpers aus verschiedenen Gewebearten in Prozent der Körpermasse

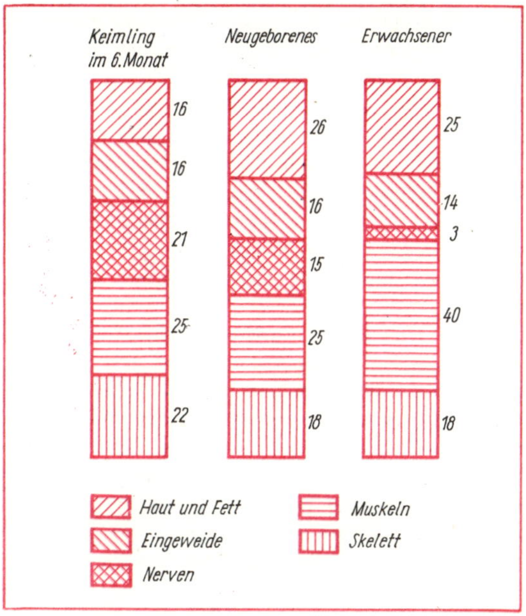

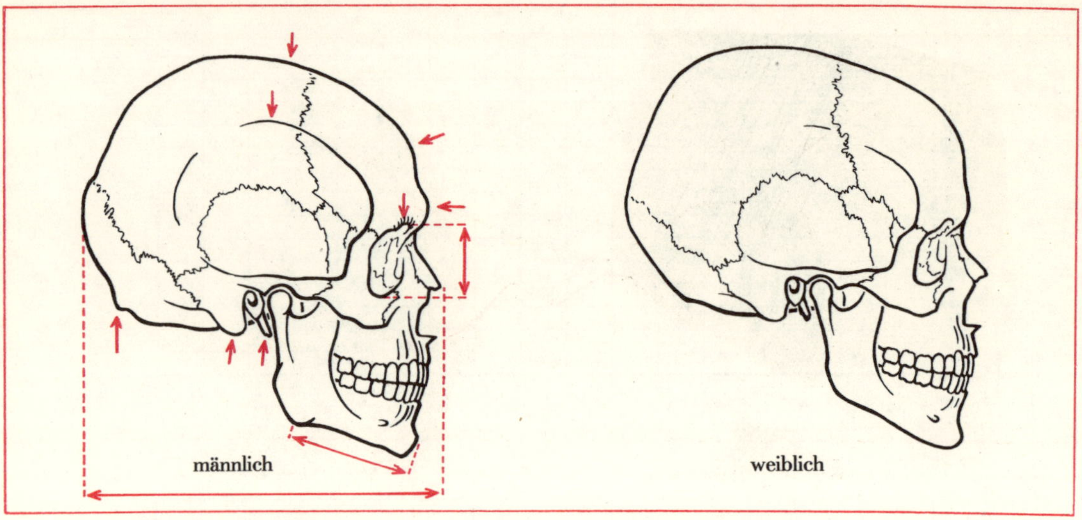

Abb. 36/1 Geschlechtsunterschiede am Schädel

Gesichts nach unten, das Hervortreten des Gesichts nach vorn und die Betonung der Unterkieferregion.

Auch die **Körperzusammensetzung** aus verschiedenen Gewebearten verschiebt sich vom Neugeborenen zum Erwachsenen zugunsten des Muskelanteils (Abb. 35/3). Die relative Fettmenge (→ 9.1.) nimmt im Säuglingsalter zu, im Kleinkindalter wieder ab, danach in beiden Geschlechtern bis ins Erwachsenenalter zu, wobei allerdings diese Entwicklung im männlichen Geschlecht während der Pubertät durch eine zeitweilige Abnahme unterbrochen wird. Der Wasseranteil am Körper vermindert sich bis zum Ende des Säuglingsalters, bleibt während Kindheit und Jugend gleich und wird dann erst im späteren Lebensalter wieder geringer.

Veränderungen deskriptiver morphologischer Merkmale und physiologischer Merkmale werden bei der Darstellung der Entwicklungsabschnitte (→ 2.7.6. u. Normwerte) angeführt.

2.7.3. Geschlechtsunterschiede

Zwischen den Geschlechtern sind deutliche Unterschiede des Entwicklungsverlaufs zu beobachten. Diese Unterschiede sind primär durch die unterschiedliche **Geschlechtschromosomenkonstitution** bedingt, wodurch sich die Geschlechter schon im Zygotenstadium unterscheiden. Da der geschlechtsspezifische Chromosomensatz in allen sich hieraus entwickelnden Zellen prinzipiell der gleiche ist, tritt bereits in frühesten Stadien der vorgeburtlichen Entwicklung eine unterschiedliche Entwicklung von männlichen und weiblichen Keimlingen ein.

Bei der Geburt sind die Individuen nicht nur bezüglich der Genitalien eindeutig geschlechtlich differenziert, sondern auch in vielen, nicht unmittelbar mit den Fortpflanzungsaufgaben in Zusammenhang stehenden Merkmalen. Für einen Teil dieser Merkmale wird die **Geschlechtsdifferenzierung** während der nachgeburtlichen Entwicklung verstärkt, bei anderen Merkmalen tritt sie zu bestimmten Zeitpunkten der Entwicklung erstmals in Erscheinung.

Zur Zeit der Geburt und während der ganzen Kindheit sind Mädchen im Durchschnitt etwas kleiner und leichter als Knaben, gemessen an den entsprechenden Erwachsenenmittelwerten jedoch in diesen wie in anderen Merkmalen bereits weiter entwickelt (→ 5.3.), was durch die Bestimmung des biologischen Alters (→ 2.7.4.) erfaßt werden kann. Die Pubertät setzt bei ihnen wesentlich früher als im männlichen Geschlecht ein, wodurch – bedingt durch den sogenannten puberalen Wachstumsschub (→ 2.7.6.) – die Knaben in Wachstum und Entwicklung nun sogar überholt werden. Da jedoch auch der Wachstumsabschluß im weiblichen Geschlecht eher eintritt und der Wachstumsschub bei Knaben wesentlich intensiver ist, kommt es doch zu den in allen Bevölkerungen gleichermaßen zu beobachtenden **Geschlechtsunterschieden im Körperbau** Erwachsener (→ Normwerte): Die Frauen sind kleiner als die Männer. Vergleichbare Körpermaße betragen nur etwa 90 % bis 96 % der männli-

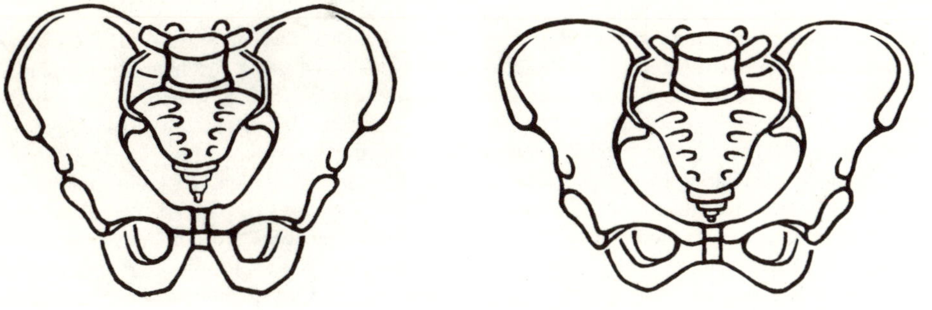

Abb. 37/1 Männliches und weibliches Becken

chen Durchschnittsmaße (nur in Breiten- und Umfangsmaßen der unteren Rumpfhälfte und im Oberschenkelumfang halten sich die Geschlechter etwa die Waage). Dabei bleiben die Frauen in einigen Merkmalen (z. B. Schulterbreite) stärker als in anderen (z. B. Beckenbreite) hinter den männlichen Durchschnittsmaßen zurück, wodurch deutliche Proportionsunterschiede zwischen beiden Geschlechtern entstehen. Frauen besitzen – verglichen mit dem anderen Geschlecht und auf die eigene Körperhöhe bezogen – einen längeren und tieferen Rumpf, einen breiteren Unterrumpf, kürzere Extremitäten, kleinere Hände und Füße, einen längeren Hals und einen größeren Kopf (vor allem größeren Hirnkopf). Die Knochentrockenmasse wird für sie mit durchschnittlich 3 kg, für den Mann mit 4 kg angegeben, ihre Muskelmasse beträgt nur etwa 36 % des Körpergewichts gegenüber 42 % beim Mann, ihr Fettanteil etwa 28 %, der des Mannes nur 18 %.

Dazu sind deutliche geschlechtsspezifische Unterschiede in der Verteilung von Fett und Muskulatur im Organismus sowie in der Ausformung verschiedener Skeletteile feststellbar. So kann am Skelettmaterial anhand weniger morphologischer bzw. metrischer Merkmale eine weitgehend sichere **Geschlechtsdiagnose** gestellt werden (Abb. 36/1 u. 37/1). Die geschlechtsspezifische Fettgewebsverteilung (→ 9.1.) wird besonders im fortgeschrittenen Lebensalter deutlich, da beim Mann der Fettansatz bevorzugt am Bauch, bei der Frau aber an Hüften, Gesäß und Oberschenkeln sowie häufig auch an der Brust erfolgt. Diese Verteilung bedingt, daß bei der Frau die Hüften in der Regel gemeinsam mit dem Gesäß eine einheitliche Rundung beschreiben, während beim Mann eine Einziehung zwischen Gesäß und Hüftgelenksregion vorhanden ist. Bei geschlossenen Knien liegen bei der Frau aufgrund des reichlicheren Fettgewebes die Oberschenkel häufig aneinander, bei Männern ist dieser völlige Schenkelschluß seltener.

Von den Winkelmaßen (→ 6.2.) erweist sich die transversale Abknickung im Knie- und im Ellbogengelenk bei der Frau als durchschnittlich stärker. Durch stärkere Kippung des Kreuzbeins kommt bei ihr eine ausgeprägtere Lendenlordose zustande. Sie weist ein rundlicheres Gesicht, ein weniger vorspringendes Gesichtsprofil und eine geringere Stirnneigung auf.

Auch in physiognomischen Gesichtsabschnitten finden sich Unterschiede zwischen Männern und Frauen. Frauen haben weitere und seitlich mehr ansteigende Lidspalten, häufiger ein konkaves Nasenrückenprofil, eine weniger fleischige Nase, einen stärker nach vorn ansteigenden Nasenboden, geringer geblähte Nasenflügel, eine häufiger nach vorn hervortretende Hautoberlippe, eine weniger breite Mundspalte, ein zierlicheres Kinn und seltener ein Kinngrübchen. Die Augenfarbe ist bei Frauen durchschnittlich dunkler.

Die Körper- und Gesichtsbehaarung ist bei Frauen schwächer ausgebildet, das Kopfhaar kann allerdings länger werden als bei Männern. Die obere Begrenzung des Schamhaarfeldes bildet bei Männern eine zum Nabel ziehende Spitze, bei der Frau ist sie horizontal.

Auch **physiologische und biochemische Unterschiede** zwischen Frau und Mann sind nachweisbar (→6., 7., 9.,), zum Beispiel ist der Grundumsatz bei der Frau geringer, der systolische Blutdruck niedriger, die Ruhepulsfrequenz größer. Die Frau besitzt absolut und relativ (bezogen auf das Körpervolumen) die geringere Blutmenge. Da auch der Hämoglobingehalt bei ihr geringer ist, ergibt sich eine wesentlich geringere Sauerstoffaufnahmefähigkeit, was der weibliche Organismus in der gleichen Arbeitssituation wie der männliche durch höhere Herzschlagfrequenz auszugleichen versucht. Die Möglichkeit zum Ausgleich ist jedoch begrenzt, weshalb die Frau bei starker Beanspruchung eine geringere Ausdauer besitzt. Wie die Kreislaufleistung ist auch die Lungenleistung geringer (→ 7.1.). Deutliche Unterschiede zwischen den Geschlechtern bestehen im Hormonhaushalt.
Bei vielen dieser differierenden Merkmale unterscheiden sich die Geschlechter in ihren Durchschnittswerten und der Lage der Variationsbereiche auf einer absoluten Meßskala, bei anderen Merkmalen ist die Streuung der individuellen Werte um den geschlechtsspezifischen Mittelwert verschieden, bei einigen Merkmalen ist die geschlechtsspezifische Streuung um den gemeinsamen Mittelwert der einzige Geschlechtsunterschied.
Die vielfachen Unterschiede zwischen Mann und Frau im morphologischen und physiologischen Bereich lassen bereits vermuten, daß auch im psychischen Bereich geschlechtsspezifische Unterschiede bestehen. Es ist heute gesichert, daß bei der Realisierung **psychischer Eigenschaften** ebenso wie bei der physischer Merkmale genetische Faktoren eine Rolle spielen bzw. psychische Eigenschaften in ihrer Entwicklung durch die verschiedensten genetisch bedingten physischen Merkmale beeinflußt werden. Im Gegensatz zu den meisten physischen Merkmalen sind sie allerdings viel stärker durch die Umwelt modifizierbar.
Die Unterschiede in der körperlichen Ausbildung von Mann und Frau bedingen naturgemäß geschlechtsspezifische Unterschiede in der **körperlichen Leistungsfähigkeit**, was beispielsweise in geschlechtsspezifischen Leistungsnormen im Sport berücksichtigt wird. Das weibliche Geschlecht ist aber keineswegs generell „das schwächere"; die „Unterlegenheit" der Frau besteht vor allem in der Körperkraft. Im Bewegungsradius (Gelenkigkeit) und in der Feinmotorik (Geschicklichkeit) ist sie dem Mann überlegen. Über geschlechtsspezifische Unterschiede in der **psychischen Leistungsfähigkeit** können gegenwärtig nur Vermutungen angestellt werden. Großen Einfluß hat die konstitutionelle Verschiedenheit von Mann und Frau auf die **Krankheitsanfälligkeit**, was unter anderem in der unterschiedlichen Lebenserwartung (→ 1.2.2.) zum Ausdruck kommt.
Eine kausale **Interpretation der Geschlechtsunterschiede** ist nicht durchgängig möglich. Viele der Geschlechtsmerkmale stehen in direkter Beziehung zur Geschlechtsfunktion. In vielen Merkmalen aber weicht die Frau vom Mann in derselben Richtung ab wie das Kind vom Erwachsenen (z. B. in den Proportionen des Kopfes, im Verhältnis von Rumpfhöhe zu Beinlänge, im Abflachungsgrad des Brustkorbes, in der Körperhöhe und -fülle, im Grad der Grazilität, in physiognomischen Merkmalen). Diese Unterschiede kommen dadurch zustande, daß die Wachstums- und Reifeprozesse im weiblichen Organismus früher zum Abschluß gelangen und in der Pubertät auch nicht so intensiv verlaufen, so daß die Frau in ihrer körperlichen Entwicklung auf einem kindnäheren Stadium verbleibt.

2.7.4. Biologisches Alter

Im Entwicklungstempo bzw. -rhythmus und im Entwicklungserfolg sind während der Entwicklungszeit starke individuelle Unterschiede zu beobachten, die teils genetische Ursachen haben, teils exogen bedingt sind. Die Angabe des chronologischen (oder kalendarischen) Alters eines Individuums reicht daher meist nicht aus, den jeweiligen Entwicklungsstand dieses Individuums zu charakterisieren. Um zu erkennen, ob ein Individuum in seiner Entwicklung akzeleriert oder retardiert ist, muß sein Entwicklungsstand mit den entsprechenden Mittelwerten seiner Altersklasse verglichen werden. Hierfür werden ständig zu überprüfende **Normtabellen** (→ 8.) verwendet, in denen regionale Gegebenheiten, sozialstrukturelle Gesichtspunkte (→ 2.7.7.), unterschiedliche Auswirkungen der säkularen Akzeleration (→ 2.7.5.), die Geschlechtszugehörigkeit und ähnliches berücksichtigt sind. Das so ermittelte **biologische Alter** kennzeichnet auf der Grundlage physischer und psychischer Merkmale den Allgemeinzustand des Individuums zu einem bestimmten Zeitpunkt seines chronologischen Alters. Es gibt das erreichte Stadium im Entwicklungsablauf an und entspricht demjenigen chronologischen Alter, in dem vom Durchschnitt der Bevölkerung der Entwicklungsstand dieses Individuums erreicht wird. Beispielsweise besitzt ein Mädchen ein biologisches Alter von 6 Jahren, wenn die Mädchen mit gleichem Entwicklungsstand durchschnittlich ein chronologisches Alter von 6 Jahren aufweisen.

2.7. Nachgeburtliche Entwicklung

Das biologische Alter kann mit verschiedenen Methoden bzw. nach verschiedenen Gesichtspunkten untersucht werden. Die eingesetzten Methoden müssen auch klinisch-funktionelle, psychologische und soziale Bereiche berücksichtigen. Zu bestimmen sind ein

– **Körperhöhenalter**, indem das durchschnittliche Alter angegeben wird, dem die gemessene Körperhöhe eines bestimmten Individuums entspricht (→ 5.3.). Diese Angabe hat jedoch einen nur begrenzten Wert, da sich in der Körperhöhe Reifekriterien mit individuellen Körperbaumerkmalen vermengen;

– **Proportionsalter** (→ 2.7.2.), das ähnliche Schwierigkeiten wie das Körperhöhenalter bereitet: Die Körperproportionen eines Neugeborenen verwandeln sich zwar nach und nach in die eines Erwachsenen (Abb. 33/1), der jeweils erreichte Stand

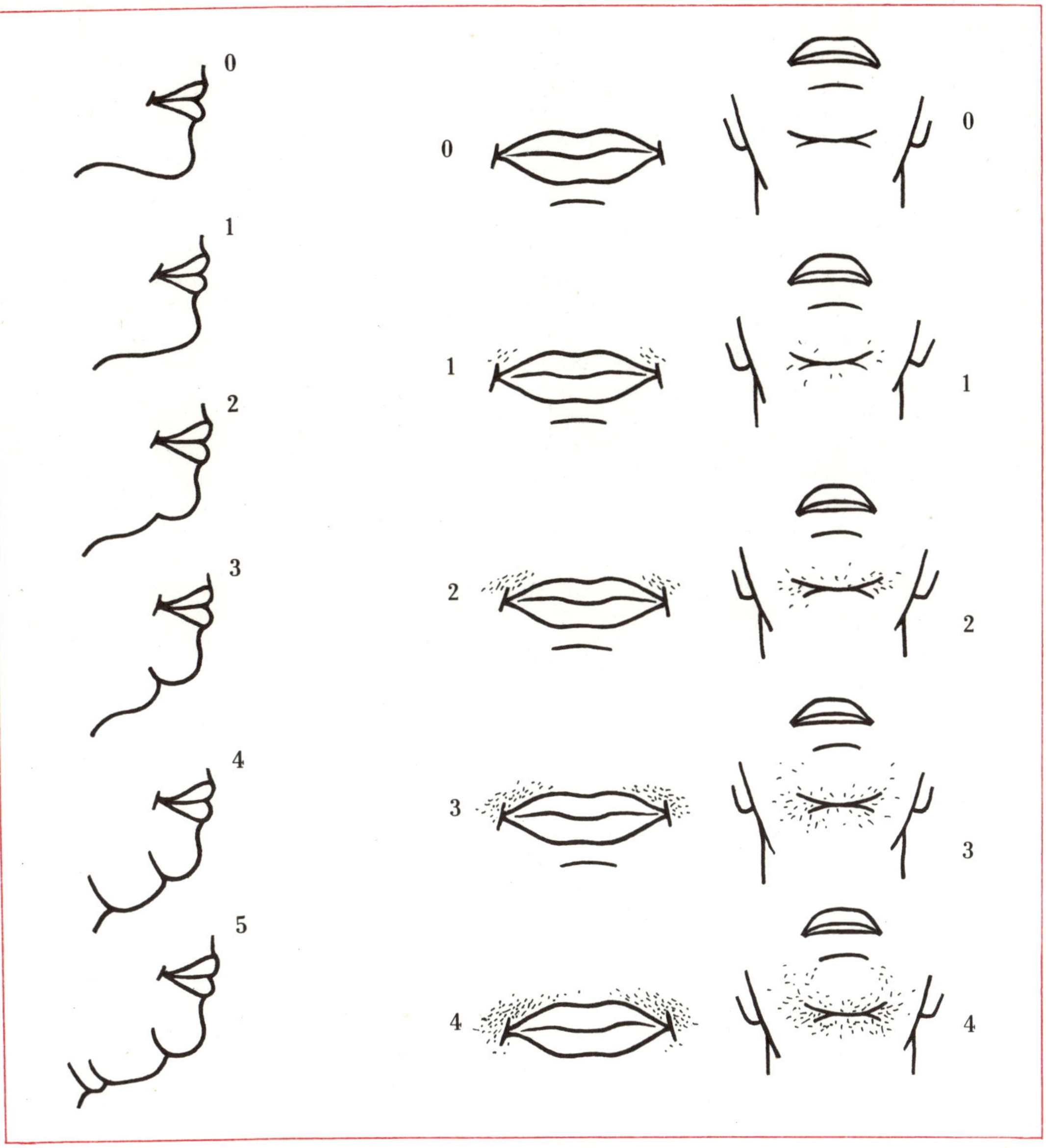

Abb. 39/1 Einstufung der Mundbodenentwicklung im weiblichen Geschlecht (links) und der Gesichtsbehaarung bei postklimakterischen Frauen (rechts)

ist jedoch sowohl Ausdruck der Reife als auch der genetisch bedingten Konstitution dieses Individuums;

— **Ossifikations- oder Skelettalter**, das meist durch röntgenologische Untersuchungen des Handskeletts bestimmt wird, wobei im jüngeren Alter das Auftreten bzw. die Ausprägung von Knochenkernen, später vor allem der Stand des Epiphysenverschlusses an Elle, Speiche und Fingern sowie die Größe der Handwurzelknochen registriert werden. Da die Knochenentwicklung nach einem bestimmten, individuell wenig variierenden Zeitplan und relativ konstanter Ordnung abläuft, kann nach entsprechenden Normtabellen (→ 8.2.) eine weitgehend sichere Altersangabe erzielt werden;

— **Zahnalter**, indem Anzahl bzw. Art der durchgebrochenen Zähne oder sogar — nach Röntgenbildern — der Stand des Durchbruchs und der Entwicklung von Zahnwurzel und -krone berücksichtigt werden (→ 8.3.);

— **Alter nach der Entwicklung der sexuellen Reifungszeichen**, das auf der Bestimmung des Entwicklungsstandes der äußeren Geschlechtsorgane, der Brust, der Schambehaarung, der Terminalbehaarung von Gesicht und Hals, Rumpf und unteren Extremitäten, des Auftretens der Menarche bei Mädchen bzw. erster Pollutionen bei Knaben, des Stimmwechsels und anderer Merkmale (→ 8.4.) basiert. Auftreten und Ausprägung dieser Reifezeichen zeigen im Durchschnitt — trotz erheblicher Variationsbreite — eine gesetzmäßige Stufenfolge;

— **physiologisches Alter** nach Erwerb, Verlust oder Veränderungen von Funktionen bzw. Indikatoren dafür (→ 6. u. 7.);

— **biochemisches Alter** nach der quantitativen Zusammensetzung des Organismus aus verschiedenen Stoffen (→ 9.1.);

— **Intelligenzalter** nach Leistungen in geeichten Intelligenztests.

Parallel zu den genannten Bestimmungsverfahren kann die Entwicklung der **Motorik**, des **Sprechens** und des **zwischenmenschlichen Verhaltens** herangezogen werden (→ 8.5.).

Bei allen Methoden zur Beurteilung des biologischen Entwicklungsstandes ist zu berücksichtigen, daß sie nicht oder nicht gleich gut während des ganzen Lebens, sondern im wesentlichen nur während der Kindheits- und Jugendentwicklung verwendet werden können; für die Beurteilung des biologischen Alters in höherem kalendarischen Alter stehen nur wenige unzureichende Bewertungsverfahren zur Verfügung (z. B. Abb. 39/1). Darüber hinaus ist zu betonen, daß — streng genommen — bei Verwendung nur eines Maßstabes lediglich etwas über das Entwicklungsalter der damit bemessenen Merkmale ausgesagt werden kann, obwohl im allgemeinen Korrelationen zwischen den durch verschiedene Verfahren ermittelten Entwicklungsgraden bestehen. Für eine ausreichende Bestimmung des biologischen Alters werden daher verschiedene Methoden nebeneinander verwendet. Das biologische Alter als komplexe Größe sollte durch den Einsatz von **Testbatterien** bestimmt werden. Bei Verwendung einer geeigneten Punktbewertung der einzelnen Merkmalsausprägungen läßt sich durch Interpretieren der erreichten Gesamtpunktzahl die **Gesamtreifungsstufe** eines Individuums festlegen. Nur so ist eine annähernd sichere Einordnung eines Individuums in die Gruppen von physisch und psychisch akzelerierten Individuen, dem Normbereich entsprechenden Individuen und retardierten Individuen möglich.

Die alleinige Beurteilung des körperlichen Entwicklungsstandes kann — obwohl psychische Merkmale mehr oder weniger eng mit dem körperlichen Entwicklungsstand gekoppelt sind — nur bedingt für die Einschätzung der psychischen Leistungsfähigkeit verwendet werden.

Die Motivation für die Untersuchung des biologischen Alters entspringt Bedürfnissen der Praxis. Die Bestimmung des biologischen Alters ermöglicht zum Beispiel die Erkennung expositioneller Faktoren, die den Lebensablauf beeinflussen können. Die Methodik ist geeignet, zur Beurteilung der individuellen Leistungsfähigkeit beizutragen. Sie kann auch für die Überprüfung von Therapieformen nutzbar gemacht werden.

2.7.5. Säkulare Akzeleration

Hinsichtlich des Entwicklungsverlaufes werden seit etwa 100 Jahren deutliche Unterschiede gegenüber früheren Generationen beobachtet. Diese Erscheinungen werden unter dem Begriff **Säkulare Akze-**

Abb. 41/1 Eintritt und Verlauf des puberalen Längenwachstumsschubs in verschiedenen Jahren

Abb. 41/2 Körperhöhe und Körpermasse 0- bis 3jähriger Kinder in den Jahren 1933 und 1970/71

Abb. 41/3 Körperhöhe, Körpermasse und Brustumfang bei 10jährigen Jenaer Knaben und Mädchen in verschiedenen Jahrzehnten

Abb. 41/4 Körperhöhenzunahme in verschiedenen europäischen Ländern

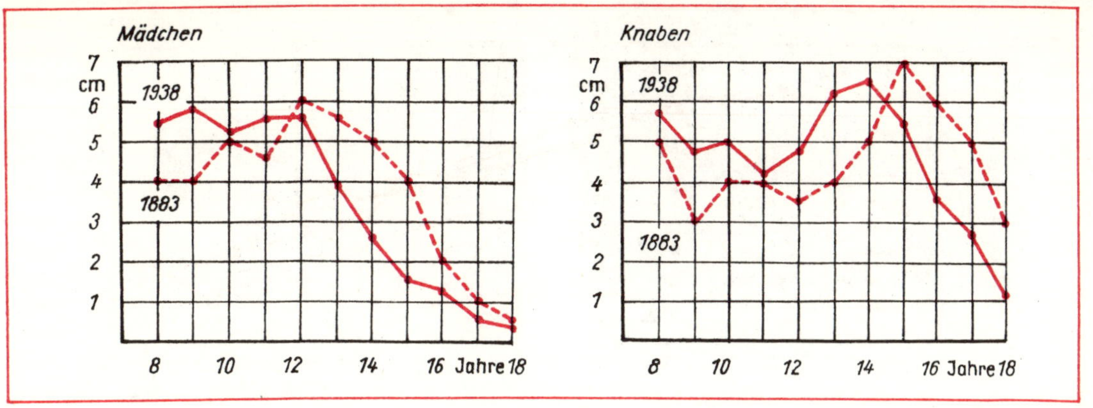
Mädchen
Knaben
7 cm
1938
1883
Jahre
8
10
12
14
16
18

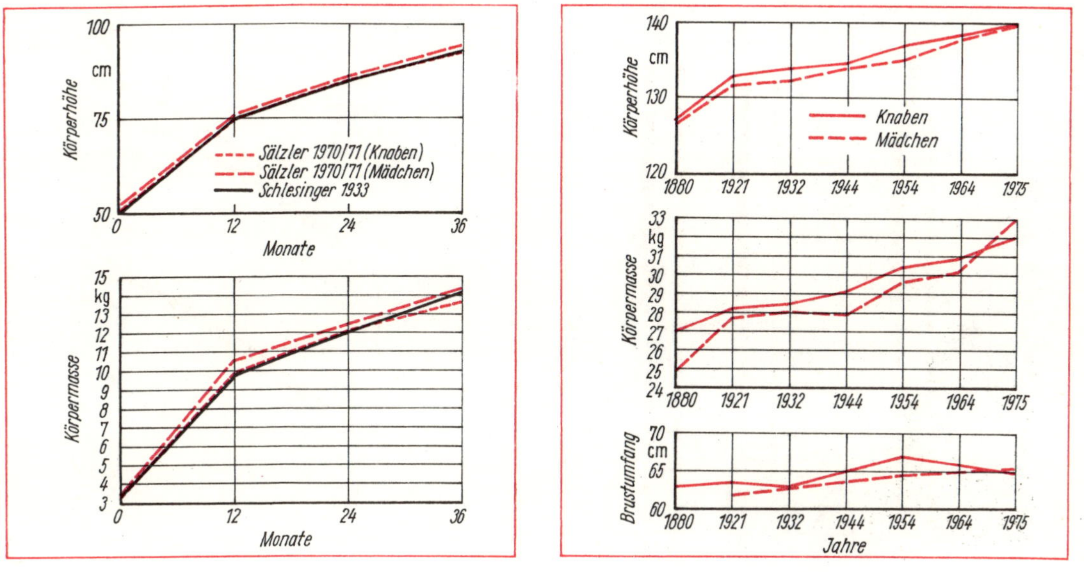
Körperhöhe
cm
Sälzler 1970/71 (Knaben)
Sälzler 1970/71 (Mädchen)
Schlesinger 1933
Monate
Körpermasse
kg
Knaben
Mädchen
Brustumfang
Jahre
1880
1921
1932
1944
1954
1964
1975

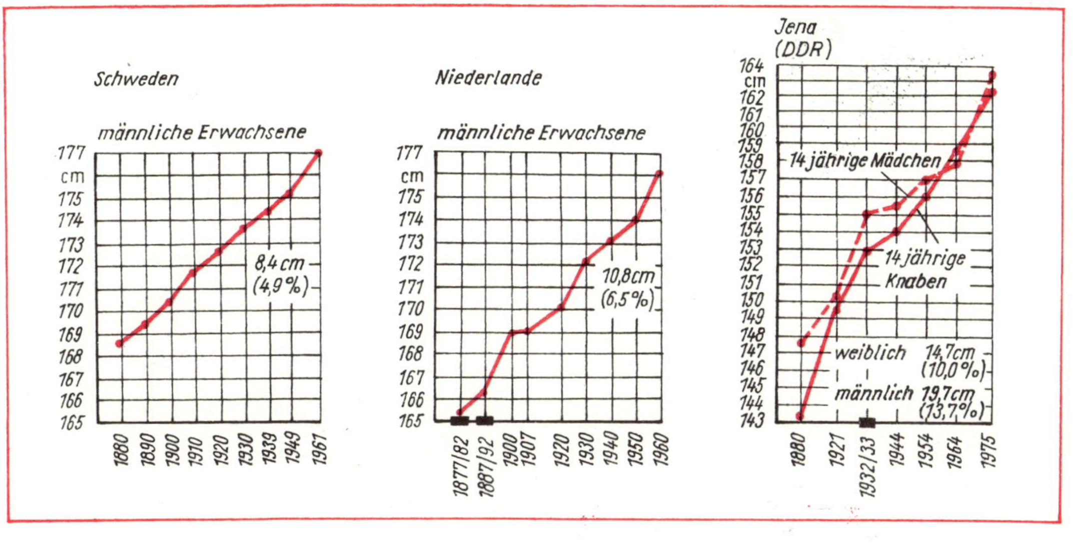
Schweden
männliche Erwachsene
8,4 cm
(4,9 %)
Niederlande
männliche Erwachsene
10,8 cm
(6,5 %)
Jena
(DDR)
14 jährige Mädchen
14 jährige Knaben
weiblich 14,7 cm (10,0 %)
männlich 19,7 cm (13,7 %)

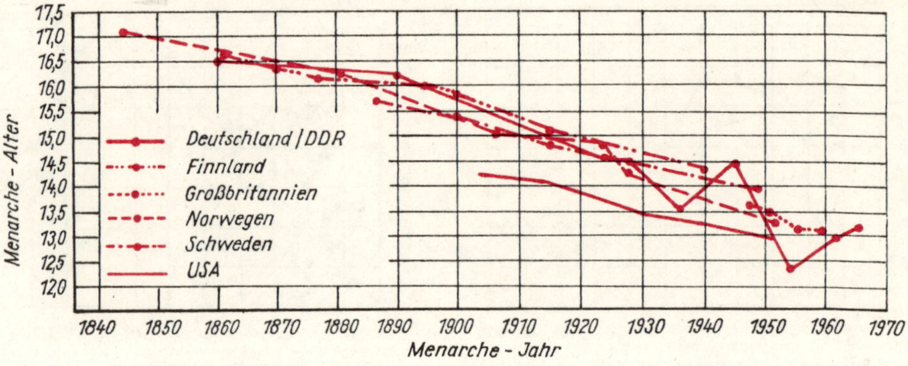

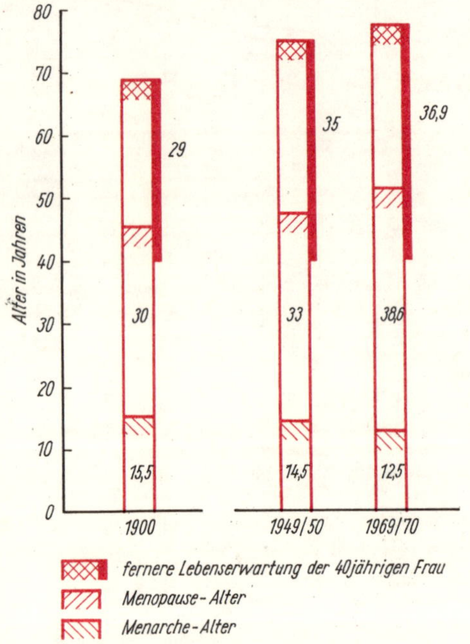

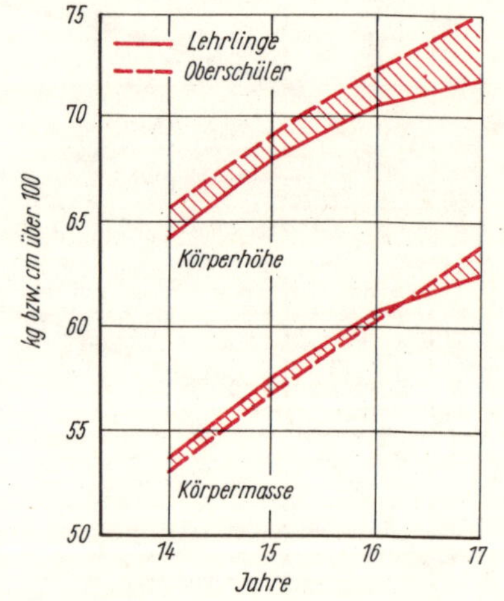

Abb. 42/1 Veränderung des Menarche-Alters in verschiedenen europiden Bevölkerungen

Abb. 42/2 Die Entwicklung von Menarche, Menopause und Lebenserwartung in den Jahren 1900, 1949/50 und 1969/70

Abb. 42/3 Körperhöhe und Körpermasse bei Berliner Lehrlingen und Schülern 1956/58

leration — das heißt durchschnittliche Entwicklungsbeschleunigung der Individuen einer bestimmten Epoche gegenüber denen einer anderen Epoche — zusammengefaßt. Sie äußert sich bereits vorgeburtlich, besonders auffallend aber während der nachgeburtlichen Entwicklung vieler Merkmale im wesentlichen in der **Veränderung der Ausgangsbasis,** der **Vorverlegung des Beginns von Entwicklungsschüben** (Abb. 41/1), der **Beschleunigung des Entwicklungstempos** und der **Veränderung des Endergebnisses.** Verglichen mit früheren Generationen, sind heute Neugeborene im Durchschnitt größer und schwerer (Abb. 41/2), das Wachstum im ersten Lebensjahr ist wesentlich intensiver, charakteristische Gewichts- und Längenveränderungen beginnen eher (Abb. 41/3), die durchschnittliche Körperhöhe der Jugendlichen und der Erwachsenen ist größer (Abb. 41/4), Milch- und bleibende Zähne treten früher durch, die Pu-

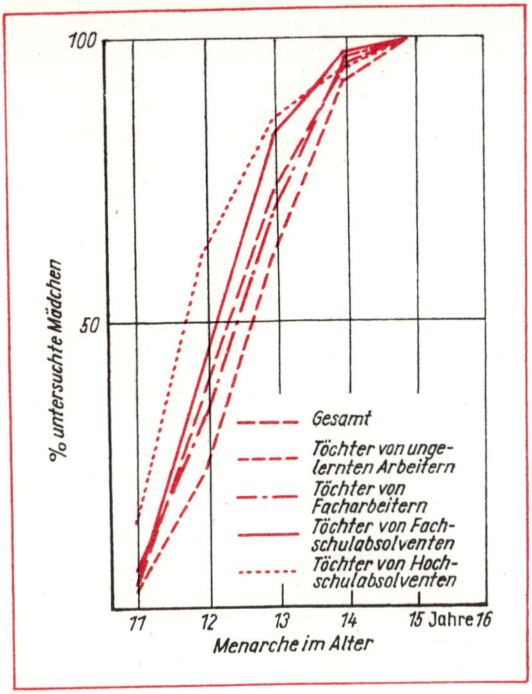

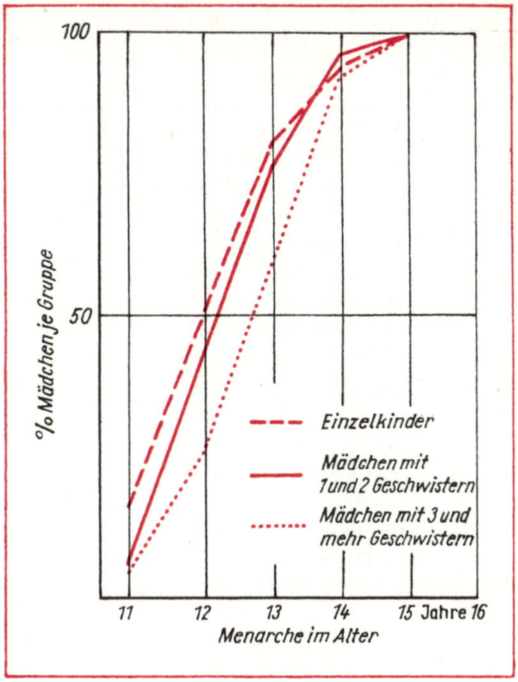

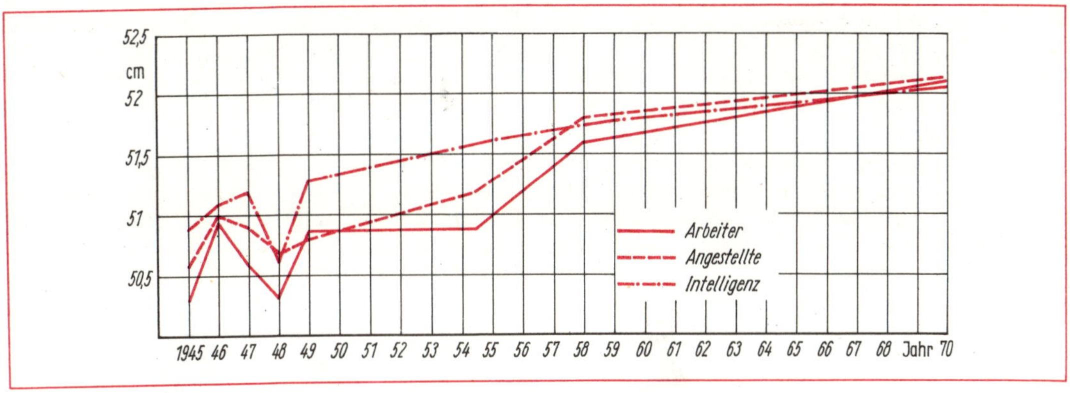

bertätsentwicklung ist vorverlegt (Abb. 42/1 u. 47/2). Da Beziehungen zwischen körperlichem Entwicklungszustand und psychischen Leistungen bestehen, wird verschiedentlich auch von einer Akzeleration der menschlichen Intelligenz gesprochen, obwohl der exakte wissenschaftliche Nachweis noch aussteht; als bewiesen kann aber zum Beispiel gelten, daß körperlich früh- und rechtzeitig entwickelte Kinder im Durchschnitt bessere schulische Leistungen aufweisen als Spätentwickler. Ebenfalls als Akzelerationserscheinung aufzufassen sind die Verlängerung der Periode der Fortpflanzungsfähigkeit der Frau durch Hinausschieben der Menopause sowie die Vergrößerung der Lebenserwartung (Abb. 42/2).

Abb. 43/1 Beziehungen zwischen Menarche und beruflicher Qualifikation der Mütter von Görlitzer Mädchen des Geburtsjahrgangs 1957

Abb. 43/2 Beziehungen zwischen Menarche und Geschwisterzahl bei Görlitzer Mädchen des Geburtsjahrganges 1957

Abb. 43/3 Geburtslängen von Kindern aus der DDR nach sozialer Herkunft in den Jahren 1945 bis 1970

Die Akzeleration ist als komplexe Erscheinung mit unterschiedlichen **Ursachen** zu betrachten. Sie ist das Ergebnis des Einwirkens einer Vielzahl exogener Faktoren unterschiedlicher Qualität und Quantität auf den menschlichen Organismus. Genetische Veränderungen dürften hierbei, wenn überhaupt, nur eine untergeordnete Rolle spielen (sog. Heterosiseffekt infolge stärkerer Bevölkerungsdurchmischung). Der Verlauf der Entwicklung wird vielmehr unter dem Einfluß veränderter äußerer Faktoren auf der Grundlage des gegebenen genetischen Materials verändert. Zu diesen Faktoren gehören vor allem Veränderungen der Arbeits- und Lebensbedingungen in jüngerer Zeit, insbesondere Veränderungen der Ernährung, bessere Wohnverhältnisse, gute Arbeitsbedingungen, größere Ausgeglichenheit zwischen körperlicher und geistiger Belastung, ausreichende Erholung, umfassende medizinische Betreuung. Für die Bedeutung dieser Faktoren spricht die Verminderung der Wachstums- und Reifungsbeschleunigung in Kriegs- und Notzeiten.

Da regional und auch sozial unterscheidbare Gruppen einer Bevölkerung in unterschiedlicher Weise von akzelerationsfördernden Faktoren beeinflußt werden, sind nicht nur Unterschiede zwischen Generationen („säkulare" Akzeleration), sondern auch **Unterschiede zwischen verschiedenen Bevölkerungsgruppen** nachweisbar (Abb. 42/3, 43/1 u. 43/2). So haben beispielsweise heute noch Stadtkinder — verglichen mit Landkindern — einen früheren ersten und zweiten Zahndurchbruch, sind hochwüchsiger, langköpfiger und schmalgesichtiger, zeigen eher bestimmte Proportionsveränderungen, treten eher in die Pubertät ein.

Auffällig und verständlich ist, daß das **Ausmaß der Akzeleration** in sozialen Gruppen oder in Bevölkerungen, die in den vergangenen Jahrzehnten stark von ihr betroffen waren, allmählich geringer wird, während ihre Auswirkung in anderen, bisher weniger stark veränderten Gruppen noch beträchtlich ist (Abb. 43/3). Mit der zunehmenden Beseitigung der sozialen und ökonomischen Unterschiede zwischen den Bevölkerungsgruppen bzw. den Bevölkerungen durch Veränderung und Entwicklung der gesellschaftlichen Verhältnisse wird sie vermutlich vorerst allmählich zum Stillstand kommen. Noch nicht zu erklären sind gegenwärtig Beobachtungen in verschiedenen europäischen Ländern, daß einige Akzelerationsprozesse eine rückläufige Tendenz aufweisen. So sind dort beispielsweise — trotz weiter ansteigenden Lebensstandards — Geburtsgewicht und Geburtslänge verringert, und die Menarche tritt später auf. In der DDR (Görlitz) lag der Menarche-Median (Zeitpunkt, zu dem bei 50 % der Mädchen eines Jahrgangs die Menarche schon eingetreten ist) des Geburtsjahrgangs 1944 bei 13,1 Jahren (13 Jahre, 1 Monat), der Geburtsjahrgänge 1954 bis 1958 bei 12,3, der Geburtsjahrgänge 1959 bis 1964 zwischen 12,9 und 13,1, des Geburtsjahrgangs 1965 bei nahezu 13,2 Jahren.

Prognostisch — etwa bis zum Jahr 2000 — ist in der DDR nur noch mit einer geringen Zunahme der Körperhöhe zu rechnen; in welchem Ausmaß der gegenwärtige Trend zum Schlankwuchs zu einer weiteren relativen Verringerung von Breiten- und Umfangsmaßen führen wird, ist ungewiß.

2.7.6. Entwicklungsabschnitte

Der individuelle Entwicklungsverlauf kann willkürlich in eine Reihe von Abschnitten eingeteilt werden, deren Anzahl und Dauer ganz wesentlich von der jeweiligen Fragestellung abhängen. Die einzelnen Abschnitte sind meist durch augenfällige körperliche oder psychische Entwicklungsmerkmale gekennzeichnet. Bezüglich der biologischen Entwicklung wird häufig die im folgenden dargestellte Einteilung verwendet.

Werden sozialpsychologische Aspekte der Entwicklung stärker berücksichtigt, kann vor allem das hier in Leistungsalter sowie Rückbildungs- und Greisenalter gegliederte Erwachsenenalter, zum Beispiel nach Löwe (1983), in folgende Perioden unterteilt werden: 1. das frühe Erwachsenenalter (18/20 bis 25/30 Jahre), 2. das mittlere Erwachsenenalter (25/30 bis 45/50 Jahre) mit der „Lebenswende" bei etwa 40 Jahren, 3. das spätere Erwachsenenalter (45/50 bis 65/70 Jahre), 4. das späte Erwachsenenalter (65/70 bis 75/80 Jahre), 5. das Greisenalter (ab 75/80 Jahre). Alle angegebenen Jahreszahlen können individuell differieren, die Differenzen zwischen den Menschen einer Altersgruppe sind im Erwachsenenalter größer als in der Kindheit und in der Jugend.

Neugeborenenalter: Das Neugeborenenalter umfaßt den Zeitraum von der Geburt bis zum Verheilen der Nabelwunde etwa am Ende der 2. Lebenswoche. In diesen beiden Wochen erfolgt die Umstellung des Kindes auf das Leben außerhalb des mütterlichen Organismus. Diese Umstellung ist für den kindlichen Organismus mit hohen Anforderungen verbunden: Atmung und Nahrungsaufnahme bzw. -abbau müssen bewerkstelligt werden, die Körperwärme muß über den eigenen Stoffwechsel erzeugt werden, die Anpassung an Luft und Licht muß erfolgen. Die damit zusammenhängen-

2.7. Nachgeburtliche Entwicklung

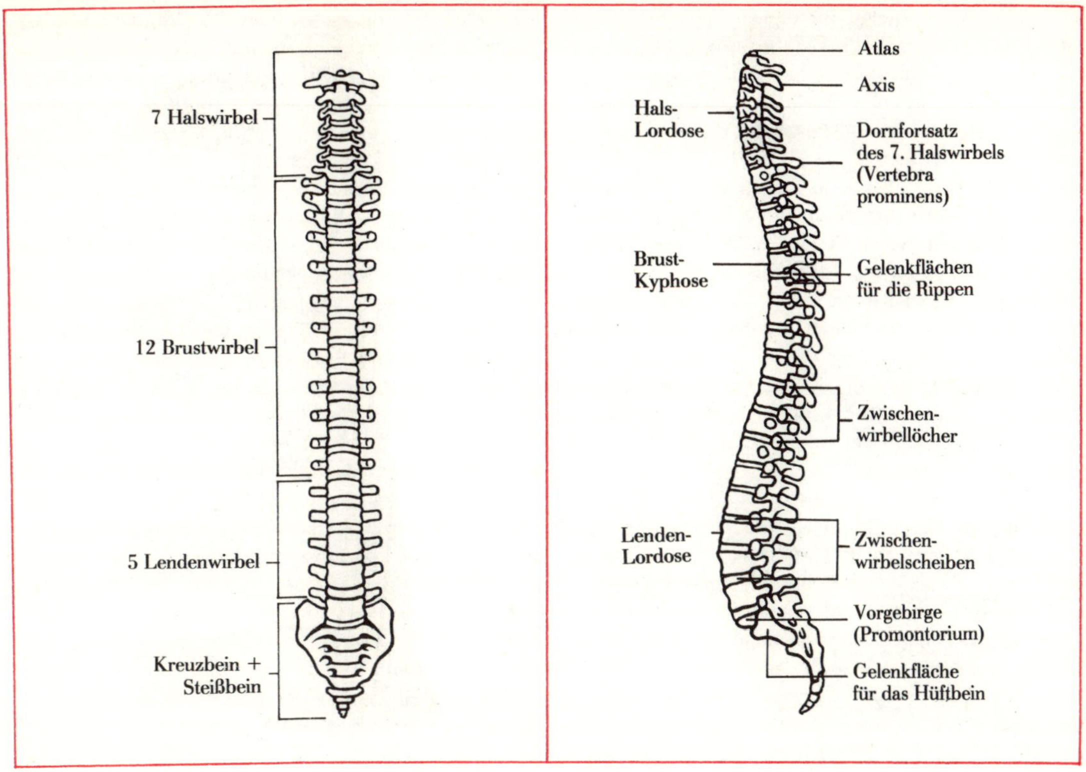

Abb. 45/1 Wirbelsäule von vorn und von der Seite

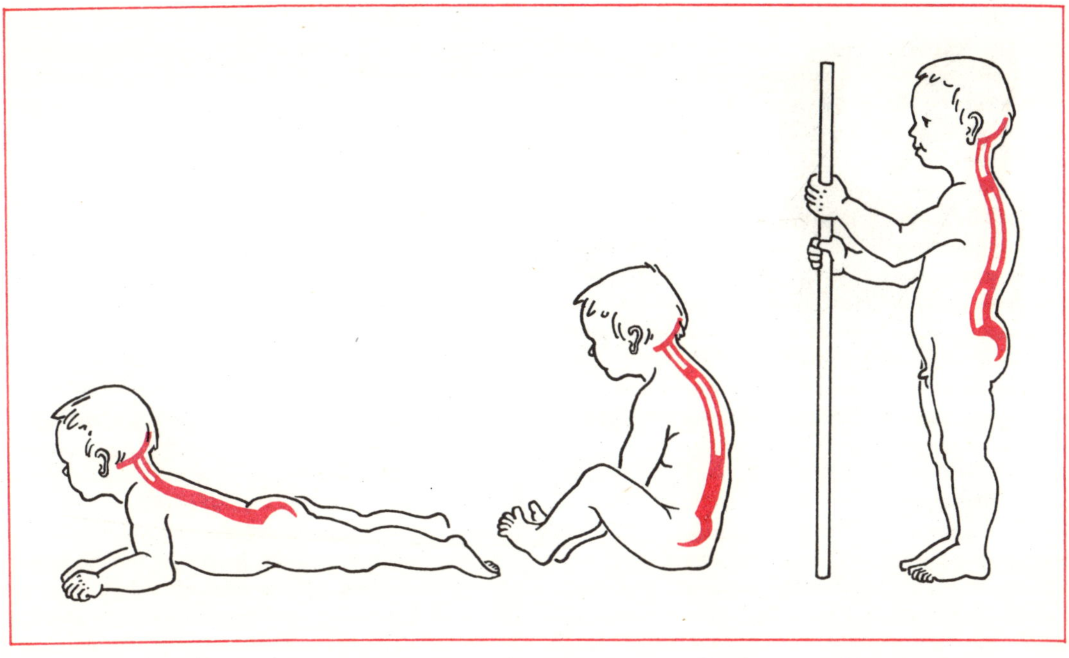

Abb. 45/2 Ausbildung der physiologischen Wirbelsäulenkrümmungen im Säuglings- und Kleinkindalter

den Belastungen stellen für ein zu früh geborenes oder krankes Kind große Gefährdungen dar, denen rechtzeitig und umfassend begegnet werden muß. Da in der DDR fast alle Kinder in Kliniken geboren werden (Abb. 20/3), bestehen in dieser Hinsicht gute Voraussetzungen.

Das Neugeborene hat eine **Länge** von 48 cm bis 56 cm (bei voller Streckung gemessen; im Mittel 52 cm) und ein **Gewicht** von 2 800 g bis 4 250 g (im Mittel 3 750 g). Im Verhältnis zu den **Proportionen** des Erwachsenen sind die Beine relativ klein, der Rumpf und auch der Kopf relativ groß (Abb. 34/1).

Während der ersten 3 bis 5 Tage verringert sich das Gewicht um 6 bis 8 %, vor allem durch Wasserverlust; das Geburtsgewicht ist etwa 14 Tage nach der Geburt wieder erreicht.

Geburtsmasse und -länge sowie die anderen **Reifezeichen** des Neugeborenen (→ 8.1.) können von äußeren Faktoren (z. B. Ernährung, Streß) beeinflußt sein. Mädchen sind im allgemeinen kleiner und leichter als Knaben, gemessen an den entsprechenden Erwachsenenwerten jedoch in diesen wie in anderen Merkmalen weiter entwickelt.

Säuglingsalter: Im sogenannten Säuglingsalter (bis zum Ende des 1. Lebensjahres) verläuft das **körperliche Wachstum** noch sehr rasch, so daß das Geburtsgewicht nach 6 Monaten bereits mehr als verdoppelt, nach 1 Jahr verdreifacht ist (→ 5.3.). Der Säugling wächst dabei mehr oder weniger in allen Dimensionen. Während dieser Zeit lernt er sich zweckmäßig bewegen, was durch die allmählich fortschreitende Beherrschung des gesamten Körpers ermöglicht wird (→ 8.5.). Am Ende des 1. Lebensjahres kann das Kind im allgemeinen gehen.

Am Gehirn vollziehen sich auch nach der Geburt noch morphologische, vor allem aber feingewebliche Veränderungen. Während beim Neugeborenen das durchschnittliche Hirngewicht 335 bis 450 g beträgt, ist es gegen Ende des ersten Lebensjahres bereits verdoppelt, im zweiten Lebensjahr schon verdreifacht. Mit 6 Jahren wiegt das Gehirn nur etwa 10 % weniger als beim Erwachsenen. Beträgt das Hirngewicht bei der Geburt etwa $\frac{1}{8}$ des Körpergewichts, ist dieser Anteil beim Erwachsenen nur etwa $\frac{1}{40}$. Bereits am Ende des ersten Lebensjahres ist die morphologische Gestalt des reifen Gehirns fast erreicht.

Gleichzeitig mit der körperlichen Entwicklung vollzieht sich die **psychische Entwicklung** (→ 8.5.). Voraussetzung dafür ist die regelgerechte Ausbildung und Entwicklung der Sinnesorgane bzw. Sinne. Die Augen sind normalerweise schon beim Neugeborenen im wesentlichen funktionstüchtig, sie reagieren auf Lichteinfall, sind aufgrund enger Pupillen jedoch weitsichtig. Sie können bald willkürlich bewegt werden. Im Alter von zwei bis drei Monaten können in Blickrichtung liegende Objekte fixiert und bald mit den Blicken verfolgt werden. Die Tränensekretion fehlt meist im ersten Lebensmonat. Die Paukenhöhle ist unmittelbar nach der Geburt noch mit schleimiger Flüssigkeit gefüllt, wodurch die Hörfähigkeit zunächst herabgesetzt ist; nach Eindringen der Luft in die Paukenhöhle ist das Ohr voll funktionstüchtig. Der Geschmackssinn ist weit entwickelt; das Neugeborene bereits reagiert auf bittere, saure und salzige Stoffe mit Zeichen des Unbehagens und reichlicher Speichelabsonderung, während süße Stoffe Saug- und Schluckbewegungen hervorrufen. Auch der Geruchssinn ist zur Zeit der Geburt bereits vorhanden. Die Berührungsempfindlichkeit ist ebenfalls schon beim Neugeborenen gut entwickelt, auch die Temperaturempfindlichkeit ist nachweisbar.

Im ersten Lebensjahr beginnt das Kind zu lernen, das Denken entwickelt sich, die Ausbildung der Sprache beginnt. Bereits gegen Ende des 1. Lebensjahres werden Lautäußerungen Mittel zur Verständigung mit anderen Menschen.

Kleinkindalter: Als Kleinkindalter wird die Zeit nach Abschluß des Säuglingsalters bis zum Durchbruch des ersten Zahns des Dauergebisses mit etwa 6 Jahren bezeichnet. In dieser Zeit (wie das Säuglingsalter noch Periode der **„ersten Fülle“**) beginnt sich der Körper — verbunden mit der beginnenden bipeden Fortbewegung — etwas zu strecken, die Beine werden länger und kräftiger, die relative Übergröße des Kopfes wird weiter reduziert. Im Vergleich zum Säuglingsalter sind jedoch **Längen- und Massezunahme** bereits stark verlangsamt. Die Muskulatur ist von einem gut ausgebildeten Fettpolster umgeben, wodurch die relativ kurzen Extremitäten oft zylindrisch erscheinen. Auch der Rumpf ist noch tonnenförmig und nicht durch die Taille in Brust- und Bauchabschnitt gegliedert; der Bauch ist vorgewölbt. Der Hals ist kurz, die doppelte Biegung der Wirbelsäule noch nicht voll ausgebildet (Abb. 45/1 u. 45/2). Das Untergesicht tritt gegenüber dem Stirnschädel zurück.

In seinen **Bewegungen** zeigt das Kleinkind einen gewissen Überschwang, der sich zum Beispiel in einer Vielzahl von Mitbewegungen äußert. Allmählich jedoch werden die Bewegungsgrundformen der Körpermotorik, wie Laufen, Klettern, Steigen, Springen, Fangen und Werfen, und das feinmotorische Greifen und Manipulieren sicherer. Die Bewe-

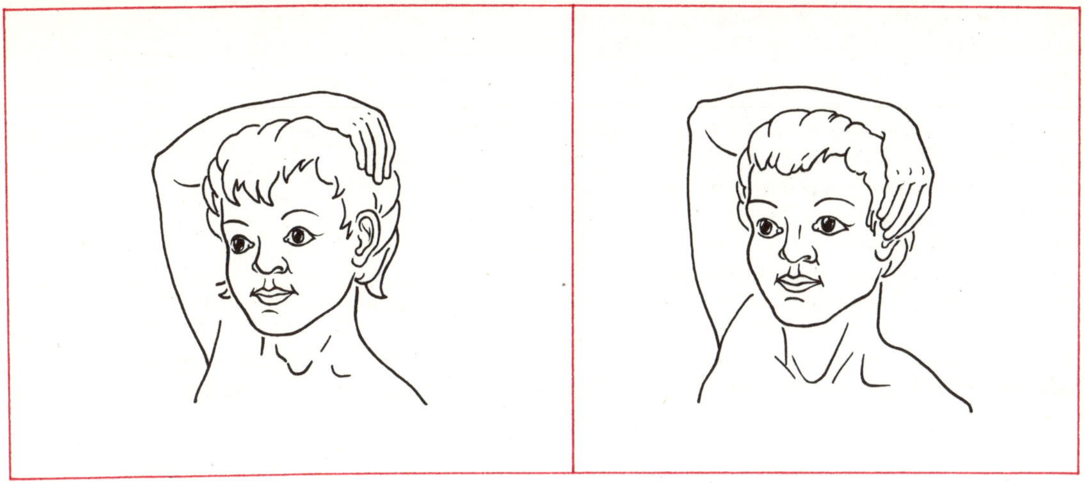

Abb. 47/1 Philippinermaß (links vor, rechts nach dem ersten Gestaltwandel)

gungsführung wird immer zielgerichteter und flüssiger (→ 8.5.).
Mit Weiterentwicklung des **Denkens** und der **Sprache** sowie Schulung von **Aufmerksamkeit, Konzentration** und **Gedächtnis** (→ 8.5.) wird das Kind zu einer Persönlichkeit, die einen festen Platz in Familie und Gesellschaft einnimmt.

Schulalter: Gegen Ende des Kleinkindalters bereits bzw. zu Anfang des darauf folgenden Schulalters – um den Durchbruch des ersten Dauerzahnes (→ 8.3.) – beginnt sich die Körperform auffallend zu verändern: Die Extremitäten strecken sich, der Rumpf wird (von vorn nach hinten) abgeflacht, die Taille bildet sich heraus, das Untergesicht vergrößert sich und wird reliefreicher, die Muskulatur wird kräftiger, das Fett geringer. Dieser Wachstumsschub wird als **erster Gestaltwandel** bezeichnet, er tritt bei Mädchen früher als bei Knaben ein. Die durch ihn entstehenden Proportionsveränderungen kommen unter anderem deutlich bei Anwendung des sogenannten Philippinermaßes (Abb. 47/1) zum Ausdruck, eines Merkmals, das häufig zu **Schulreifetests** herangezogen wird, da es relativ eng mit einer gewissen psychischen Reifung verbunden ist, die ein Kind im oder nach durchlaufenem ersten Gestaltwandel als schulfähig erscheinen läßt (→ 8.5.).
Diesem Gestaltwandel, dessen zeitliches Auftreten von Umweltfaktoren beeinflußt wird, folgt wieder eine Phase relativ geringen Längenwachstums, eine **„zweite Fülle"**. Hierbei werden verschiedene **Geschlechtsdifferenzierungen** deutlicher, indem beispielsweise die Breitenentwicklung bei den Knaben mehr den Oberrumpf, bei den Mädchen mehr den

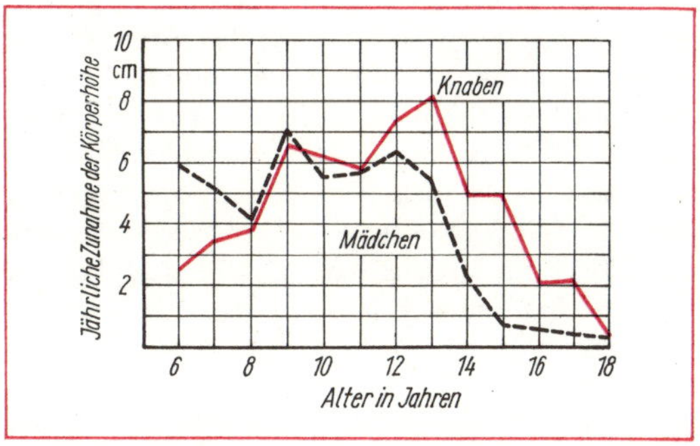

Abb. 47/2 Pubertätsschub der Körperhöhenzunahme bei Mädchen und Knaben

Unterrumpf mit dem Becken betrifft. Mit einem zweiten großen Entwicklungsschub tritt dann der Geschlechtsdimorphismus voll in Erscheinung. Dieser mit der Pubertät verbundene **zweite Gestaltwandel** beginnt bei den Mädchen im 9./10., bei den Knaben im 12. Lebensjahr.
Die **psychische Entwicklung** im Schulalter ist in Abschnitt 8.5. dargestellt.

Pubertät: Im 9./10. Lebensjahr bei den Mädchen, im 12. Lebensjahr bei den Knaben setzt ein **Längenwachstumsschub** ein (Abb. 47/2), der als Beginn der **Pubertät** betrachtet werden kann. Er erreicht sehr schnell eine Intensität, die etwa der im 2. Lebensjahr gleichkommt. Während Mädchen vor der Pubertät geringfügig kleiner als gleichaltrige Knaben sind, überholen sie diese nun und sind einige Jahre lang größer. Offenbar werden fast alle Dimensionen des Skeletts und der Muskulatur, aber auch innere Organe vom Wachstumsschub beeinflußt, allerdings nicht zu gleicher Zeit und mit gleicher Intensität. Daraus resultiert eine oft zu beobachtende Disharmonie der Körperform, die sich auch auf die Bewegungen auswirkt. Diese verlieren ihre vorher erlangte Harmonie, es kommt zu Verplumpung und überschießender Dynamik. Da zwischen Ausbildung der Muskulatur und ihrer vollen Funktionstüchtigkeit eine gewisse Zeit verstreicht, ist es nicht verwunderlich, daß körperlich Jugendlichen oder Erwachsenen vergleichbare Kinder in dieser Zeit nicht entsprechende körperliche Leistungen vollbringen können.

Eine ganze Reihe **physiologischer Veränderungen** ist während der Pubertät zu beobachten, die zum Teil in beiden Geschlechtern in unterschiedlicher Weise ablaufen und zu geschlechtsspezifischen Unterschieden nach der Pubertät führen.

Der **puberale Wachstumsschub** hängt eng mit der gleichzeitig erfolgenden sexuellen Reifung zusammen, die das eigentliche Wesen der Pubertät ausmacht. **Sexuelle Reifung** ist die morphologische und physiologische Reifung der inneren und äußeren Geschlechtsorgane und die Ausbildung wesentlicher sonstiger Geschlechtsunterschiede (→ 8.4.). Die äußerlich erkennbaren Veränderungen werden **sexuelle Reifungszeichen** genannt und können zur Einschätzung des biologischen Alters (→ 8.) verwendet werden. Zu ihnen gehören bei Knaben Veränderungen der äußeren Genitalien, des Terminalhaars, der Pigmentierung, des Kehlkopfes, der Brust und – als Funktion – die Ejakulation, bei Mädchen Veränderungen der Form des Unterrumpfes, des Terminalhaars, der Pigmentierung, der Brust und die erste Menstruation, die Menarche.

Im allgemeinen setzt auch dieser Reifungsvorgang im weiblichen Geschlecht eher als im männlichen ein und ist eher beendet. Der Reifungsprozeß der einzelnen sexuellen Reifungszeichen beginnt zu verschiedenen Zeiten und wird zu verschiedenen Zeiten abgeschlossen. Hierbei sind natürlich starke individuelle Schwankungen zu beobachten, die ihre Ursache sowohl in genetischen als auch in Umweltfaktoren haben können. Als Zeichen der abgeschlossenen Pubertät tritt bei Mädchen um den Beginn des 13. Lebensjahres die erste Monatsblutung, die Menarche, auf, die Absonderung der ersten reifen Spermien bei Knaben in der Regel im 14. Lebensjahr (Ejakularche).

Unter Weiterfassung des Begriffs „Pubertät" wird der bis dahin abgelaufene Entwicklungsabschnitt auch als **erste puberale Phase**, der anschließende, sich bis zur vollen sexuellen und körperlichen Reifung erstreckende Abschnitt als **zweite puberale Phase** bezeichnet. Die erste Phase (Pubeszenz) wird der Kindheit zugerechnet, die zweite Phase als Jugendalter (Adoleszenz) bezeichnet. In der vorliegenden Einteilung wird dieser zweite Abschnitt gesondert angeführt.

Die **Auslösung der Pubertät** erfolgt unter dem Einfluß des Gehirns, ihre Steuerung durch komplizierte Regulationen der Hormondrüsen. Auslösung und Steuerung der Pubertät werden durch viele

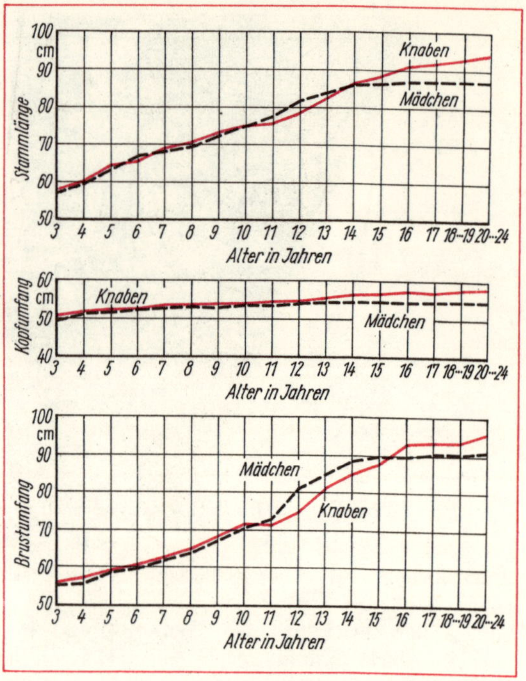

Abb. 48/1 Absolute Wachstumskurven der Stammlänge, des Kopfumfangs und des horizontalen Brustumfangs

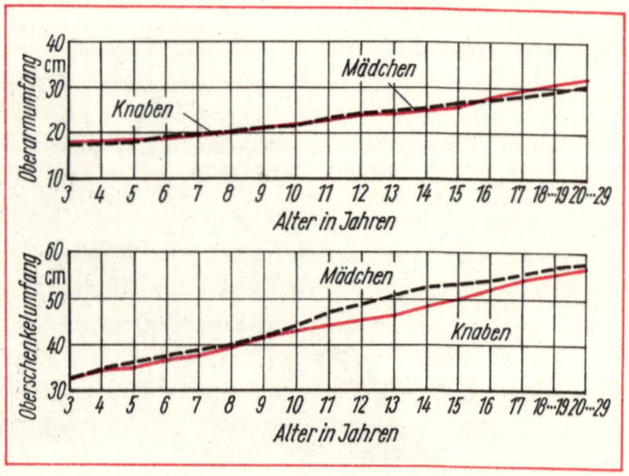

Abb. 48/2 Absolute Wachstumskurven des Oberarm- und des Oberschenkelumfangs

Umweltfaktoren — nicht zuletzt auch gesellschaftliche Faktoren — beeinflußt.
Einige Angaben zu **psychischen Veränderungen** in dieser Zeit finden sich in Abschnitt 8.5.

Jugendalter: Mit Einsetzen der Keimdrüsenfunktionen sind Wachstum und Entwicklung bei weitem noch nicht abgeschlossen. Das körperliche Längenwachstum beispielsweise wird im weiblichen Geschlecht bis etwa zum 18., im männlichen sogar bis nach dem 20. Lebensjahr fortgesetzt.
In diesem Lebensalter wirken auf das sich entwikkelnde Individuum die spezifischen Einflüsse der ausgeübten Tätigkeit, wodurch die Entwicklung einzelner Körperbereiche (z. B. der Hand) in bestimmte Richtungen gelenkt wird. Andererseits spielen bereits bei der Berufswahl (neben Ratschlägen der Eltern, materiellen Erwägungen und den individuellen Interessen) die eigenen psychischen und körperlichen Fähigkeiten eine große Rolle. Im Wechselspiel von **körperlicher und psychischer Eignung** zu einem bestimmten Beruf einerseits und der formenden Einwirkung des Berufes andererseits entstehen so mehr oder weniger stark voneinander unterscheidbare **„Berufstypen"**. Zu **Denken, Aufmerksamkeit** und **Konzentration** siehe Abschnitt 8.5.
Die Mehrzahl aller Individuen nimmt in dieser Entwicklungszeit mehr oder weniger enge **Beziehungen zum anderen Geschlecht** auf (Tab. 49/1). Zum Geschlechtsverkehr kommt es im Durchschnitt erst um die Zeit der Volljährigkeit (Tab. 49/2). Die Anzahl der jugendlichen Mütter bzw. Eltern ist von verschiedenen gesellschaftlichen Faktoren, vor allem von der Erziehung der Jugendlichen zu verantwortungsbewußtem Verhalten gegenüber dem anderen Geschlecht, von rechtzeitiger sexueller Aufklärung und nicht zuletzt von der Einführung und Anwendung schwangerschaftsverhütender bzw. -abbrechender Maßnahmen abhängig. Diese Maßnahmen sollten darauf gerichtet sein, die allseitige Entwicklung der Persönlichkeit der jungen Menschen zu ermöglichen bzw. eine Familiengründung möglichst erst nach Abschluß der Berufsausbildung vorzunehmen.

Leistungsalter: Nach **Abschluß der körperlichen Reifung** ist die Erwachsenenstufe in der Entwicklung erreicht. Da damit häufig gleichzeitig eine **Phase optimaler Leistungsfähigkeit** beginnt, wird dieses Alter auch als Leistungsalter bezeichnet. Es ist je nach individueller Veranlagung und Beanspruchung verschieden weit ausgedehnt.
Mit Erreichen dieser Altersstufe sind nicht nur die **Geschlechtsunterschiede** voll entfaltet, auch die individuelle Mannigfaltigkeit in körperlicher und psychischer Hinsicht ist weitgehend ausgebildet und wird nicht mehr von allgemeinen Kennzeichen der Entwicklungsphasen überdeckt. Neben Rasse-, Geschlechts- und Alterstypendifferenzierungen können nun auch Unterscheidungen der einzelnen Individuen bezüglich ihrer **individuellen Konstitution** vorgenommen werden.
Unter Konstitution eines Menschen ist das gesamte Erscheinungs-, Funktions- und Leistungsgefüge in seiner Erbbedingtheit und Umweltgeformtheit zu verstehen. Da alle Individuen in dieser Hinsicht differieren, gibt es eigentlich so viele Konstitutionen

Tab. 49/1 Alter bei Aufnahme der ersten gegengeschlechtlichen Freundschaft (Angaben in Prozent)

Alter in Jahren	Mädchen	Jungen
12	1,8	0,8
13	4,2	4,0
14	14,0	16,1
15	22,8	20,2
16	22,8	23,4
17	18,8	15,3
18	8,4	12,0
19 und älter	3,9	5,7
Ohne Angabe	3,3	2,4
Anzahl der Befragten	334	124

Tab. 49/2 Alter von 5470 befragten Lehrlingen, jungen Berufstätigen und Studenten in der DDR bei Menarche, Ejakularche und erstem Geschlechtsverkehr (Angaben der Befragten in Prozent)

Alter in Jahren	Menarche	Ejakularche	Geschlechtsverkehr weiblich	Geschlechtsverkehr männlich
10	1	1		
11	7	1		
12	25	8		
13	33	21		1
14	24	30	3	5
15	8	20	11	11
16	2	12	27	27
17		4	29	26
18		2	19	16
19		1	7	7
20			3	3
21			1	3
22				1

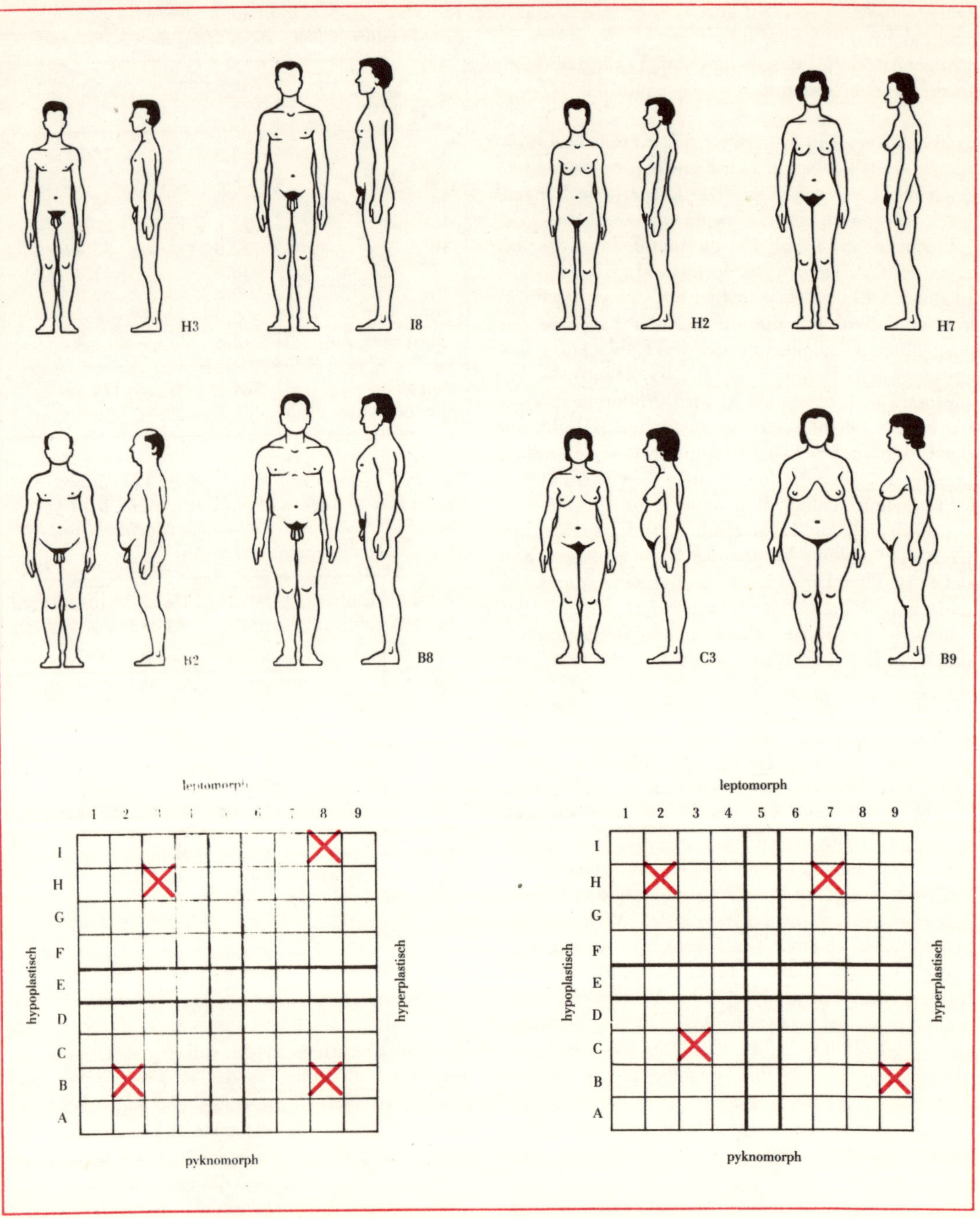

Abb. 50/1 Konstitutionstypenbestimmung nach CONRAD *unter Verwendung von Körperhöhe, Brustkorbbreite und Brustkorbtiefe für die Körperproportionsbestimmung sowie von Schulterbreite, Unterarmumfang und Handumfang für die Körperdimensionsbestimmung*

wie Individuen. Es zeigt sich jedoch, daß gewisse Merkmale häufiger wiederkehren bzw. in Merkmalskomplexen auftreten, wodurch es möglich wird, in die individuelle Mannigfaltigkeit eine gewisse Ordnung zu bringen.
Bezüglich des Körperbaus lassen sich im Leistungsalter in beiden Geschlechtern unterschiedliche Körperbautypen – richtiger: **Körperbauvarianten** – unterscheiden. Seit der Antike gibt es zahlreiche Versuche, charakteristische Körperbautendenzen zu typisieren. Dabei konnten zunächst nur somatoskopisch gewonnene Eindrücke im Laufe der Zeit durch objektive anthropometrische und korrelationsstatistische Verfahren bestätigt werden.
Größere Verbreitung haben die **Körperbautypensysteme** von KRETSCHMER, SHELDON und in jüngerer Zeit von CONRAD (Abb. 50/1) gefunden. Nach CONRAD ist es möglich, mit Hilfe weniger Messungen und Berechnungen jedes Individuum hinsichtlich seiner Körperproportionen und -dimensionen zu charakterisieren und ihm einen Platz in einem entsprechenden Koordinatensystem zuzuweisen, wodurch die Vergleichbarkeit mit anderen untersuchten Individuen gegeben ist.
Auch in diesem System erweist sich wie in nahezu allen Körperbautypologien die Variationsreihe von einem schlankwüchsigen (leptomorphen) zu einem breitwüchsigen (pyknomorphen) Pol als wesentlich. Das geringe Dickenwachstum des häufig überdurchschnittlich großen **Leptomorphen** ist metrisch charakterisiert durch einen flachen und hohen Brustkorb, lange und schmale Gliedmaßen einschließlich der Hände und Füße, einen langen und schlanken Hals sowie einen relativ kleinen Kopf mit schmalem Gesicht und ausgeprägtem Gesichtsrelief. Die dadurch bedingte Schlankheit wird eindrucksmäßig durch auffallende Fettarmut betont, wobei Skelett und Muskulatur nicht unterdurchschnittlich entwikkelt sind. Der **Pyknomorphe** ist durch starke Entwicklung der Eingeweidehöhlen (Kopf, Brustkorb, Bauch) und die Neigung zum Fettansatz am Stamm, vor allem im fortgeschrittenen Erwachsenenalter, gekennzeichnet. Seine Gliedmaßen sind relativ kurz und dick, ebenso der Hals. Der im Verhältnis zum Körper relativ große Kopf weist ein breites Gesicht mit wenig ausgeprägtem Relief auf. Die Knochen sind zum Teil grazil, die Muskulatur höchstens durchschnittlich; bei älteren Personen wirken die Extremitäten im Vergleich zum massigen Stamm oft ausgesprochen dünn.
Eine Einordnung von Individuen in eine Variationsreihe vom pyknomorphen zum leptomorphen Pol wird durch den sogenannten **Metrik-Index** nach STRÖMGREN ermöglicht (→ 9.1.), in dem Körperhöhe, Brustkorbbreite und Brustkorbtiefe zu einer Maßzahl zusammengefaßt werden. Diese ist ein guter Ausdruck für die **Proportionen** des Individuums. Als zweiter wichtiger Aspekt des Körperbaus eines Menschen sind seine **Dimensionen** zu erfassen, indem ganz allgemein seine Stellung innerhalb einer mikrosomen-makrosomen Variationsreihe (Abb. 51/1) bestimmt wird. Die Kombination beider Variationsreihen ergibt ein zweidimensionales Koordinatensystem, in das jeder Mensch objektiv eingeordnet werden kann. (CONRAD verwendet als zweite Koordinate eine hypoplastisch-hyperplastische Variationsreihe, der das Messen von Schulterbreite, Unterarm- und Handumfang zugrunde liegt. Auch andere Variationsreihen sind möglich. Ein Abschluß der auf Aussagekraft bei größtmöglicher Praktikabilität orientierten körperbautypologischen Forschung ist noch nicht abzusehen.)
Die Frage nach der genetischen Bedingtheit der Körperbautypen konnte bisher noch nicht befriedigend beantwortet werden; sicher ist jedoch, daß ein kompliziertes polygenes System in bisher unübersehbarer Weise die verschiedenen Körperbautypen determiniert. Nicht völlig klar ist auch, inwieweit den verschiedenen Körperbautypen wirklich spezifische psychische Verhaltensmuster zugeordnet werden können, wie dies zum Beispiel von KRETSCHMER und SHELDON versucht worden ist. Bekannt dagegen ist ein auffälliger Zusammenhang von Konstitutionstyp und körperlicher Leistung (z.B. **„Sporttypen“**) sowie von Konstitutionstyp und Krankheitsdisposition.
Die körperliche Variabilität erwachsener DDR-Bürger ist relativ groß (→ 5.3.). So sind erwachsene Männer selbst bei Aussonderung der 5 % kleinsten

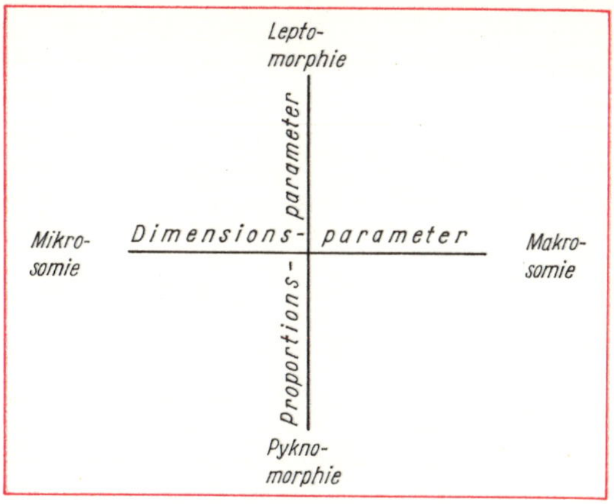

Abb. 51/1 Zweidimensionales Koordinatensystem körperbautypologischer Primärvarianten

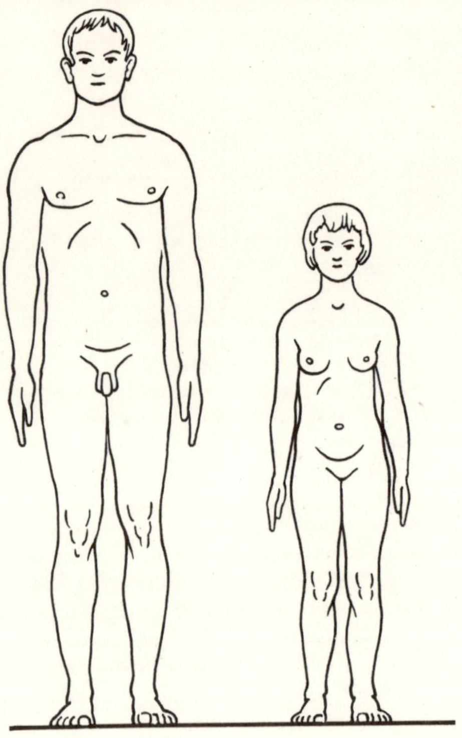

Maßbezeichnung	$P_{99,87}$	$P_{0,13}$
Körperhöhe in mm	1944	1415
Stammlänge in mm	1020	746
Projektivische Beinlänge in mm	924	669
Biakromiale Schulterbreite in mm	460	299
Brustkorbbreite in mm	370	206
Brustkorbtiefe in mm	310	133
Beckenbreite in mm	380	207
Körpermasse in kg	112,6	40,8

Abb. 52/1 Gegenüberstellung einiger Körpermaße und der Körpermasse des sehr großen Mannes ($P_{99,87}$) und der sehr kleinen Frau ($P_{0,13}$) in der DDR (empirische Perzentile)

und der 5 % größten Probanden zwischen 160,7 cm und 182,5 cm groß; die Differenz zwischen Unter- und Obergrenze dieses 90 % der Männer umfassenden Bereiches beträgt also etwa 22 cm. Die Differenz zwischen der entsprechenden Untergrenze bei Frauen („kleine Frau") und der angegebenen Obergrenze bei Männern („großer Mann") ist in der Körperhöhe 31 cm, in der Augenhöhe über dem Boden 29 cm, in der Kniegelenkhöhe mehr als 12 cm. Noch größer werden die maßlichen Unterschiede bei einem Vergleich des sehr großen Mannes ($P_{99,87}$) mit der sehr kleinen Frau ($P_{0,13}$) (Abb. 52/1). Bei der Gestaltung von Arbeitsplätzen beispielsweise ist dieser enormen Variabilität Rechnung zu tragen (→ 3.).

Während des Erwachsenenalters vollziehen sich Veränderungen im Körperbau: Der gestrecktere schlanke junge Körper verändert sich zum gedrungenen kürzeren Körper des älteren Menschen. Die Körperhöhe – noch bis ins 3. Lebensjahrzehnt in beiden Geschlechtern geringfügig größer werdend – verringert sich deutlich, bei Frauen bis zum 60. Lebensjahr um etwa 6 cm, bei Männern bis zum 65. Lebensjahr um etwa 9 cm. Entgegengesetzt zur Körperhöhe nimmt die Körpermasse bei Männern bis ins 5. Lebensjahrzehnt, bei Frauen bis ins 6. Lebensjahrzehnt zu. Brustkorbbreite und -tiefe, Becken-, Hand- und Fußbreite vergrößern sich, Hand- und Fußlänge werden reduziert.

Unter Gleichaltrigen sind Männer und Frauen bei hoher Anforderung an die Muskelaktivität im Mittel relativ klein- und breitwüchsig, Menschen mit Sitzberufen sind hoch- und schlankwüchsig, Menschen mit Steh- und Laufberufen nehmen häufig eine Zwischenstellung ein (Abb. 53/1).

Rückbildungs- und Greisenalter: Nach Auftreten der ersten körperlichen Rückbildungserscheinungen und der damit verbundenen Leistungsminderung bei erhaltener Arbeitsfähigkeit wird vom **Rückbildungsalter**, nach erheblichem Rückgang auch der Arbeitsfähigkeit vom **Greisenalter** gesprochen. Im Rückbildungs- und Greisenalter sind vielfältige **morphologische und funktionelle Veränderungen** zu beobachten, deren Ausmaß und zeitliches Auftreten individuell verschieden sind. Auffallend sind dabei unter anderem eine zunehmende Verminderung des Gewebebestandes zahlreicher Organe und Gewebe sowie Einlagerungen von verschiedenen Stoffen. Stoffwechselverlangsamung, Abnahme der Stabilität der Knochen, Gelenkveränderungen, verstärkter Zahnverlust sind zu beobachten. Die Skelettmuskulatur wird schwächer, das Bindegewebe verliert an Elastizität. Es kommt zur Lumeneinengung der Gefäße (Arteriosklerose), Verringerung der Lungenkapazität, die Leistungen des Magen-Darm-Kanals werden geringer. Zahlreiche Hirnfunktionen sind beeinträchtigt, unter anderem wird die Aufmerksamkeit herabgesetzt, Reaktions-, Koordinations- und Bewegungsgeschwindigkeit werden reduziert. Die Leistungen der Sinnesor-

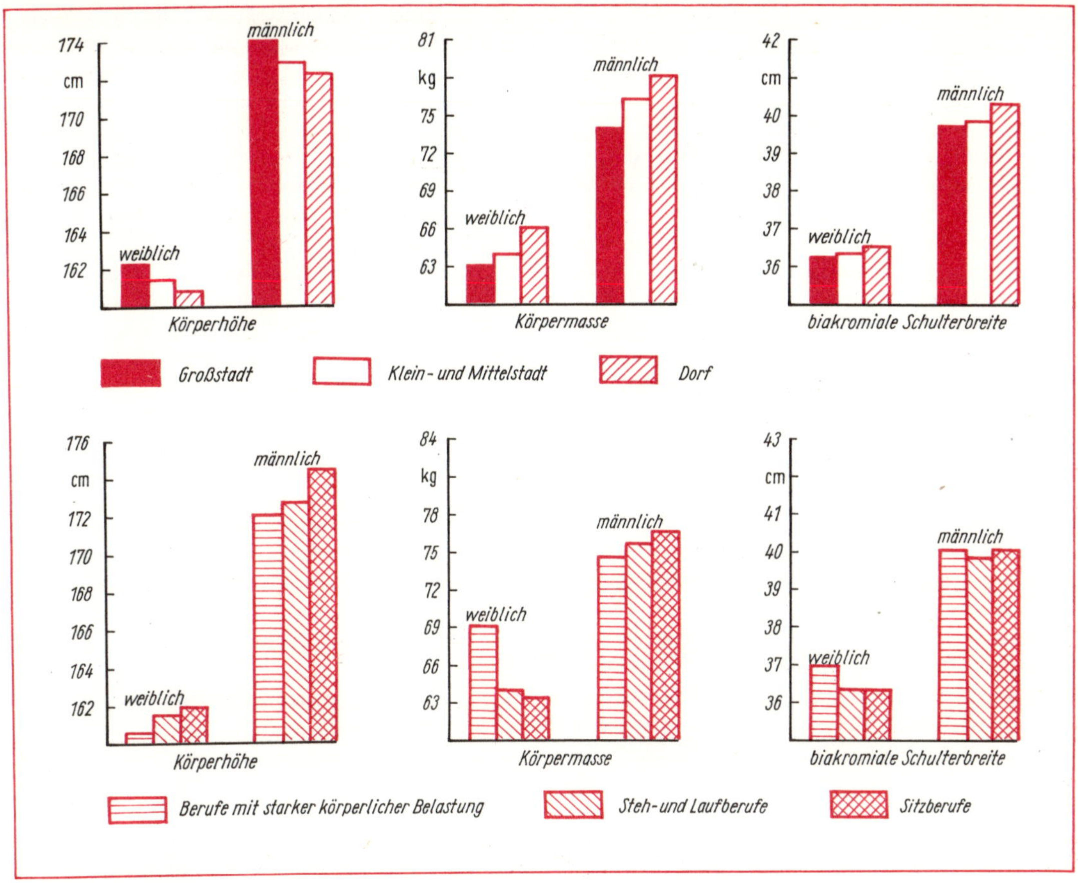

Abb. 53/1 Arithmetische Mittel von Körperhöhe, Körpermasse und biakromialer Schulterbreite in der DDR, differenziert nach Siedlungsgröße (oben) und körperlicher Belastung im Beruf (unten)

gane lassen nach. Viele Veränderungen sind auch äußerlich sichtbar, so Veränderungen an der Haut und ihren Anhangsgebilden: „Krähenfüße" am äußeren Lidwinkel und weitere Runzeln treten auf, bei den Frauen können, bedingt durch Veränderungen im Hormonhaushalt, Oberlippen- und Kinnbart gebildet werden, bei den Männern tritt eine mehr oder weniger starke Felderung der Nackenhaut auf, die Scham- und Axillarbehaarung, auch die übrige Körperbehaarung können einen partiellen Schwund erleiden. Nasenrückenlänge, Nasenbreite, Mundbreite und Ohrlänge nehmen zu. Der Mundboden wird schlaff, die Festigkeit der Brüste nimmt ab. Fett wird ein- oder umgelagert oder reduziert.

Einige der im Rückbildungs- und Greisenalter auftretenden Veränderungen können in ähnlicher Weise wie zum Beispiel die Reifungszeichen zur Bestimmung des individuellen biologischen Alters herangezogen werden (Abb. 39/1); die meisten jedoch können aufgrund ihrer großen Umweltabhängigkeit nicht in Systeme eingeordnet werden, die eine Einstufung nach Kategorien und damit eine statistische Auswertung gestatten.

Die eng mit morphologischen Veränderungen verbundenen funktionellen Veränderungen bedingen eine zunehmende Leistungsminderung der verschiedenen Organe und Systeme und damit eine fortschreitende Reduzierung der Anpassungsfähigkeit an exogene und endogene Belastungen. Direkte Folge hiervon ist eine größere Krankheitsanfälligkeit bzw. eine höhere Wahrscheinlichkeit des Todeseintritts. Zum Ausdruck kommt diese Verminderung der Anpassungsfähigkeit des menschlichen Organismus unter anderem in einer verzögerten Einstellung auf erhöhte körperliche Leistungsanforderungen und einem verlangsamten Abklingen der durch die Belastung bewirkten Umstellungen (was zu schneller Ermüdung und längeren Erholungszei-

ten führt), einer verminderten Fähigkeit zur Konstanthaltung der Körpertemperatur, einer verminderten Anpassungsfähigkeit an herabgesetzten Sauerstoff- oder atmosphärischen Druck, einer verminderten Reaktionsbereitschaft gegenüber bakteriellen Infektionen, einer veränderten Reaktion auf verschiedene Pharmaka und einer verzögerten Rekonvaleszenz nach Erkrankungen.
Im Zusammenhang mit diesen Veränderungen sinkt mit zunehmendem Alter die körperliche und — von Ausnahmen abgesehen — die **psychische Leistungsfähigkeit**. In der beruflichen Leistung allerdings kann dieses Absinken oft noch längere Zeit durch zunehmende Erfahrung und zweckmäßigere Gestaltung des Arbeitsprozesses kompensiert werden.
Auf Zeitpunkt und Ausmaß der Altersveränderungen kann durch staatliche und gesellschaftliche Maßnahmen, ganz wesentlich aber auch durch eigene Bemühungen, weitgehend Einfluß genommen werden. Kontinuierliches körperliches und geistiges Training von Kindheit an, eine dem jeweiligen Alter und Zustand angemessene Lebensweise und optimale Ernährung (→ 9.3.) können den Alterungsprozeß verzögern. Von großer Bedeutung für die Lebenserhaltung im höheren Alter ist, ob dem jeweiligen Zustand angepaßte Aufgaben dem Alternden das Gefühl geben, für die Familie und für die Gesellschaft von Nutzen zu sein. Derartige Arbeits- und Lebensbedingungen für jeden Menschen zu schaffen ist ein zentrales Anliegen der sozialistischen Staaten. Die Ergebnisse der von ihnen mit hohen finanziellen Aufwendungen betriebenen umfassenden wissenschaftlichen Untersuchungen der Alterungsprozesse werden die weitere Verlängerung der Lebenszeit ermöglichen.

Lebensende: Altersveränderungen werden in allen Organen und Geweben in einer qualitativ charakteristischen Weise, aber nicht bei allen Individuen mit gleichem Ausmaß bzw. zu gleicher Zeit beobachtet. Die Lebenserwartung des Menschen wird durch die Leistungsfähigkeit bzw. Insuffizienzbereitschaft des schwächsten seiner lebenswichtigen Organe bestimmt. Der **Tod** tritt ein, wenn der Organismus aufgrund der herabgesetzten Leistungsfähigkeit oder des Versagens lebenswichtiger Organe auf bestimmte Krankheitsursachen nicht mehr in der erforderlichen Weise reagieren kann. Diese Krankheitsursachen werden damit zur Todesursache; ein allein altersbedingtes Sterben („physiologischer Alterstod") gibt es nicht.
Über die biologischen **Ursachen des Alterns** bestehen auch heute noch unterschiedliche Auffassungen. Vermutlich bedingen viele verschiedene Faktoren die Alterungsprozesse. Dabei muß in Abhängigkeit von einer jeweils unterschiedlichen genetischen Ausstattung und von unterschiedlichen exogenen Einflüssen mit einer deutlichen individuellen und gruppenspezifischen Variabilität gerechnet werden, was auch in geschlechtsspezifischen Differenzen in der **Lebenserwartung** zum Ausdruck kommt (→ 1.2.2., Tab. 20/1 u. 20/2).
Die durchschnittliche Lebenserwartung eines Neugeborenen beträgt heute in der DDR etwa 69 Jahre im männlichen Geschlecht und 75 Jahre im weiblichen Geschlecht, nachdem sie um die Jahrhundertwende in Deutschland nur 41 bzw. 44 Jahre betrug. Diese gewaltige Steigerung der Lebenserwartung ist vor allem durch die immer bessere Beherrschung der Infektionskrankheiten und die planmäßige Bekämpfung der Säuglings- und Kindersterblichkeit sowie die immer stärker auf den Menschen orientierte Gestaltung der Arbeits- und Lebensbedingungen möglich geworden. Daraus wird deutlich, daß die Lebenserwartung maßgeblich von gesellschaftlichen Verhältnissen beeinflußt ist.

2.7.7. Sozialanthropologische Aspekte der Individualentwicklung

Die gesetzmäßigen Wechselbeziehungen von erblicher Grundlage und sozialer Umwelt bei der Realisierung von Wachstum, Entwicklung und Fortpflanzung des Menschen sind Gegenstand der **Sozialanthropologie**.
Bei der Realisierung von Wachstum, Entwicklung und Fortpflanzung des Menschen tritt die Erbinformation mit vielfältigen Umweltbedingungen in Wechselwirkung. Dabei folgt aus dem gesellschaftlichen Wesen des Menschen, daß seiner sozialen Umwelt — direkt oder vermittelt — der größte Einfluß auf Modifikationen in der körperlichen Entwicklung zukommt (→ 2.7.5.).
In der DDR sind durch den gesellschaftlichen Fortschritt **sozialbedingte Wachstums- und Entwicklungsunterschiede**, wie sie für eine Reihe von Ländern charakteristisch sind und auf dem Gebiet der DDR noch in der Zeit unmittelbar nach dem 2. Weltkrieg auftraten, heute stark reduziert. Es gibt allerdings auch methodische Schwierigkeiten für die Feststellung sozialbedingter Differenzen in der körperlichen Entwicklung.
Körperliche Differenzen, die auf sozialen Unterschieden beruhen, sind am besten gesichert für die Körperhöhe (Abb. 42/3 u. 43/3) und lassen sich hier bis in die Bronzezeit zurückverfolgen. Vielfältige Angaben liegen auch bezüglich des Menarche-

alters vor (Abb. 43/1 u. 43/2). Besonders kenntlich wird der Einfluß sozialer Faktoren am Geburtszustand, im Verlauf des ersten und des zweiten Gestaltwandels bzw. der Pubertät (→ 2.7.6.) sowie im biologischen Alter (→ 2.7.4.).
Der Schluß auf das Wirken eines sozialen Faktors erfolgt von Gruppenvergleichen her: Wenn innerhalb einer Population (Fortpflanzungsgemeinschaft) die soziale Gruppenbildung auch eine körperliche Gruppenbildung ergibt, dann ist anzunehmen, daß die sozialen Unterschiede (sofern keine gravierenden Umweltunterschiede anderer Art bestehen und berufsbedingte Siebungsprozesse ausgeschlossen werden können) der Grund für die körperlichen Differenzen sind. In analoger Weise können zum Beispiel bei erbgleichen (eineiigen) Zwillingen, die in unterschiedlicher sozialer Umwelt aufwachsen, Wachstums- und Entwicklungsunterschiede auf diese unterschiedlichen Umwelten zurückgeführt werden.
Soziale Unterschiede in einer Bevölkerung, die modifizierend auf Wachstums- und Entwicklungsprozesse einwirken, bestehen in differenzierten Lebensbedingungen. Am stärksten wirkt hier die **Ernährung**. Da sich Experimente am Menschen verbieten, läßt sich in diesem Zusammenhang als Beweis auf die allgemeine körperliche Unterentwicklung und erhebliche Verzögerung aller Wachstums- und Reifungsprozesse bei lang anhaltender Unterernährung hinweisen, wie sie noch in zahlreichen Entwicklungsländern vorliegen, oder auf die Aufholung von Entwicklungsrückständen bei einsetzender Ernährungsverbesserung (z. B. in Nachkriegsjahren). Die Rolle der Ernährung drückt sich vermutlich auch in der Tatsache aus, daß mit zunehmender Geschwisteranzahl Wachstum und Entwicklung negativ beeinflußt werden können (Abb. 43/2).
Die tägliche Energiemenge, die für Wachstum, Entwicklung und Gesunderhaltung aufgewendet werden muß, läßt sich nur schwer bestimmen. Einige Anhaltswerte sind in Abschnitt 9.3. zusammengestellt. Aber nicht nur die Quantität der Nahrungsmittel, sondern auch ihre Qualität ist von Bedeutung für Wachstums- und Entwicklungsprozesse. Eiweiß, besonders tierisches Eiweiß, fördert zum Beispiel diese Prozesse, vor allem das Längenwachstum, wesentlich stärker als Fette und Kohlenhydrate. Daß solche Ernährungsfaktoren Einfluß auf die körperliche Entwicklung haben, läßt auch die Parallelität ihres ansteigenden Verbrauchs mit Akzelerationserscheinungen während unseres Jahrhunderts vermuten (Tab. 55/1).
Die Ernährung ist vermutlich nicht der einzige Faktor, der sozialanthropologische Entwicklungsdifferenzen zur Folge hat. So besitzt die übermäßige Belastung der Kinder mit körperlichen Arbeiten (**Kinderarbeit** in bestimmten Ländern) große Bedeutung für Wachstum und Entwicklung, und zwar im Sinne einer Hemmung. Andere weitgehend vom Lebensstandard abhängende Faktoren, die deutlichen Einfluß auf die psycho-physische Entwicklung haben, sind das **häusliche Milieu**, die Art und Weise der **Kinderbetreuung**, die **Schlafdauer**, der **Bildungsgrad** der Eltern, die Häufigkeit von **Erkrankungen** usw.

Tab. 55/1 Prokopfverbrauch ausgewählter Nahrungsmittel im ehemaligen Deutschland und in der DDR

Jahr	Fleisch und Fleischerzeugnisse in kg	Butter in kg	Eier in Stück
1816	14		
1860	24		
1883	30		
1900	44		
1936	46,8	8,5	117
1950	22,1	5,4	63
1955	45,0	9,5	116
1960	55,0	13,5	197
1965	58,7	12,5	211
1970	66,1	14,6	239
1975	77,8	14,7	269
1980	89,5	15,2	289

3. Angewandte Anthropologie

Auf der Untersuchung der Ontogenese des Menschen und der biologischen Differenziertheit der Bevölkerung basierend, ist die Angewandte Anthropologie auf die Umsetzung anthropologischer Erkenntnisse in der Praxis orientiert. Damit kommt ihr mittelbar vor allem ökonomische und gesundheitspolitische Bedeutung in unserer Gesellschaft zu. Aus dem weitreichenden Spektrum der Praxisrelevanz der Angewandten Anthropologie heben sich drei größere, in sich geschlossene Anwendungsbereiche heraus: die Medizinische Anthropologie, die Sportanthropologie und die Ergonomische oder Industrieanthropologie.

3.1. Medizinische Anthropologie

Da der Gegenstand anthropologischer Forschung die Beschreibung und die Kausalanalyse der Variabilität des Menschen in Raum und Zeit ist, kann es nicht verwundern, daß kaum eine medizinische Dis-

ziplin ohne anthropologische Forschungsergebnisse auskommen kann. Die **Abgrenzung der Anthropologie** gegenüber der Medizin ist dabei durch die Beschäftigung des Anthropologen mit nichtpathologischen Merkmalen gegeben. Diese Grenze scharf zu ziehen ist natürlich nicht möglich und auch nur wenig sinnvoll, da meist fließende Übergänge von nichtpathologischen zu pathologischen Zuständen bestehen und es mitunter zum Verständnis des Normalen zwingend notwendig ist, auf Pathologisches oder zumindest Abnormes zu blicken. Insbesondere trifft das auf humangenetische Sachbereiche zu, ohne die die Kausalanalyse der Variabilität nicht möglich ist. Andererseits ist aber auch oft die Beschäftigung mit dem Pathologischen ohne Berücksichtigung des Nichtpathologischen oder des Normalen (was nicht gleich ist) nicht möglich.
Einen großen Anwendungsbereich findet die Anthropologie in der sozialen Medizin. Durch die Beschäftigung der Anthropologie mit Wachstum und Entwicklung des Menschen sowohl während der vorgeburtlichen als auch während der nachgeburtlichen Lebenszeit werden dem in der Prophylaxe tätigen Kinder- und Jugendarzt Grundlagen zur **Beurteilung des Wachstums- und Entwicklungsverlaufs** sowie des Ernährungszustandes geliefert. Mit modernen anthropologischen, speziell anthropometrischen, und mit biostatistischen Methoden gewonnene Normentabellen für Körpermerkmale und -funktionen (→ Normwerte) dienen darüber hinaus zum Beispiel für **Screening-Verfahren** zum Erkennen (oft auch Früherkennen) bestimmter Störungen des Stoffwechsels, der Skelettentwicklung, der Motorik und — wenn auch nur bedingt (→2.7.) — der psychischen Entwicklung. Anhand solcher Normtabellen lassen sich Erscheinungen der säkularen Akzeleration (→ 2.7.5.) bzw. die Einwirkung exogener, auch sozialer Faktoren (→2.7.7.) auf den menschlichen Organismus verfolgen. Entsprechendes gilt für **prophylaktische, therapeutische und metaphylaktische Maßnahmen**.
Anthropologische Normwerttabellen werden auch von der Chirurgie (einschließlich der Kiefer- und Gesichtschirurgie sowie der Plastischen Chirurgie), der Orthopädie (einschließlich der Kieferorthopädie), der Gynäkologie und Geburtshilfe und von anderen medizinischen Fachrichtungen sowie Rehabilitationseinrichtungen benötigt. Hingewiesen sei ferner auf die enorme Bedeutung solcher Normwerttabellen sowie der humangenetischen Grundlagenforschung der Anthropologie (der Allgemeinen und der Speziellen Humangenetik sowie der Populationsgenetik) für die Medizinische Genetik und die Humangenetische Beratung.

3.2. Sportanthropologie

Gegenstandsbereich der Sportanthropologie sind die Gesetzmäßigkeiten der allgemeinen und spezifischen sportlichen Leistungsfähigkeit des Menschen, insbesondere

— die Art und die Größe der gesetzmäßigen Bedingtheit höchster sportartspezifischer Leistungsfähigkeit durch körperbauliche Variabilität als unmittelbare und unabdingbare Voraussetzung zu jedem gegebenen Zeitpunkt,
— der Entwicklungsverlauf der leistungsbestimmenden körperbaulichen Vorraussetzungen zum Phänotyp des erfolgreichen erwachsenen Leistungssportlers,
— die Gesetzmäßigkeiten der modifizierenden Wirkung des Trainings auf die körperbauliche Entwicklung im Verlauf der Individualentwicklung.

Wesentliche Aufgabengebiete der Sportanthropologie sind die Aufklärung der Gesetzmäßigkeiten innerhalb dieser Erkenntnisbereiche, die aufgabenorientierte Aufbereitung notwendiger wissenschaftlicher Erkenntnisse, die Entwicklung von Methoden, die der wissenschaftlichen Erkenntnis oder deren Transformation in die Sportpraxis dienen, sowie die Erarbeitung von Prinzipien, auf deren Grundlage erkannte Gesetzmäßigkeiten in die Theorie und Methodik der sportlichen Eignung und des sportlichen Trainings integrierbar sind. Damit liefert die Sportanthropologie wesentliche Grundlagen zur Beeinflussung der physischen Entwicklung des Menschen, zu dessen sportlicher Leistungsfähigkeit und damit zur Erziehung der Persönlichkeit.
Die hauptsächlichen **Wirkungen sportlicher Betätigung auf den Körperbau** lassen sich — ähnlich wie bei körperlicher Arbeit — zu zwei allgemeinen Wirkungsweisen zusammenfassen. Die eine äußert sich in einer Förderung des Wachstums in der Horizontalen, während das Längenwachstum gehemmt wird; die zweite besteht in einer Nivellierung, das heißt, der Magere gelangt durch Förderung des Skelettbreiten- und Muskelwachstums zu kräftigerem Körperbau, der Dicke durch Reduzierung seines Fettgewebes bzw. Verhinderung weiteren Fettansatzes während des Wachstums zu schlankerem Körperbau.
Bezüglich der **Sporteignung** sind deutliche Unterschiede zwischen verschiedenaltrigen Kindern, Jugendlichen und Erwachsenen, zwischen den Geschlechtern und auch innerhalb desselben Geschlechts und derselben Altersklasse zwischen körperlich unterschiedlichen Individuen zu beobachten. Auf die Ursachen dieser Unterschiedlichkeit

ist bereits in Abschnitt 2. hingewiesen, weswegen an dieser Stelle auf weiterreichende Ausführungen verzichtet werden kann. Festzustellen ist, daß aufgrund unterschiedlicher Eignung der verschiedenen Körperbauformen die Sportler derselben Disziplin einander überdurchschnittlich ähnlich sind und daß untrainierte Personen in ihrem Körperbau vom Durchschnitt in Richtung auf den Körperbau von Hochleistungssportlern derjenigen Disziplin abweichen, in der sie die besten Leistungen vollbringen. Selbst zwischen einzelnen Körpermaßen und bestimmten sportlichen Leistungen konnten Korrelationen ermittelt werden.
Bezüglich weitergehender Darstellungen sei auf entsprechende, in der DDR verfügbare Spezialliteratur verwiesen.

3.3. Industrieanthropologie

Der Mensch ist aufgrund seiner in der belebten Welt einmaligen Fähigkeiten in der Lage, seine Umwelt weitgehend sich selbst — statt sich selbst dieser — anzupassen. Diese Möglichkeiten zu nutzen ist auch und gerade im Zeitalter der wissenschaftlich-technischen Revolution unausweichliche Forderung. Ohne gebührende Berücksichtigung der Wechselwirkungen von biotischer Grundlage des Menschen, technischer Entwicklung und gesellschaftlichen Möglichkeiten und Bedürfnissen ist sowohl die weitere Optimierung der Produktionsprozesse als auch eine optimale Produktion von Gebrauchsgütern nicht möglich.
Massenfertigung von Gebrauchsgegenständen, Dimensionierung von Fahrzeugen, Maschinen, Werkzeugen bzw. Arbeitsplätzen erfordern Kenntnisse der Körperbeschaffenheit des Menschen, insbesondere der Körpermaße und ihrer Verteilung bei beiden Geschlechtern und allen Altersklassen der Bevölkerung. Die benötigten Daten können vom Anthropologen zur Verfügung gestellt werden. Seine Aufgabe ist ja zum einen, die körperliche Variabilität und Entwicklung des Menschen zu verfolgen, was von ihm in der Regel durch Reihenuntersuchungen mit der von Martin (→ 5.) bereits 1924 eingeführten Meßmethodik realisiert wird. Die so gewonnenen Meßwerte sind für viele Praxisbelange ausreichend. Eine große Anzahl von Maßen jedoch, deren Kenntnis für bestimmte Praxisbereiche unumgänglich ist, ist bei Martin nicht definiert oder unterscheidet sich grundsätzlich von den Meßstrecken, Winkeln, Wölbungs- und Lageindices dieser „klassischen" Anthropometrie. Aufgabe des Anthropologen ist es deshalb zum anderen, bestimmten konkreten Anliegen der Praxis adäquate Maße zu definieren und Meßtechniken zu entwickeln sowie entsprechende Reihenuntersuchungen durchzuführen. Dabei ist darauf zu achten, daß das entwickelte Verfahren genau beschrieben sowie die Meßpunkte, Meßstrecken usw. exakt definiert werden, so daß an anderer Stelle Paralleluntersuchungen möglich werden. Streng zu vermeiden ist, für etwaige neue Maße Bezeichnungen einzuführen, die schon für Maße in der klassischen Anthropometrie vergeben sind.
Das Schaffen von speziellen Bedürfnissen der Praxis angepaßten Maßsystemen durch den Anthropologen ist nur in enger Zusammenarbeit mit dem jeweiligen Praxispartner effektiv realisierbar. Diese enge Kooperation, die oft bis zur Fertigstellung des Produkts beibehalten werden muß, ist eines der Kennzeichen der Industrieanthropologie.

3.3.1. Definition, Gegenstand und Ziel der Industrieanthropologie

Die Industrieanthropologie ist die Lehre von den Gesetzmäßigkeiten der Anwendung anthropologischer Erkenntnisse über die anthropometrische und biomechanische Form- und Funktionsvielfalt der Menschen bei der maßlich und funktional menschengerechten Gestaltung von Industrieprodukten. Gegenstand der Industrieanthropologie ist das anthropometrisch und biomechanisch erfaßbare Wechselverhältnis zwischen den Menschen und ihrer industriell gestalteten Umwelt. Ziel der Industrieanthropologie ist es, für Industrie, Wirtschaft, Gesundheitswesen und andere gesellschaftliche Bereiche direkt anwendbare anthropometrische und biomechanische Erkenntnisse zu schaffen, die Grundlage für die maßlich und funktional menschengerechte Gestaltung von Gebrauchsgegenständen, Arbeits- und Lebensbedingungen sind und damit auch Gesundheit, Wohlbefinden und Leistungsfähigkeit der Bevölkerung positiv beeinflussen.

3.3.2. Aufgaben der Industrieanthropologie

Aufgaben der Industrieanthropologie sind:
— Erfassung der für die Gestaltung von Industrieerzeugnissen sowie Produktions- und Reproduktionsbedingungen notwendigen anthropometrischen und biomechanischen Parameter, ihrer geschlechtsspezifischen Variabilität, Verteilung und altersbedingten Veränderungen innerhalb bestimmter Bevölkerungsgruppen;
— Bereitstellung von direkt anwendbaren anthropo-

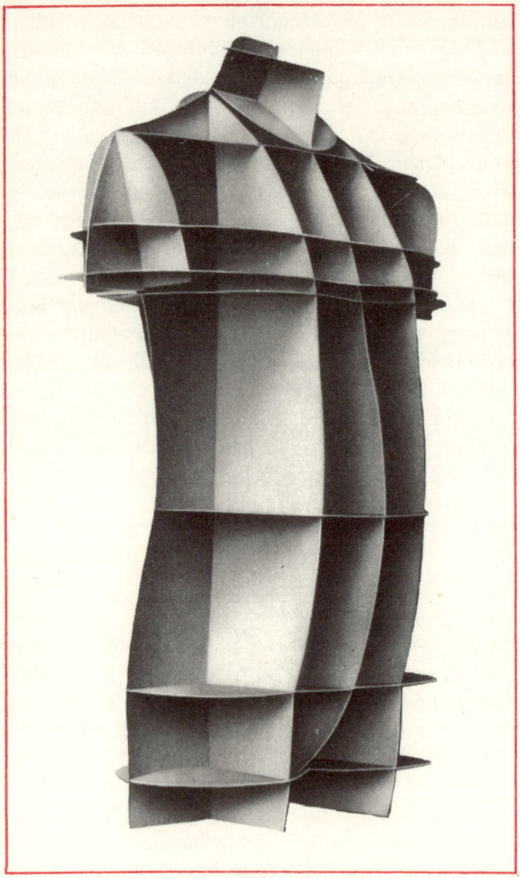

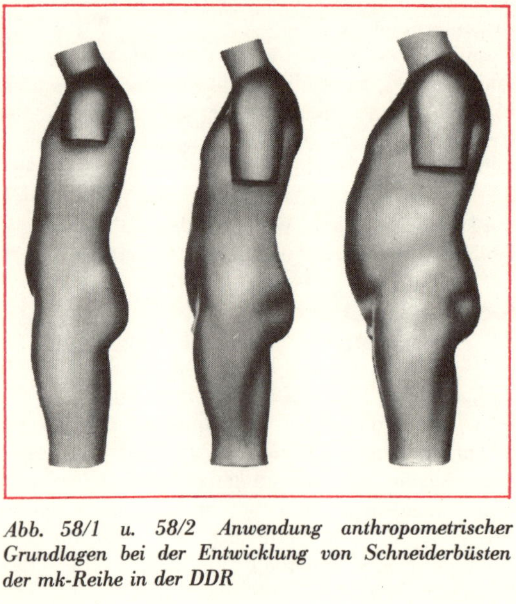

Abb. 58/1 u. 58/2 Anwendung anthropometrischer Grundlagen bei der Entwicklung von Schneiderbüsten der mk-Reihe in der DDR

metrischen und biomechanischen Erkenntnissen und Gesetzmäßigkeiten, die eine Erhöhung der Arbeitsproduktivität, die Verbesserung von Arbeitsbedingungen und die Erhöhung von Gebrauchswerteigenschaften von Industrieprodukten ermöglichen;

– Erarbeitung von Gesetzmäßigkeiten und Regeln über anthropometrische und biomechanische Funktionen des Menschen, die zur Analyse, Bewertung und Gestaltung maßlich und funktional menschengerechter Industrieprodukte in der betrieblichen Praxis direkt genutzt werden können.

3.3.3. Anwendungsbereiche der Industrieanthropologie

Hauptanliegen der Industrieanthropologie ist die direkte Anwendbarkeit der Ergebnisse von Untersuchungen des Menschen und der daraus gewonnenen Erkenntnisse für Projektanten und Konstrukteure von industriell zu fertigenden Produkten aller Art. Daraus resultiert nicht nur eine **spezielle Untersuchungsmethodik** mit einem oft recht komplizierten Untersuchungsinstrumentarium, speziellen Meßpunkten, Meßstrecken und Bezugssystemen, sondern auch eine **anwendungsorientierte Auswertung** nach der statistischen Häufigkeit, Verteilung und vor allem nach den Grenzwerten der Merkmale innerhalb der Bevölkerung bzw. bestimmter Bevölkerungsgruppen. Die industrieanthropologische Beeinflussung der **Gebrauchsgüterfertigung** ist ja gerade im Zeitalter der industriellen Massenproduktion besonders notwendig, da der Erzeuger den Konsumenten nicht mehr persönlich kennt, nicht mehr am individuellen Kunden Maß nimmt, sondern auf geeignete Normen angewiesen ist. Gleiches trifft auf den **Arbeitsplatz** zu, der als überwiegend interindividueller Arbeitsplatz unter variationsstatistischen Gesichtspunkten zu gestalten ist.

Beim heutigen Stand der industrialisierten Fertigung der technischen Primärumwelt des Menschen müssen für die Gestaltung von auf den Menschen direkt wirkenden Industrieprodukten Erkenntnisse der Industrieanthropologie gleichrangig mit technisch-technologischen und ökonomischen Parametern beachtet werden. Die Industrieanthropologie stellt ein Bindeglied zwischen Mensch und Technik dar. Dabei geht es nicht nur um die Erhöhung der **Gebrauchswerteigenschaften** von Industrieprodukten, sondern auch um Grundlagen und Maßnahmen zum **vorbeugenden Gesundheitsschutz** sowie zur Erhöhung der **Arbeitsproduktivität** durch industrieanthropologische Gestaltung von Ar-

beitsplätzen und **Arbeitsmitteln.** Die Schaffung sicherer, erschwernisfreier, effektivitäts- und persönlichkeitsfördernder **Arbeitsbedingungen** ist ohne Kenntnis und Berücksichtigung der Merkmale und Eigenschaften des Menschen nicht möglich.
Unmittelbare Wirkungen einer an den Körperabmessungen des Menschen orientierten **Arbeitsgestaltung** (z.B. bei der Positionierung von Stellteilen und Anzeigen bei Maschinen, bei der Gestaltung von Verstellbereichen von Arbeitsstühlen und Arbeitsflächen, bei der Ausnutzung von Greifräumen) ergeben sich aus der Vermeidung physiologisch ungünstiger Körperhaltungen, geringerer Muskelermüdung oder verbesserter Ablesesicherheit von Instrumenten, insgesamt also aus einer Verbesserung der Relation von Arbeitsaufwand zu Arbeitsergebnis. Mittelbare Wirkungen industrieanthropologisch beeinflußter Arbeitsgestaltung sind erhöhtes **Wohlbefinden**, größere **Arbeitszufriedenheit** und Reduzierung oder Verhinderung von als Folge ungünstiger Körperhaltungen auftretenden Krankheitserscheinungen.
Für den Abbau körperlich schwerer Arbeit und die weitere Verminderung der Arbeitsunfallhäufigkeit bzw. die Erhöhung der **Arbeitssicherheit** bei manuellen Tätigkeiten sind Untersuchung und Kenntnis von Parametern des Menschen unerläßliche Voraussetzung. Die Bedeutung der Industrieanthropologie für die Arbeitssicherheit ergibt sich einesteils unmittelbar, und zwar dadurch, daß Griffe, Durchgangshöhen, Durchgrifföffnungen, Schutzabstände, der Unfallverhütung dienende Abschirmungen, Arbeitsschutzkleidung, Schutzhelme, Sicherheitsschuhe und anderes an die Körperabmessungen anzupassen sind, anderenteils mittelbar, weil der in ergonomisch gestalteter Arbeitsumwelt tätige Mensch weniger rasch ermüdet, leistungsbereiter und zufriedener ist und deshalb weniger Fehler macht (Abb. 308/1).
Die Kenntnis und Berücksichtigung der Häufigkeiten und Verteilungen von Körpermerkmalen in anderen Ländern und Erdteilen wiederum können von ausschlaggebender Bedeutung für die **Exportfähigkeit** von Industriegütern sein. Auf die Bedeutung der Industrieanthropologie für die Militärtechnik, die Architektur von Wohnungs-, Gesellschafts- und Gesundheitsbauten, auf die Gestaltung von Sport- und Spielgeräten, Lehr- und Lernmitteln, die Bekleidung, von Fahrzeugen usw. sei nur hingewiesen (Abb. 58/1 u. 58/2).

Normwerte

Den im folgenden angeführten Daten liegen Forschungsergebnisse zugrunde, die in den letzten 15 Jahren an der DDR-Bevölkerung erhoben wurden oder nach mathematisch-naturwissenschaftlichen Kriterien als Richtwerte auch für die **DDR-Bevölkerung** angenommen werden können. Sie sollen im wesentlichen als **Normwerte** bei der Beurteilung von Wachstum und Entwicklung, zum Teil auch des Gesundheitszustandes und der Belastbarkeit bzw. bei der Erfolgskontrolle von Therapiemaßnahmen dienen und Richtwerte für die maßlich und funktional menschengerechte Gestaltung von Gebrauchsgegenständen sowie von Arbeits- und anderen Lebensbedingungen sein (→ 3.). Normwerte in der hier vorgelegten Form werden darüber hinaus auch für eine Reihe weiterer Sachgebiete benötigt (z.B. Psychologie, Soziologie, Kriminalistik, Prähistorische und Historische Anthropologie, Archäologie, bildende Kunst). Voraussetzung für ihre sachgerechte **Anwendung in der Praxis** sind, ausgehend von einer genauen Analyse der Praxisbedingungen,

– Kenntnisse der Bevölkerungsstruktur und Bevölkerungsentwicklung (Demographie, → 1.),

– Kenntnisse der Individualentwicklung und der geschlechtlichen und individuellen Differenziertheit des Menschen einschließlich der Einwirkungsmöglichkeiten der Umwelt auf die Ausgestaltung des Individuums (Anthropologische Ontogenetik, → 2.), insbesondere des Einflusses von sozialen Bedingungen (Sozialanthropologie, 2.7.7.),

– Kenntnisse der Angewandten Anthropologie (→ 3.).

Grundkenntnisse der Anatomie, Physiologie, Biomechanik und anderer humanwissenschaftlicher Spezialgebiete sowie der mathematischen Statistik (→ 4.2.) werden, soweit dringend erforderlich, in Verbindung mit dem Datenmaterial angeboten.

Auf die Darstellung problembezogener Anwendung der angebotenen Normwerte (z.B. auf die Ableitung von speziellen Gestaltungselementen oder Gestaltungssituationen) wurde vorsätzlich verzichtet, da diese Probleme in der Regel komplex unter Berücksichtigung oft vieler anderer Parameter bearbeitet werden müssen. Die Lösung solcher Aufgaben ist interdisziplinärer Zusammenarbeit von Wissenschaftlern und Praxispartnern vorbehalten.

4. Hinweise zur Anwendung von Normwerten

Um die sachgemäße Anwendung der angebotenen Normwerte zu erleichtern, sei zunächst auf einige allgemeine Grundlagen dieser Werte hingewiesen (4.1. u. 4.2.). Speziellere Hinweise, Kriterien, Geltungsbereiche und ähnliches sind – sofern erforderlich – in den Normwertverzeichnissen selbst oder im jeweiligen Begleittext enthalten.

4.1. Anthropologische Voraussetzungen

Anthropologische Untersuchungen werden nach **naturwissenschaftlichen Methoden** unter streng definierten Bedingungen (z. B. in bezug auf Alter, Geschlecht, soziale Gegebenheiten, Körperhaltung, Meßpunkte, Meßstrecken, Meßinstrumentarium) durchgeführt. Der Vielseitigkeit der anthropologischen Sachbereiche gemäß sind die Methoden sehr verschiedener Art.

Ein breites Anwendungsspektrum haben in der Anthropologie Methoden der **morphologischen Datenerhebung**. Besondere Bedeutung kommt dabei der **Anthropometrie** zu. Der große Wert dieser Meßmethoden liegt darin, daß sie auf relativ objektive und reproduzierbare Weise genau definierte Ausdehnungen des Körpers zahlenmäßig erfassen. Diese **Körpermaße** sind Abstände zwischen definierten Körpermeßpunkten, Abstände zwischen Körpermeßpunkten und definierten Bezugspunkten oder Bezugsebenen, Umfänge von Körperteilen in definierten Ebenen, Winkel mit definierten Schenkeln und Scheitelpunkten sowohl zwischen Körperteilen als auch zwischen diesen und bestimmten Bezugsebenen. Die Körpermaße können in **Körperbaumaße** (→ 5.) und **Körperbewegungsmaße** (→ 6.) eingeteilt werden. Lassen sich morphologische Merkmale nicht metrisch erfassen, können sie nur deskriptiv bestimmt, beschrieben werden — eine Methode, der in gewissen Grenzen Subjektivität anhaftet. Neben morphologischen Methoden kommen in der Anthropologie **physiologische Methoden** zur Anwendung (z. B. Kraftmessungen und Erfassungen von Lungenfunktionsparametern), auch **biochemische Methoden** (z. B. zur Bestimmung von Blutmerkmalen), **zytogenetische Untersuchungen, biostatistisch-mathematische Methoden** und andere.

Die ermittelten Werte sind — streng genommen — nur für die jeweiligen Situationen und Bedingungen repräsentativ. Die Übertragung dieser Ergebnisse auf andere Gegebenheiten bedarf neben **spezieller Qualifikation** eines hohen Maßes an aufgabenspezifischer Umsicht. Schon wenige Beispiele und Überlegungen können das belegen:

— Die Körperhöhe wird — um reproduzierbare Meßwerte zu erhalten — in der Regel bei barfüßigen Probanden gemessen. Die Meßvorschrift (→ 5.2.2.) verlangt, daß der Proband dabei in straffer Körperhaltung steht, die Fersen einander berühren, Arme und Hände gestreckt an den Seiten herabhängen, die Handflächen nach medial weisen und der Kopf so gehalten wird, daß die definierte Ohr-Augen-Ebene (→ 5.2.1.) horizontal verläuft. Der Meßwert wird in mm angegeben.

Wird jedoch ein Mensch nicht ausdrücklich zu dieser Körperhaltung aufgefordert, nimmt er eine von dieser abweichende, ihm aber bequemer erscheinende Stellung ein: meist mit auseinandergestellten Füßen, weniger gespannter Rückenmuskulatur, leicht geneigtem Kopf, wobei bekannt ist, daß Kopf- und Rumpfhaltung auch von der Stimmungslage und dem Ermüdungszustand abhängen; die Extremitäten sind in Knie bzw. Ellenbogen nicht gestreckt, die Handflächen weisen leicht nach hinten. Die Füße sind meist mit Schuhen, eventuell auch mit Strümpfen bekleidet; die dadurch größere Gesamthöhe wird in vielen Berufszweigen noch durch einen Arbeitsschutzhelm oder eine andere Kopfbedeckung vergrößert. Außerdem ist zu berücksichtigen, daß die Körperhöhe am Tag bis zu 3 cm, bei schwerer körperlicher Belastung noch mehr schwanken kann. Darüber hinaus ermitteln verschiedene anthropometrisch nicht ausgebildete Untersucher bei demselben Probanden voneinander abweichende Körperhöhen. Eine nur einmal nach Meßvorschrift gemessene Körperhöhe kann also lediglich als ein Richtwert verstanden werden, bei dessen Verwendung in der Praxis verschiedene Gesichtspunkte berücksichtigt werden müssen.

— Die Augenhöhe über der Sitzfläche (→ 5.3.) wird bei voll aufgerichtetem Becken, straff gestreckter Wirbelsäule und Orientierung des Kopfes in Ohr-Augen-Ebene (→ 5.2.1.) gemessen. Bei der Montage kleiner Teile beispielsweise und dabei gebeugter Sitzhaltung aber kann die Augenhöhe bis zu 30 % unter dem nach Meßvorschrift ermittelten Wert liegen.

— Für viele Verwendungszwecke in der Praxis können Meßwerte, die nach der Martinschen Meßmethodik (→ 5.) bei üblichen anthropometrischen Reihenuntersuchungen erhoben wurden, direkt verwendet werden. Einige andere benötigte Angaben können aus anfallenden Martin-Werten abgeleitet werden. Viele in der Praxis erforderliche Meßwerte aber müssen durch neue, dem jeweiligen Zweck adäquate Meßtechniken gewonnen werden. Bei der Möbelherstellung beispielsweise entspricht die erforderliche „Sitzflächenhöhe“ etwa der gemessenen „Unterschenkellänge mit Fuß“ (→ 5.3.); die „Tischtiefe“ kann aus Unterarm- und Handlängen abgeleitet werden; Reichhöhen- und Reichweitenwerte dagegen sind nur durch neue Messungen zu erlangen.

— Blickneigungswinkel, die für Arbeiten an Zeichenmaschinen ermittelt wurden, können weder für die Montage kleiner Teile noch für Schreibarbeiten empfohlen und schon gar nicht als allgemeingültig in Standards aufgenommen werden.

— Es gibt keinen Menschen, der in allen erfaßten Merkmalen genau dem Mittelwert oder dem 50. Perzentil entspricht.

— Der menschliche Körper in seiner Gesamtheit ist ein dynamisches System; es gibt daher keine Körperhaltung, die über längere Zeit beibehalten werden könnte, ohne daß sie zur Zwangshaltung wird. Eine „optimale“ Steh- oder Sitzhaltung ist daher unmöglich.

— Deutliche Abweichungen eines oder mehrerer Merkmale von erwarteten Werten können Rückschlüsse auf bestimmte Erkrankungen zulassen. Einseitige Betrachtung kann jedoch zu Fehlschlüssen führen: So muß ein schlankwüchsiger Knabe nicht zwangsläufig „unterernährt“ sein, wenn seine Vorfahren schlankwüchsig sind und er sich gerade in einer entwicklungstypischen Streckungsphase befindet. Andererseits muß ein „rundlicher“ Mann nicht zwangsläufig „übergewichtig“ sein, wenn er aufgrund auch anderer Merkmale dem pyknomorphen Körperbau (→ 2.7.6.) zuzurechnen ist.

Aus den an einigen Beispielen demonstrierten Gründen sollten anthropologische Untersuchungen nur von dafür qualifizierten Personen vorgenommen und die aus ihnen abzuleitenden aufgabenspezifischen Ergebnisse interdisziplinär erarbeitet werden. **Unsachgemäße Erhebung oder Anwendung** anthropologischer Untersuchungsergebnisse kann zu erheblicher Beeinträchtigung des Wohlbefindens, zu Gesundheitsschädigungen und Leistungsminderung bzw. zu Einbußen an Arbeitsproduktivität führen.

4.2. Biostatistisch-mathematische Methoden

Die Auswertung gesammelter Daten erfordert **biostatistisch-mathematische Methoden**. Mit ihrer Hilfe können in der Anthropologie – ausgehend von großen untersuchten Stichproben der Bevölkerung – Häufigkeitsaussagen gemacht werden, die Wahrscheinlichkeitsaussagen über das Verhalten der untersuchten Parameter in der Grundgesamtheit der Bevölkerung nahekommen.
Grundlage jeder Entscheidung ist bei angewandt-anthropologischen Problemen die Variabilität des Menschen. Die Variabilität eines Merkmals in der Bevölkerung wird durch die **Häufigkeitsverteilung**, das heißt durch die Häufigkeiten der verschiedenen Ausprägungsformen des Merkmals oder – bei stetigen Veränderlichen (z. B. Körpermaße) – durch die Häufigkeiten von Wertegruppen (Klassen), erfaßt. Für angewandt-anthropologische Belange wird die Variabilität bzw. Häufigkeitsverteilung mit ihren Besonderheiten zweckmäßigerweise durch nur wenige numerische Größen charakterisiert, in der Regel durch Mittelwert, Streuung und Perzentile.
Zweck eines **Mittelwertes** ist es, die Stichprobe durch einen einzigen zahlenmäßigen Ausdruck zu kennzeichnen. Von den verschiedensten möglichen Mittelwerten finden in der anthropologischen Statistik vor allem das arithmetische Mittel und der Median Anwendung.
Ein Mittelwert läßt sich aus Reihen von Einzelwerten bestimmen. Das am häufigsten verwendete **arithmetische Mittel** (meist einfach als der Mittelwert bezeichnet) ist der Quotient aus der Summe der Werte aller Einzelbeobachtungen und der Gesamtanzahl der Beobachtungen

$$\bar{x} = \frac{\text{Summe der Einzelwerte}}{\text{Anzahl der Einzelwerte}}.$$

Es gibt den durchschnittlichen Wert aller in einer Stichprobe beobachteten Einzelwerte einer Variablen an. Extrem hohe oder niedrige Einzelwerte, sogenannte Ausreißer, beeinflussen das arithmetische Mittel nicht nur durch ihre Häufigkeit, sondern auch durch die Höhe der Abweichung ihres Wertes vom Durchschnitt.

Anders als das arithmetische Mittel stellt der Median ein Häufigkeitsmittel dar. Unter dem **Median** ist derjenige Wert zu verstehen, vor und nach welchem in einer geordneten Reihe von Einzelbeobachtungen die gleiche Anzahl von Beobachtungen liegt. Der Median entspricht damit praktisch dem 50. Perzentil einer Stichprobe (s. u.), das folgendermaßen charakterisiert ist: 50 % der Einzelbeobachtungen weisen niedrigere oder gleichhohe Werte auf wie das 50. Perzentil, und 50 % der Einzelbeobachtungen weisen höhere Werte auf. Der Median wird nur durch die Häufigkeit der niedrigeren oder höheren Einzelbeobachtungen beeinflußt, nicht aber durch den Betrag ihrer Abweichung von diesem Mittelwert. Dadurch beeinflussen extrem hohe oder extrem niedrige Einzelwerte den Median weitaus weniger als das arithmetische Mittel.
Die Aufgabe eines Mittelwertes allein gibt aber keinen Einblick in die Häufigkeitsverteilung. Mittelwertangaben ohne gleichzeitige Information über die Verteilung, aus der sie errechnet wurden, haben einen nur geringen Wert.
Zur Beschreibung der Häufigkeitsverteilung wird die **Streuung** der Werte um den Mittelwert angegeben. Das einfachste aller möglichen Streuungsmaße ist die Variationsbreite, die die Differenz zwischen dem größten und dem kleinsten Wert der Wertereihe angibt. Der Vorzug von den verschiedenen Streuungsmaßen ist aber der mittleren quadratischen Abweichung (Standardabweichung oder Streuung *s*) zu geben; sie ist das beste Maß zur Schätzung der Streuung in der Grundgesamtheit.
Die **Standardabweichung** ist die Quadratwurzel des Quotienten aus der Summe der quadrierten Abweichungen der Einzelwerte vom arithmetischen Mittelwert und der um 1 verminderten Anzahl der Einzelwerte (= Freiheitsgrade):

$$s = \sqrt{\frac{\text{Summe der Abweichungsquadrate}}{\text{Anzahl der Einzelwerte} - 1}}$$

Die Häufigkeitsverteilung vieler Körpermaße und anderer Parameter entspricht in der Grundgesamtheit einer Gaussschen oder **Normal-Verteilung** (Abb. 64/1). In diesen Fällen ist das arithmetische Mittel gleich dem Median, und es können aus ihm und der Standardabweichung vielfältige Schlußfolgerungen gezogen werden. So kann beispielsweise aus Mittelwert und Standardabweichung der Grundgesamtheit die Wahrscheinlichkeit dafür berechnet werden,
– daß ein noch zu beobachtender individueller Wert größer bzw. kleiner als ein beliebig vorgegebener Wert ausfallen wird,
– daß ein noch zu beobachtender individueller

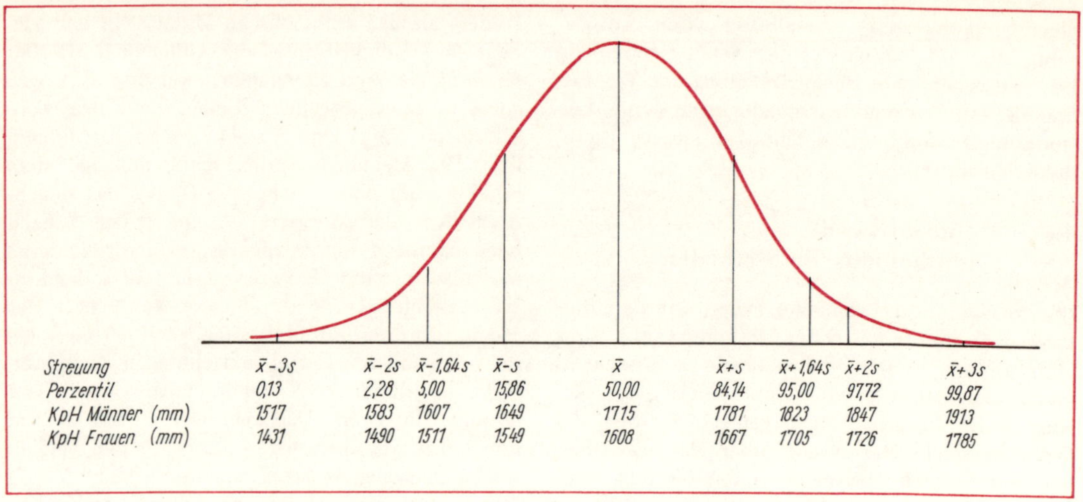

Abb. 64/1 GAUSSsche oder Normalverteilungskurve der Körperhöhe von Männern und Frauen mit praxisrelevanten aus $\bar{x}$ und s theoretisch berechneten Perzentilwerten und ihrem Flächenanteil unter der Kurve

Wert (z.B. ein Körpermeßwert) innerhalb eines vorgegebenen Wertebereiches liegen wird,
– daß sich die Merkmalswerte einer bestimmten Anzahl von Individuen (%-Anteil der Bevölkerung) innerhalb eines vorgegebenen Intervalls zwischen zwei Werten einordnen lassen.

Da unseren Tabellen große Stichproben zugrunde liegen, sind die aus ihnen abgeleiteten Wahrscheinlichkeitsaussagen, für die eigentlich die Kenntnis der Grundgesamtheit erforderlich wäre, in guter Näherung gültig. Bei den im folgenden aufgeführten Wahrscheinlichkeiten handelt es sich also um gute Schätzungen, die man kurz auch als approximative Wahrscheinlichkeiten bezeichnen kann.
Zur Berechnung dieser Wahrscheinlichkeiten wird ein Wahrscheinlichkeitsintegral verwendet, das den Flächenanteil unter der Normalkurve zwischen dem Mittelwert und einem Vielfachen der Standardabweichung angibt (Tab. 65/1 u. Abb. 64/1). $\bar{x} + 1{,}00\, s$ bedeutet beispielsweise,

– daß jedes beliebige Individuum bezüglich dieses Maßes mit einer Wahrscheinlichkeit von etwa 84 % höchstens so groß, mit einer Wahrscheinlichkeit von fast 16 % größer ist,
– daß jedes beliebige Individuum in diesem Maß mit einer Wahrscheinlichkeit von fast 66 % außerhalb des Intervalls zwischen $\bar{x}$ und $\bar{x} + 1{,}00\, s$ liegt,
– daß sich bezüglich dieses Merkmals etwa 34 % der Bevölkerung in das Intervall zwischen $\bar{x}$ und $\bar{x} + 1{,}00\, s$ einordnen lassen, also mindestens so groß wie der Mittelwert, aber höchstens so groß wie der Mittelwert + Standardabweichung sind.

Die Grenzen, die durch das Verwenden des Wahrscheinlichkeitsintegrals festgelegt werden können, werden als **Perzentile** oder Quantile bezeichnet. Diese Perzentile haben gerade in der Industrieanthropologie international Bedeutung erlangt, da durch sie deutlich wird, wieviel Personen in bestimmte Maßklassen fallen.
Als **praxisrelevante Grenzwerte** werden international am häufigsten verwandt das

5. Perzentil: 5 % der Bevölkerung sind in diesem Maß kleiner oder so groß, wie hierdurch festgelegt, 95 % sind größer;
50. Perzentil: 50 % der Bevölkerung sind in diesem Maß kleiner oder so groß, wie hierdurch festgelegt, 50 % sind größer;
95. Perzentil: 95 % der Bevölkerung sind in diesem Maß kleiner oder so groß, wie hierdurch festgelegt, 5 % sind größer.

Der Bereich zwischen dem 5. und dem 95. Perzentil umschließt also 90 % der Bevölkerung. Für spezielle Fragestellungen, die sich aus der Praxis ergeben können, ist eine Berechnung anderer Grenzwerte nach Tabelle 65/1 möglich.
Ist ein Merkmal nicht normalverteilt oder ist nicht auf Normalverteilung geprüft, dann ist es besser, die Perzentile empirisch aus den Einzelwerten zu bestimmen. Dazu werden die Einzelwerte wie zur Bestimmung des Median (50. Perzentil) in einer Reihe nach der Größe geordnet. So wie das 50. Perzentil dann dem größten tatsächlich gemessenen Wert entspricht, der unter den 50 % kleinsten Werten zu finden ist, entspricht das 5. Perzentil dem größten tat-

sächlich gemessenen Wert unter den 5 % kleinsten Werten und das 95. Perzentil dem größten Wert unter den 95 % kleinsten Werten. Entsprechendes gilt für andere Perzentile. Der Vorteil der Verwendung dieser **empirischen Perzentile** besteht darin, daß sie wie der Median ihren zahlenmäßigen Wert nicht verändern, wenn die unter oder über ihnen liegenden Werte beliebig verkleinert oder vergrößert werden. Sie bleiben unbeeinflußt von extremen Einzelwerten und sind für alle Verteilungsformen in gleicher Weise zu bestimmen. Eine solche verteilungsfreie Auswertungsmethode ist besonders dann empfehlenswert, wenn das Vorliegen einer Normalverteilung nicht mit Sicherheit angenommen werden kann.

Die Frage nach dem Verteilungsmodus von Körpermeßwerten wird in der Literatur unterschiedlich beantwortet. Zumindest für Breiten- und Umfangsmaße wird häufig eine Abweichung von der Normalverteilung angegeben. Wir prüften mit Hilfe eines χ^2-Tests jedes seit 1980 von uns an Erwachsenen untersuchte Körpermaß in jeder Altersgruppe auf einem Niveau von 5% Irrtumswahrscheinlichkeit auf das Vorliegen einer Normalverteilung. Die meisten Merkmale waren normal verteilt, oder Schiefe und Exzeß der Verteilungskurve wiesen auf eine nur geringfügige Abweichung von der Normalverteilung hin. Bei der Darstellung der Meßergebnisse gaben wir trotzdem wegen des „Ausreißerproblems" der Berechnung von empirischen Perzentilen grundsätzlich den Vorzug; wir schätzten aber in Fällen, in denen bei älteren Stichproben keine Individualwerte, sondern nur das arithmetische Mittel und die Standardabweichung zur Verfügung standen, die Perzentile theoretisch aus diesen Parametern unter der Annahme einer Normalverteilung: $P_5 = \bar{x} - 1{,}64\,s$, $P_{50} = \bar{x}$, $P_{95} = \bar{x} + 1{,}64\,s$ (Perzentilwerte über Pfeil am Tabellenrand).

Wegen seiner Bedeutung für die Beurteilung der Körperproportionen (→ 2.7.2.) ist stets neben dem arithmetischen Mittel des Körpermaßes auch das arithmetische Mittel seines prozentualen Anteils an der Körperhöhe als Relativmaß angegeben (% KpH):

$$\text{Relativmaß} = \frac{\text{Maß} \cdot 100}{\text{Körperhöhe}}.$$

Die Zuordnung der untersuchten Probanden zu **Altersklassen** geschah — dem allgemeinen Sprachgebrauch folgend — in der Regel so, daß zum Beispiel zur Ganzjahresklasse der 7jährigen alle Individuen gezählt wurden, die am Tag der Untersuchung ein Alter von mindestens 7 Jahren, 0 Monaten und 0 Tagen und höchstens 7 Jahren, 12 Monaten minus 1 Tag erreicht hatten. Entsprechendes gilt für Halbjahresklassen und Monatsklassen.

Sofern nicht ausdrücklich anders vermerkt, sind alle Maße in mm angegeben, die Körpermasse jeweils in kg.

Tab. 65/1 Flächenanteil unter der Normalkurve zwischen dem Mittelwert und der k-fachen Standardabweichung

$\bar{x} \pm 0{,}13\,s$ = 10%	$\bar{x} \pm 1{,}15\,s$ = 75%
$\bar{x} \pm 0{,}25\,s$ = 20%	$\bar{x} \pm 1{,}28\,s$ = 80%
$\bar{x} \pm 0{,}38\,s$ = 30%	$\bar{x} \pm 1{,}44\,s$ = 85%
$\bar{x} \pm 0{,}52\,s$ = 40%	$\bar{x} \pm 1{,}64\,s$ = 90%
$\bar{x} \pm 0{,}67\,s$ = 50%	$\bar{x} \pm 1{,}96\,s$ = 95%
$\bar{x} \pm 0{,}84\,s$ = 60%	$\bar{x} \pm 2{,}00\,s$ = 95,4%
$\bar{x} \pm 1{,}00\,s$ = 68,3%	$\bar{x} \pm 3{,}00\,s$ = 99,7%
$\bar{x} \pm 1{,}04\,s$ = 70%	

5. Körperbaumaße

Körperbaumaße („statische" Körpermaße) sind Körpermaße, die in standardisierten, leicht reproduzierbaren Körperpositionen gemessen werden und den äußeren Körperbau des Menschen beschreiben.

Die dargestellten Meßergebnisse entstammen verschiedenen Stichproben von Kindern, Jugendlichen und Erwachsenen aus dem Gesamtgebiet der DDR. Die Messungen wurden in den Jahren 1967 bis 1982 durchgeführt. Der überwiegende Teil des Gesamtdatenmaterials wurde zwischen 1979 und 1982 gesammelt. Bei diesen neueren Stichproben wurden bewußt solche bereits in den älteren Erhebungen enthaltenen Meßstrecken erneut gemessen, die einen hohen empirischen Korrelationskoeffizienten zu allen übrigen Meßstrecken ihrer Gruppe („Körperstamm", „Arm und Hand", „Bein und Fuß" im Stehen und im Sitzen sowie „Hals und Kopf") aufweisen. Mit ihrer Hilfe konnten die restlichen lediglich 1967 und 1968 untersuchten Meßstrecken auf ihr heutiges Niveau transformiert werden, so daß alle dargestellten Ergebnisse den gegenwärtigen maßlichen Verhältnissen entsprechen oder allenfalls für die praktische Verwendung nur unbedeutend von diesen abweichen.

Die Umfänge der einzelnen Stichproben sind so bemessen, daß bei Kindern und Jugendlichen mindestens 60 Probanden je Geschlecht einer Altersgruppe von einem Jahr zugrunde liegen. Bei Zusammenfassen von 5 Erwachsenenjahrgängen zu einer Altersgruppe liegt die durchschnittliche Besetzung bei 150, mindestens jedoch bei 60 Probanden je Geschlecht; bei Zusammenfassen von 10 Jahr-

gängen zu einer Altersgruppe ist keine Klasse mit weniger als 150 Probanden besetzt.
Von Kindern vor Vollendung des 3. Lebensjahres stehen leider nur wenige Körpermeßwerte zur Verfügung. Körperhöhe, Körpermasse und Brustumfang von Kindern bis zur Vollendung des 3. Lebensjahres wurden 1970/71 vom Institut für Hygiene des Kindes- und Jugendalters des Ministeriums für Gesundheitswesen der DDR ermittelt. Untersucht wurden insgesamt 38 121 Knaben und 35 869 Mädchen im Alter von 1 Monat bis zum Alter von 36 Monaten (Erfassung jeweils am Ende des Lebensmonats) aus dem Gesamtgebiet der DDR; jede Altersklasse war mit mehr als 1 000 Probanden besetzt. Von allen Untersuchten wurden darüber hinaus Geburtslänge und Geburtsgewicht erfaßt.
Von 160 Kindern (80 Knaben, 80 Mädchen) einer in Schwedt ab 1979 durchgeführten Längsschnittstudie vom 5. Lebenstag bis zur Vollendung des 3. Lebensjahres liegen Meßergebnisse von 44 Körpermaßen vor. Obwohl nicht DDR-repräsentativ, sind diese Meßergebnisse doch an einer Bevölkerung erhoben, die durch in den letzten 2 bis 3 Jahrzehnten erfolgte Zuwanderung aus allen Teilen der DDR entstanden ist. Die Meßwerte sind damit als Vergleichswerte besser geeignet als häufig noch verwendete „Normwerte" aus anderen europäischen Populationen. Zudem wurden diese Meßwerte mit standardisiertem Instrumentarium nach der in 5. angegebenen Meßmethodik erhoben (Abweichungen davon sind in den entsprechenden Tabellen angegeben).
Bei den vorgestellten Meßstrecken bilden die klassischen und wohldefinierten Maße nach R. Martin (Lehrbuch der Anthropologie, 3. Auflage von K. Saller; G. Fischer-Verlag, Stuttgart 1957—1966) die Grundlage, von der ausgehend weitere, in der Regel ergonomisch-anthropologisch wichtige Körpermaße entwickelt wurden. Im Interesse der Allgemeinverständlichkeit entsprechen die primären Maßbezeichnungen und Meßstreckenbeschreibungen dem deutschen Sprachgebrauch. Wesentliche Synonyme sind, ebenso wie die in eckige Klammern gesetzte Maßnummer nach Martin, den Primärbezeichnungen nachgestellt. Die verwendeten anatomischen Lagebezeichnungen sind in Abbildung 302/1 erklärt.
Sämtliche Maßangaben beziehen sich auf den nackten, barfüßigen Körper. Für Maße am bekleideten Körper müssen entsprechende Zusatzbeträge addiert werden (→ 4.1.).
Die Lage der in der Beschreibung der Meßmethode erwähnten Meßpunkte ist auf den Seiten 72 und 73 dargestellt.

5.1. Meßinstrumente

Die Benutzung standardisierter Meßinstrumente ist eine Grundvoraussetzung für die Erhebung vergleichbarer Meßdaten.
Aus dem umfangreichen Material anthropometrischer Instrumente sollen hier nur diejenigen vorgestellt werden, die bei der Erhebung der dargestellten Meßdaten benutzt wurden (Abb. 67/1 bis 70/2).

5.1.1. Anthropometer

Das Anthropometer besteht aus einem zerlegbaren Metallstab mit Millimeterskalierung von 0 bis mindestens 2 000. Das obere Ende des Meßstabes schließt mit einer festsitzenden Metallhülse zur Aufnahme eines Querlineals (bei Nutzung als Stangenzirkel; → 5.1.2.) ab. In sicherer Führung ist am Meßstab ein ringförmiger beweglicher Metallschieber derart angebracht, daß er mühelos über die gesamte Meßskala geschoben werden kann, ohne durch sein Eigengewicht zu verrutschen. An diesem Metallschieber befindet sich ebenfalls eine Hülse zur Aufnahme eines Querlineals mit schrägem Ende. Durch entsprechende horizontale Verschiebung des in seiner Hülse beweglichen Querlineals ist es möglich, die Höhe jedes beliebigen Meßpunktes am Körper über einer Stand- oder Sitzfläche zu bestimmen. Beim Messen mit dem Anthropometer führt in der Regel die rechte Hand des Untersuchers den ringförmigen Metallschieber, während die linke Hand den Meßpunkt fixiert und die Spitze des Querlineals vorsichtig auf diesen aufsetzt. Gelegentlich empfiehlt es sich, bestimmte Meßpunkte vor der Messung zu markieren (das gilt auch für Messungen mit anderen Geräten).

5.1.2. Stangenzirkel

Als Stangenzirkel wird das obere Teilstück des Anthropometers benutzt, das zusätzlich mit einer zur Primärskala gegenläufigen Millimeterskala versehen ist. Zur Messung wird sowohl in die feststehende Hülse am Ende des Meßstabes als auch in die bewegliche Hülse des ringförmigen Metallschiebers ein Querlineal mit schrägem Ende eingeschoben. Die Spitzen beider Lineale, die an den Meßpunkten angelegt werden, sind einander zugewandt. Durch unterschiedlich weit herausgezogene Querlineale können sogenannte projektivische Maße bestimmt werden.

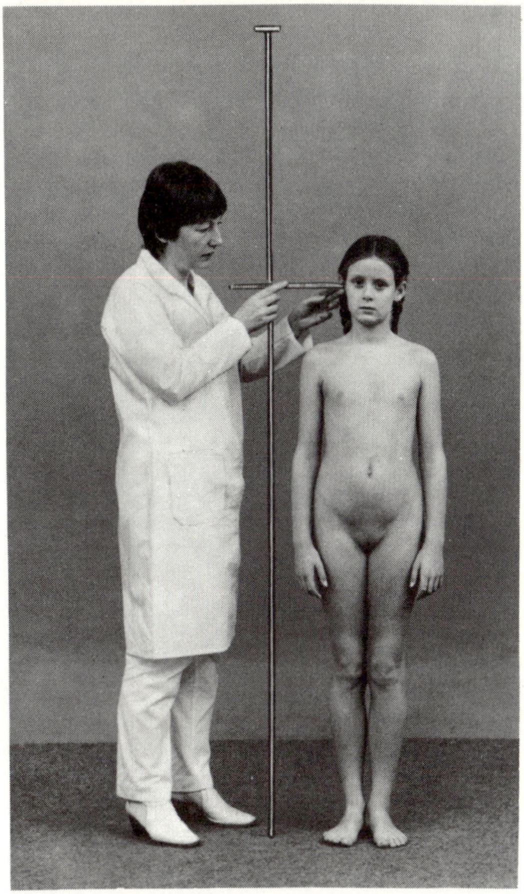

Abb. 67/1 *Messen der Ohrhöhe des Kopfes mit dem Anthropometer*

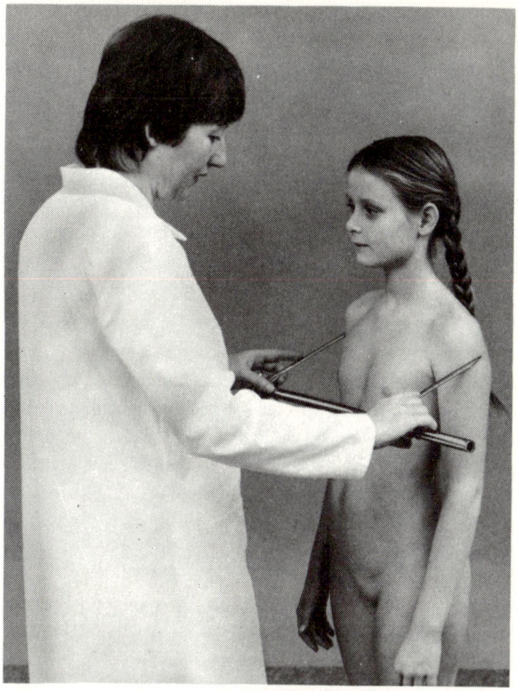

Abb. 67/2 *Messen der bideltoidalen Schulterbreite mit dem Stangenzirkel*

5.1.3. Tasterzirkel

Wesentlich am Tasterzirkel sind die gebogenen Zirkelschenkel, die in Palpationskugeln enden. Mit ihrer Hilfe können auch solche Meßstrecken bestimmt werden, deren Meßpunkte nicht an prominenten Körperstellen liegen. Einer der Schenkel trägt den Drehpunkt eines beweglichen Lineals, das in einer am anderen Schenkel drehbar angebrachten Führung hin- und hergleitet. Mit Hilfe eines an dieser Führung angebrachten Index kann auf der millimetergenauen Reduktionsskala des beweglichen Lineals die Entfernung der Innenränder der beiden Palpationskugeln voneinander abgelesen werden. Der Große Tasterzirkel (in der Geburtshilfe als Beckenzirkel bekannt) hat in der Regel einen Meßbereich von 600 mm, der Kleine einen Meßbereich von 300 mm. Bei Benutzung werden die Palpationskugeln jeweils von Daumen und Zeigefinger geführt und auf die Meßpunkte aufgesetzt, während die übrigen Finger die Zirkelschenkel umschließen und halten.

5.1.4. Gleitzirkel

Dieses Instrument ist nach dem Prinzip der Schieblehre konstruiert. Sein etwa 25 cm langes Meßlineal ist beidseitig mit einer Millimetereinteilung versehen, die bei den letzten 5 cm rückläufig ist.
Am Nullpunkt der primären Skala befindet sich rechtwinklig zu ihr ein etwa 12 cm langer unbeweglicher Querarm mit einem spitzen und einem stumpfen Ende.
Ein gegengleich gebauter Querarm kann mit Hilfe einer Metallhülse über das gesamte Meßlineal geschoben werden. Bei Messungen am Lebenden finden nur die stumpfen Enden der Querarme Verwendung. Wird die Hülse mit dem beweglichen Querarm umgekehrt auf das Meßlineal gesteckt, ermöglicht die rückläufige Skala, deren Nullpunkt am Linealende liegt, die Messung kleiner Strecken von einer festen Unterlage aus; für derartige Messungen kann anstelle des Gleitzirkels auch ein Gerät wie der in Abbildung 69/2 dargestellte **Meßschieber** Verwendung finden.

5.1.5. Reißschiene mit Meßhülse

Zur Bestimmung einiger Funktionsmaße wurde nach dem Vorbild der Reißschiene ein Meßinstrument entwickelt, an dessen Meßskala mit Hilfe einer beweglich über sie hingleitenden Hülse größere Entfernungen von einem feststehenden Nullpunkt aus gemessen werden können.

5.1.6. Daumenmeßwinkel

Das Instrument dient der reproduzierbaren Messung der funktionellen Daumenlänge. Durch seine rechtwinklige Form wird eine stets gleiche Abspreizung des Daumens im Grundgelenk erreicht. Auch ein einfaches Winkelbrett ohne Skala kann verwendet und die Meßstrecke vom Nullpunkt des Winkelbretts aus mit dem Gleitzirkel bestimmt werden.

5.1.7. Meßkonus

Mit Hilfe des Meßkonus können je nach Skalierung Durchmesser oder Umfänge von Innenhandmaßen bestimmt werden. Die Zunahme seines Durchmessers beträgt jeweils 0,5 cm auf 8 cm Länge. Der größte Durchmesser liegt bei 6,5 cm.

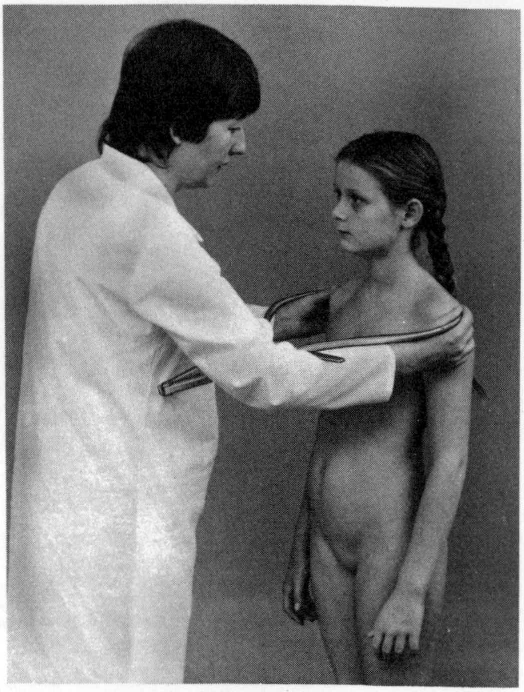

Abb. 68/1 Messen der biakromialen Schulterbreite mit dem Großen Tasterzirkel

5.1.8. Maßband

Sämtliche dargestellten Umfangsmaße wurden mit Maßbändern bestimmt. Der Vorteil von Plaste- oder plastbeschichteten Maßbändern besteht darin, daß sie sich den Körperkonturen gut anlegen, ohne deformierend zu wirken. Bei allen Messungen muß auf einen gleichmäßig starken Druck geachtet werden, um reproduzierbare Werte zu erhalten. Die Skalierung der Maßbänder ist an der Anthropometerskala zu überprüfen.

5.1.9. Meßringe

Für die Ermittlung einiger Umfänge und bestimmter anderer Parameter können Meßringe mit verschiedenen, jeweils um höchstens 1 cm differierenden lichten Weiten verwendet werden.

5.1.10. Meßstuhl

Eine Reihe in der Industrieanthropologie wichtiger Körpermaße am sitzenden Probanden kann nur mit zusätzlichen Hilfsmitteln, wie Meßblöcken und Fußauflageblöcken, untersucht werden. Am besten eignet sich für die Bestimmung derartiger Maße ein spezieller, stufenlos höhenverstellbarer Meßstuhl

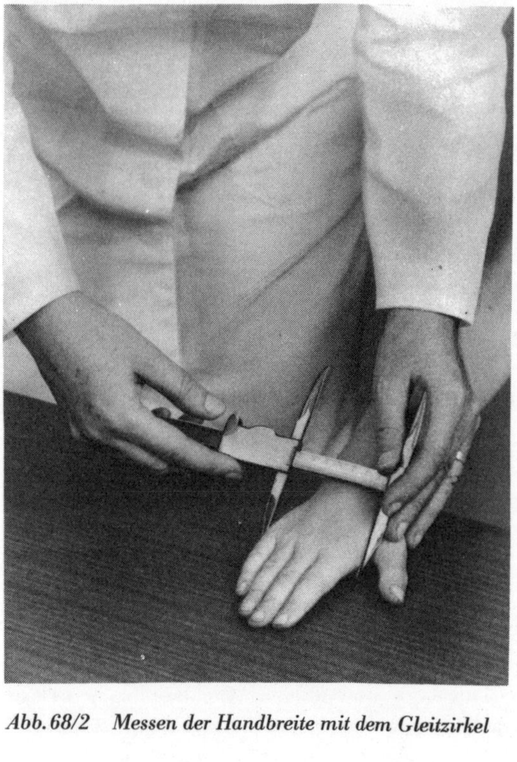

Abb. 68/2 Messen der Handbreite mit dem Gleitzirkel

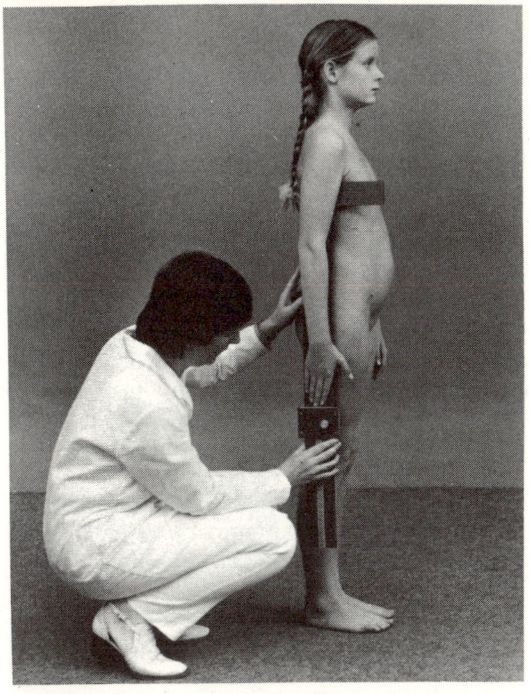

Abb. 69/1 Messen der funktionellen Armlänge mit der Reißschiene mit Meßhülse

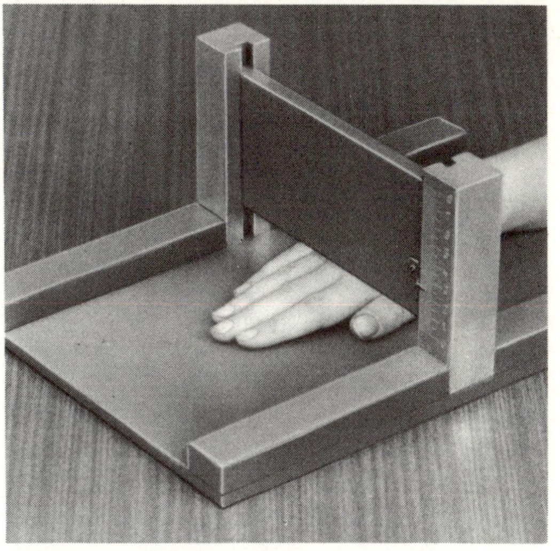

Abb. 69/2 Messen der distalen Mittelhanddicke mit dem Meßschieber

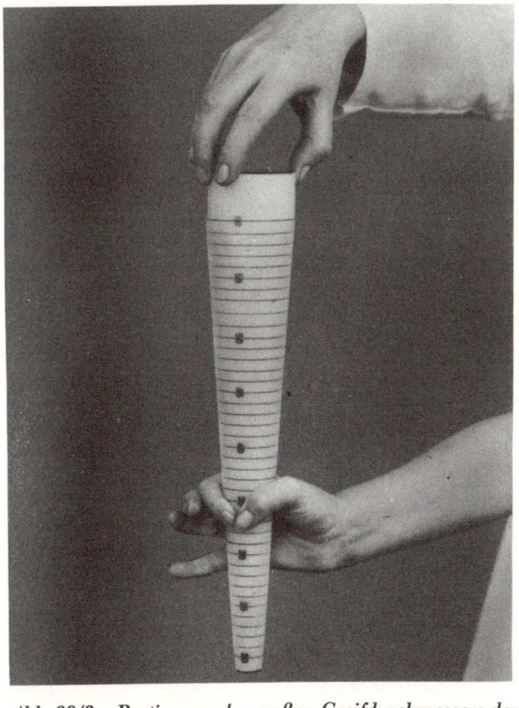

Abb. 69/3 Bestimmen des großen Greifdurchmessers der Hand mit dem Meßkonus

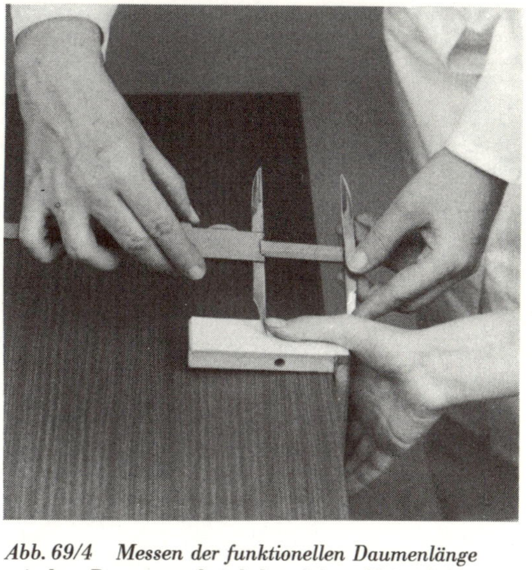

Abb. 69/4 Messen der funktionellen Daumenlänge mit dem Daumenmeßwinkel und dem Gleitzirkel

mit verstellbarer Sitzflächentiefe. Zur Einstellung der Sitzflächenhöhe setzt sich der Proband in Grundhaltung auf die zunächst zu hoch fixierte Sitzfläche. Diese wird dann so weit gesenkt, bis die Fußsohlen des Probanden die horizontale Fußauflageebene voll berühren, ohne daß die bis zu den Kniekehlen auf der Sitzfläche ruhenden Oberschenkel angehoben werden. Alle weiteren Messungen im Sitzen werden unter Beibehaltung der so fixierten Sitzflächenhöhe bestimmt.

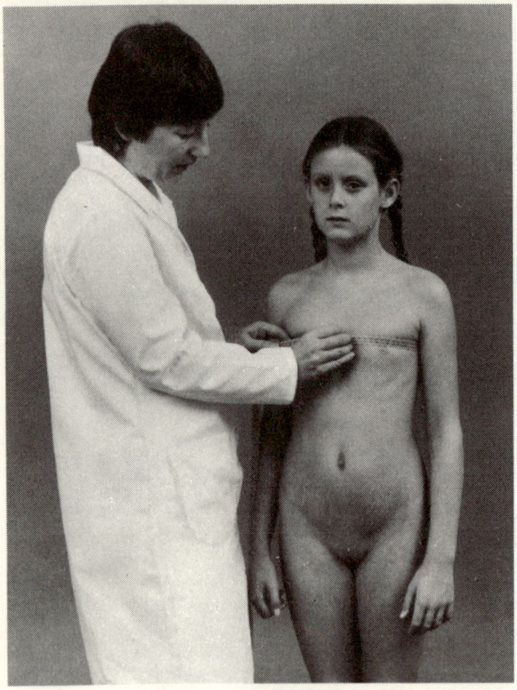

Abb. 70/1 Messen des anthropologischen Brustumfangs mit dem Maßband

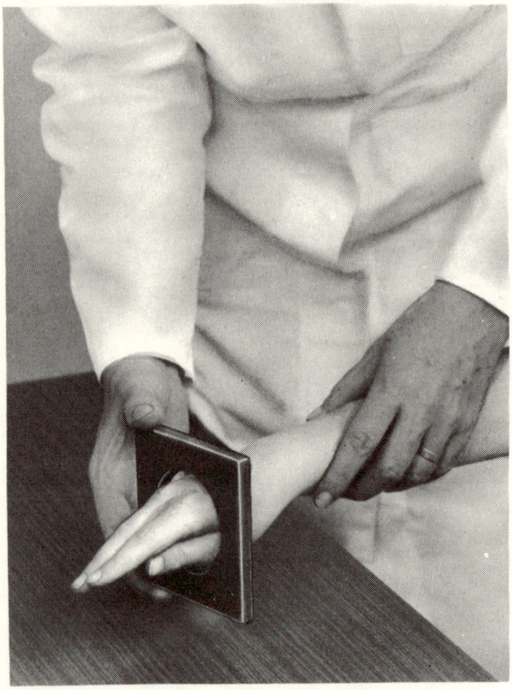

Abb. 70/2 Bestimmen der kreisförmigen Durchgreifgröße mit einem Meßring

5.1.11. Anthropometrisches Meßbrett

Zur Bestimmung von Körpermaßen an Säuglingen und Kleinstkindern ist ein Anthropometrisches Meßbrett geeignet, wie es generell für Messungen am liegenden Menschen benutzt wird. Es besteht aus einer glatten Liegefläche, deren Kopfende durch eine darauf senkrecht stehende Fläche begrenzt wird. An dieser wird der Kopf des liegenden Probanden im Scheitelbereich fixiert. Eine am Fußende befindliche senkrechte, gegen das Kopfende verschiebbare Fläche dient als Meßschieber. Gemessen wird die Entfernung zwischen den einander zugewandten Flächen am Kopf- und am Fußende.

5.2. Körpergrundhaltungen

Zum Gewinnen vergleichbarer Meßwerte ist neben standardisiertem Instrumentarium eine reproduzierbare Körperhaltung von entscheidender Bedeutung. Da die natürliche Körperhaltung individuell sehr unterschiedlich ist (→4.1.), muß jeder Proband vor dem Beginn einer anthropometrischen Untersuchung in Abhängigkeit von den zu bestimmenden Meßstrecken zur Einnahme einer eindeutig definierten Körperhaltung aufgefordert werden. Das Verharren in dieser Körperhaltung ist ständig zu überprüfen, weil bei Veränderung keine vergleichbaren Meßergebnisse erzielt werden können und besonders Meßergebnisse, die aus der Summe oder der Differenz zweier oder mehrerer direkter Meßstrecken resultieren, fehlerhaft sind.
Da der menschliche Körper nie ganz symmetrisch gebaut ist, werden international sämtliche Meßstrekken, die sowohl an der rechten als auch an der linken Körperhälfte bestimmt werden könnten, bei nur einseitiger Messung grundsätzlich an der rechten Körperhälfte gemessen. Eine Ausnahme bilden einige Ohrmaße und die Ohrhöhe des Kopfes.
Die wichtigsten international gebräuchlichen Körperhaltungen bei anthropometrischen Untersuchungen sind unter 5.2.1. bis 5.2.3. beschrieben.

5.2.1. Orientierung des Kopfes in Ohr-Augen-Ebene

Der tiefste Punkt des unteren knöchernen Augenhöhlenrandes des rechten Auges *(Orbitale)* und der vordere Oberrand des rechten und des linken Ohrdeckelknorpels, an dem dieser in die Ohrbasis übergeht *(Tragion)*, befinden sich in einer Horizontalebene (Abb. 72/2). Diese Kopfhaltung ist annähernd zu erreichen, wenn der Proband aufgefordert wird, geradeaus zu blicken. Die anschließende ge-

naue Orientierung des Kopfes nimmt der Untersucher vor, indem er, seitlich neben dem Probanden stehend, mit der Kleinfingerspitze seiner linken Hand das rechte *Tragion* und mit der Zeigefingerspitze das rechte *Orbitale* des Probanden fixiert. Bei diesem Griff ist die Lage der gedachten Linie zwischen *Tragion* und *Orbitale* leicht zu beurteilen; sie kann durch einen Griff mit dem abgespreizten Daumen unter das Kinn des Probanden und leichtes Anheben desselben oder durch sanften Druck des Zeigefingers am *Orbitale* nach unten ausreichend exakt horizontal ausgerichtet werden.
Auf die Haltung des Kopfes in Ohr-Augen-Ebene (Frankfurter Horizontale) ist besonders bei Messungen im unteren Körperbereich zu achten, um eine durch Zuschauen bei der Messung bedingte Neigung des Kopfes und Beugung des Rumpfes zu verhindern.

5.2.2. Grundhaltung im Stehen

Der Proband steht aufgerichtet in straffer Körperhaltung (Abb. 67/1). Eine verkrampfte maximale Streckung, die ohnehin nur kurzfristig beibehalten werden könnte, ist jedoch zu vermeiden. Ziel der Grundhaltung sind reproduzierbare Meßwerte, was nicht gleichbedeutend mit Maximalwerten sein muß. Die Körperlast des Probanden ist auf beide Füße gleichmäßig verteilt. Beide Fersen berühren einander. Die Fußspitzen divergieren leicht. Knie- und Hüftgelenke sind gestreckt. Becken und Wirbelsäule sind straff aufgerichtet, aber nicht überstreckt. Der Schultergürtel wird locker gehalten. Die Schultern dürfen nicht hochgezogen werden. Arme und Hände hängen gestreckt an den Seiten des Körpers herab. Die Handflächen weisen nach medial. Der Kopf ruht ohne Muskelanstrengung auf dem Hals und ist in Ohr-Augen-Ebene orientiert. Der Blick ist geradeaus gerichtet.

5.2.3. Grundhaltung im Sitzen

Der Proband sitzt mit voll aufgerichtetem Becken und straff gestreckter Wirbelsäule auf einer durch sein Gewicht nicht deformierbaren horizontalen Sitzfläche. Der Kopf ist in Ohr-Augen-Ebene orientiert. Der Schultergürtel wird locker gehalten. Die Schultern dürfen nicht hochgezogen werden. Die Oberarme hängen an den Seiten des Körpers vertikal herab. Die Unterarme sind rechtwinklig zu ihnen angebeugt. Eine Abknickung des Beckens führt auch bei straff gestreckter Wirbelsäule zu zu niedrigen Meßwerten. Die Oberschenkel liegen parallel zueinander bis zu den Kniekehlen auf der Sitzfläche. Die Unterschenkel bilden mit der horizontalen Sitzfläche einen rechten Winkel. Die Füße berühren mit der ganzen Fußsohle die Fußauflageebene. Die Sitzfläche muß so bemessen sein, daß der Proband bis zum Anschlag der Kniekehlen an der Sitzflächenvorderkante nach hinten rutschen kann, ohne durch eine Rückenlehne behindert zu werden oder mit dem Gesäß über die Sitzfläche hinauszuragen.

5.3. Maße, Meßstrecken, Meßmethoden, Meßwerte 0- bis 65jähriger

Die anschließend beschriebenen Meßstrecken und Meßwerte der 3- bis 65jährigen sind unabhängig von der bei der Untersuchung einzuhaltenden Maßabfolge in Körpermaße am stehenden Menschen, Körpermaße am sitzenden Menschen sowie Hals- und Kopfmaße (die wahlweise am Stehenden oder Sitzenden bestimmt werden können) unterteilt. Innerhalb der beiden ersten Abschnitte werden die Funktionskomplexe Körperstamm, Arm und Hand sowie Bein und Fuß unterschieden. Bei jedem Funktionskomplex werden zunächst Höhen- und Längenmaße, dann Breiten- und Tiefenmaße und zum Schluß Umfangsmaße behandelt.
Die Maße der 0- bis 30monatigen Kinder wurden im Liegen, die der 33- bis 36monatigen im Stehen bestimmt (Körperlänge generell im Liegen) und im Tabellenteil den entsprechenden Maßen der 3- bis 65jährigen vorangestellt (in solchen Fällen beinhaltet die linke von zwei gegenüberliegenden Seiten die Meßwerte der 0- bis 36monatigen, die rechte die Werte der älteren Probanden). Die in den Körpermaße-Tabellen (S. 74 bis S. 222) verwendeten Bezeichnungen sind in Abschnitt 4.2. erläutert; Minimum ist der kleinste, Maximum der größte gefundene Meßwert. Die am rechten Rand einiger Tabellen ab dem Pfeil in Pfeilrichtung stehenden Perzentilwerte (→ 4.2.) sind nach Tabelle 65/1 geschätzt. Die P_{50}-Werte aller Altersklassen sind durch Linien hervorgehoben. Die Durchschnittswerte für Erwachsene (18 bis 59 Jahre) sind vom übrigen Tabellenkomplex durch eine Leerzeile abgesetzt. Alle Meßwerte sind, soweit nicht ausdrücklich anders vermerkt, in mm angegeben, die Körpermasse in kg.

Abb. 72/1 bis 73/1 Meßpunkte für die Erfassung von Körpermeßdaten

5. Körperbaumaße

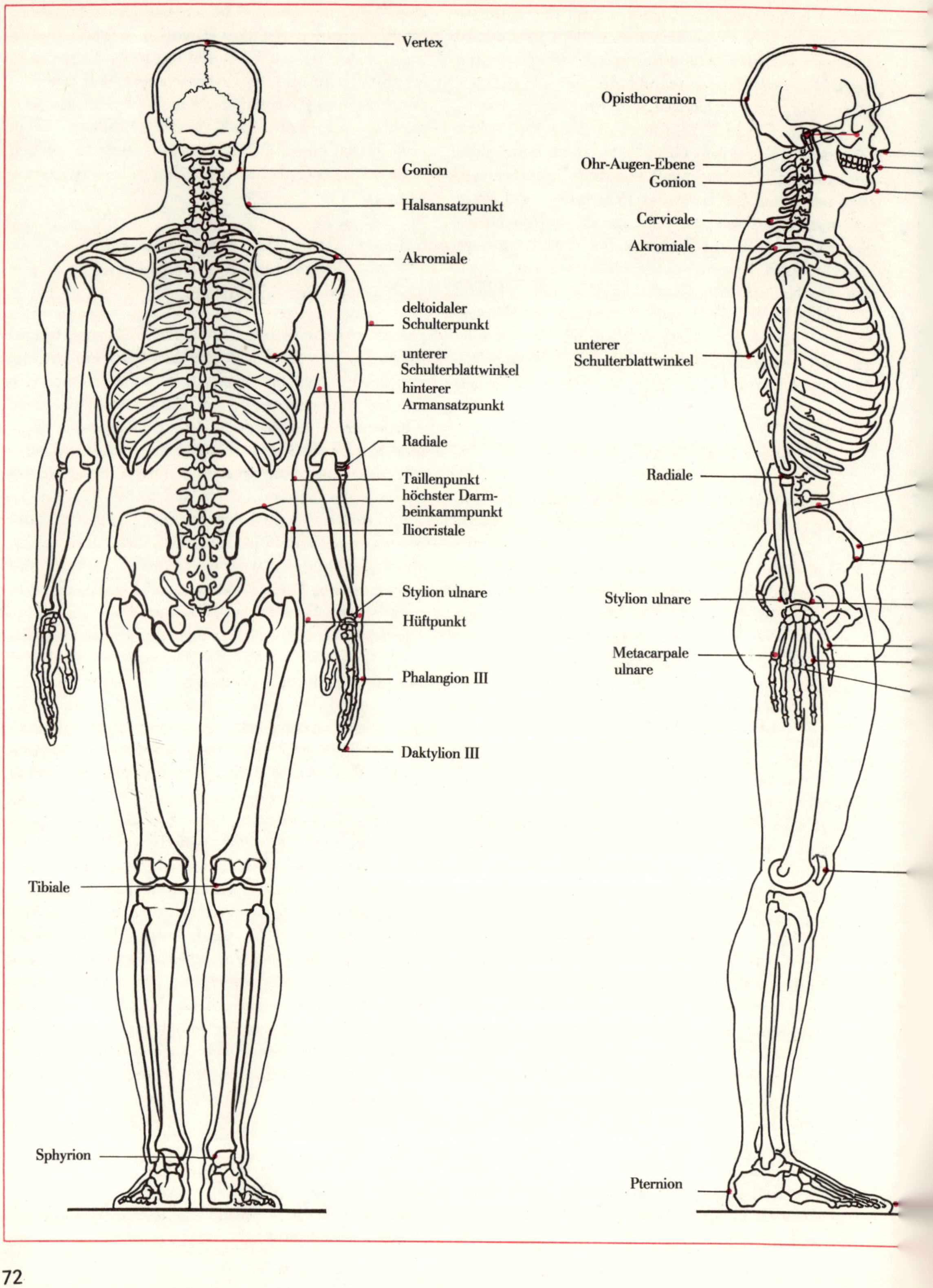

5.3. Maße, Meßstrecken, Meßwerte

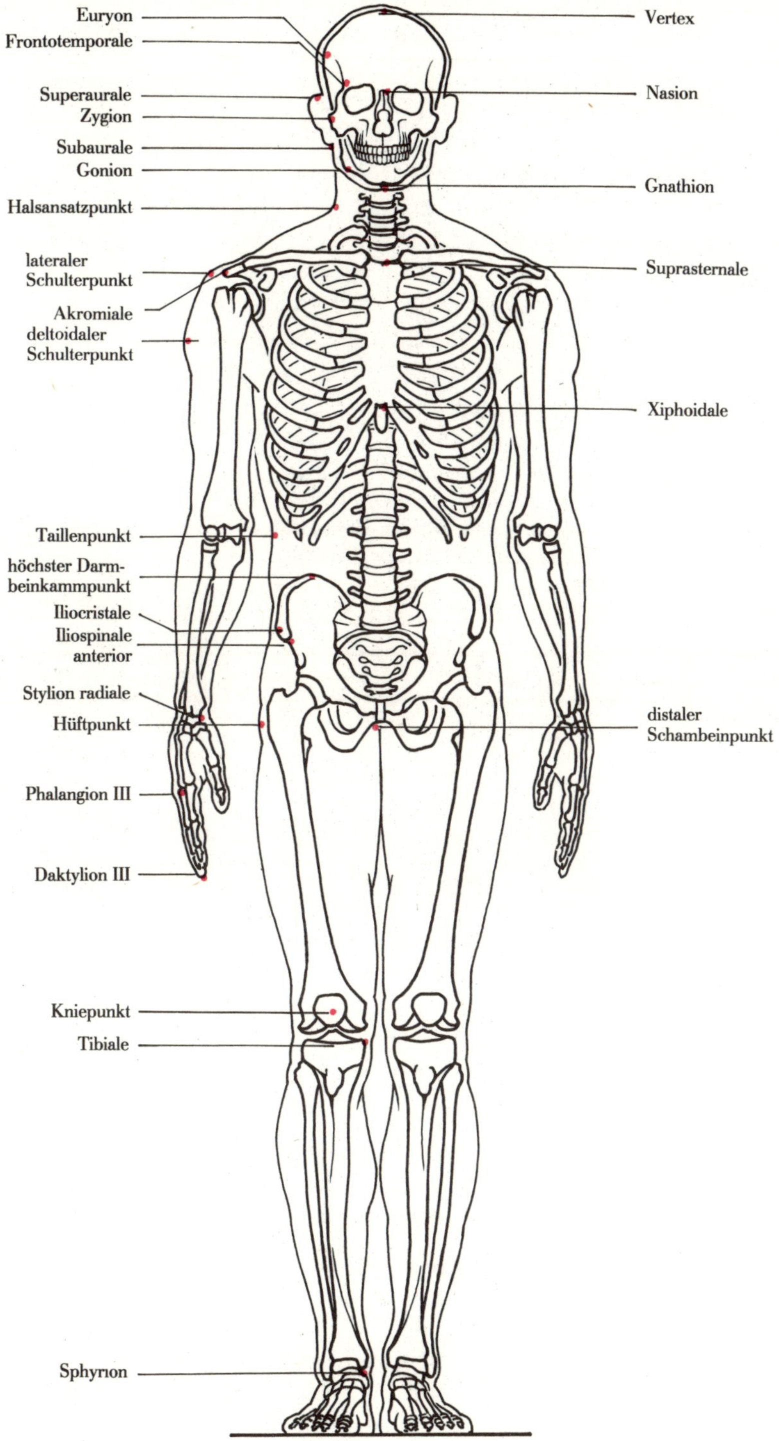

Körperlänge

Körperlänge (Körperhöhe, Körpergröße, Scheitelhöhe, Standhöhe) [1]

Meßstrecke: projektivische horizontale Entfernung in der Medianebene vom distalsten Punkt des Scheitels *(Vertex)* zu einer die am weitesten distal gelegenen Punkte der beiden Fersen verbindenden Linie

Meßinstrument: Meßbrett

Meßmethode: Das Kind liegt auf dem Rücken. Sein Scheitel wird unter Beachtung der Ohr-Augen-Ebene im Liegen am feststehenden vertikalen Teil des Meßbretts fixiert bei gleichzeitiger Fixierung des Rumpfes und der gestreckten, einander berührenden Beine auf der horizontalen Unterlage. Bei der Messung werden die Fußsohlen in einem rechten Winkel zur Beinlängsachse gehalten.

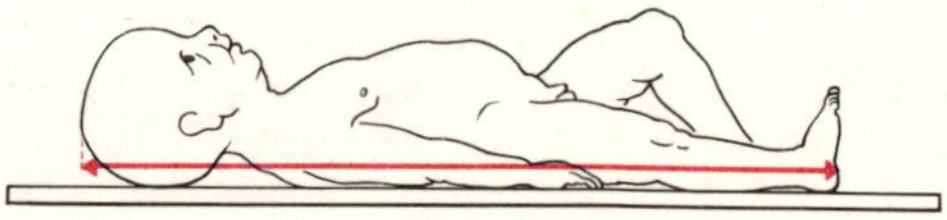

Alter in Tagen bzw. Monaten	Männlich							Weiblich						
	$\bar{x}$	s	Minimum	Maximum	P_5	P_{50}	P_{95}	$\bar{x}$	s	Minimum	Maximum	P_5	P_{50}	P_{95}
5	512	23	463	558	475	515	549	500	19	464	542	469	502	528
14	528	20	477	572	495	527	558	516	17	478	552	486	516	543
1	550	20	502	596	513	553	578	537	17	498	573	506	539	564
2	588	22	530	637	552	588	625	572	20	513	616	537	574	598
3	622	24	563	671	580	623	660	606	20	561	645	569	608	637
4	653	25	585	713	619	657	687	633	18	576	670	600	635	660
5	678	26	595	730	635	681	725	657	18	611	690	624	659	683
6	701	25	642	751	659	703	740	679	18	630	713	648	680	704
7	718	25	653	771	670	718	755	697	19	642	735	660	699	729
8	733	25	656	786	689	738	776	711	19	650	753	680	713	745
9	744	26	670	798	696	748	784	726	19	671	765	690	726	755
10	754	28	670	815	705	755	800	735	20	680	787	707	736	764
11	766	27	690	822	724	767	811	745	20	688	790	709	747	775
12	776	29	680	836	727	787	819	757	21	702	806	717	758	790
15	809	29	725	882	766	814	851	788	26	716	844	735	787	826
18	841	32	744	916	791	839	894	819	26	744	876	771	820	858
21	870	32	797	939	814	869	921	849	31	760	937	787	854	900
24	892	35	793	969	835	893	940	876	31	800	932	806	879	923
30	940	34	887	1024	891	937	1000	922	33	844	976	865	925	973
36	989	36	937	1041	937	973	1041	965	25	931	993	931	965	993

Körperhöhe

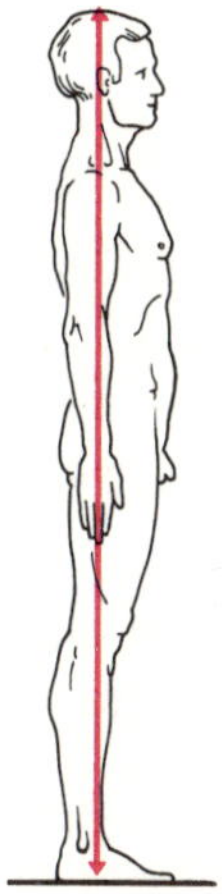

Körperhöhe (Körpergröße, Körperlänge, Scheitelhöhe, Standhöhe) [1]

Meßstrecke: vertikale Entfernung von der Standfläche zum höchsten Punkt des Scheitels in der Medianebene *(Vertex)*

Meßinstrument: Anthropometer

Meßmethode: Der Proband steht in Grundhaltung; Messung von hinten oder von vorn.

Alter in Jahren	Männlich						Weiblich					
	$\bar{x}$	s	% KpH	P_5	P_{50}	P_{95}	$\bar{x}$	s	% KpH	P_5	P_{50}	P_{95}
3	1 022	40	100,0	957	1 018	1 084	1 013	57	100,0	935	1 012	1 105
4	1 081	41	100,0	1 024	1 078	1 143	1 072	45	100,0	992	1 070	1 143
5	1 161	47	100,0	1 073	1 161	1 237	1 151	42	100,0	1 084	1 147	1 226
6	1 196	49	100,0	1 094	1 201	1 262	1 210	61	100,0	1 107	1 218	1 290
7	1 272	57	100,0	1 170	1 269	1 360	1 261	62	100,0	1 157	1 259	1 298
8	1 311	57	100,0	1 212	1 309	1 421	1 302	51	100,0	1 198	1 307	1 383
9	1 377	56	100,0	1 268	1 377	1 457	1 372	64	100,0	1 261	1 372	1 467
10	1 440	62	100,0	1 338	1 438	1 559	1 427	72	100,0	1 286	1 413	1 553
11	1 459	72	100,0	1 341	1 458	1 590	1 483	70	100,0	1 360	1 493	1 588
12	1 533	72	100,0	1 422	1 529	1 676	1 546	62	100,0	1 417	1 551	1 634
13	1 615	86	100,0	1 462	1 608	1 774	1 600	70	100,0	1 508	1 589	1 700
14	1 665	80	100,0	1 505	1 670	1 786	1 622	59	100,0	1 531	1 620	1 706
15	1 715	93	100,0	1 500	1 718	1 850	1 629	57	100,0	1 538	1 627	1 707
16	1 736	75	100,0	1 590	1 741	1 827	1 635	60	100,0	1 540	1 632	1 718
17	1 758	69	100,0	1 628	1 754	1 870	1 639	68	100,0	1 529	1 638	1 750
18–19	1 762	63	100,0	1 620	1 758	1 876	1 642	65	100,0	1 535	1 640	1 749
20–24	1 763	62	100,0	1 640	1 764	1 882	1 644	61	100,0	1 545	1 645	1 745
25–29	1 755	72	100,0	1 632	1 757	1 889	1 620	53	100,0	1 525	1 614	1 703
30–34	1 736	61	100,0	1 641	1 732	1 850	1 612	60	100,0	1 520	1 606	1 695
35–39	1 728	70	100,0	1 601	1 725	1 845	1 623	59	100,0	1 540	1 614	1 718
40–44	1 721	61	100,0	1 617	1 720	1 826	1 621	56	100,0	1 528	1 620	1 715
45–49	1 712	59	100,0	1 601	1 715	1 810	1 605	58	100,0	1 515	1 602	1 703
50–54	1 706	67	100,0	1 596	1 707	1 812	1 597	53	100,0	1 512	1 594	1 685
55–59	1 700	67	100,0	1 595	1 698	1 808	1 588	60	100,0	1 483	1 589	1 684
60–64	1 689	62	100,0	1 581	1 685	1 789						
18–59	1 715	66	100,0	1 607	1 715	1 825	1 608	59	100,0	1 514	1 606	1 707

Bequeme Körperhöhe

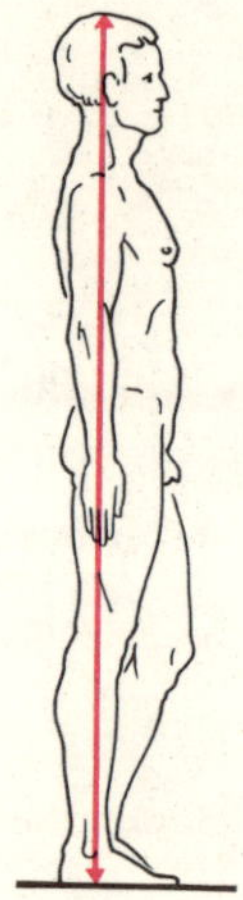

Bequeme Körperhöhe

Meßstrecke: vertikale Entfernung von der Standfläche zum höchsten Punkt des Scheitels in der Medianebene *(Vertex)*

Meßinstrument: Anthropometer

Meßmethode: Der Proband nimmt aus der Grundhaltung heraus unter Beibehaltung der Kopforientierung in Ohr-Augen-Ebene und geschlossener Fersenstellung eine ihm bequemere Körperhaltung ein; Messung von hinten oder von vorn.

Alter in Jahren	Männlich						Weiblich					
	$\bar{x}$	s	% KpH	P_5	P_{50}	P_{95}	$\bar{x}$	s	% KpH	P_5	P_{50}	P_{95}
3	1012	33	99,0	958	1012	1066	999	41	98,5	932	999	1066
4	1073	47	99,2	996	1073	1150	1058	47	98,6	981	1058	1135
5	1146	49	98,8	1066	1146	1226	1135	51	98,6	1051	1135	1219
6	1177	51	98,5	1093	1177	1261	1196	59	98,9	1099	1196	1293
7	1260	56	99,0	1168	1260	1352	1243	57	98,6	1150	1243	1336
8	1296	58	98,8	1201	1296	1391	1284	58	98,6	1189	1284	1379
9	1361	60	98,8	1263	1361	1459	1357	57	98,9	1264	1357	1450
10	1427	62	99,1	1325	1427	1529	1409	67	98,8	1299	1409	1519
11	1441	65	98,8	1334	1441	1548	1464	75	98,7	1341	1464	1587
12	1516	69	98,9	1403	1516	1629	1525	64	98,6	1420	1525	1630
13	1593	76	98,7	1468	1593	1718	1579	65	98,7	1472	1579	1686
14	1642	81	98,6	1509	1642	1775	1602	60	98,8	1504	1602	1700
15	1688	79	98,5	1558	1688	1818	1607	54	98,7	1518	1607	1696
16	1718	57	98,9	1625	1718	1811	1618	54	99,0	1529	1618	1707
17	1733	69	98,6	1620	1733	1846	1623	68	99,1	1511	1623	1735
18–19	1743	61	98,9	1643	1743	1843	1634	64	99,6	1529	1634	1739
20–24	1738	60	98,6	1640	1738	1836	1634	58	99,4	1539	1634	1729
25–29	1732	69	98,7	1619	1732	1845	1606	51	99,1	1522	1606	1690
30–34	1717	60	98,9	1619	1717	1815	1593	57	98,8	1500	1593	1686
35–39	1707	67	98,8	1597	1707	1717	1600	58	98,6	1505	1600	1695
40–44	1695	59	98,5	1598	1695	1792	1598	52	98,6	1513	1598	1683
45–49	1685	57	98,4	1592	1685	1778	1579	50	98,4	1497	1579	1661
50–54	1682	64	98,6	1577	1682	1787	1570	51	98,3	1486	1570	1654
55–59	1671	64	98,3	1566	1671	1776	1564	57	98,5	1471	1564	1657
60–64	1662	59	98,4	1565	1662	1759						
18–59	1690	63	98,6	1587	1690	1793	1589	56	98,8	1497	1589	1681

Körpermaße im Stehen – Körperstamm

Augenhöhe

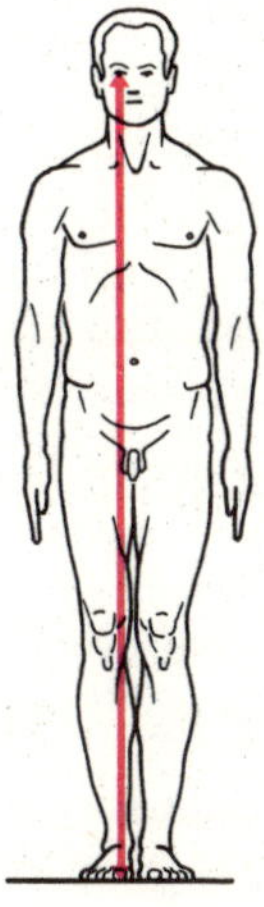

Augenhöhe (Höhe des inneren Augenwinkels über der Standfläche)

Meßstrecke: vertikale Entfernung von der Standfläche zum inneren Augenwinkel *(Entokanthion)* des rechten Auges

Meßinstrument: Anthropometer

Meßmethode: Der Proband steht in Grundhaltung. Als Meßpunkt dient derjenige Punkt an der Medianseite des rechten Auges, an dem der obere und der untere Lidrand medial vom Tränenwärzchen zusammentreffen. Das Querlineal des Anthropometers wird von der Seite her nicht ganz an das Entokanthion herangeführt und dabei nahe der Spitze mit Daumen und Zeigefinger fixiert.

Alter in Jahren	Männlich						Weiblich					
	$\bar{x}$	s	% KpH	P_5	P_{50}	P_{95}	$\bar{x}$	s	% KpH	P_5	P_{50}	P_{95}
3	908	32	90,1	856	908	960	901	54	90,4	812	901	990
4	967	43	90,7	896	967	1 038	963	48	91,1	884	963	1 042
5	1 043	49	90,8	963	1 043	1 123	1 037	42	91,2	968	1 037	1 106
6	1 079	50	91,4	997	1 079	1 161	1 090	56	91,6	998	1 090	1 182
7	1 160	57	91,6	1 067	1 160	1 253	1 159	59	91,7	1 062	1 159	1 256
8	1 211	62	91,8	1 109	1 211	1 313	1 201	54	91,9	1 112	1 201	1 290
9	1 258	58	91,9	1 163	1 258	1 353	1 261	60	92,0	1 163	1 261	1 359
10	1 326	59	92,1	1 229	1 326	1 423	1 325	63	92,1	1 222	1 325	1 428
11	1 348	69	92,3	1 235	1 348	1 461	1 366	68	92,4	1 254	1 366	1 478
12	1 423	72	93,0	1 305	1 423	1 541	1 448	62	93,1	1 346	1 448	1 550
13	1 494	78	93,2	1 366	1 494	1 622	1 490	69	93,1	1 377	1 490	1 603
14	1 547	77	93,5	1 421	1 547	1 673	1 513	65	93,6	1 406	1 513	1 620
15	1 604	82	93,6	1 470	1 604	1 738	1 518	59	93,7	1 421	1 518	1 615
16	1 628	72	93,5	1 510	1 628	1 746	1 520	59	93,7	1 423	1 520	1 617
17	1 634	68	93,4	1 522	1 634	1 746	1 524	63	93,4	1 421	1 524	1 627
18–19	1 639	64	93,5	1 506	1 634	1 741	1 526	65	93,5	1 419	1 530	1 617
20–24	1 649	69	93,3	1 508	1 656	1 747	1 531	64	93,4	1 420	1 539	1 623
25–29	1 639	68	93,4	1 510	1 641	1 745	1 524	58	93,4	1 418	1 522	1 624
30–34	1 620	62	93,3	1 514	1 618	1 730	1 518	58	93,5	1 425	1 506	1 620
35–39	1 611	65	93,3	1 509	1 604	1 729	1 516	58	93,5	1 416	1 508	1 610
40–44	1 605	60	93,3	1 501	1 600	1 706	1 515	53	93,5	1 415	1 513	1 596
45–49	1 599	57	93,4	1 500	1 602	1 686	1 502	57	93,5	1 414	1 496	1 593
50–54	1 594	64	93,4	1 491	1 594	1 695	1 495	52	93,6	1 406	1 495	1 578
55–59	1 588	64	93,4	1 488	1 588	1 691	1 487	58	93,6	1 388	1 484	1 575
60–64	1 578	60	93,4	1 471	1 578	1 673						
18–59	1 601	64	93,4	1 498	1 600	1 705	1 504	57	93,5	1 415	1 501	1 597

Ohrhöhe des Körpers

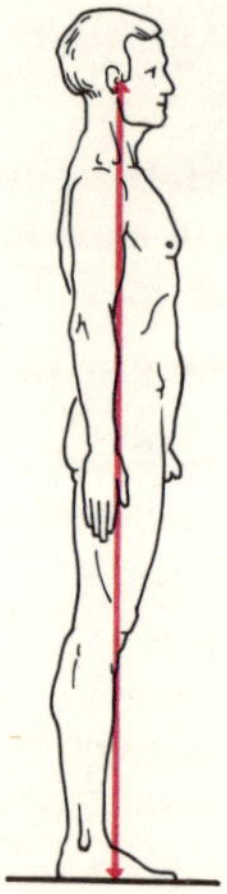

Ohrhöhe des Körpers (Höhe der Ohröffnung über der Standfläche, Tragionhöhe) [2]

Meßstrecke: vertikale Entfernung von der Standfläche zu demjenigen Punkt am vorderen Oberrand des rechten Ohrdeckelknorpels, an dem dieser in die Ohrbasis übergeht *(Tragion)*

Meßinstrument: Anthropometer

Meßmethode: Der Proband steht in Grundhaltung; Messung von der Seite.

Alter in Jahren	Männlich						Weiblich					
	$\bar{x}$	s	% KpH	P_5	P_{50}	P_{95}	$\bar{x}$	s	% KpH	P_5	P_{50}	P_{95}
3	899	42	87,8	843	891	952	892	54	87,7	822	892	975
4	955	41	88,2	906	951	1008	948	45	88,5	875	946	1013
5	1032	45	88,6	955	1033	1096	1026	41	89,0	969	1021	1093
6	1068	48	89,3	977	1072	1127	1085	59	89,6	992	1093	1156
7	1142	56	89,7	1049	1132	1221	1138	61	90,2	1051	1135	1162
8	1184	57	90,3	1094	1177	1284	1178	50	90,6	1086	1183	1248
9	1250	56	90,8	1153	1250	1321	1248	62	90,9	1147	1248	1329
10	1311	60	90,8	1220	1303	1421	1303	70	91,2	1172	1289	1420
11	1329	70	91,1	1221	1320	1452	1359	68	91,7	1246	1370	1455
12	1404	72	91,5	1306	1398	1538	1422	62	92,0	1307	1427	1496
13	1486	80	91,7	1346	1478	1637	1476	70	92,2	1400	1464	1563
14	1530	78	91,9	1378	1545	1643	1495	60	92,2	1417	1492	1570
15	1583	89	92,3	1387	1585	1708	1502	56	92,2	1424	1499	1569
16	1606	75	92,6	1472	1612	1685	1510	59	92,4	1427	1507	1583
17	1628	68	92,6	1506	1623	1709	1514	68	92,4	1419	1513	1582
18–19	1626	61	92,3	1501	1624	1710	1512	66	92,2	1390	1510	1590
20–24	1633	64	92,3	1484	1647	1717	1511	65	92,2	1397	1522	1595
25–29	1620	65	92,3	1498	1621	1720	1473	51	92,1	1398	1461	1583
30–34	1603	59	92,3	1514	1601	1712	1487	57	92,3	1401	1487	1580
35–39	1595	68	92,3	1476	1600	1706	1497	58	92,2	1413	1488	1585
40–44	1588	60	92,3	1479	1584	1685	1496	54	92,3	1401	1494	1583
45–49	1580	58	92,3	1473	1582	1673	1479	57	92,1	1392	1474	1584
50–54	1574	65	92,3	1470	1577	1672	1473	52	92,2	1390	1473	1557
55–59	1569	66	92,3	1467	1567	1677	1464	58	92,1	1370	1461	1557
60–64	1557	61	92,2	1456	1552	1658						
18–59	1583	65	92,3	1476	1583	1686	1483	57	92,2	1392	1482	1580

Halswirbelhöhe

Halswirbelhöhe (Höhe des Dornfortsatzes des 7. Halswirbels über der Standfläche, Zervikalhöhe) [19]

Meßstrecke: vertikale Entfernung von der Standfläche zu dem am weitesten dorsal vorspringenden Punkt der Dornfortsatzspitze des 7. Halswirbels *(Cervicale)*

Meßinstrument: Anthropometer

Meßmethode: Der Proband steht in Grundhaltung. Der 7. Halswirbel ist in der Regel durch einen relativ langen Dornfortsatz kenntlich. Dieser entfernt sich beim Vorbeugen des Kopfes deutlich vom Dornfortsatz des 1. Brustwirbels, so daß er dadurch leicht gefunden werden kann. Gemessen wird nach Wiedereinnahme der Grundhaltung von hinten.

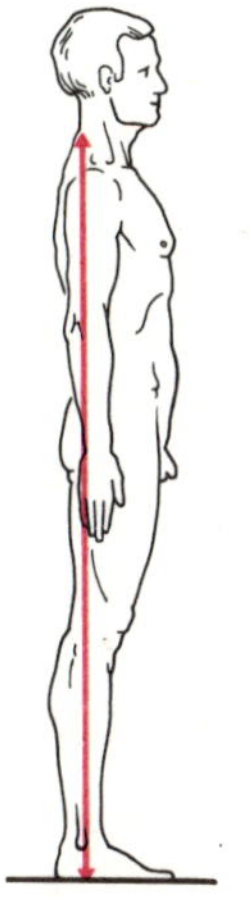

Alter in Jahren	Männlich						Weiblich					
	$\bar{x}$	s	% KpH	P_5	P_{50}	P_{95}	$\bar{x}$	s	% KpH	P_5	P_{50}	P_{95}
3	825	37	80,7	766	825	880	823	54	81,1	743	818	913
4	882	39	81,6	818	875	942	875	42	81,6	807	873	940
5	958	44	82,5	880	955	1029	952	40	82,8	886	956	1010
6	995	44	83,2	913	991	1054	1008	58	83,3	904	1011	1074
7	1060	52	83,4	967	1053	1139	1060	57	84,0	973	1059	1143
8	1097	53	83,6	1004	1093	1186	1094	46	84,0	1000	1100	1161
9	1162	50	84,4	1062	1167	1237	1159	59	84,5	1057	1154	1250
10	1223	59	84,9	1135	1214	1332	1213	66	85,0	1080	1204	1321
11	1239	68	84,9	1138	1229	1365	1264	64	85,2	1148	1270	1353
12	1305	65	85,1	1203	1303	1418	1323	57	85,5	1205	1326	1396
13	1380	77	85,4	1263	1372	1520	1374	65	85,9	1281	1362	1469
14	1426	74	85,6	1285	1437	1531	1398	62	86,2	1313	1396	1482
15	1474	83	85,9	1279	1472	1588	1400	66	86,4	1322	1398	1486
16	1490	71	85,8	1358	1488	1577	1402	70	86,1	1320	1401	1489
17	1507	68	85,9	1368	1499	1595	1403	68	86,0	1303	1401	1478
18–19	1512	60	85,8	1375	1510	1616	1403	67	85,9	1280	1400	1488
20–24	1520	64	86,0	1368	1523	1628	1406	62	85,8	1281	1404	1495
25–29	1508	68	85,9	1375	1510	1641	1371	59	85,7	1296	1373	1484
30–34	1489	65	86,2	1374	1480	1606	1386	57	86,0	1298	1380	1471
35–39	1480	58	86,0	1377	1480	1585	1393	56	85,8	1305	1386	1493
40–44	1497	57	86,2	1410	1495	1608	1391	51	85,8	1306	1392	1475
45–49	1475	56	86,1	1376	1476	1569	1378	55	85,8	1290	1378	1475
50–54	1471	61	86,3	1372	1472	1570	1375	49	86,1	1295	1372	1455
55–59	1468	61	86,3	1375	1463	1567	1367	55	86,0	1280	1365	1461
60–64	1455	56	86,2	1360	1454	1549						
18–59	1478	61	86,2	1380	1478	1577	1382	55	85,9	1295	1381	1473

Halsansatzhöhe

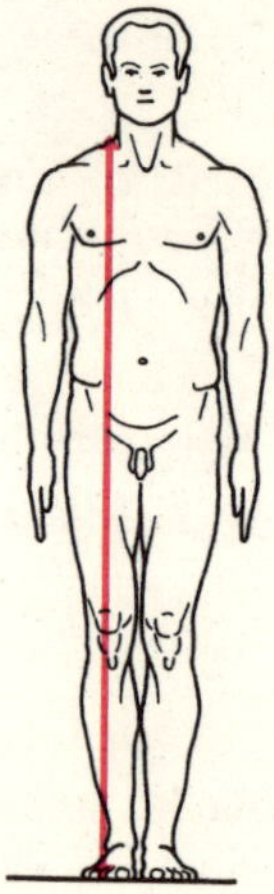

Halsansatzhöhe

Meßstrecke: vertikale Entfernung von der Standfläche zum Scheitelpunkt des einspringenden Winkels, in dem die obere Begrenzung der rechten Schulter in die Halskontur übergeht, in einer Frontalebene zwischen den beiden Schultergelenken gemessen

Meßinstrument: Anthropometer

Meßmethode: Der Proband steht in Grundhaltung; Messung von vorn.

Alter in Jahren	Männlich						Weiblich					
	$\bar{x}$	s	% KpH	P_5	P_{50}	P_{95}	$\bar{x}$	s	% KpH	P_5	P_{50}	P_{95}
3	823	39	80,5	759	823	887	819	51	80,8	735	819	903
4	877	33	81,1	823	877	931	872	40	81,3	806	872	938
5	951	44	81,9	879	951	1 023	943	39	81,9	879	943	1 007
6	990	42	82,8	921	990	1 059	1 003	56	82,9	911	1 003	1 095
7	1 055	53	82,9	968	1 055	1 142	1 052	57	83,4	959	1 052	1 145
8	1 093	51	83,4	1 009	1 093	1 177	1 088	44	83,6	1 016	1 088	1 160
9	1 156	50	84,0	1 074	1 156	1 238	1 157	62	84,3	1 055	1 157	1 259
10	1 217	57	84,5	1 124	1 217	1 310	1 208	66	84,7	1 100	1 208	1 316
11	1 232	64	84,4	1 127	1 232	1 337	1 256	65	84,7	1 149	1 256	1 363
12	1 299	68	84,7	1 187	1 299	1 411	1 313	56	84,9	1 221	1 313	1 405
13	1 374	74	85,1	1 253	1 374	1 495	1 360	66	85,0	1 252	1 360	1 468
14	1 420	73	85,3	1 300	1 420	1 540	1 386	48	85,5	1 307	1 386	1 465
15	1 463	77	85,3	1 337	1 463	1 589	1 390	50	85,3	1 308	1 390	1 472
16	1 483	66	85,4	1 375	1 483	1 591	1 391	50	85,3	1 309	1 391	1 473
17	1 486	58	85,7	1 381	1 486	1 591	1 390	53	85,4	1 306	1 390	1 474
18–19	1 488	55	85,6	1 382	1 491	1 594	1 390	54	85,5	1 290	1 392	1 476
20–29	1 491	59	85,7	1 381	1 484	1 583	1 377	53	85,4	1 285	1 374	1 476
30–39	1 475	57	85,8	1 381	1 474	1 574	1 369	52	85,5	1 278	1 369	1 455
40–49	1 465	55	85,9	1 371	1 465	1 566	1 359	54	85,6	1 267	1 361	1 442
50–59	1 446	56	86,0	1 352	1 446	1 537	1 341	56	85,8	1 244	1 344	1 425
18–59	1 471	59	85,8	1 374	1 471	1 568	1 362	56	84,7	1 271	1 363	1 455

Obere Brustbeinhöhe

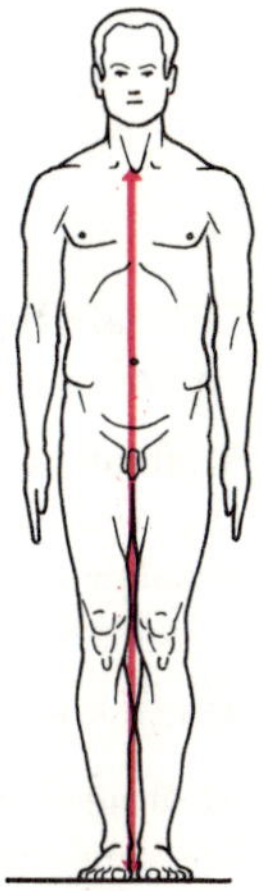

Obere Brustbeinhöhe (Höhe des oberen Brustbeinrandes über der Standfläche, Suprasternalhöhe) [4]

Meßstrecke: vertikale Entfernung von der Standfläche zum tiefsten Punkt des hinteren oberen Brustbeinrandes in der Medianebene *(Suprasternale)*

Meßinstrument: Anthropometer

Meßmethode: Der Proband steht in Grundhaltung; Messung von vorn.

Alter in Jahren	Männlich						Weiblich					
	$\bar{x}$	s	% KpH	P_5	P_{50}	P_{95}	$\bar{x}$	s	% KpH	P_5	P_{50}	P_{95}
3	792	36	77,5	733	792	851	785	48	77,5	706	785	864
4	842	39	77,9	778	842	906	834	42	77,8	765	834	903
5	907	43	78,1	836	907	978	900	41	78,2	833	900	967
6	941	44	78,7	869	941	1 013	955	52	78,9	870	955	1 040
7	1 005	46	79,0	930	1 005	1 080	1 002	56	79,5	910	1 002	1 094
8	1 047	50	79,9	965	1 047	1 129	1 040	48	79,9	961	1 040	1 119
9	1 104	53	80,2	1 017	1 104	1 191	1 102	51	80,3	1 018	1 102	1 186
10	1 159	59	80,5	1 062	1 159	1 256	1 149	60	80,5	1 051	1 149	1 247
11	1 179	66	80,8	1 071	1 179	1 287	1 201	64	81,0	1 096	1 201	1 306
12	1 243	66	81,1	1 135	1 243	1 351	1 257	62	81,3	1 155	1 257	1 359
13	1 313	75	81,3	1 190	1 313	1 436	1 302	65	81,4	1 195	1 302	1 409
14	1 359	74	81,6	1 238	1 359	1 480	1 322	60	81,5	1 224	1 322	1 420
15	1 399	79	81,6	1 269	1 399	1 529	1 331	63	81,7	1 228	1 331	1 434
16	1 415	60	81,5	1 317	1 415	1 513	1 329	60	81,3	1 231	1 329	1 427
17	1 436	62	81,7	1 334	1 436	1 538	1 334	58	81,4	1 239	1 334	1 429
18–19	1 443	54	81,9	1 325	1 440	1 538	1 334	59	81,9	1 230	1 335	1 429
20–24	1 447	60	81,8	1 326	1 445	1 540	1 339	58	81,7	1 223	1 337	1 424
25–29	1 439	62	82,0	1 323	1 441	1 545	1 323	47	81,4	1 227	1 324	1 386
30–34	1 427	54	82,2	1 342	1 422	1 527	1 320	51	81,9	1 235	1 325	1 396
35–39	1 418	60	82,0	1 311	1 412	1 521	1 328	52	81,8	1 244	1 326	1 420
40–44	1 408	53	81,8	1 311	1 404	1 500	1 327	48	81,9	1 246	1 327	1 404
45–49	1 408	51	82,2	1 321	1 409	1 494	1 316	52	82,0	1 233	1 314	1 407
50–54	1 404	58	82,3	1 311	1 402	1 500	1 312	46	82,2	1 234	1 312	1 387
55–59	1 401	57	82,4	1 315	1 397	1 491	1 305	53	82,2	1 218	1 306	1 388
60–64	1 388	53	82,2	1 295	1 387	1 472						
18–59	1 410	57	82,2	1 318	1 409	1 505	1 318	51	82,0	1 235	1 316	1 405

Laterale Schulterhöhe

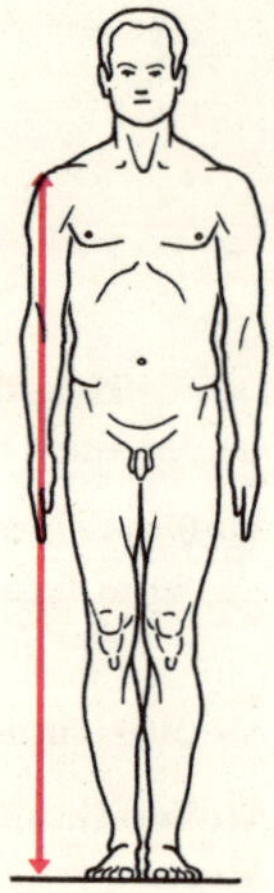

Laterale Schulterhöhe (Höhe des lateralen Schulterpunktes über der Standfläche)

Meßstrecke: vertikale Entfernung von der Standfläche zum Scheitelpunkt des Winkels, in dem in einer Frontalebene durch beide Schultergelenke die rechte Schulterkontur in die Oberarmkontur übergeht

Meßinstrument: Anthropometer

Meßmethode: Der Proband steht in Grundhaltung; Messung von vorn.

Alter in Jahren	Männlich						Weiblich					
	$\bar{x}$	s	% KpH	P_5	P_{50}	P_{95}	$\bar{x}$	s	% KpH	P_5	P_{50}	P_{95}
3	804	41	78,7	737	804	871	795	49	78,5	715	795	875
4	857	35	79,3	800	857	914	848	38	79,1	786	848	910
5	931	43	80,2	860	931	1 002	919	37	79,8	858	919	980
6	987	39	82,5	923	987	1 051	970	42	80,2	901	970	1 039
7	1 031	51	81,1	947	1 031	1 115	1 025	57	81,3	932	1 025	1 118
8	1 073	51	81,8	989	1 073	1 157	1 063	45	81,6	989	1 063	1 137
9	1 132	48	82,2	1 053	1 132	1 211	1 128	62	82,2	1 026	1 128	1 230
10	1 195	55	83,0	1 105	1 195	1 285	1 182	67	82,8	1 072	1 182	1 292
11	1 212	64	83,1	1 107	1 212	1 317	1 227	61	82,7	1 127	1 227	1 327
12	1 279	68	83,4	1 167	1 279	1 391	1 286	53	83,2	1 199	1 286	1 373
13	1 351	70	83,7	1 236	1 351	1 466	1 329	61	83,1	1 229	1 329	1 429
14	1 397	69	83,7	1 284	1 397	1 510	1 342	52	83,2	1 257	1 342	1 427
15	1 433	70	83,6	1 318	1 433	1 548	1 346	52	83,2	1 261	1 346	1 431
16	1 457	66	83,6	1 349	1 457	1 565	1 346	52	83,1	1 261	1 346	1 431
17	1 460	59	83,6	1 363	1 460	1 557	1 347	51	83,1	1 263	1 347	1 431
18–19	1 462	56	83,6	1 369	1 461	1 553	1 348	49	83,1	1 276	1 346	1 436
20–29	1 464	59	83,6	1 366	1 463	1 560	1 349	52	83,0	1 252	1 347	1 422
30–39	1 446	59	83,3	1 347	1 444	1 541	1 340	52	83,0	1 253	1 338	1 423
40–49	1 430	56	83,1	1 338	1 430	1 522	1 336	53	82,8	1 247	1 334	1 421
50–59	1 425	56	83,2	1 332	1 424	1 516	1 323	54	82,4	1 234	1 323	1 412
18–59	1 432	58	83,5	1 335	1 430	1 525	1 333	54	82,9	1 244	1 333	1 422

Akromiale Schulterhöhe

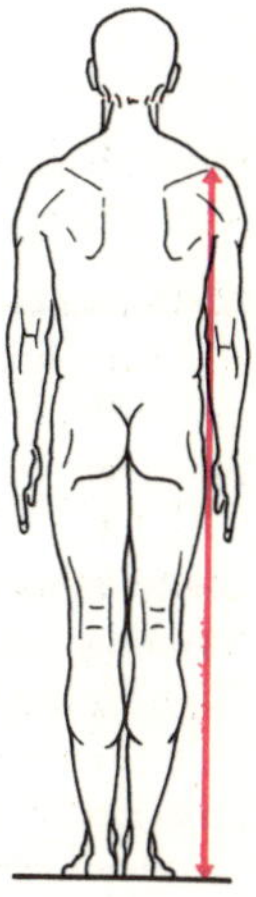

Akromiale Schulterhöhe (Höhe des Akromion über der Standfläche) [8]

Meßstrecke: vertikale Entfernung von der Standfläche zu dem am weitesten lateral vorragenden Punkt der Schulterhöhe des rechten Schulterblattes *(Akromiale)*

Meßinstrument: Anthropometer

Meßmethode: Der Proband steht in Grundhaltung; Messung von der Seite. Der Meßpunkt wird von der Schulterblattgräte her ertastet und seitlich, nicht oben auf der Schulterhöhe, markiert.

Alter in Jahren	Männlich						Weiblich					
	$\bar{x}$	s	% KpH	P_5	P_{50}	P_{95}	$\bar{x}$	s	% KpH	P_5	P_{50}	P_{95}
3	794	40	77,7	728	794	860	787	47	77,7	710	787	864
4	846	33	78,3	792	846	900	839	38	78,3	777	839	901
5	919	41	79,2	852	919	986	910	36	79,1	851	910	969
6	975	38	81,5	913	975	1 037	960	40	79,3	894	960	1 026
7	1 018	51	80,0	934	1 018	1 102	1 015	57	80,5	922	1 015	1 108
8	1 059	50	80,8	977	1 059	1 141	1 052	44	80,8	980	1 052	1 124
9	1 118	47	81,2	1 041	1 118	1 195	1 117	60	81,4	1 019	1 117	1 215
10	1 180	53	81,9	1 093	1 180	1 267	1 170	66	82,0	1 062	1 170	1 278
11	1 197	62	82,0	1 095	1 197	1 299	1 215	61	81,9	1 115	1 215	1 315
12	1 263	66	82,4	1 155	1 263	1 371	1 273	54	82,3	1 184	1 273	1 362
13	1 334	69	82,6	1 221	1 334	1 447	1 315	60	82,2	1 217	1 315	1 413
14	1 379	68	82,8	1 267	1 379	1 491	1 338	53	82,5	1 251	1 338	1 425
15	1 415	72	82,5	1 297	1 415	1 533	1 342	52	82,4	1 257	1 342	1 427
16	1 439	61	82,4	1 339	1 439	1 539	1 344	53	82,2	1 257	1 344	1 431
17	1 442	59	82,1	1 345	1 442	1 539	1 343	54	82,1	1 254	1 343	1 432
18–19	1 446	57	82,0	1 323	1 443	1 553	1 344	53	82,0	1 247	1 342	1 424
20–24	1 449	63	82,0	1 285	1 446	1 552	1 343	55	81,9	1 238	1 343	1 432
25–29	1 444	66	82,3	1 299	1 444	1 566	1 329	48	81,8	1 229	1 323	1 390
30–34	1 432	57	82,5	1 345	1 430	1 537	1 323	55	82,1	1 244	1 324	1 407
35–39	1 425	63	82,4	1 310	1 421	1 550	1 329	55	81,8	1 241	1 324	1 417
40–44	1 413	57	82,1	1 324	1 413	1 512	1 327	50	81,9	1 245	1 326	1 403
45–49	1 410	54	82,4	1 316	1 410	1 503	1 318	53	82,1	1 236	1 315	1 407
50–54	1 409	59	82,6	1 312	1 408	1 507	1 315	50	82,4	1 227	1 317	1 391
55–59	1 405	61	82,6	1 311	1 404	1 505	1 305	53	82,1	1 219	1 303	1 391
60–64	1 388	54	82,2	1 296	1 387	1 477						
18–59	1 414	60	82,4	1 320	1 412	1 512	1 319	53	82,1	1 232	1 319	1 403

Hintere Armansatzhöhe

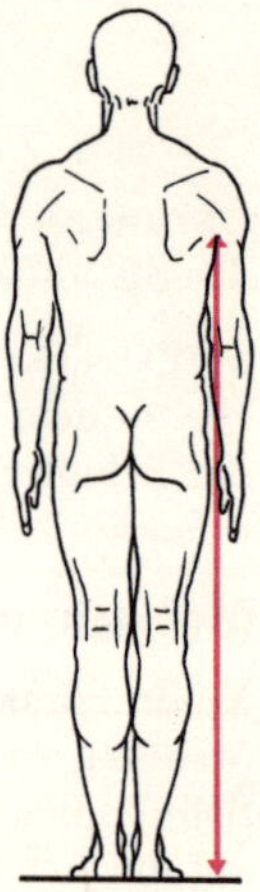

Hintere Armansatzhöhe (Höhe der Achsel über der Standfläche)

Meßstrecke: vertikale Entfernung von der Standfläche zum höchsten Punkt der dorsalen Begrenzung der rechten Achselhöhle

Meßinstrument: Anthropometer

Meßmethode: Der Proband steht in Grundhaltung; Messung von hinten. Der höchste Punkt der dorsalen Begrenzung der Achselhöhle ist häufig von einer Hautfurche verdeckt, die bei der Messung mit Daumen und Zeigefinger etwas gespreizt werden muß, um den richtigen Meßpunkt zu finden.

Alter in Jahren	Männlich						Weiblich					
	$\bar{x}$	s	% KpH	P_5	P_{50}	P_{95}	$\bar{x}$	s	% KpH	P_5	P_{50}	P_{95}
3	724	35	70,8	667	724	781	721	47	71,2	644	721	798
4	768	34	71,0	712	768	824	768	35	71,6	711	768	825
5	839	38	72,3	777	839	901	836	36	72,6	777	836	895
6	871	36	72,8	812	871	930	883	52	73,0	798	883	968
7	932	47	73,3	855	932	1 009	928	53	73,6	841	928	1 015
8	960	50	73,2	878	960	1 042	964	42	74,0	895	964	1 033
9	1 020	43	74,1	949	1 020	1 091	1 020	57	74,3	927	1 020	1 113
10	1 070	53	74,3	983	1 070	1 157	1 065	59	74,6	968	1 065	1 162
11	1 087	61	74,5	987	1 087	1 187	1 113	56	75,1	1 021	1 113	1 205
12	1 151	62	75,1	1 049	1 151	1 353	1 161	55	75,1	1 071	1 161	1 251
13	1 215	70	75,2	1 100	1 215	1 330	1 203	62	75,2	1 101	1 203	1 305
14	1 244	64	75,3	1 139	1 244	1 349	1 216	50	75,6	1 134	1 216	1 298
15	1 273	58	75,9	1 178	1 273	1 368	1 217	46	75,4	1 142	1 217	1 292
16	1 293	57	75,6	1 200	1 293	1 386	1 218	48	75,2	1 139	1 218	1 297
17	1 300	56	75,2	1 208	1 300	1 392	1 217	46	75,1	1 142	1 217	1 292
18–19	1 304	56	74,8	1 211	1 302	1 391	1 218	45	75,0	1 131	1 217	1 293
20–29	1 296	56	74,7	1 204	1 296	1 389	1 200	50	74,4	1 113	1 199	1 288
30–39	1 285	55	74,7	1 192	1 283	1 377	1 190	50	74,4	1 106	1 191	1 273
40–49	1 270	54	74,5	1 187	1 268	1 362	1 181	52	74,4	1 097	1 181	1 265
50–59	1 250	52	74,3	1 160	1 248	1 337	1 162	52	74,4	1 070	1 165	1 247
18–59	1 279	57	74,6	1 185	1 278	1 371	1 184	53	73,6	1 097	1 184	1 271

Brustwarzenhöhe

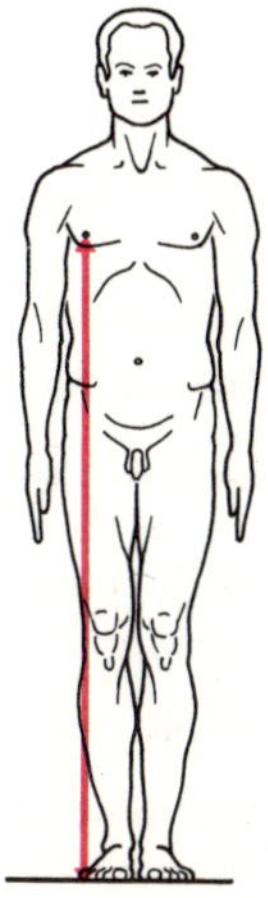

Brustwarzenhöhe (Höhe der Brustwarzen über der Standfläche) [7]

Meßstrecke: vertikale Entfernung von der Standfläche zum Mittelpunkt der rechten Brustwarze, bei Frauen bis zu dem prominentesten Punkt der rechten Brustdrüse

Meßinstrument: Anthropometer

Meßmethode: Der Proband steht in Grundhaltung; Messung von vorn.

Alter in Jahren	Männlich						Weiblich					
	$\bar{x}$	s	% KpH	P_5	P_{50}	P_{95}	$\bar{x}$	s	% KpH	P_5	P_{50}	P_{95}
3	712	33	69,6	658	712	766	706	45	69,7	632	706	780
4	762	30	70,5	713	762	811	753	35	70,2	696	753	810
5	827	38	71,2	765	827	889	816	33	70,9	762	816	870
6	860	36	71,9	801	860	919	869	47	71,8	792	869	946
7	918	47	72,2	841	918	995	913	49	72,4	833	913	993
8	953	48	72,7	874	953	1 032	947	41	72,7	880	947	1 014
9	1 006	42	73,1	937	1 006	1 075	1 006	53	73,3	919	1 006	1 093
10	1 060	48	73,6	981	1 060	1 139	1 047	59	73,4	950	1 047	1 144
11	1 073	55	73,5	983	1 073	1 163	1 088	54	73,4	999	1 088	1 177
12	1 132	61	73,8	1 032	1 132	1 232	1 135	48	73,4	1 056	1 135	1 214
13	1 192	60	73,8	1 094	1 192	1 290	1 174	62	73,4	1 072	1 174	1 276
14	1 228	61	73,8	1 128	1 228	1 328	1 191	48	73,4	1 112	1 191	1 270
15	1 260	70	73,5	1 145	1 260	1 375	1 191	46	73,1	1 116	1 191	1 266
16	1 272	59	73,3	1 175	1 272	1 369	1 191	47	73,2	1 114	1 191	1 268
17	1 274	57	73,4	1 181	1 274	1 367	1 192	48	73,1	1 113	1 192	1 271
18–19	1 277	52	73,4	1 180	1 278	1 370	1 193	48	73,0	1 104	1 191	1 270
20–29	1 276	55	73,2	1 181	1 276	1 368	1 173	49	72,7	1 105	1 172	1 263
30–39	1 261	53	73,3	1 173	1 261	1 351	1 162	52	72,6	1 075	1 162	1 253
40–49	1 246	49	73,1	1 164	1 245	1 334	1 143	56	72,0	1 055	1 143	1 235
50–59	1 222	52	72,6	1 141	1 220	1 301	1 114	57	71,3	1 012	1 116	1 202
18–59	1 254	56	73,1	1 161	1 253	1 345	1 149	59	71,5	1 051	1 148	1 245

Taillenhöhe

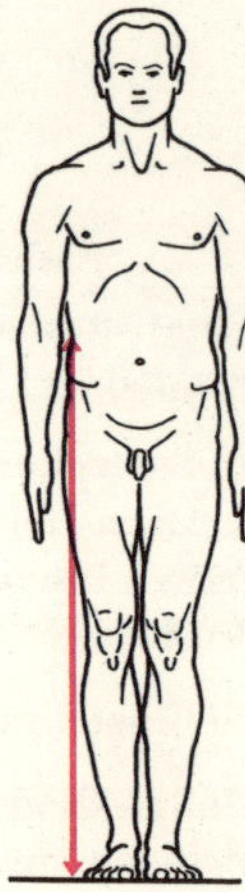

Taillenhöhe

Meßstrecke: vertikale Entfernung von der Standfläche zu dem Punkt der stärksten medialen Einziehung der Rumpfseitenkontur zwischen rechtem Darmbeinkamm und rechtem unterem Rippenbogen

Meßinstrument: Anthropometer

Meßmethode: Der Proband steht in Grundhaltung; Messung von vorn.

Alter in Jahren	Männlich						Weiblich					
	$\bar{x}$	s	% KpH	P_5	P_{50}	P_{95}	$\bar{x}$	s	% KpH	P_5	P_{50}	P_{95}
3	592	31	57,8	533	586	638	588	42	58,0	526	590	657
4	634	28	58,7	584	632	673	627	34	58,5	570	627	681
5	690	35	59,4	632	687	744	690	31	60,0	638	691	732
6	720	32	60,2	659	716	768	734	48	60,6	651	732	796
7	775	43	60,9	700	766	850	777	46	61,6	704	777	849
8	804	39	61,3	723	804	869	806	35	61,9	727	809	854
9	860	43	62,4	777	860	920	863	50	62,8	782	866	944
10	906	47	62,9	826	899	994	903	50	63,2	805	902	987
11	918	55	62,9	828	914	1 015	942	50	63,5	846	942	1 011
12	975	50	63,6	892	969	1 052	975	44	63,0	882	975	1 095
13	1 027	57	63,6	940	1 023	1 136	1 010	53	63,2	938	1 011	1 095
14	1 054	57	63,3	967	1 057	1 139	1 018	43	62,7	924	1 017	1 085
15	1 079	62	62,9	948	1 066	1 171	1 018	39	62,5	934	1 016	1 080
16	1 086	54	62,6	980	1 092	1 156	1 018	40	62,6	930	1 017	1 082
17	1 090	50	62,7	983	1 091	1 162	1 018	41	62,6	931	1 017	1 080
18–19	1 095	49	62,8	1 001	1 092	1 180	1 018	42	62,7	933	1 017	1 078
20–29	1 087	52	62,6	1 002	1 084	1 174	1 017	44	62,4	938	1 014	1 082
30–39	1 078	49	62,7	1 007	1 075	1 167	1 001	45	62,6	933	1 002	1 078
40–49	1 068	48	62,6	985	1 069	1 150	994	48	62,6	914	993	1 075
50–59	1 053	49	62,6	982	1 053	1 133	984	47	62,9	897	985	1 062
18–59	1 075	51	62,7	988	1 072	1 156	997	47	62,0	919	996	1 073

Nabelhöhe

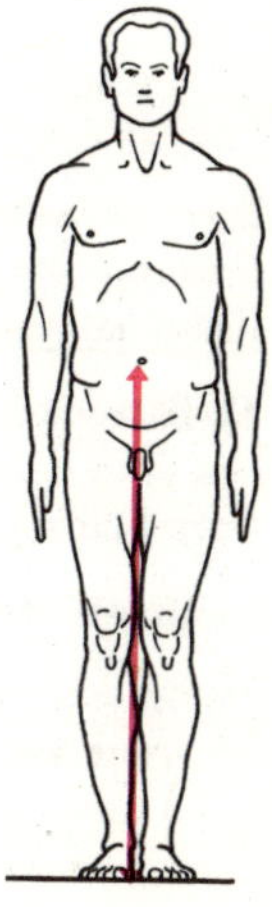

Nabelhöhe (Höhe des Nabels über der Standfläche) [5]

Meßstrecke: vertikale Entfernung von der Standfläche zum Mittelpunkt des Nabels

Meßinstrument: Anthropometer

Meßmethode: Der Proband steht in Grundhaltung; Messung von vorn.

Alter in Jahren	Männlich						Weiblich					
	$\bar{x}$	s	% KpH	P_5	P_{50}	P_{95}	$\bar{x}$	s	% KpH	P_5	P_{50}	P_{95}
3	554	29	54,2	506	545	602	556	41	54,8	492	554	624
4	599	34	55,4	528	604	645	596	34	55,6	527	590	650
5	656	34	56,4	599	657	709	654	30	56,9	607	655	703
6	683	28	57,1	640	680	729	699	40	57,8	627	697	765
7	738	41	58,0	658	730	803	738	43	58,5	665	738	803
8	764	38	58,2	688	760	830	766	37	58,8	701	770	825
9	815	41	59,2	733	820	870	817	44	59,6	740	820	888
10	864	46	60,0	784	867	948	866	60	60,8	757	861	960
11	876	52	60,1	784	874	967	894	52	60,3	810	894	971
12	933	52	60,8	831	935	1 006	929	43	60,1	830	928	994
13	985	58	61,0	898	971	1 096	969	53	60,5	888	963	1 046
14	1 007	54	60,4	917	1 012	1 093	969	40	59,7	902	971	1 032
15	1 033	58	60,2	899	1 036	1 115	969	33	59,5	914	964	1 020
16	1 042	58	60,0	939	1 040	1 110	970	34	59,3	911	967	1 023
17	1 054	58	60,0	958	1 053	1 148	969	36	59,1	909	968	1 027
18	1 065	57	60,4	972	1 065	1 158	970	40	59,1	905	971	1 037

Darmbeinstachelhöhe

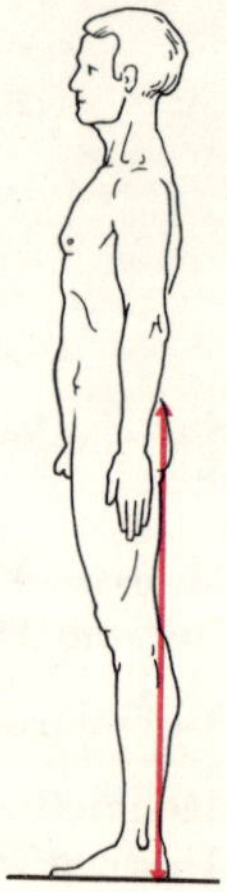

Darmbeinstachelhöhe (Höhe des vorderen oberen Darmbeinstachels über der Standfläche, Spinalhöhe, Iliospinalhöhe) [13]

Meßstrecke: vertikale Entfernung von der Standfläche zum tiefsten Punkt des rechten vorderen oberen Darmbeinstachels *(Iliospinale anterior)*

Meßinstrument: Anthropometer

Meßmethode: Der Proband steht in Grundhaltung; Messung von vorn. Es wird der tiefste Punkt des Darmbeinstachels gemessen, nicht der am weitesten nach vorn vorspringende.

Alter in Jahren	Männlich						Weiblich					
	$\bar{x}$	s	% KpH	P_5	P_{50}	P_{95}	$\bar{x}$	s	% KpH	P_5	P_{50}	P_{95}
3	535	27	52,3	490	531	576	533	41	52,6	465	532	597
4	573	30	53,0	520	572	625	571	31	53,2	517	563	618
5	628	36	54,0	567	626	683	626	32	54,4	571	628	681
6	658	27	55,0	614	656	704	669	43	55,2	599	660	732
7	709	38	55,8	642	704	771	702	44	55,7	633	701	766
8	734	34	56,0	659	733	789	737	32	56,6	672	732	789
9	780	36	56,3	710	782	830	784	44	57,1	713	783	852
10	827	43	57,4	740	823	901	820	51	57,4	731	812	895
11	838	49	57,4	752	836	926	857	50	57,8	778	860	935
12	896	49	58,5	812	889	981	884	41	57,1	792	885	944
13	938	55	58,1	858	932	1046	911	49	57,6	808	910	969
14	962	53	57,8	879	965	1052	915	41	56,4	839	919	970
15	986	61	57,4	876	979	1059	918	43	56,8	813	908	971
16	988	56	57,3	886	976	1058	923	44	57,3	823	921	987
17	993	58	57,3	903	991	1079	926	51	57,3	824	923	996
18–19	1009	53	57,4	922	996	1100	938	50	57,4	830	940	1003
20–24	1015	54	57,4	868	1022	1092	939	50	57,3	823	944	1011
25–29	1007	56	57,4	895	1012	1095	911	46	56,9	828	913	1011
30–34	993	53	57,4	905	983	1094	926	49	57,4	852	920	1010
35–39	984	48	57,2	913	983	1068	928	45	57,2	855	923	1011
40–44	995	48	57,3	917	992	1076	929	42	57,3	859	929	997
45–49	979	46	57,2	900	983	1053	923	43	57,5	855	920	992
50–54	978	51	57,3	898	974	1062	919	41	57,5	854	921	992
55–59	979	51	57,6	902	976	1062	917	46	57,7	843	916	994
60–64	962	44	57,0	882	962	1037						
18–59	983	50	57,3	904	982	1068	924	44	57,4	853	922	1000

Bideltoidale Schulterbreite

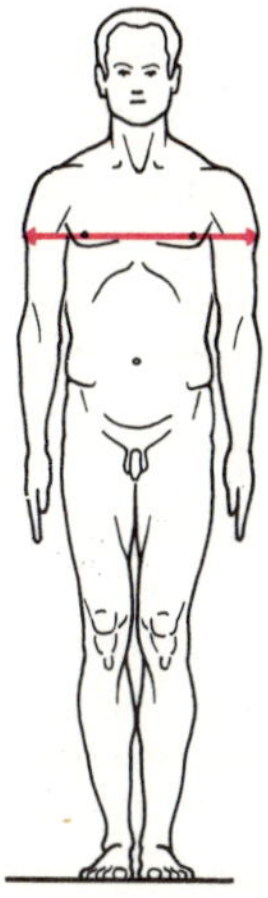

Bideltoidale Schulterbreite

Meßstrecke: horizontale Entfernung zwischen den beiden am weitesten lateral vorgewölbten Punkten der die seitliche Schulterkontur formenden Deltamuskeln

Meßinstrument: Stangenzirkel

Meßmethode: Der Proband steht in Grundhaltung; Messung von vorn. Die Körperoberfläche darf beim Messen nicht deformiert werden.

Alter in Jahren	Männlich						Weiblich					
	$\bar{x}$	s	% KpH	P_5	P_{50}	P_{95}	$\bar{x}$	s	% KpH	P_5	P_{50}	P_{95}
3	239	12	23,4	219	239	259	240	18	23,7	210	240	270
4	251	16	23,2	225	251	277	249	16	23,2	223	249	275
5	265	14	22,8	242	265	288	272	15	23,6	247	272	297
6	283	14	23,7	260	283	306	289	15	23,9	264	289	314
7	289	17	22,7	261	289	317	300	19	23,8	269	300	331
8	300	19	22,9	269	300	331	309	20	23,7	276	309	342
9	317	24	23,0	278	317	356	319	22	23,3	283	319	355
10	322	19	22,4	291	322	353	322	20	22,6	289	322	355
11	338	22	23,2	302	338	374	339	20	22,9	306	339	372
12	351	23	22,9	313	351	389	359	23	23,2	321	359	397
13	382	23	23,7	344	382	420	375	25	23,4	334	375	416
14	393	23	23,6	355	393	431	388	26	23,9	345	388	431
15	420	23	24,5	382	420	458	396	24	24,3	357	396	435
16	443	24	25,5	404	443	482	406	20	24,8	373	406	439
17	451	25	25,7	410	451	492	411	23	25,1	373	411	449
18–19	461	24	26,2	411	458	504	416	24	25,3	373	413	459
20–24	471	23	26,7	433	467	510	417	23	25,5	377	416	462
25–29	474	24	27,0	429	475	510	425	25	26,6	383	420	464
30–34	475	23	27,5	434	476	508	431	29	26,7	385	428	484
35–39	473	27	27,5	428	473	522	432	27	26,6	387	428	480
40–44	476	22	27,4	441	475	513	436	27	26,9	393	435	480
45–49	474	26	27,7	435	474	515	440	25	27,5	396	441	480
50–54	470	24	27,6	432	472	507	445	25	27,9	404	444	483
55–59	466	22	27,4	429	465	501	437	27	27,5	388	437	480
60–64	466	22	27,6	427	465	497						
18–59	471	24	27,5	432	472	510	437	27	27,2	393	436	481

Biakromiale Schulterbreite

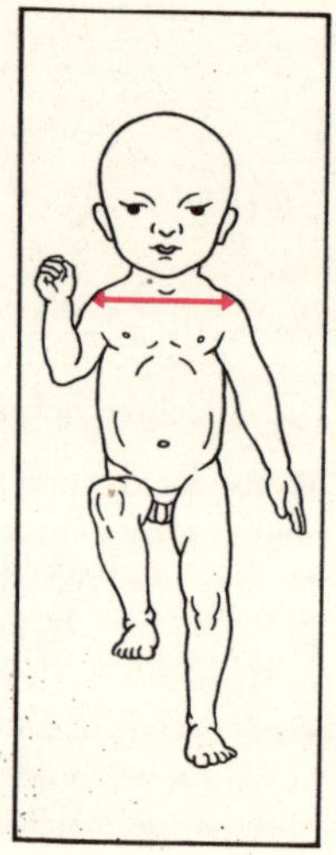

Biakromiale Schulterbreite (Breite zwischen den Akromien) [35]

Meßstrecke: geradlinige Entfernung der am weitesten lateral vorragenden Punkte der Schulterhöhe des rechten und des linken Schulterblatts *(Akromialia)* voneinander

Meßinstrument: Kleiner Tasterzirkel

Meßmethode: Das Kind liegt auf dem Rücken. Seine gestreckten Arme werden mit nach median weisenden Handflächen seitlich am Rumpf fixiert. Es ist auf eine der natürlichen Körperhaltung entsprechende Stellung der Schultergelenke zu achten. Der Schultergürtel darf nicht durch die Palpationskugeln des Tasterzirkels deformiert werden; Messung von oben.

Alter in Tagen bzw. Monaten	Männlich							Weiblich						
	$\bar{x}$	s	Minimum	Maximum	P_5	P_{50}	P_{95}	$\bar{x}$	s	Minimum	Maximum	P_5	P_{50}	P_{95}
5	116	7	100	134	102	115	126	113	7	99	128	103	112	124
14	121	7	100	138	108	122	131	119	7	100	140	106	120	129
1	128	7	112	143	117	129	140	126	8	102	142	113	126	138
2	142	8	123	160	128	143	156	137	7	120	154	125	137	150
3	151	9	132	174	137	150	168	145	7	128	162	135	144	158
4	158	9	143	178	145	158	171	151	8	120	170	140	152	165
5	164	10	145	191	148	163	179	159	9	142	180	145	159	173
6	168	9	146	191	155	166	184	164	9	145	189	150	165	180
7	174	10	147	196	157	174	188	170	9	147	189	157	170	183
8	177	9	160	198	162	177	193	174	9	148	196	158	174	190
9	181	8	165	202	168	180	196	177	9	155	197	160	177	190
10	183	9	162	201	168	183	198	179	8	156	195	166	181	192
11	185	9	161	202	171	184	200	183	9	160	204	166	183	196
12	188	9	165	209	174	187	204	186	10	160	208	171	185	200
15	195	9	173	228	184	195	210	191	9	166	208	177	191	204
18	199	9	174	219	182	200	211	198	10	173	220	183	197	212
21	204	10	186	228	187	204	220	201	9	179	219	185	201	214
24	209	10	181	239	189	208	226	206	9	182	224	190	206	221
30	218	7	205	232	209	218	228	216	10	198	237	201	216	234
36	221	9	207	234	207	220	234	223	6	214	228	214	226	228

Biakromiale Schulterbreite

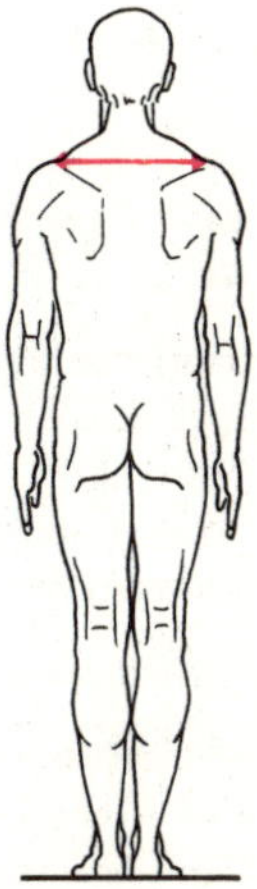

Biakromiale Schulterbreite (Breite zwischen den Akromien) [35]

Meßstrecke: geradlinige Entfernung der am weitesten lateral vorragenden Punkte der Schulterhöhe des rechten und des linken Schulterblatts *(Akromialia)* voneinander

Meßinstrument: Großer Tasterzirkel

Meßmethode: Der Proband steht in Grundhaltung; Messung von vorn. Der Schultergürtel darf nicht durch die Palpationskugeln des Tasterzirkels zusammengedrückt werden.

Alter in Jahren	Männlich						Weiblich					
	$\bar{x}$	s	% KpH	P_5	P_{50}	P_{95}	$\bar{x}$	s	% KpH	P_5	P_{50}	P_{95}
3	229	11	22,4	206	229	243	227	13	22,4	207	225	249
4	234	11	21,7	215	233	252	233	15	21,7	200	232	256
5	250	15	21,6	225	249	271	250	13	21,7	225	247	269
6	260	12	21,7	240	257	278	260	14	21,5	234	258	285
7	272	15	21,4	243	271	293	274	16	21,7	245	274	298
8	284	16	21,6	255	282	309	281	14	21,6	254	277	308
9	293	14	21,3	260	292	312	291	16	21,2	261	292	309
10	308	19	21,4	271	306	339	303	17	21,3	264	306	326
11	311	20	21,3	272	313	345	314	16	21,2	286	312	340
12	324	22	21,2	290	321	364	322	16	21,5	306	329	357
13	341	22	21,1	308	336	377	344	19	21,5	311	345	374
14	363	24	21,8	317	367	394	347	20	21,4	314	348	372
15	377	24	22,0	321	380	406	351	19	21,6	318	351	380
16	381	25	21,9	339	386	419	353	19	21,7	318	352	381
17	392	24	22,6	348	390	427	354	19	21,7	319	352	383
18–19	403	18	22,9	370	402	436	355	19	21,8	320	353	383
20–24	411	19	23,3	388	404	449	363	17	22,1	331	364	390
25–29	406	19	23,2	365	406	445	362	16	22,7	328	361	391
30–34	405	20	23,4	375	404	431	363	18	22,5	330	362	392
35–39	402	20	23,4	366	402	433	364	17	22,4	334	363	393
40–44	401	17	23,1	373	400	430	365	16	22,6	337	365	392
45–49	399	19	23,3	370	399	431	366	18	22,8	337	365	398
50–54	397	21	23,3	358	398	429	369	16	23,1	343	369	392
55–59	395	19	23,3	362	395	429	363	19	22,9	330	363	392
60–64	397	22	23,5	353	396	430						
18–59	399	20	23,3	365	399	430	365	17	22,7	336	365	393

Einseitige Schulterbreite

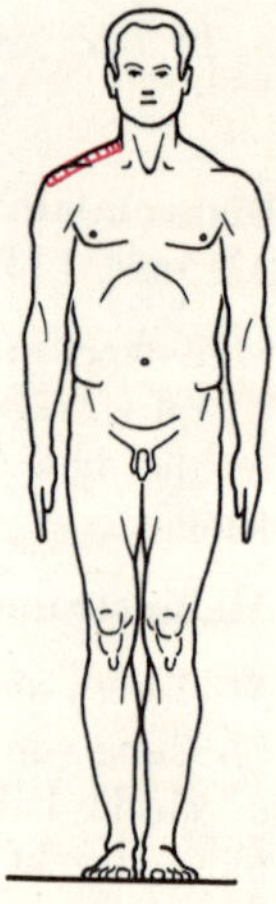

Einseitige Schulterbreite (Breite der rechten Schulter)

Meßstrecke: Entfernung vom Scheitelpunkt des einspringenden Winkels, in dem die obere Begrenzung der rechten Schulter in die Halskontur übergeht, zum Scheitelpunkt des Winkels, den die Schulter mit der lateralen Seite des Oberarms bildet

Meßinstrument: Maßband

Meßmethode: Der Proband steht in Grundhaltung. Das Maßband wird am Halsansatz angelegt; Messung von vorn.

Alter in Jahren	Männlich						Weiblich					
	$\bar{x}$	s	% KpH	P_5	P_{50}	P_{95}	$\bar{x}$	s	% KpH	P_5	P_{50}	P_{95}
3	84	7	8,2	72	82	95	87	7	8,5	73	87	97
4	88	6	8,2	75	88	96	88	9	8,2	73	89	101
5	95	10	8,2	75	94	110	94	8	8,2	81	93	109
6	97	11	8,1	80	94	117	99	10	8,2	79	98	114
7	104	12	8,2	89	101	121	103	11	8,2	79	104	119
8	109	11	8,3	85	108	127	109	11	8,4	84	109	122
9	116	10	8,4	98	115	133	113	11	8,3	94	112	133
10	120	10	8,4	102	121	136	117	10	8,2	97	118	131
11	120	10	8,2	101	121	138	121	12	8,2	102	119	142
12	126	13	8,2	104	124	148	126	10	8,2	110	126	139
13	131	12	8,1	108	128	154	128	10	8,1	112	128	144
14	141	13	8,5	115	140	160	128	9	8,2	114	129	144
15	143	13	8,4	122	142	162	130	10	8,2	113	129	145
16	143	13	8,3	120	143	162	131	10	8,2	114	130	147
17	144	12	8,3	124	144	161	131	10	8,3	115	131	149
18–19	144	10	8,3	130	143	162	133	11	8,2	115	132	153
20–29	147	10	8,5	133	147	162	134	12	8,3	116	133	154
30–39	147	10	8,5	130	147	163	134	11	8,4	117	132	153
40–49	147	10	8,7	130	148	164	132	11	8,3	113	132	152
50–59	146	10	8,7	130	145	162	132	12	8,4	113	130	154
18–59	147	10	8,6	131	147	162	133	11	8,3	114	133	153

Taillenbreite

Taillenbreite (transversaler Taillendurchmesser) [39]

Meßstrecke: horizontale Entfernung von dem Punkt der stärksten medialen Einziehung der Rumpfseitenkontur zwischen Darmbeinkamm und unterem Rippenbogen der einen Körperseite zum entsprechenden Punkt der anderen Körperseite

Meßinstrument: Stangenzirkel

Meßmethode: Der Proband steht in Grundhaltung; Messung von vorn. Die Körperkontur darf beim Messen nicht deformiert werden. Liegen die medialsten Punkte der Tailleneinziehung nicht in derselben Horizontalebene, wird die kleinste horizontale Breite dort gemessen, wo sie sich findet.

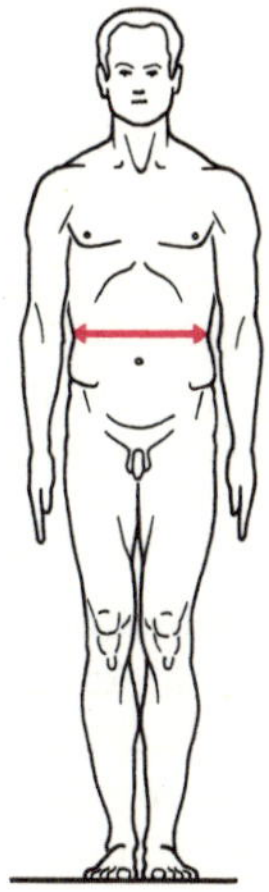

Alter in Jahren	Männlich						Weiblich					
	$\bar{x}$	s	% KpH	P_5	P_{50}	P_{95}	$\bar{x}$	s	% KpH	P_5	P_{50}	P_{95}
3	171	11	16,7	153	171	189	168	14	16,7	145	168	191
4	175	12	16,2	155	175	195	169	12	15,7	149	169	189
5	181	14	15,6	158	181	204	178	12	15,5	158	178	198
6	183	12	15,3	163	183	203	181	16	15,0	155	181	207
7	191	12	15,0	171	191	211	189	16	15,0	163	189	215
8	194	14	14,8	171	194	217	192	18	14,7	162	192	222
9	206	10	15,0	190	206	222	202	15	14,7	177	202	227
10	219	20	15,2	186	219	252	213	20	14,9	180	213	246
11	220	19	15,1	189	220	251	213	19	14,4	182	213	244
12	226	15	14,7	201	226	251	227	16	14,7	201	227	253
13	242	23	15,0	204	242	280	233	20	14,6	200	233	266
14	253	23	15,2	215	253	291	240	18	15,0	210	240	270
15	262	19	15,3	231	262	293	242	20	14,9	209	242	275
16	273	29	15,7	225	273	321	243	23	15,0	205	243	281
17	276	24	15,9	237	276	315	246	24	14,9	207	246	285
18–19	280	21	16,3	252	289	342	248	26	14,9	218	247	296
20–29	295	27	17,0	254	293	342	254	25	15,8	220	253	297
30–39	308	28	17,9	266	306	357	264	25	16,5	226	263	308
40–49	313	25	18,4	272	314	354	274	31	17,3	234	272	333
50–59	317	29	18,8	273	316	368	287	30	18,4	240	285	340
18–59	305	29	17,8	265	303	357	269	31	16,7	227	268	319

Brustkorbbreite

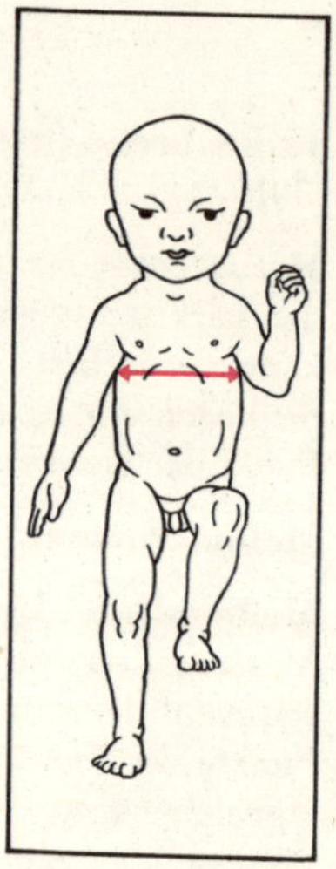

Brustkorbbreite (transversaler Brustdurchmesser, Thoraxbreite) [36]

Meßstrecke: horizontale Entfernung zwischen den beiden am weitesten lateral ausladenden Rippenpunkten in einer Frontalebene in Höhe des unteren knöchernen Brustbeinrandes *(Xiphoidale)*

Meßinstrument: Kleiner Tasterzirkel

Meßmethode: Das Kind liegt auf dem Rücken. Seine gestreckten Arme werden im spitzen Winkel zur Rumpflängsachse seitlich fixiert bei gleichzeitiger Fixierung des Beckens. Die Messung von oben erfolgt im Moment der Ruhe zwischen Ein- und Ausatmung.

Alter in Tagen bzw. Monaten	Männlich							Weiblich						
	$\bar{x}$	s	Minimum	Maximum	P_5	P_{50}	P_{95}	$\bar{x}$	s	Minimum	Maximum	P_5	P_{50}	P_{95}
5	95	7	82	112	86	95	107	95	7	82	110	85	94	106
14	101	6	84	115	90	100	110	99	7	84	113	88	99	109
1	107	6	92	120	98	107	116	106	7	87	133	95	105	118
2	120	8	101	138	109	120	131	117	7	92	136	105	117	127
3	130	8	102	149	118	130	142	126	8	100	140	110	126	139
4	136	8	120	154	124	135	150	132	7	116	152	120	134	144
5	141	8	125	159	130	140	157	139	7	126	156	130	140	151
6	147	7	132	167	136	146	160	144	6	129	158	134	143	153
7	151	9	120	174	141	150	168	147	7	127	163	137	147	159
8	153	7	136	173	142	153	166	150	6	134	173	140	150	160
9	156	7	140	180	147	155	171	153	7	137	176	144	151	164
10	158	7	137	178	146	158	172	154	8	135	177	142	155	167
11	159	7	143	180	149	158	172	156	7	140	174	144	156	166
12	161	8	142	186	148	160	178	158	7	140	176	144	159	169
15	165	8	147	190	154	164	180	162	7	146	177	151	162	174
18	170	8	150	192	157	170	184	167	7	151	185	156	167	180
21	173	7	159	192	160	171	184	170	8	149	189	155	170	180
24	174	8	154	191	163	172	187	171	8	152	188	158	171	185
30	173	7	153	189	164	173	185	169	8	151	190	155	169	180
36	173	6	166	186	166	174	186	172	6	164	181	164	171	181

Brustkorbbreite

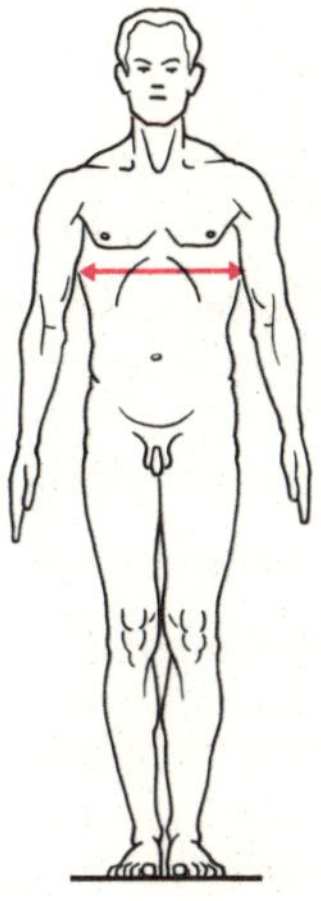

Brustkorbbreite (transversaler Brustdurchmesser, Thoraxbreite) [36]

Meßstrecke: horizontale Entfernung zwischen den beiden am weitesten lateral ausladenden Rippenpunkten in einer Frontalebene in Höhe des unteren knöchernen Brustbeinrandes *(Xiphoidale)*

Meßinstrument: Großer Tasterzirkel

Meßmethode: Der Proband steht ruhig atmend in Grundhaltung; Messung von vorn. Bei asymmetrischem Brustkorb gilt die größtmögliche horizontale Meßstrecke in Höhe des unteren Brustbeinrandes.

Alter in Jahren	Männlich						Weiblich					
	$\bar{x}$	s	% KpH	P_5	P_{50}	P_{95}	$\bar{x}$	s	% KpH	P_5	P_{50}	P_{95}
3	172	13	16,8	145	172	190	169	10	16,7	155	169	184
4	174	13	16,1	145	176	189	172	10	16,0	155	171	190
5	184	13	15,9	161	184	203	180	10	15,7	163	181	197
6	190	10	16,0	174	190	206	186	15	15,4	168	184	204
7	193	11	15,2	176	193	213	195	14	15,5	172	192	221
8	202	8	15,4	190	201	218	200	14	15,4	182	196	228
9	206	11	15,0	187	206	225	203	17	14,8	168	201	227
10	218	17	15,1	189	214	249	219	17	15,4	187	216	253
11	221	16	15,2	198	220	247	222	20	15,0	195	220	257
12	232	18	15,2	209	230	266	239	15	15,5	211	238	262
13	245	20	15,2	216	241	276	245	16	15,3	220	243	266
14	258	25	15,5	215	256	301	250	16	15,7	228	252	278
15	269	19	15,7	232	268	297	250	16	15,6	230	251	279
16	282	26	16,2	253	272	328	251	17	15,4	230	252	280
17	286	25	16,2	243	284	325	251	18	15,3	221	251	281
18–19	288	21	16,4	258	282	322	251	18	15,5	230	252	290
20–24	289	20	16,4	242	291	323	252	16	15,4	220	252	288
25–29	300	22	17,1	255	302	340	256	18	16,0	220	253	293
30–34	305	19	17,7	271	307	337	262	22	16,3	230	258	310
35–39	307	21	17,9	275	306	348	263	22	16,2	231	261	308
40–44	311	19	17,9	280	310	342	268	21	16,5	236	264	307
45–49	311	20	18,2	277	310	347	272	22	17,0	238	271	310
50–54	310	20	18,2	275	310	345	274	20	17,2	240	273	311
55–59	307	19	18,1	275	309	340	271	22	17,1	234	270	310
60–64	308	20	18,2	271	304	341						
18–59	308	21	18,0	275	309	342	268	22	16,7	236	266	308

Beckenbreite

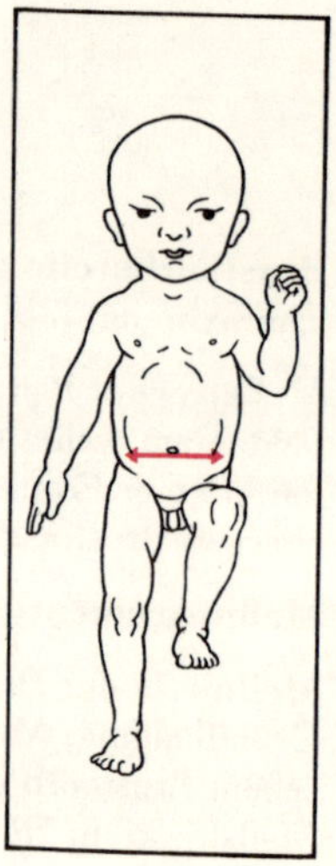

Beckenbreite (größte Breite zwischen den Darmbeinkämmen, Bikristalbreite) [40]

Meßstrecke: geradlinige Entfernung der beiden am weitesten lateral vorspringenden Punkte am Außenrand der Oberkante des Darmbeinkamms *(Iliocristalia)* voneinander

Meßinstrument: Kleiner Tasterzirkel

Meßmethode: Das Kind liegt auf dem Rücken. Rumpf und Beine werden auf der Unterlage fixiert. Die Meßpunkte werden mit beiden Händen ertastet, indem sie dem Verlauf beider Darmbeinkämme von dorsal nach ventral folgen; Messung von oben.

Alter in Tagen bzw. Monaten	Männlich							Weiblich						
	$\bar{x}$	s	Minimum	Maximum	P_5	P_{50}	P_{95}	$\bar{x}$	s	Minimum	Maximum	P_5	P_{50}	P_{95}
5	80	5	69	100	73	80	89	78	5	68	89	70	78	86
14	85	5	72	103	76	85	93	83	5	70	94	74	83	91
1	91	5	82	103	82	90	99	88	5	78	98	81	88	96
2	102	5	89	115	92	102	111	97	5	87	109	89	96	106
3	109	6	95	125	99	108	120	105	5	89	115	96	105	113
4	113	6	100	127	104	113	125	110	5	95	118	100	110	117
5	117	6	103	132	105	116	129	114	6	99	130	106	114	121
6	120	6	104	135	110	120	132	117	5	102	128	109	116	126
7	123	6	105	140	112	122	134	119	5	106	130	110	120	128
8	125	6	108	140	112	124	136	121	6	105	135	111	121	129
9	126	6	113	143	113	125	136	123	5	109	138	115	123	133
10	128	6	113	143	114	128	138	124	6	110	139	115	125	136
11	130	7	113	145	116	130	140	126	6	111	139	116	126	136
12	130	7	113	144	116	131	142	127	6	114	141	119	127	137
15	136	7	115	150	120	136	146	133	7	120	147	123	133	143
18	141	7	122	155	128	141	150	138	7	121	154	125	138	149
21	146	7	129	161	133	145	156	142	8	123	158	129	142	153
24	149	8	127	168	134	150	163	147	8	132	161	134	146	159
30	157	8	135	176	142	158	170	155	8	136	172	140	157	167
36	162	10	141	175	141	162	175	158	4	154	164	154	157	164

Beckenbreite

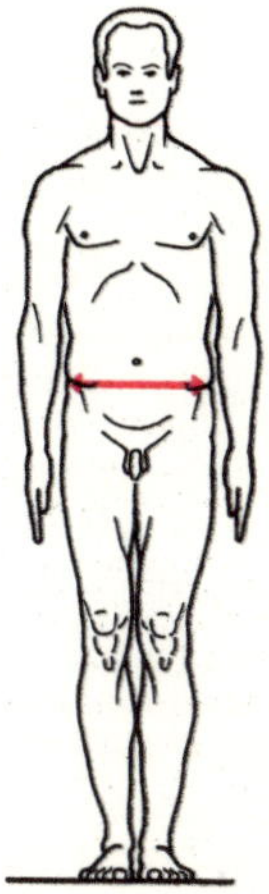

Beckenbreite (größte Breite zwischen den Darmbeinkämmen, Bikristalbreite) [40]

Meßstrecke: geradlinige Entfernung der beiden am weitesten lateral vorspringenden Punkte am Außenrand der Oberkante des Darmbeinkamms *(Iliocristalia)* voneinander

Meßinstrument: Großer Tasterzirkel

Meßmethode: Der Proband steht in Grundhaltung; Messung von vorn. Die Meßpunkte werden mit beiden Händen ertastet, indem dem Verlauf beider Darmbeinkämme von dorsal nach ventral gefolgt wird.

Alter in Jahren	Männlich						Weiblich					
	$\bar{x}$	s	% KpH	P_5	P_{50}	P_{95}	$\bar{x}$	s	% KpH	P_5	P_{50}	P_{95}
3	169	11	16,5	148	168	183	166	11	16,4	149	162	185
4	173	13	16,0	154	178	191	168	12	15,6	150	165	188
5	182	12	15,7	158	181	200	183	13	15,9	156	184	201
6	191	10	16,0	172	189	204	191	18	15,8	168	191	218
7	200	13	15,7	181	200	221	200	16	15,8	178	196	230
8	205	13	15,6	181	205	226	204	14	15,6	180	201	225
9	213	10	15,5	192	212	227	213	16	15,5	185	213	237
10	222	15	15,4	195	222	244	226	18	15,8	200	222	261
11	226	17	15,5	199	224	259	234	18	15,8	211	229	264
12	233	18	15,2	206	228	260	252	15	16,3	228	250	279
13	255	18	15,8	218	253	280	262	22	16,4	227	260	300
14	263	21	15,8	226	263	294	272	18	16,8	239	272	304
15	268	15	15,6	242	268	293	271	16	16,6	239	270	300
16	279	19	16,1	255	274	309	274	18	16,8	241	271	301
17	286	21	16,4	253	284	317	279	18	17,0	246	276	306
18–19	298	19	16,8	259	296	326	281	19	17,1	243	280	324
20–24	299	17	16,9	266	296	326	284	21	17,4	243	280	328
25–29	302	21	17,2	269	295	338	291	23	18,2	252	294	334
30–34	306	20	17,7	272	306	340	296	32	18,4	230	295	348
35–39	304	22	17,7	268	306	339	295	28	18,2	249	296	344
40–44	308	23	17,7	272	308	348	292	29	18,0	242	294	340
45–49	307	23	17,9	272	307	345	299	29	18,6	248	299	347
50–54	307	21	18,0	273	307	340	304	27	19,0	253	307	345
55–59	308	22	18,1	270	310	342	302	30	19,0	247	303	344
60–64	303	24	17,9	256	308	336						
18–59	306	22	17,9	271	307	342	297	29	18,5	247	297	344

Größte Hüftbreite

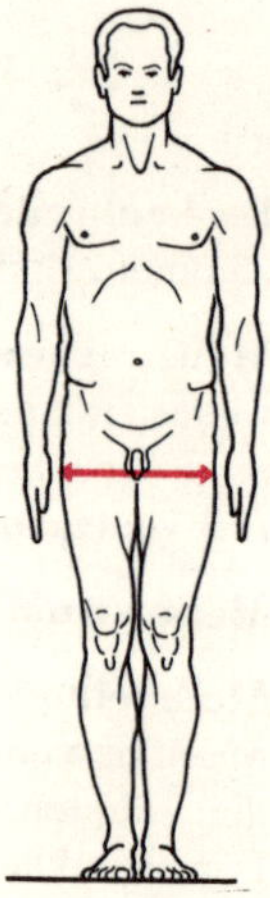

Größte Hüftbreite [42a]

Meßstrecke: größte horizontale Entfernung zwischen den beiden am weitesten lateral befindlichen Punkten im Hüftbereich

Meßinstrument: Stangenzirkel

Meßmethode: Der Proband steht in Grundhaltung; Messung von vorn. Die Körperoberfläche darf beim Messen nicht deformiert werden.

Alter in Jahren	Männlich						Weiblich					
	$\bar{x}$	s	% KpH	P_5	P_{50}	P_{95}	$\bar{x}$	s	% KpH	P_5	P_{50}	P_{95}
3	192	10	18,8	178	193	210	190	13	18,8	170	189	211
4	197	11	18,2	179	195	212	193	12	18,0	171	192	218
5	208	13	17,9	185	208	227	207	14	18,0	180	208	232
6	213	12	17,8	190	214	234	219	17	18,1	184	218	244
7	223	16	17,5	192	223	247	225	17	17,8	193	224	265
8	230	16	17,6	202	231	251	230	19	17,7	198	232	271
9	245	13	17,8	216	245	260	246	19	17,9	214	247	283
10	255	17	17,7	230	252	281	269	23	18,9	235	266	299
11	257	19	17,6	230	256	294	279	22	18,9	242	278	313
12	275	16	17,9	240	273	296	291	21	18,8	248	291	321
13	294	22	18,2	253	293	320	305	21	19,1	261	305	333
14	307	22	18,4	265	305	340	320	20	19,7	280	317	361
15	313	21	18,2	280	316	347	330	22	20,3	286	329	366
16	322	20	18,5	291	320	349	335	21	20,5	289	333	375
17	328	19	18,7	294	326	357	340	23	20,7	294	339	380
18–19	335	19	19,0	299	334	366	342	22	20,4	296	340	383
20–24	336	19	19,0	300	336	369	345	23	21,0	304	342	394
25–29	341	19	19,4	302	340	373	354	27	22,1	315	348	402
30–34	344	20	19,9	310	343	379	359	28	22,2	322	355	418
35–39	345	17	20,1	317	346	379	362	25	22,3	324	358	410
40–44	351	16	20,2	324	351	377	363	26	22,4	320	361	411
45–49	351	18	20,5	320	350	379	366	26	22,8	324	364	411
50–54	351	18	20,6	319	351	378	370	24	23,2	330	370	411
55–59	350	18	20,6	322	350	376	368	26	23,2	332	366	413
60–64	352	17	20,9	326	349	383						
18–59	349	18	20,4	320	349	378	364	26	22,7	322	362	412

Körpermaße im Stehen – Körperstamm

Rumpftiefe in Höhe der Brustwarzen

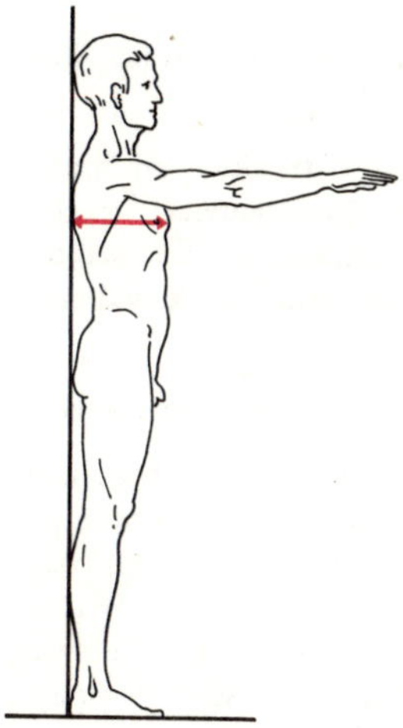

Rumpftiefe in Höhe der Brustwarzen

Meßstrecke: horizontale Entfernung von einer Wand, an die sich der Proband mit dem Gesäß und beiden Schulterblättern anlehnt, zu dem am weitesten ventral hervorspringenden Punkt der rechten Brustwarze bzw. Brust

Meßinstrument: Anthropometer

Meßmethode: Der Proband steht ruhig atmend aufrecht und berührt mit Fersen, Gesäß und Schulterblättern die Wand, auf die das horizontal zu haltende Anthropometer mit seinem Unterende aufgesetzt wird.

Alter in Jahren	Männlich						Weiblich					
	$\bar{x}$	s	% KpH	P_5	P_{50}	P_{95}	$\bar{x}$	s	% KpH	P_5	P_{50}	P_{95}
3	128	9	13,0	113	128	143	127	8	12,8	114	127	140
4	132	9	12,4	117	132	147	134	9	12,5	119	134	149
5	140	10	12,2	124	140	156	138	11	12,2	120	138	156
6	144	11	12,1	126	144	162	147	11	12,4	129	147	165
7	146	11	11,3	128	146	164	156	13	12,4	135	156	177
8	149	11	11,3	131	149	167	156	12	12,0	136	156	176
9	154	13	11,2	133	154	175	164	14	11,9	141	164	187
10	160	14	11,1	137	160	183	166	15	11,6	141	166	191
11	164	12	11,1	144	164	184	172	15	11,7	147	172	197
12	176	15	11,6	151	176	201	182	16	11,8	156	182	208
13	186	17	11,6	158	186	214	197	17	12,4	169	197	225
14	191	17	11,5	163	191	219	210	18	12,9	180	210	240
15	203	15	11,8	178	203	228	218	17	13,3	190	218	246
16	215	16	12,3	189	215	241	227	18	13,8	197	227	257
17	223	18	12,8	193	223	253	232	23	14,0	194	232	270
18–19	231	21	13,1	194	230	270	236	25	14,3	192	234	294
20–24	238	23	13,5	197	237	271	238	23	14,4	196	237	296
25–29	247	25	14,1	196	248	290	242	28	15,2	197	240	295
30–34	246	24	14,3	206	245	286	252	33	15,6	202	250	326
35–39	253	24	14,7	220	251	290	256	28	15,8	211	254	316
40–44	262	21	15,1	223	262	296	263	28	16,2	220	262	319
45–49	264	23	15,4	224	264	301	271	29	16,9	230	267	327
50–54	267	23	15,7	228	268	305	279	27	17,5	232	277	328
55–59	266	22	15,7	227	266	300	279	28	17,6	232	278	320
60–64	268	23	15,9	227	271	299						
18–59	262	24	15,3	222	263	300	267	31	16,6	220	265	322

Brustkorbtiefe

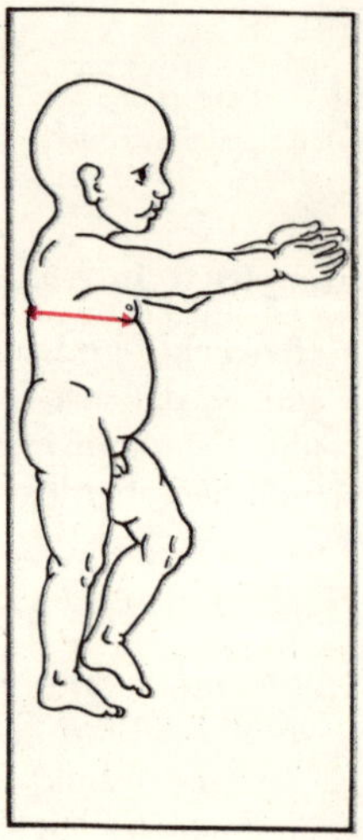

Brustkorbtiefe (sagittaler Brustdurchmesser, Thoraxtiefe) [37]

Meßstrecke: geradlinige Entfernung vom Unterrand des knöchernen Brustbeins *(Xiphoidale)* zu dem am weitesten dorsal vorragenden Punkt der Dornfortsatzspitze des in derselben Horizontalebene gelegenen Brustwirbels

Meßinstrument: Kleiner Tasterzirkel

Meßmethode: Das Kind liegt auf der Seite. Seine beiden Arme werden gestreckt und spitzwinklig von der vorderen Rumpfwand abgespreizt auf der Unterlage fixiert. Seine Wirbelsäule ist gestreckt, aber nicht überstreckt. Die Messung von oben erfolgt im Moment der Ruhe zwischen Ein- und Ausatmung.

Alter in Tagen bzw. Monaten	Männlich							Weiblich						
	$\bar{x}$	s	Minimum	Maximum	P_5	P_{50}	P_{95}	$\bar{x}$	s	Minimum	Maximum	P_5	P_{50}	P_{95}
5	96	6	80	112	86	95	105	94	6	80	108	84	94	103
14	95	6	79	112	88	95	106	94	6	83	109	86	93	106
1	100	5	88	114	90	100	108	97	6	79	110	90	97	107
2	105	6	90	119	97	105	114	102	6	89	115	91	102	112
3	107	6	94	120	97	108	117	105	5	93	129	97	104	114
4	108	6	94	123	100	107	120	107	6	94	121	98	106	118
5	111	6	92	127	103	111	121	108	7	90	128	96	108	117
6	111	7	95	136	100	111	122	109	7	93	130	98	109	120
7	112	7	96	124	102	113	123	111	6	100	128	103	111	121
8	115	6	94	128	105	115	125	112	6	96	123	103	113	123
9	117	6	102	131	106	117	127	114	6	99	129	105	114	125
10	119	7	101	135	107	119	129	115	6	105	130	106	115	126
11	121	6	100	134	109	120	132	118	6	102	135	108	118	126
12	122	7	107	138	109	122	135	118	6	104	134	109	118	129
15	125	8	100	146	107	125	136	122	7	100	139	110	123	133
18	128	7	110	140	115	128	139	125	7	110	141	114	125	134
21	129	8	111	146	113	130	141	126	7	111	145	114	125	137
24	129	8	107	151	116	129	141	125	7	105	142	113	125	138
30	124	9	106	146	111	123	138	121	7	105	140	112	120	132
36	129	6	120	136	120	128	136	121	2	120	124	120	120	124

Brustkorbtiefe

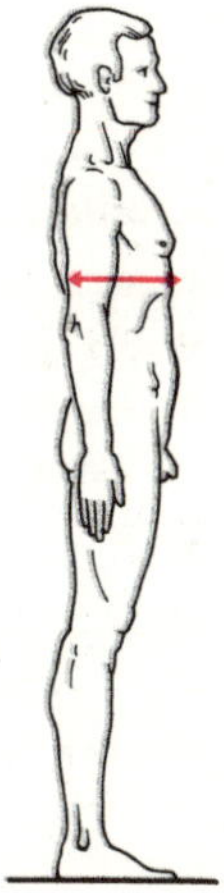

Brustkorbtiefe (sagittaler Brustdurchmesser, Thoraxtiefe) [37]

Meßstrecke: geradlinige Entfernung vom Unterrand des knöchernen Brustbeins *(Xiphoidale)* zu dem am weitesten dorsal vorragenden Punkt der Dornfortsatzspitze des in derselben Horizontalebene gelegenen Brustwirbels

Meßinstrument: Großer Tasterzirkel

Meßmethode: Der Proband steht ruhig atmend in Grundhaltung; Messung von der Seite. Der Tasterzirkel ist unabhängig von der Wirbelsäulenkrümmung horizontal zu halten.

Alter in Jahren	Männlich						Weiblich					
	$\bar{x}$	s	% KpH	P_5	P_{50}	P_{95}	$\bar{x}$	s	% KpH	P_5	P_{50}	P_{95}
3	127	7	12,5	116	126	136	126	9	12,4	112	125	143
4	131	7	12,2	119	129	146	126	7	11,8	114	125	137
5	136	10	11,8	120	135	152	133	10	11,6	116	132	148
6	142	9	11,8	124	143	154	138	10	11,5	123	138	152
7	147	12	11,6	132	144	166	140	9	11,2	129	139	152
8	149	9	11,4	134	148	159	143	10	11,0	126	142	159
9	153	10	11,1	133	151	167	152	13	11,1	136	150	177
10	160	14	11,2	143	158	190	161	14	11,3	138	158	178
11	161	13	11,1	143	159	185	158	13	10,7	139	156	178
12	169	15	11,0	136	168	190	172	14	10,8	147	171	197
13	179	15	11,1	159	176	202	173	15	10,8	150	173	198
14	182	18	11,0	156	180	216	179	13	11,0	159	176	199
15	186	16	10,8	158	185	210	181	12	11,1	161	178	200
16	193	17	11,1	171	193	221	182	12	11,1	162	179	212
17	196	18	11,3	171	196	230	182	16	11,1	161	180	218
18–19	199	19	11,3	171	198	234	182	17	11,0	160	180	220
20–24	209	20	11,8	172	207	241	176	18	11,1	149	174	220
25–29	220	24	12,5	176	218	258	180	19	11,3	148	180	222
30–34	220	23	12,7	177	219	258	190	21	11,8	150	186	230
35–39	227	24	13,2	189	225	267	190	23	11,9	151	187	235
40–44	234	23	13,5	198	232	278	194	25	12,0	160	191	239
45–49	239	23	14,0	202	240	277	203	24	12,6	167	200	247
50–54	240	23	14,1	202	240	280	207	22	13,0	176	205	249
55–59	241	24	14,2	199	240	280	208	25	13,1	170	205	249
60–64	242	23	14,3	194	240	282						
18–59	236	24	13,8	195	236	276	198	25	12,3	160	196	243

Größte Rumpftiefe unterhalb des Brustkorbs

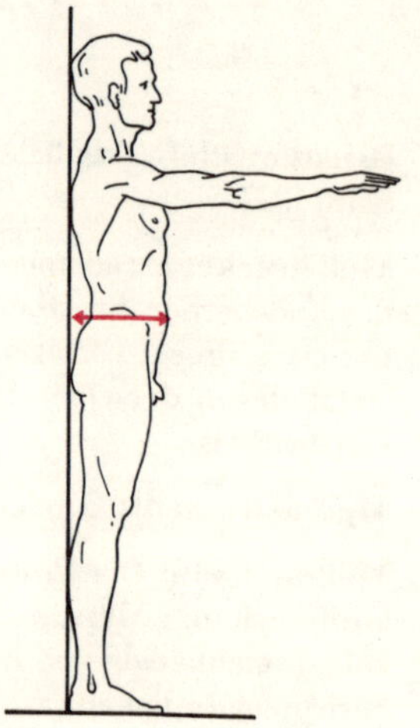

Größte Rumpftiefe unterhalb des Brustkorbs

Meßstrecke: horizontale Entfernung von einer Wand, an die sich der Proband mit dem Gesäß und beiden Schulterblättern anlehnt, zu dem Punkt der stärksten ventralen Vorwölbung des Bauches

Meßinstrument: Anthropometer

Meßmethode: Der Proband steht ruhig atmend aufrecht und berührt mit Fersen, Gesäß und Schulterblättern die Wand, auf die das horizontal zu haltende Anthropometer mit seinem Unterende aufgesetzt wird. Der Bauch des Probanden darf nicht eingezogen sein.

Alter in Jahren	Männlich						Weiblich					
	$\bar{x}$	s	% KpH	P_5	P_{50}	P_{95}	$\bar{x}$	s	% KpH	P_5	P_{50}	P_{95}
18–19	246	40	14,0	191	240	342	239	33	14,7	184	235	307
20–24	260	35	14,7	201	258	309	234	23	14,3	189	232	287
25–29	267	30	15,2	198	270	307	243	32	15,2	197	237	292
30–34	272	31	15,7	218	271	318	253	35	15,6	198	248	330
35–39	280	30	16,3	239	277	338	256	30	15,8	211	251	310
40–44	292	29	16,9	243	290	346	264	33	16,3	220	259	319
45–49	295	31	17,3	245	295	353	274	32	17,1	226	270	338
50–54	299	33	17,5	242	300	352	285	31	17,9	240	283	338
55–59	295	32	17,3	240	299	345	287	32	18,1	236	285	335
60–64	300	30	17,8	236	302	349						
18–59	292	33	17,0	237	292	346	270	35	16,8	216	267	330

Großer Brustumfang

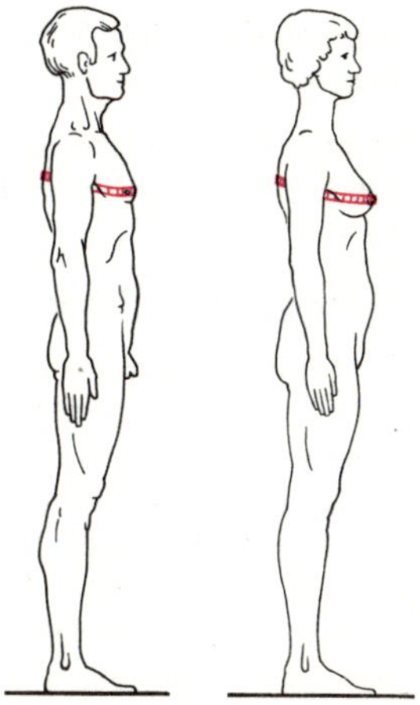

Großer Brustumfang

Meßstrecke: Umfang um den Rumpf in Höhe der unteren Schulterblattwinkel und der Brustwarzen

Meßinstrument: Maßband

Meßmethode: Der Proband steht ruhig atmend in Grundhaltung. Das Maßband wird an den unteren Schulterblattwinkeln angelegt, unter Einbeziehen derselben unter den Achselhöhlen hindurch nach vorn und über die Brustwarzen bzw. die nach ventral am weitesten vorspringenden Punkte der Brüste geführt und geschlossen. Dieser Brustumfang verläuft häufig nicht horizontal.

Alter in Jahren	Männlich						Weiblich					
	$\bar{x}$	s	% KpH	P_5	P_{50}	P_{95}	$\bar{x}$	s	% KpH	P_5	P_{50}	P_{95}
3	562	23	56,7	524	560	600	547	23	55,8	509	545	577
4	581	24	54,3	537	578	621	567	25	53,6	524	566	605
5	603	26	53,0	563	596	640	596	34	52,4	549	591	650
6	622	33	52,3	566	619	673	617	35	52,0	563	610	677
7	643	35	51,4	591	639	695	628	36	50,1	575	625	676
8	658	40	51,0	596	653	706	654	42	50,6	589	651	730
9	693	48	51,1	632	688	785	675	47	50,6	610	671	749
10	706	40	50,9	636	703	774	716	56	51,3	622	712	809
11	743	51	51,0	669	738	831	753	65	51,2	657	748	864
12	767	54	50,9	694	760	860	801	78	53,1	700	798	914
13	799	63	51,0	713	794	910	843	73	53,7	719	840	964
14	846	65	52,1	748	842	966	905	68	56,5	800	906	998
15	892	64	52,4	793	885	987	911	55	56,6	829	911	1 001
16	920	63	53,4	818	915	1 041	933	55	57,9	836	929	1 012
17	943	58	54,1	862	939	1 055	962	70	59,4	855	960	1 075
18–19	977	56	56,1	870	972	1 074	972	74	59,8	876	970	1 120
20–29	1 020	63	58,9	928	1 012	1 130	994	74	61,7	889	982	1 143
30–39	1 046	68	60,9	944	1 042	1 162	1 024	81	64,0	909	1 010	1 182
40–49	1 055	64	61,9	942	1 052	1 162	1 062	95	67,0	929	1 050	1 230
50–59	1 055	74	62,8	934	1 050	1 185	1 098	99	70,4	945	1 092	1 272
18–59	1 038	70	60,5	921	1 036	1 151	1 043	97	64,9	881	1 040	1 199

Anthropologischer Brustumfang

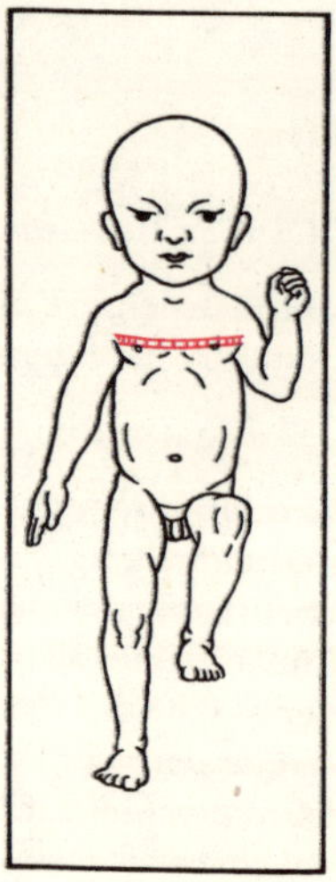

Anthropologischer Brustumfang (Brustumfang nach Martin) [61]

Meßstrecke: Umfang um den Rumpf direkt unterhalb der unteren Schulterblattwinkel und oberhalb der Brustwarzen

Meßinstrument: Maßband

Meßmethode: Das Kind liegt auf dem Rücken. Das Maßband wird unter geringem Anheben des Rumpfes direkt unterhalb der unteren Schulterblattwinkel angelegt, unter den Achselhöhlen hindurch nach vorn geführt und direkt oberhalb der Brustwarzen geschlossen. Während der Messung wird der Rumpf des Kindes auf der Unterlage fixiert. Die Messung erfolgt im Moment der Ruhe zwischen Ein- und Ausatmung.

Alter in Tagen bzw. Monaten	Männlich							Weiblich						
	$\bar{x}$	s	Minimum	Maximum	P_5	P_{50}	P_{95}	$\bar{x}$	s	Minimum	Maximum	P_5	P_{50}	P_{95}
5	329	15	298	362	303	332	352	326	15	293	364	300	326	345
14	340	16	312	382	316	338	370	334	14	302	365	310	335	356
1	361	15	326	396	338	360	388	352	14	322	400	334	351	378
2	394	18	350	441	366	395	422	383	14	353	415	358	382	408
3	413	17	368	467	384	414	438	401	15	365	433	374	402	426
4	425	20	378	483	388	427	456	415	16	373	467	392	415	439
5	436	19	388	490	404	432	471	425	17	373	460	397	429	449
6	442	18	402	496	414	444	470	434	16	392	467	408	437	458
7	449	18	409	500	422	446	488	443	16	401	475	411	443	466
8	456	18	414	499	428	453	493	447	18	395	490	419	446	476
9	459	18	413	502	432	458	493	450	19	403	494	422	451	473
10	462	20	406	512	433	461	499	452	17	403	498	426	453	483
11	464	18	420	503	434	463	497	458	19	402	503	425	459	485
12	469	19	433	512	436	467	502	461	18	404	503	428	463	492
15	483	19	440	521	453	483	517	475	18	422	528	450	475	498
18	494	19	458	542	468	493	532	487	16	437	517	460	486	515
21	504	22	460	565	473	502	543	496	20	448	540	467	494	525
24	506	18	468	542	473	504	542	498	21	431	533	456	501	528
30	510	19	482	557	488	506	548	504	22	452	552	472	505	547
36	523	20	495	568	495	518	568	504	13	486	532	486	504	525

Anthropologischer Brustumfang

Anthropologischer Brustumfang (Brustumfang nach Martin) [61]

Meßstrecke: Umfang um den Rumpf direkt unterhalb der unteren Schulterblattwinkel und oberhalb der Brustwarzen bzw. in Höhe des Brustansatzes

Meßinstrument: Maßband

Meßmethode: Der Proband steht ruhig atmend in Grundhaltung. Das Maßband wird direkt unterhalb der unteren Schulterblattwinkel angelegt, möglichst hoch unter den Achselhöhlen hindurch nach vorn geführt und bei Kindern und Männern direkt oberhalb der Brustwarzen, bei Frauen in Höhe des Brustdrüsenansatzes vorn geschlossen. Es handelt sich also bei Männern und Frauen um eine unterschiedliche Meßstrecke, die häufig nicht horizontal verläuft.

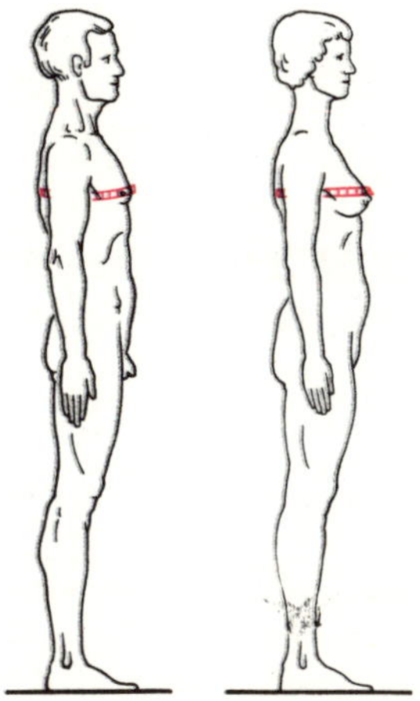

Alter in Jahren	Männlich						Weiblich					
	$\bar{x}$	s	% KpH	P_5	P_{50}	P_{95}	$\bar{x}$	s	% KpH	P_5	P_{50}	P_{95}
3	535	29	52,4	491	535	572	520	27	51,4	482	514	567
4	552	34	51,1	510	542	598	523	28	48,8	484	517	568
5	571	39	49,2	525	567	625	556	31	48,3	512	552	609
6	585	30	49,0	537	587	626	569	45	47,1	510	564	638
7	605	36	47,7	540	606	654	589	40	46,7	537	583	667
8	624	27	47,8	573	624	664	603	47	46,3	545	594	681
9	644	36	47,6	607	646	697	633	42	46,2	571	629	699
10	674	48	47,6	624	671	770	662	51	46,5	570	659	733
11	684	44	46,9	632	676	768	694	56	46,8	598	698	761
12	719	58	46,8	653	713	804	730	50	47,2	642	733	789
13	767	68	48,1	652	775	863	757	56	47,4	664	753	829
14	801	69	48,6	694	803	920	794	46	48,9	723	795	857
15	842	56	49,1	734	839	933	799	45	49,6	725	800	869
16	878	54	51,1	774	871	977	809	52	50,3	739	808	891
17	899	57	51,4	819	897	992	813	58	50,3	742	810	913
18–19	914	55	51,9	823	911	1000	824	62	51,7	745	819	938
20–29	937	60	53,2	858	935	1049	829	65	52,2	756	837	964
30–39	953	66	55,0	866	958	1066	867	74	54,2	765	858	995
40–49	969	62	56,8	875	963	1071	890	78	56,1	782	885	1010
50–59	965	69	57,4	863	963	1071	903	79	57,8	788	902	1022
18–59	955	66	55,6	851	952	1053	873	76	54,3	750	870	991

Horizontaler Brustumfang

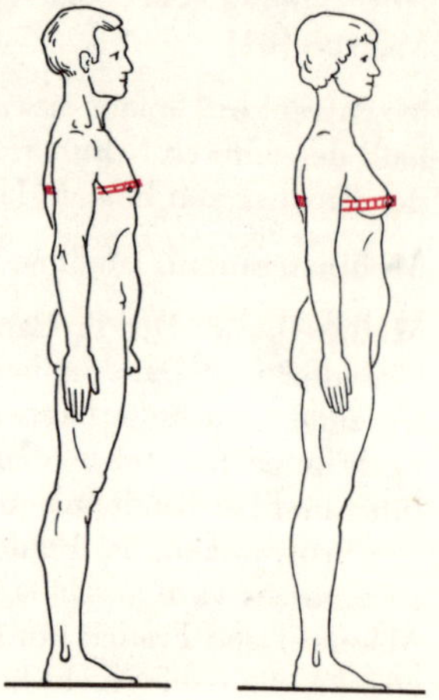

Horizontaler Brustumfang

Meßstrecke: horizontaler Umfang um den Rumpf in Höhe der Brustwarzen

Meßinstrument: Maßband

Meßmethode: Der Proband steht ruhig atmend in Grundhaltung. Das Maßband wird am Rücken angelegt, horizontal nach vorn geführt und in Höhe der Brustwarzen bzw. der nach ventral am weitesten vorspringenden Punkte der Brust geschlossen.

Alter in Jahren	Männlich						Weiblich					
	$\bar{x}$	s	% KpH	P_5	P_{50}	P_{95}	$\bar{x}$	s	% KpH	P_5	P_{50}	P_{95}
3	559	28	54,7	517	555	601	550	27	54,4	503	542	599
4	573	33	53,1	528	564	622	555	28	51,8	510	547	609
5	593	37	51,1	542	587	643	586	28	50,9	540	585	630
6	606	27	50,7	552	610	644	599	43	49,4	532	588	678
7	628	33	49,4	568	636	671	620	42	49,2	561	610	713
8	648	24	49,4	609	650	679	640	52	49,2	580	630	730
9	682	27	49,6	639	677	731	671	45	48,9	605	664	763
10	711	48	49,4	641	698	800	706	57	49,5	603	700	799
11	712	44	48,8	656	702	804	727	72	49,0	621	706	850
12	746	56	48,7	674	730	832	807	66	52,2	688	815	907
13	807	72	49,9	678	805	910	845	70	52,8	730	850	947
14	845	75	50,7	721	846	959	884	58	55,7	768	888	979
15	873	59	50,9	771	862	969	899	60	55,2	744	885	969
16	929	66	53,5	808	905	1027	898	71	54,9	764	883	996
17	931	69	53,8	802	915	1028	900	72	54,9	778	896	1014
18–19	932	67	53,9	805	910	1032	900	68	55,0	785	892	1025
20–24	956	68	54,1	808	940	1060	901	70	55,1	786	890	1040
25–29	987	79	56,3	810	988	1110	922	86	57,7	795	895	1090
30–34	1000	72	57,9	885	989	1110	950	99	58,9	805	930	1140
35–39	1011	76	58,8	890	1000	1145	951	88	58,7	820	935	1140
40–44	1031	70	59,4	925	1025	1145	970	87	59,9	842	960	1111
45–49	1030	70	60,2	912	1030	1150	994	91	62,0	860	988	1140
50–54	1030	70	60,4	915	1030	1138	1013	85	63,5	872	1007	1159
55–59	1021	68	60,1	905	1020	1140	1007	89	63,4	868	1013	1135
60–64	1023	69	60,6	894	1022	1148						
18–59	1022	73	59,6	900	1020	1140	980	93	61,0	840	973	1140

Brustkorbumfang

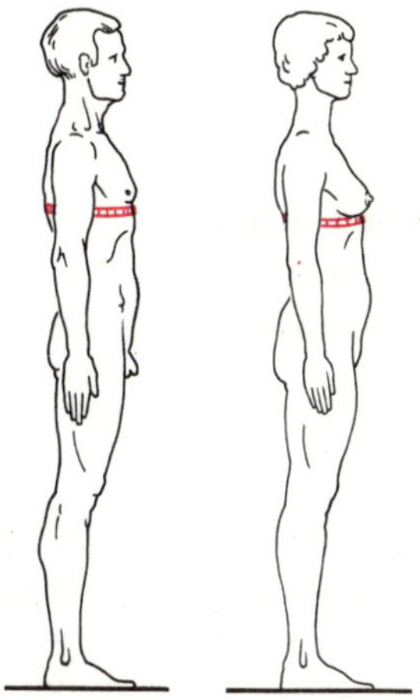

Brustkorbumfang (Unterbrustumfang, Thoraxumfang)

Meßstrecke: horizontaler Umfang um den Rumpf in Höhe des unteren knöchernen Brustbeinrandes *(Xiphoidale)*

Meßinstrument: Maßband

Meßmethode: Der Proband steht ruhig atmend in Grundhaltung. Das Maßband wird am Rücken angelegt, horizontal nach vorn geführt und in Höhe des knöchernen Brustbeinunterrandes geschlossen.

Alter in Jahren	Männlich						Weiblich					
	$\bar{x}$	s	% KpH	P_5	P_{50}	P_{95}	$\bar{x}$	s	% KpH	P_5	P_{50}	P_{95}
3	524	23	51,3	486	524	562	516	23	50,9	478	516	554
4	539	24	49,9	500	539	578	528	25	49,3	487	528	569
5	557	28	48,0	511	557	603	552	26	48,0	509	552	595
6	566	32	47,3	514	566	618	558	30	46,1	509	558	607
7	592	36	46,5	533	592	651	579	35	45,9	522	579	636
8	610	42	46,5	541	610	679	601	39	46,2	537	601	665
9	631	50	45,8	549	631	713	623	49	45,4	543	623	703
10	660	54	45,8	571	660	749	647	55	45,3	557	647	737
11	683	52	46,8	598	683	768	682	58	46,0	587	682	777
12	718	54	46,8	629	718	807	720	57	45,4	627	720	813
13	741	56	45,9	649	741	833	744	53	46,5	657	744	831
14	790	61	47,4	690	790	890	761	54	46,9	672	761	850
15	828	58	48,3	733	828	923	769	59	47,2	672	769	866
16	847	62	48,8	745	847	949	773	58	47,3	678	773	868
17	869	65	49,4	762	869	976	775	58	47,3	680	775	870
18–19	899	68	51,0	770	870	1 010	783	60	48,5	679	785	890
20–24	921	67	52,2	788	920	1 030	787	67	46,9	660	760	887
25–29	956	70	54,5	800	960	1 065	791	71	49,5	690	775	922
30–34	968	71	56,1	842	960	1 070	818	88	50,8	690	802	980
35–39	979	75	56,9	865	973	1 100	822	76	50,7	716	800	992
40–44	999	73	57,6	885	995	1 130	840	78	51,9	730	825	970
45–49	997	72	58,3	875	995	1 115	869	83	54,1	751	856	1 012
50–54	1 002	70	58,8	892	1 000	1 115	884	74	55,4	764	880	1 010
55–59	995	68	58,6	869	995	1 105	881	80	55,5	750	872	1 020
60–64	993	69	58,8	865	985	1 129						
18–59	991	73	57,9	870	990	1 111	852	84	53,0	730	840	1 000

Taillenumfang

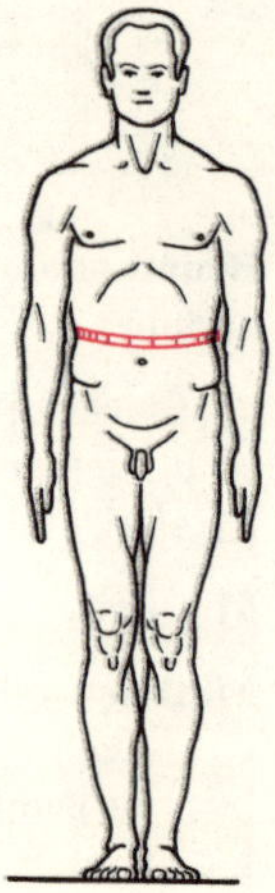

Taillenumfang (kleinster Umfang oberhalb der Hüfte) [62]

Meßstrecke: horizontaler Umfang um den Rumpf in Höhe der stärksten medialen Einziehung der Rumpfseitenkontur zwischen Darmbeinkamm und unterem Rippenbogen

Meßinstrument: Maßband

Meßmethode: Der Proband steht ruhig atmend in Grundhaltung. Das Maßband wird im Rücken angelegt, horizontal nach vorn geführt und geschlossen.

Alter in Jahren	Männlich						Weiblich					
	$\bar{x}$	s	% KpH	P_5	P_{50}	P_{95}	$\bar{x}$	s	% KpH	P_5	P_{50}	P_{95}
3	520	29	50,9	462	520	558	509	37	50,3	450	502	584
4	522	32	48,3	487	518	572	512	45	47,6	434	501	585
5	535	40	46,0	489	530	592	523	31	45,4	478	519	572
6	542	29	45,4	495	544	590	530	45	43,8	471	528	609
7	557	35	43,8	505	555	614	555	48	44,0	498	548	661
8	565	24	43,1	518	561	600	565	51	43,3	496	559	654
9	593	36	43,1	520	590	654	589	44	42,9	526	584	650
10	616	51	42,8	547	615	714	621	58	43,5	527	617	718
11	619	46	42,4	558	610	710	611	53	41,2	535	605	687
12	639	40	41,7	574	635	692	650	52	42,0	572	644	729
13	693	60	42,9	608	688	773	661	56	41,4	569	658	755
14	707	62	42,5	616	699	829	692	48	42,7	610	686	778
15	736	55	43,0	648	730	814	686	49	42,1	612	688	761
16	766	84	44,1	680	758	900	689	59	42,1	590	687	784
17	783	87	44,5	635	778	921	691	62	42,2	584	686	788
18–19	815	86	46,2	645	808	970	701	62	43,3	583	695	807
20–24	847	82	48,0	680	855	978	713	65	43,5	610	700	883
25–29	882	87	50,3	692	891	1010	742	89	46,4	618	735	950
30–34	904	86	52,4	735	900	1030	780	99	48,4	640	770	985
35–39	922	86	53,6	782	916	1088	779	93	48,0	646	775	966
40–44	952	88	54,9	808	948	1115	797	97	49,2	670	795	960
45–49	958	94	56,0	805	950	1115	832	98	51,8	681	828	1020
50–54	969	93	56,9	810	967	1110	861	95	54,0	710	860	1025
55–59	960	84	56,5	810	958	1100	855	102	53,9	705	848	1030
60–64	965	82	57,2	798	959	1105						
18–59	949	94	55,4	791	946	1105	816	104	50,8	667	811	1000

Größter Hüftumfang

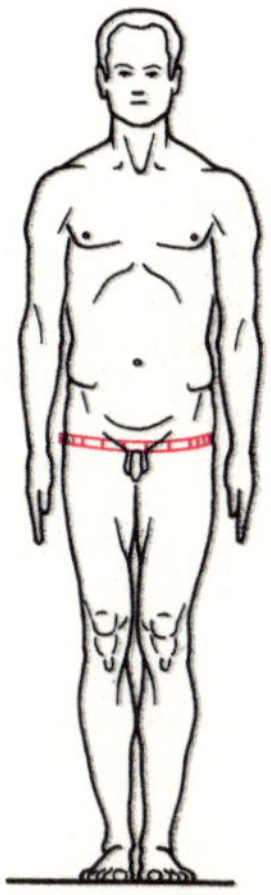

Größter Hüftumfang [64(1)]

Meßstrecke: horizontaler Umfang um den Rumpf in Höhe der stärksten Wölbung des Gesäßes nach hinten

Meßinstrument: Maßband

Meßmethode: Der Proband steht in Grundhaltung. Das Maßband wird an der Stelle der stärksten Wölbung des Gesäßes nach hinten angelegt und horizontal nach vorn geführt.

Alter in Jahren	Männlich						Weiblich					
	$\bar{x}$	s	% KpH	P_5	P_{50}	P_{95}	$\bar{x}$	s	% KpH	P_5	P_{50}	P_{95}
3	558	34	54,4	504	559	619	565	37	55,8	510	561	624
4	577	35	53,4	528	572	635	569	35	53,1	508	566	627
5	601	44	51,7	543	595	667	611	36	53,1	560	607	677
6	608	39	50,9	546	594	672	630	52	52,0	546	623	745
7	645	44	50,7	570	637	714	659	53	52,2	591	644	773
8	662	27	50,5	616	652	704	680	55	52,2	590	675	790
9	707	35	51,3	643	700	765	717	52	52,2	626	714	790
10	730	55	50,7	650	718	828	764	63	53,6	644	757	863
11	737	55	50,3	655	729	832	777	60	52,4	684	762	862
12	780	50	50,9	696	774	865	846	58	54,7	739	843	937
13	839	63	51,9	710	828	950	877	69	54,9	768	879	993
14	862	67	51,8	744	866	967	943	48	58,1	869	944	1 012
15	908	58	53,0	808	890	992	943	42	57,9	868	951	1 019
16	932	70	53,7	835	914	1 076	948	59	58,2	855	952	1 049
17	942	76	54,0	829	940	1 128	950	64	58,3	848	953	1 058
18–19	955	70	54,2	820	938	1 134	952	62	58,2	860	951	1 063
20–24	964	74	54,6	803	968	1 040	952	55	58,1	870	950	1 068
25–29	982	60	56,0	830	988	1 080	981	77	61,3	878	963	1 110
30–34	995	61	57,6	890	995	1 092	1 000	92	62,1	882	980	1 198
35–39	988	60	57,5	900	980	1 100	1 001	73	61,7	890	991	1 132
40–44	1 010	57	58,2	920	1 010	1 100	1 007	82	62,2	885	993	1 150
45–49	1 001	57	58,5	908	1 000	1 086	1 023	82	63,7	895	1 020	1 170
50–54	1 003	58	58,9	915	1 005	1 100	1 042	79	65,3	905	1 040	1 175
55–59	995	60	58,6	900	992	1 090	1 034	82	65,2	890	1 030	1 170
60–64	995	53	58,9	905	1 000	1 092						
18–59	999	59	58,3	905	1 000	1 093	1 017	83	63,3	890	1 010	1 160

Spannweite der Arme

Spannweite der Arme (Klafterweite über den Rükken) [17a]

Meßstrecke: maximale horizontale Entfernung der beiden am weitesten distal befindlichen Punkte der Mittelfingerbeeren *(Daktylia III)* voneinander bei seitwärts gestreckten Armen und Händen

Meßinstrument: Anthropometer

Meßmethode: Der Proband streckt beide Arme und Hände so weit wie möglich seitwärts horizontal aus, wobei die eine Mittelfingerspitze eine Wand berührt und die andere in den Raum weist. Das horizontal zu haltende Anthropometer wird im Rücken des Probanden in Armhöhe mit dem Unterende auf die Wand aufgesetzt.

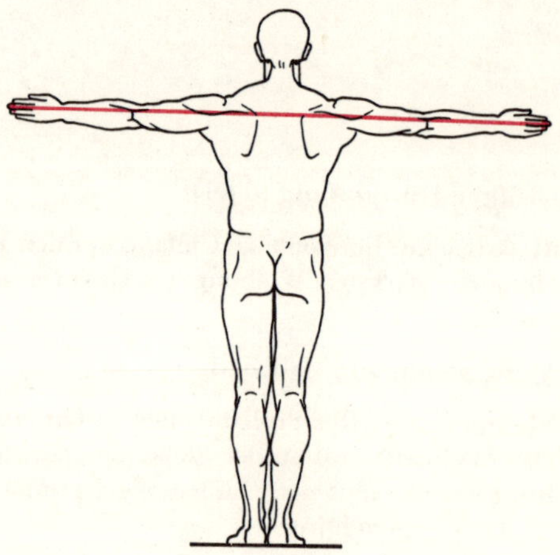

Alter in Jahren	Männlich						Weiblich					
	$\bar{x}$	s	% KpH	P_5	P_{50}	P_{95}	$\bar{x}$	s	% KpH	P_5	P_{50}	P_{95}
3	933	41	95,8	866	933	1 000	957	46	95,2	882	957	1 032
4	1 018	59	96,9	921	1 018	1 115	1 022	50	95,0	940	1 022	1 104
5	1 096	61	96,7	996	1 096	1 196	1 091	54	95,8	1 003	1 091	1 179
6	1 158	52	96,8	1 073	1 158	1 243	1 176	57	95,9	1 083	1 176	1 269
7	1 242	64	99,3	1 137	1 242	1 347	1 250	62	99,0	1 148	1 250	1 352
8	1 308	62	99,6	1 206	1 308	1 410	1 293	65	99,7	1 186	1 293	1 400
9	1 361	69	99,8	1 248	1 361	1 474	1 363	62	99,4	1 261	1 363	1 465
10	1 436	62	99,6	1 334	1 436	1 538	1 411	75	99,6	1 288	1 411	1 534
11	1 456	69	99,5	1 343	1 456	1 569	1 476	83	99,8	1 340	1 476	1 612
12	1 529	68	99,4	1 417	1 529	1 641	1 531	62	98,9	1 429	1 531	1 633
13	1 610	74	99,6	1 489	1 610	1 731	1 585	65	98,2	1 478	1 585	1 692
14	1 665	87	99,9	1 522	1 665	1 808	1 590	68	98,6	1 478	1 590	1 702
15	1 708	80	99,1	1 577	1 708	1 839	1 611	67	99,4	1 501	1 611	1 721
16	1 745	63	100,6	1 642	1 745	1 848	1 615	70	99,0	1 500	1 615	1 730
17	1 762	74	101,1	1 641	1 762	1 883	1 624	66	99,1	1 516	1 624	1 732
18–19	1 786	75	101,6	1 660	1 786	1 911	1 641	68	100,0	1 411	1 638	1 775
20–24	1 794	91	101,5	1 585	1 801	1 905	1 648	76	100,3	1 480	1 646	1 750
25–29	1 781	89	101,5	1 625	1 785	1 922	1 623	74	100,8	1 506	1 622	1 753
30–34	1 754	78	101,5	1 624	1 748	1 896	1 616	81	100,2	1 498	1 601	1 770
35–39	1 760	71	102,3	1 650	1 764	1 885	1 618	75	99,7	1 492	1 619	1 761
40–44	1 772	70	102,1	1 660	1 766	1 892	1 619	66	100,0	1 514	1 614	1 730
45–49	1 762	71	102,9	1 645	1 763	1 881	1 621	67	100,9	1 505	1 620	1 737
50–54	1 755	78	102,9	1 624	1 755	1 890	1 617	64	101,2	1 510	1 613	1 727
55–59	1 755	75	103,3	1 638	1 753	1 878	1 608	70	101,2	1 482	1 610	1 714
60–64	1 743	74	103,2	1 626	1 746	1 874						
18–59	1 760	75	102,6	1 640	1 761	1 885	1 616	70	100,5	1 503	1 614	1 735

Spannweite der Oberarme

Spannweite der Oberarme

Meßstrecke: maximale horizontale Entfernung der beiden Ellenbogenscheitelpunkte voneinander bei seitwärts gehobenen Oberarmen

Meßinstrument: Anthropometer

Meßmethode: Der Proband hebt aus der Grundhaltung heraus beide Arme horizontal zur Seite und winkelt die Unterarme mit den gestreckten Händen so an, daß die Mittelfingerspitzen beider Hände einander vor der Brust berühren. Beide Unterarme und beide gestreckten, mit den Handflächen zum Brustkorb gedrehten Hände bilden eine gemeinsame, annähernd horizontale Achse. Ein abgespreizter Ellenbogen berührt eine Wand, der andere weist in den Raum. Das horizontal zu haltende Anthropometer wird vor dem Probanden in Ellenbogenhöhe mit dem Unterende auf die Wand aufgesetzt.

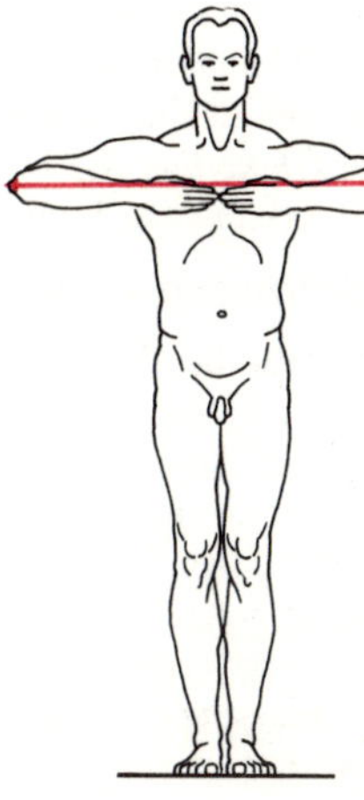

Alter in Jahren	Männlich						Weiblich					
	$\bar{x}$	s	% KpH	P_5	P_{50}	P_{95}	$\bar{x}$	s	% KpH	P_5	P_{50}	P_{95}
18–19	901	36	51,1	842	895	962	823	40	50,2	734	822	888
20–24	913	46	51,6	810	910	983	830	40	50,6	744	838	886
25–29	905	43	51,6	816	902	982	829	37	50,6	757	828	879
30–34	896	44	51,3	811	895	975	818	40	50,8	760	807	889
35–39	893	35	51,9	840	893	946	821	40	50,6	758	820	890
40–44	901	38	51,9	836	898	965	819	37	50,5	756	821	878
45–49	895	39	52,3	833	897	958	819	35	51,0	762	815	877
50–54	894	40	52,4	830	895	962	817	36	51,1	757	819	882
55–59	894	38	52,6	827	894	956	810	39	51,0	746	810	876
60–64	885	39	52,4	830	887	956						
18–59	895	39	52,2	833	895	961	817	38	50,8	757	816	881

Reichweite nach vorn

Reichweite nach vorn (Schulterblatt-Fingerspitzen-Abstand)

Meßstrecke: horizontale Entfernung von einer Wand, an die sich der Proband mit dem Gesäß und beiden Schulterblättern anlehnt, zu dem am weitesten distal befindlichen Punkt der rechten Mittelfingerbeere *(Daktylion III)* bei horizontaler Streckung des rechten Armes und der Hand nach vorn

Meßinstrument: Anthropometer

Meßmethode: Der Proband steht aufrecht und berührt mit Fersen, Gesäß und Schulterblättern die Wand, auf die das horizontal zu haltende Anthropometer mit seinem Unterende aufgesetzt wird. Rechter Arm und Hand sind maximal horizontal nach vorn gestreckt, wobei die Schulterblätter den Kontakt zur Wand nicht verlieren dürfen. Die Finger der rechten Hand liegen aneinander, die Handfläche weist nach unten.

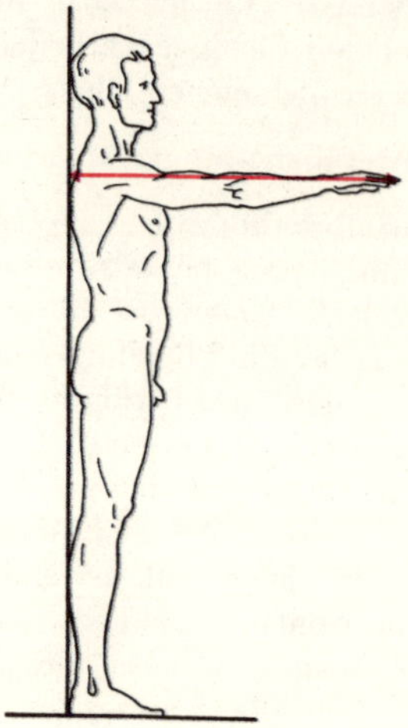

Alter in Jahren	Männlich						Weiblich					
	$\bar{x}$	s	% KpH	P_5	P_{50}	P_{95}	$\bar{x}$	s	% KpH	P_5	P_{50}	P_{95}
3	476	35	46,6	419	476	533	475	25	46,9	434	475	516
4	515	34	47,6	459	515	571	512	31	47,8	461	512	563
5	549	33	47,3	495	549	603	542	32	47,1	490	542	594
6	572	23	47,8	534	572	610	574	31	47,5	523	574	625
7	598	46	47,6	523	598	673	599	31	47,5	548	599	650
8	618	38	47,6	556	618	680	619	39	47,5	555	619	683
9	657	44	47,6	585	657	729	646	40	47,1	580	646	712
10	684	52	47,5	599	684	769	672	41	47,1	605	672	739
11	692	44	47,4	620	692	764	682	44	46,0	610	682	754
12	724	44	47,2	652	724	796	707	40	45,7	641	707	773
13	761	54	47,1	672	761	850	733	35	45,8	676	733	790
14	780	44	47,2	708	780	852	757	36	46,7	698	757	816
15	815	46	47,5	740	815	890	765	44	47,0	693	765	837
16	835	45	48,1	761	835	909	775	44	47,4	703	775	847
17	853	49	48,5	773	853	933	782	43	47,7	711	782	853
18–19	860	48	48,8	780	858	958	787	42	47,9	695	784	856
20–24	863	48	48,8	775	863	950	787	39	48,1	710	787	867
25–29	862	43	48,9	779	864	937	788	36	48,3	704	789	862
30–34	863	39	49,7	801	860	931	789	41	48,8	706	790	855
35–39	844	43	48,8	788	840	901	791	40	48,7	731	791	873
40–44	855	39	49,7	796	851	921	793	37	48,9	736	793	856
45–49	861	38	50,3	798	861	925	798	37	49,7	741	796	860
50–54	860	40	50,4	796	860	927	799	36	50,1	736	798	861
55–59	859	42	50,6	792	858	937	796	37	50,1	730	795	857
60–64	856	40	50,7	780	853	921						
18–59	859	40	50,1	796	858	927	794	38	49,4	732	793	859

Greifweite nach vorn

Greifweite nach vorn (Schulterblatt-Mittelhand-Abstand)

Meßstrecke: horizontale Entfernung von einer Wand, an die sich der Proband mit dem Gesäß und beiden Schulterblättern anlehnt, zu dem am weitesten distal befindlichen Punkt des proximalen Endes des rechten Mittelfingergrundgliedes *(Phalangion III)* bei zur Faust geschlossener Hand und horizontal nach vorn gestrecktem Arm

Meßinstrument: Anthropometer

Meßmethode: Der Proband steht aufrecht und berührt mit Fersen, Gesäß und Schulterblättern die Wand, auf die das horizontal zu haltende Anthropometer mit seinem Unterende aufgesetzt wird. Der rechte Arm ist maximal horizontal nach vorn gestreckt, wobei die Schulterblätter den Kontakt zur Wand nicht verlieren dürfen. Die rechte Hand bildet mit nach unten weisender Handfläche die Verlängerung der Armachse. Die Hand ist zur Faust geschlossen.

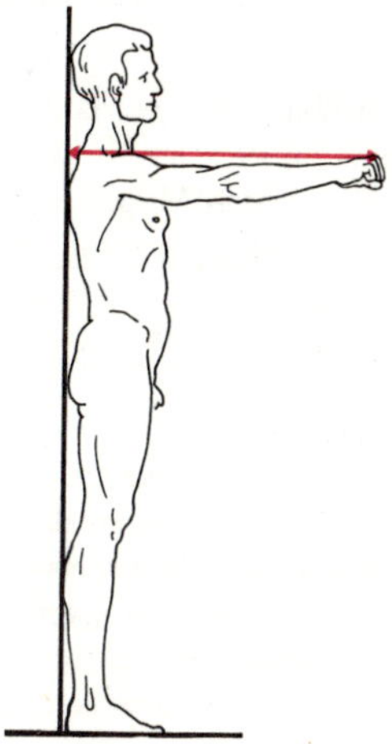

Alter in Jahren	Männlich						Weiblich					
	$\bar{x}$	s	% KpH	P_5	P_{50}	P_{95}	$\bar{x}$	s	% KpH	P_5	P_{50}	P_{95}
3	439	29	43,3	391	439	487	429	28	42,3	383	429	475
4	473	32	43,3	421	473	525	460	31	42,6	409	460	511
5	496	33	42,9	442	496	550	485	32	42,3	433	485	537
6	524	24	43,6	485	524	563	515	31	42,6	464	515	566
7	556	37	43,4	495	556	617	539	31	42,7	488	539	590
8	571	36	43,6	512	571	630	556	39	42,7	492	556	620
9	606	41	44,1	539	606	673	588	40	42,9	522	588	654
10	621	38	43,2	559	621	683	619	42	43,4	550	619	688
11	637	41	44,3	570	637	704	643	40	43,4	577	643	709
12	680	42	44,4	611	680	749	664	33	43,0	610	664	718
13	717	48	44,1	638	717	796	676	36	42,4	617	676	735
14	738	46	44,0	663	738	813	681	35	42,3	624	681	738
15	743	45	43,4	669	743	817	684	34	42,3	628	684	740
16	764	42	43,8	695	764	833	687	37	42,3	626	687	748
17	766	44	43,5	694	766	838	688	39	42,6	625	688	751
18–19	767	41	43,4	720	766	860	690	37	42,8	629	690	751
20–24	768	42	43,5	668	768	883	694	36	42,8	630	695	771
25–29	768	41	43,5	677	768	823	698	34	43,1	626	699	746
30–34	767	37	44,2	710	765	831	700	38	43,4	630	701	765
35–39	752	38	43,5	700	750	801	705	36	43,4	652	704	773
40–44	761	36	44,2	704	760	823	707	34	43,6	651	706	762
45–49	764	35	44,6	710	763	822	710	35	44,3	653	710	769
50–54	763	36	44,8	702	762	822	710	34	44,5	653	710	769
55–59	762	39	44,9	702	759	835	707	34	44,5	650	707	770
60–64	759	35	45,0	707	754	809						
18–59	763	37	44,5	704	761	824	706	35	43,9	650	706	767

Bequeme Reichweite nach oben

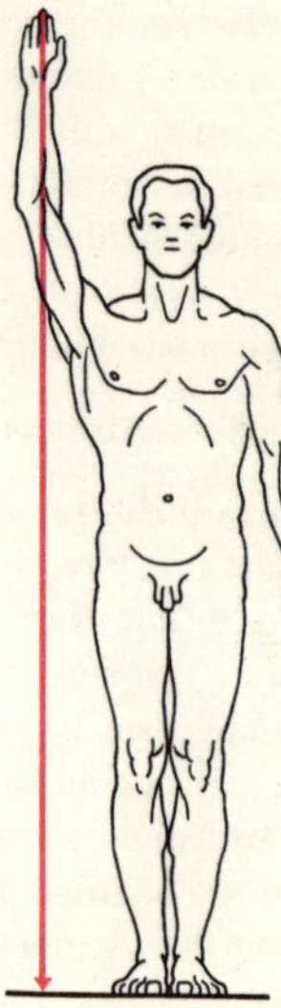

Bequeme Reichweite nach oben (bequeme Reichhöhe)

Meßstrecke: vertikale Entfernung von der Standfläche zu dem am weitesten distal befindlichen Punkt der rechten Mittelfingerbeere *(Daktylion III)* bei lockerer Streckung von rechtem Arm und Hand nach oben

Meßinstrument: Anthropometer

Meßmethode: Der Proband hebt aus der Grundhaltung heraus den locker gestreckten rechten Arm über die Vorhalte bis in die Senkrechte, ohne dabei die Wirbelsäule seitwärts abzubiegen. Die rechte Hand ist mit nach vorn weisender Handfläche und aneinanderliegenden Fingern in der Verlängerung der Unterarmachse locker gestreckt; Messung von vorn.

Alter in Jahren	Männlich						Weiblich					
	$\bar{x}$	s	% KpH	P_5	P_{50}	P_{95}	$\bar{x}$	s	% KpH	P_5	P_{50}	P_{95}
18–19	2212	90	125,3	2010	2214	2352	2047	90	125,0	1842	2050	2195
20–24	2219	90	125,4	2013	2220	2355	2051	91	125,2	1831	2058	2185
25–29	2204	92	125,6	2022	2206	2340	2034	74	124,8	1870	2031	2183
30–34	2181	83	125,6	2036	2175	2335	2017	89	125,1	1865	2008	2176
35–39	2171	95	125,6	2011	2164	2320	2023	82	124,6	1893	2020	2156
40–44	2163	84	125,7	2031	2160	2290	2022	75	124,8	1911	2024	2150
45–49	2158	83	126,0	2019	2158	2295	2010	79	125,2	1882	2005	2135
50–54	2147	88	125,9	2003	2145	2290	2004	73	125,5	1890	1995	2120
55–59	2145	89	126,2	2007	2145	2285	1990	82	125,3	1857	1985	2109
60–64	2116	89	125,3	1960	2120	2260						
18–59	2158	89	125,8	2015	2156	2307	2011	80	125,1	1884	2008	2147

Bequeme Greifweite nach oben

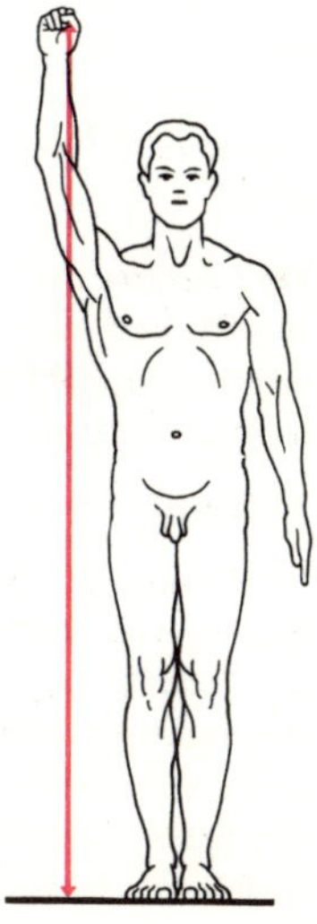

Bequeme Greifweite nach oben (bequeme Greifhöhe)

Meßstrecke: errechnete vertikale Entfernung von der Standfläche zu dem am weitesten distal befindlichen Punkt des proximalen Endes des rechten Mittelfingergrundgliedes *(Phalangion III)* bei zur Faust geschlossener Hand und locker nach oben gestrecktem Arm

Methode: Differenz zwischen der bequemen Reichweite nach oben und der aus der Differenz zwischen der Reichweite nach vorn und der Greifweite nach vorn resultierenden dorsalen Mittelfingerlänge

Alter in Jahren	Männlich						Weiblich					
	$\bar{x}$	s	% KpH	P_5	P_{50}	P_{95}	$\bar{x}$	s	% KpH	P_5	P_{50}	P_{95}
18–19	2107	86	120,3	1966	2107	2248	1943	81	119,3	1810	1943	2076
20–24	2126	87	120,6	1983	2126	2269	1964	83	119,5	1828	1964	2100
25–29	2110	87	120,2	1967	2110	2253	1939	76	119,7	1814	1939	2064
30–34	2079	87	119,8	1936	2079	2222	1931	84	119,8	1793	1931	2069
35–39	2069	81	119,7	1936	2069	2202	1937	78	119,4	1809	1937	2065
40–44	2065	82	119,9	1931	2065	2199	1936	73	119,4	1816	1936	2056
45–49	2061	83	120,4	1925	2061	2197	1922	76	119,8	1797	1922	2047
50–54	2050	85	120,2	1911	2050	2189	1915	73	119,9	1795	1915	2035
55–59	2048	85	120,5	1909	2048	2187	1901	78	119,7	1773	1901	2029
60–64	2019	85	119,5	1880	2019	2158						
18–59	2062	86	120,2	1921	2062	2203	1924	77	119,7	1798	1924	2050

Gestreckte Reichweite nach oben

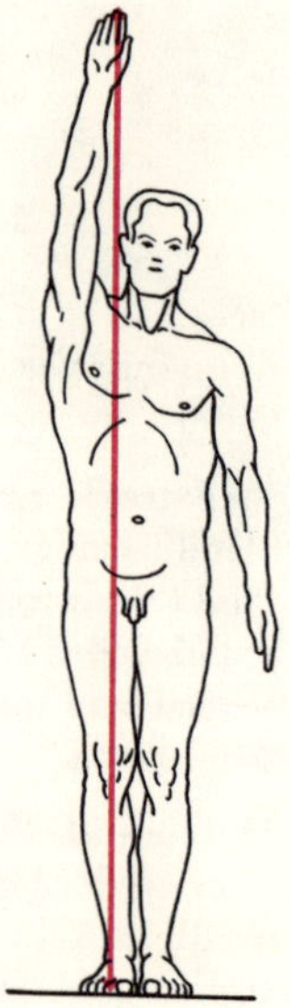

Gestreckte Reichweite nach oben (gestreckte Reichhöhe)

Meßstrecke: vertikale Entfernung von der Standfläche zu dem am weitesten distal befindlichen Punkt der rechten Mittelfingerbeere *(Daktylion III)* bei straffer Streckung von Arm und Hand nach oben

Meßinstrument: Anthropometer

Meßmethode: Der Proband hebt aus der Grundhaltung heraus den straff gestreckten rechten Arm über die Vorhalte in die Senkrechte und schiebt durch Dehnung der rechten Körperseite die Mittelfingerspitze der gestreckten rechten Hand so weit wie möglich nach oben; beide Füße stehen dabei voll auf dem Boden; Messung von vorn.

Alter in Jahren	Männlich						Weiblich					
	$\bar{x}$	s	% KpH	P_5	P_{50}	P_{95}	$\bar{x}$	s	% KpH	P_5	P_{50}	P_{95}
3	1195	46	121,3	1120	1195	1270	1216	58	122,1	1121	1216	1311
4	1319	65	123,8	1212	1319	1426	1315	67	123,1	1205	1315	1425
5	1427	80	124,1	1296	1427	1558	1413	70	124,7	1298	1413	1528
6	1512	68	125,0	1400	1512	1624	1481	77	124,6	1355	1481	1607
7	1624	81	128,2	1491	1624	1757	1610	76	127,5	1485	1610	1735
8	1697	78	128,8	1569	1697	1825	1684	82	129,1	1550	1684	1818
9	1765	78	128,8	1637	1765	1893	1772	75	128,7	1649	1772	1895
10	1864	94	129,6	1710	1864	2018	1854	88	129,2	1710	1854	1998
11	1913	92	129,9	1762	1913	2064	1909	99	129,9	1747	1909	2071
12	1955	95	127,3	1799	1955	2111	1928	89	124,9	1782	1928	2074
13	2077	87	127,8	1934	2077	2220	2007	93	126,1	1854	2007	2160
14	2114	98	127,1	1940	2114	2288	2054	84	126,1	1916	2054	2192
15	2196	92	127,5	2045	2196	2347	2069	68	126,6	1957	2069	2181
16	2238	82	127,2	2104	2238	2372	2083	92	126,2	1932	2083	2234
17	2261	92	126,7	2110	2261	2412	2090	88	126,2	1946	2090	2234
18–19	2275	90	129,1	2100	2271	2407	2094	89	128,2	1930	2100	2245
20–24	2285	93	129,2	2087	2288	2410	2103	88	128,4	1935	2110	2256
25–29	2272	99	129,4	2066	2274	2415	2091	80	128,6	1924	2088	2230
30–34	2243	86	129,2	2114	2239	2388	2070	87	128,4	1922	2055	2225
35–39	2233	99	129,2	2041	2228	2405	2073	86	127,7	1935	2062	2216
40–44	2227	88	129,4	2073	2226	2371	2070	77	127,7	1931	2070	2204
45–49	2214	84	129,3	2070	2215	2350	2056	79	128,1	1932	2050	2195
50–54	2204	92	129,3	2059	2200	2355	2052	76	128,5	1918	2049	2180
55–59	2201	94	129,4	2050	2196	2357	2040	83	128,4	1914	2040	2170
60–64	2172	87	128,6	2023	2172	2322						
18–59	2217	93	129,3	2065	2215	2370	2060	82	128,1	1927	2056	2201

Gestreckte Greifweite nach oben

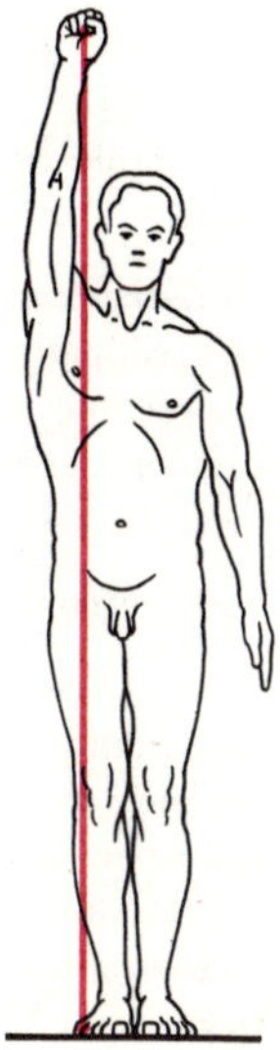

Gestreckte Greifweite nach oben (gestreckte Greifhöhe)

Meßstrecke: errechnete vertikale Entfernung von der Standfläche zu dem am weitesten distal befindlichen Punkt des proximalen Endes des rechten Mittelfingergrundgliedes *(Phalangion III)* bei zur Faust geschlossener Hand und straff nach oben gestrecktem Arm

Methode: Differenz zwischen der gestreckten Reichweite nach oben und der aus der Differenz zwischen der Reichweite nach vorn und der Greifweite nach vorn resultierenden dorsalen Mittelfingerlänge

Alter in Jahren	Männlich						Weiblich					
	$\bar{x}$	s	% KpH	P_5	P_{50}	P_{95}	$\bar{x}$	s	% KpH	P_5	P_{50}	P_{95}
3	1144	46	111,9	1069	1144	1219	1163	54	114,8	1074	1163	1252
4	1263	64	116,8	1158	1263	1368	1259	62	117,4	1157	1259	1361
5	1368	73	117,8	1248	1368	1488	1353	68	117,5	1241	1353	1465
6	1450	70	121,2	1335	1450	1565	1417	76	117,1	1292	1417	1542
7	1536	79	120,8	1406	1536	1666	1529	76	121,3	1404	1529	1654
8	1607	78	122,6	1479	1607	1735	1603	80	123,1	1472	1603	1734
9	1678	78	122,3	1550	1678	1806	1690	76	123,2	1565	1690	1815
10	1772	91	123,1	1623	1772	1921	1769	84	124,0	1631	1769	1907
11	1821	89	124,8	1675	1821	1967	1820	88	122,7	1676	1820	1964
12	1847	93	121,5	1694	1847	2000	1828	86	118,2	1687	1828	1969
13	1965	85	121,7	1826	1965	2104	1897	87	118,6	1754	1897	2040
14	2001	92	121,2	1850	2001	2152	1944	82	120,0	1810	1944	2078
15	2083	90	121,5	1935	2083	2231	1960	73	120,3	1840	1960	2080
16	2125	84	121,5	1987	2125	2263	1973	78	120,7	1845	1973	2101
17	2148	86	122,2	2007	2148	2289	1982	82	121,3	1848	1982	2116
18–19	2182	88	124,1	2038	2182	2326	2001	79	122,6	1871	2001	2131
20–24	2192	86	124,3	2051	2192	2333	2017	84	122,7	1879	2017	2155
25–29	2178	89	124,1	2032	2178	2324	1958	78	120,9	1830	1958	2086
30–34	2142	90	123,4	1994	2142	2290	1984	85	122,9	1845	1984	2123
35–39	2134	87	123,5	1991	2134	2277	1987	82	122,4	1853	1987	2121
40–44	2127	82	123,6	1993	2127	2261	1984	74	122,4	1863	1984	2105
45–49	2117	84	123,7	1979	2117	2255	1969	77	122,7	1843	1969	2095
50–54	2107	89	123,5	1961	2107	2253	1963	78	122,9	1835	1963	2091
55–59	2104	90	123,8	1956	2104	2252	1952	79	122,9	1822	1952	2082
60–64	2075	82	122,9	1941	2075	2209						
18–59	2121	89	123,7	1975	2121	2267	1973	79	122,7	1843	1973	2103

Maximale Reichweite nach oben

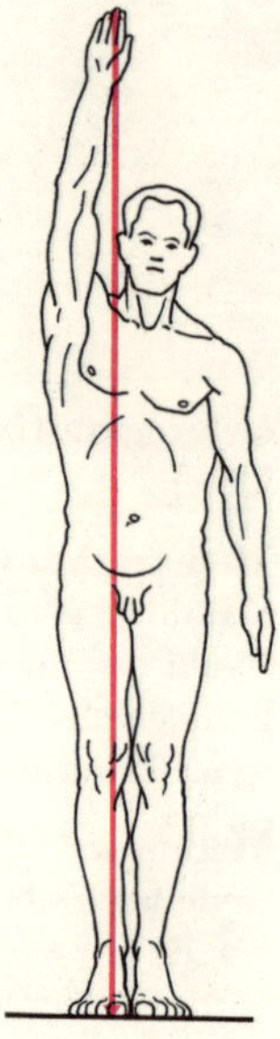

Maximale Reichweite nach oben (maximale Reichhöhe)

Meßstrecke: vertikale Entfernung von der Standfläche zu dem am weitesten distal befindlichen Punkt der rechten Mittelfingerbeere *(Daktylion III)* bei maximaler Streckung von rechtem Arm und Hand nach oben und Zehenstand

Meßinstrument: Anthropometer

Meßmethode: Der Proband hebt aus der Grundhaltung heraus den gestreckten rechten Arm über die Vorhalte in die Senkrechte und schiebt durch Dehnung der rechten Körperseite und Einnehmen des Zehenstandes die Mittelfingerspitze der gestreckten rechten Hand maximal nach oben; Messung von vorn.

Alter in Jahren	Männlich						Weiblich					
	$\bar{x}$	s	% KpH	P_5	P_{50}	P_{95}	$\bar{x}$	s	% KpH	P_5	P_{50}	P_{95}
18–19	2362	94	134,1	2140	2352	2510	2153	89	132,8	1965	2170	2335
20–24	2372	95	134,1	2122	2370	2525	2184	90	133,0	1955	2196	2330
25–29	2349	95	133,8	2136	2359	2510	2151	85	132,8	1975	2145	2300
30–34	2326	90	133,9	2183	2320	2488	2144	86	133,0	1986	2138	2302
35–39	2308	96	133,7	2133	2310	2460	2147	86	132,3	2020	2142	2283
40–44	2307	90	134,0	2161	2300	2452	2145	80	132,3	2007	2146	2280
45–49	2291	90	133,8	2137	2290	2443	2131	82	132,8	2002	2123	2271
50–54	2281	96	133,7	2130	2280	2445	2125	79	133,1	1982	2126	2259
55–59	2273	98	133,7	2114	2267	2427	2113	88	133,0	1970	2116	2245
60–64	2243	89	132,9	2091	2246	2390						
18–59	2294	97	133,8	2135	2290	2460	2134	85	132,7	1993	2132	2277

Maximale Greifweite nach oben

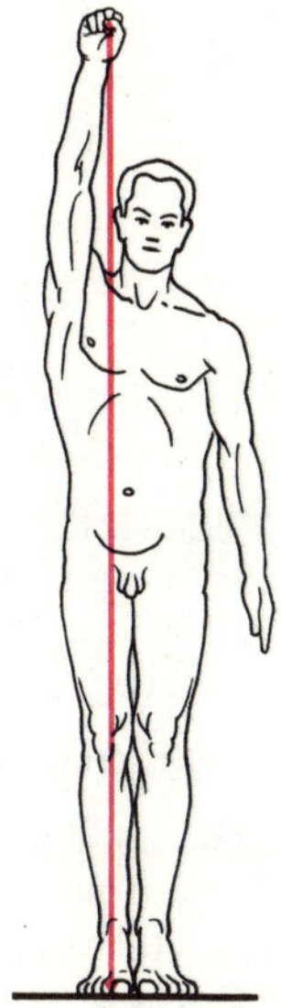

Maximale Greifweite nach oben (maximale Greifhöhe)

Meßstrecke: errechnete vertikale Entfernung von der Standfläche zu dem am weitesten distal befindlichen Punkt des proximalen Endes des rechten Mittelfingergrundgliedes *(Phalangion III)* bei zur Faust geschlossener Hand, maximal nach oben gestrecktem Arm und Zehenstand

Methode: Differenz zwischen der maximalen Reichweite nach oben und der aus der Differenz zwischen der Reichweite nach vorn und der Greifweite nach vorn resultierenden dorsalen Mittelfingerlänge

Alter in Jahren	Männlich						Weiblich					
	$\bar{x}$	s	% KpH	P_5	P_{50}	P_{95}	$\bar{x}$	s	% KpH	P_5	P_{50}	P_{95}
18–19	2268	83	128,9	2132	2268	2404	2070	89	127,1	1924	2070	2216
20–24	2279	93	129,1	2126	2279	2432	2097	91	127,6	1948	2097	2246
25–29	2255	93	128,5	2102	2255	2408	2067	82	127,6	1933	2067	2201
30–34	2217	91	127,7	2068	2217	2366	2058	84	127,7	1920	2058	2196
35–39	2213	87	128,1	2070	2213	2356	2061	82	127,0	1927	2061	2195
40–44	2210	87	128,4	2067	2210	2353	2059	77	127,0	1933	2059	2185
45–49	2194	87	128,2	2051	2194	2337	2044	79	127,4	1914	2044	2174
50–54	2184	93	128,0	2031	2184	2337	2036	77	127,5	1910	2036	2162
55–59	2176	94	128,0	2022	2176	2330	2024	84	127,5	1886	2024	2162
60–64	2146	84	127,1	2008	2146	2284						
18–59	2198	94	128,2	2044	2198	2352	2047	82	127,3	1913	2047	2181

Reichweite nach unten

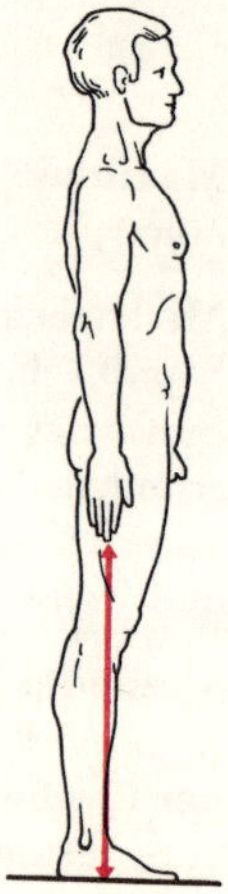

Reichweite nach unten (untere Reichhöhe, Höhe der Mittelfingerspitze über der Standfläche) [11]

Meßstrecke: vertikale Entfernung von der Standfläche zu dem am weitesten distal befindlichen Punkt der rechten Mittelfingerbeere *(Daktylion III)* bei Streckung von Arm und Hand nach unten

Meßinstrument: Anthropometer

Meßmethode: Der Proband steht in Grundhaltung. Beide Arme und Hände sind maximal nach unten gestreckt. Die Finger liegen aneinander; Messung von vorn.

Alter in Jahren	Männlich						Weiblich					
	$\bar{x}$	s	% KpH	P_5	P_{50}	P_{95}	$\bar{x}$	s	% KpH	P_5	P_{50}	P_{95}
3	343	25	34,8	302	343	384	347	32	34,6	295	347	399
4	372	27	35,0	328	372	416	388	30	35,2	339	388	437
5	408	30	35,4	359	408	457	406	37	35,5	345	406	467
6	435	25	35,9	394	435	476	434	31	36,2	383	434	485
7	461	34	36,3	405	461	517	460	28	36,3	414	460	506
8	481	30	36,5	432	481	530	479	27	36,5	435	479	523
9	505	30	36,8	456	505	554	515	30	36,5	466	515	564
10	535	27	37,2	491	535	579	546	34	36,8	490	546	602
11	551	37	37,4	490	551	612	556	34	37,0	500	556	612
12	571	38	37,2	509	571	633	587	37	37,4	526	587	648
13	617	32	37,9	565	617	669	614	43	37,8	543	614	685
14	625	39	37,8	561	625	689	624	41	38,0	557	624	693
15	633	39	37,8	569	633	697	628	32	38,2	566	628	690
16	656	36	37,9	597	656	715	629	37	38,4	568	629	690
17	666	38	37,9	604	666	728	630	35	38,5	573	630	687
18–19	670	39	38,0	605	669	719	631	36	38,7	545	631	686
20–24	672	38	38,0	611	674	717	632	34	38,6	541	631	689
25–29	679	39	38,4	591	680	750	629	32	38,7	571	626	672
30–34	667	38	38,4	600	670	730	623	31	38,6	571	622	666
35–39	672	38	38,5	618	670	744	627	36	38,6	562	627	692
40–44	654	38	38,0	591	654	720	623	33	38,4	570	621	676
45–49	648	35	37,9	587	648	706	612	35	38,1	551	612	660
50–54	647	37	37,9	586	646	704	609	33	38,2	552	610	660
55–59	643	39	37,8	582	644	702	604	36	38,0	535	606	656
60–64	632	33	37,4	570	634	687						
18–59	652	39	38,0	588	651	717	616	35	38,3	557	615	672

Greifweite nach unten

Greifweite nach unten (untere Greifhöhe, Höhe der Mittelhand über der Standfläche)

Meßstrecke: errechnete vertikale Entfernung von der Standfläche zum untersten Punkt des proximalen Endes des rechten Mittelfingergrundgliedes *(Phalangion III)* bei zur Faust geschlossener Hand

Methode: Differenz zwischen der Reichweite nach unten und der aus der Differenz zwischen der Reichweite nach vorn und der Greifweite nach vorn resultierenden dorsalen Mittelfingerlänge

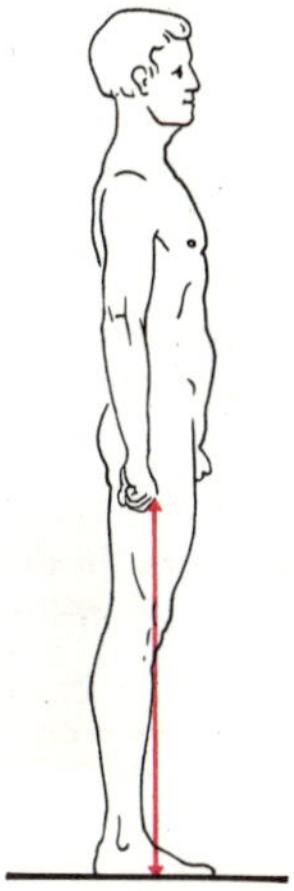

Alter in Jahren	Männlich						Weiblich					
	$\bar{x}$	s	% KpH	P_5	P_{50}	P_{95}	$\bar{x}$	s	% KpH	P_5	P_{50}	P_{95}
3	384	27	37,6	340	384	428	400	25	39,5	359	400	441
4	421	30	38,9	372	421	470	433	28	40,4	387	433	479
5	472	32	40,7	420	472	524	466	22	40,5	430	466	502
6	493	25	41,2	452	493	534	498	34	41,2	442	498	554
7	528	30	41,5	479	528	577	541	30	42,9	492	541	590
8	544	34	41,5	488	544	600	556	32	42,7	504	556	608
9	579	36	42,0	520	579	638	597	31	43,5	546	597	648
10	590	44	41,0	518	590	662	621	33	43,5	567	621	675
11	604	42	41,4	535	604	673	645	35	43,5	588	645	702
12	648	40	42,3	582	648	714	667	38	43,1	605	667	729
13	676	39	41,9	612	676	740	684	43	42,8	613	684	755
14	698	42	41,9	629	698	767	694	43	42,8	623	694	765
15	719	39	41,9	655	719	783	707	36	43,4	648	707	766
16	732	38	42,2	670	732	794	709	39	43,4	645	709	773
17	743	41	42,3	676	743	810	712	38	43,4	650	712	774
18–19	762	42	43,3	684	763	825	713	38	43,8	642	713	779
20–24	765	42	43,3	682	768	819	717	39	43,7	638	717	788
25–29	773	44	44,0	665	772	851	714	34	44,0	656	710	759
30–34	763	41	44,0	695	766	829	708	34	44,0	651	707	760
35–39	764	40	44,2	700	765	834	713	40	43,9	643	712	783
40–44	748	42	43,5	673	749	828	709	35	43,7	655	706	765
45–49	745	38	43,5	684	743	809	700	37	43,6	637	700	759
50–54	744	40	43,6	683	742	809	699	35	43,7	640	698	753
55–59	740	43	43,5	674	739	809	693	39	43,6	620	693	752
60–64	729	37	43,2	661	730	790						
18–59	748	42	43,6	682	748	819	703	37	43,7	643	702	764

Oberarmlänge

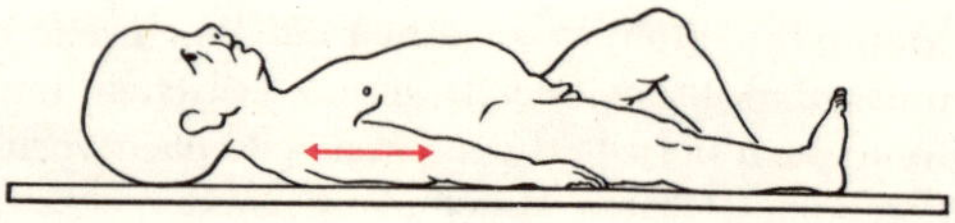

Oberarmlänge

Meßstrecke: geradlinige Entfernung von dem am weitesten lateral vorragenden Punkt der Schulterhöhe des rechten Schulterblatts *(Akromiale)* zum radialen Ende der Beugefurche im Ellenbogengelenk bei gestrecktem Arm; dieser Meßpunkt entspricht im frühen Kindesalter dem schwerer bestimmbaren, am weitesten proximal gelegenen Punkt des Speichenköpfchens *(Radiale)*.

Meßinstrument: Kleiner Tasterzirkel

Meßmethode: Das Kind liegt auf dem Rücken. Seine rechte Schulter sowie der mit nach median weisender Handfläche leicht vom Rumpf abgespreizte und gestreckte rechte Arm werden auf der Unterlage fixiert. Beide Meßpunkte werden markiert; Messung von der Seite.

Alter in Tagen bzw. Monaten	Männlich							Weiblich						
	$\bar{x}$	s	Minimum	Maximum	P_5	P_{50}	P_{95}	$\bar{x}$	s	Minimum	Maximum	P_5	P_{50}	P_{95}
5 14	79	3	73	86	73	79	86	80	5	73	89	73	80	89
1	83	6	74	93	74	83	93	81	4	74	90	74	81	90
2	89	4	80	95	80	88	95	86	4	77	93	77	86	93
3	94	7	78	103	78	95	103	92	4	85	99	85	93	99
4	100	8	88	118	88	98	118	97	5	90	109	90	97	109
5	104	9	93	116	93	102	116	100	5	89	107	89	98	107
6	110	7	101	122	101	109	122	103	5	92	112	94	103	110
7	113	7	103	127	103	111	127	108	6	96	118	100	106	118
8	115	6	107	128	107	113	128	111	5	102	122	104	110	122
9	118	8	105	136	107	117	134	113	6	104	125	105	113	122
10	119	8	106	138	108	118	135	116	7	106	128	106	115	128
11	123	9	102	137	112	122	135	118	8	100	133	100	118	129
12	125	8	109	141	110	125	138	120	7	106	133	109	122	130
15	130	9	106	146	118	130	142	126	7	111	143	112	125	137
18	133	8	114	151	118	133	150	128	9	104	144	114	128	141
21	138	9	115	165	123	138	154	134	8	117	150	120	132	147
24	144	9	125	166	129	145	159	140	9	121	162	123	140	157
30	159	10	132	183	144	160	175	154	8	135	169	141	155	166
36	166	10	152	183	152	166	183	160	4	155	164	155	161	164

Oberarmlänge

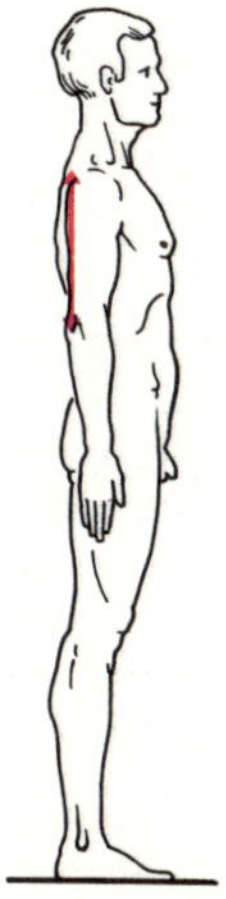

Oberarmlänge [47]

Meßstrecke: geradlinige Entfernung von dem am weitesten lateral vorragenden Punkt der Schulterhöhe des rechten Schulterblatts *(Akromiale)* zu dem am weitesten proximal gelegenen Punkt des rechten Speichenköpfchens *(Radiale)*

Meßinstrument: Großer Tasterzirkel

Meßmethode: Der Proband steht in Grundhaltung. Es empfiehlt sich, die Meßpunkte vor der Messung zu markieren (das *Radiale* ist am hängenden Arm in einer spaltartigen Einziehung zwischen Speiche und Oberarmknochen tastbar).

Alter in Jahren	Männlich						Weiblich					
	$\bar{x}$	s	% KpH	P_5	P_{50}	P_{95}	$\bar{x}$	s	% KpH	P_5	P_{50}	P_{95}
3	180	15	17,6	155	180	205	177	15	17,5	152	177	202
4	192	16	17,8	166	192	218	188	16	17,6	162	188	214
5	208	17	18,0	180	208	236	203	15	17,6	178	203	228
6	218	16	18,2	192	218	244	215	15	17,8	190	215	240
7	233	18	18,3	203	233	263	224	16	17,8	198	224	250
8	240	18	18,3	210	240	270	236	17	18,1	208	236	264
9	253	17	18,4	225	253	281	251	18	18,3	221	251	281
10	264	17	18,4	236	264	292	261	19	18,3	230	261	292
11	274	17	18,8	246	274	302	278	18	18,7	248	278	308
12	288	19	18,8	257	288	319	289	17	18,7	261	289	317
13	304	19	18,8	273	304	335	293	18	18,3	263	293	323
14	316	20	19,0	283	316	349	298	18	18,4	268	298	328
15	326	19	19,0	295	326	357	302	20	18,5	269	302	335
16	332	18	19,1	302	332	362	302	20	18,5	269	302	335
17	332	20	18,9	299	332	365	303	19	18,5	272	303	334
18–19	332	20	18,8	301	332	364	303	18	18,6	260	304	331
20–24	333	20	18,8	300	332	364	305	16	18,6	262	304	329
25–29	332	18	18,9	301	332	366	303	16	18,4	268	303	328
30–34	332	18	19,1	304	331	360	299	21	18,6	264	299	332
35–39	328	17	18,8	297	328	358	300	18	18,5	271	300	329
40–44	330	15	19,2	305	329	362	302	16	18,6	275	302	330
45–49	330	17	19,3	301	331	358	303	16	18,9	276	301	331
50–54	330	18	19,3	301	330	359	302	18	18,9	274	301	330
55–59	330	18	19,4	302	329	360	301	16	18,9	274	300	328
60–64	327	18	19,4	289	327	356						
18–59	330	18	19,2	302	330	360	301	17	18,7	274	301	329

Projektivische ganze Armlänge

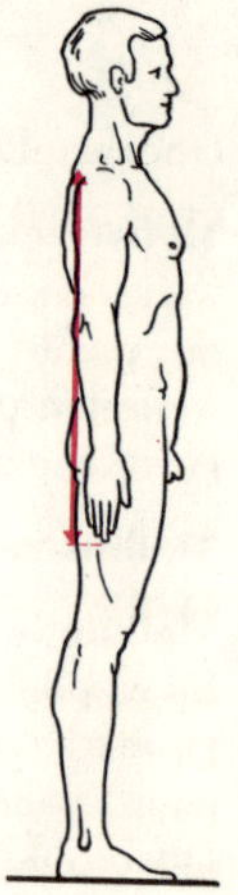

Projektivische ganze Armlänge [45a]

Meßstrecke: errechnete projektivische vertikale Entfernung von dem am weitesten lateral vorragenden Punkt der Schulterhöhe des rechen Schulterblatts *(Akromiale)* zu dem am weitesten distal befindlichen Punkt der rechten Mittelfingerbeere *(Daktylion III)* bei gestreckter Hand

Methode: Differenz zwischen der akromialen Schulterhöhe und der Reichweite nach unten

Alter in Jahren	Männlich						Weiblich					
	$\bar{x}$	s	% KpH	P_5	P_{50}	P_{95}	$\bar{x}$	s	% KpH	P_5	P_{50}	P_{95}
3	427	18	41,8	397	427	457	435	21	42,9	401	435	469
4	469	19	43,4	438	469	500	464	23	43,3	426	464	502
5	508	22	43,8	472	508	544	499	24	43,4	460	499	538
6	534	26	44,6	491	534	577	523	24	43,2	484	523	562
7	554	26	43,6	511	554	597	558	21	44,3	524	558	592
8	579	27	44,2	535	579	623	575	27	44,2	531	575	619
9	608	27	44,2	564	608	652	603	29	44,0	555	603	651
10	636	28	44,2	590	636	682	629	31	44,1	578	629	680
11	653	28	44,8	607	653	699	651	33	43,9	597	651	705
12	691	30	45,1	642	691	740	681	34	44,0	625	681	737
13	724	33	44,8	670	724	778	694	33	43,4	640	694	748
14	742	36	44,6	683	742	801	708	35	43,6	651	708	765
15	750	41	43,7	683	750	817	708	33	43,5	654	708	762
16	758	40	43,7	692	758	824	709	32	43,4	657	709	761
17	762	38	43,3	700	762	824	709	34	43,3	653	709	765
18–19	765	36	43,4	703	765	826	712	33	43,4	657	714	769
20–24	766	39	43,9	702	768	829	712	34	43,4	658	713	770
25–29	765	38	43,6	694	763	826	706	30	44,0	656	705	757
30–34	765	36	44,0	708	762	824	701	36	43,5	645	697	768
35–39	753	40	43,5	674	750	818	702	32	43,2	651	701	757
40–44	759	34	44,1	702	759	818	704	33	43,4	652	702	759
45–49	762	34	44,5	702	765	814	706	32	44,2	651	708	758
50–54	761	36	44,6	704	762	820	690	31	43,2	625	694	746
55–59	762	35	44,8	704	760	822	701	32	44,1	644	701	748
60–64	756	33	44,8	704	755	821						
18–59	762	35	44,4	704	762	820	703	33	43,7	650	702	758

Funktionelle Armlänge

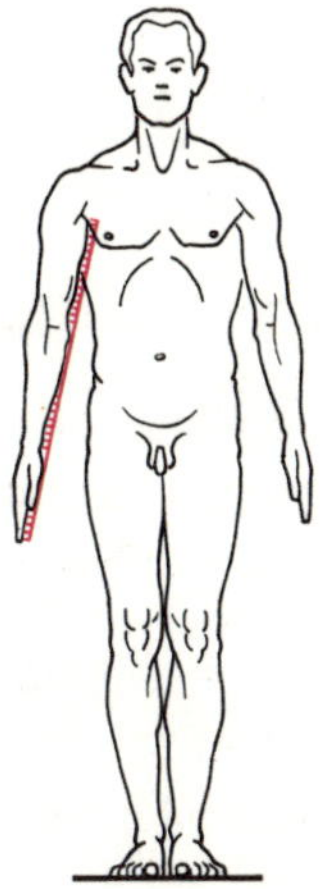

Funktionelle Armlänge (Achselhöhlen-Fingerspitzen-Abstand)

Meßstrecke: geradlinige Entfernung von der rechten Achselhöhle zu dem am weitesten distal befindlichen Punkt der rechten Mittelfingerbeere *(Daktylion III)* bei gestreckter Hand

Meßinstrument: Reißschiene mit Meßhülse

Meßmethode: Der Proband steht in Grundhaltung. Die Reißschiene wird so hoch wie möglich in seine rechte Achselhöhle geschoben, wobei ihre Nullinie annähernd horizontal verlaufen soll.

Alter in Jahren	Männlich						Weiblich					
	$\bar{x}$	s	% KpH	P_5	P_{50}	P_{95}	$\bar{x}$	s	% KpH	P_5	P_{50}	P_{95}
18–19	664	33	37,7	610	658	713	614	34	37,6	554	614	660
20–24	669	34	37,9	575	659	715	616	29	37,6	552	620	656
25–29	658	35	37,5	580	657	708	604	31	37,1	540	600	658
30–34	653	32	37,6	605	651	710	607	33	37,6	560	598	660
35–39	648	34	37,5	589	645	700	604	31	37,2	560	602	654
40–44	649	30	37,7	595	650	700	605	28	37,3	559	605	653
45–49	649	31	37,9	600	650	700	603	29	37,5	552	605	649
50–54	647	32	37,9	596	646	699	601	29	37,6	552	603	648
55–59	648	31	38,1	593	648	700	597	28	37,6	550	598	640
60–64	640	32	37,9	573	638	691						
18–59	649	32	37,9	599	650	701	603	30	37,5	556	602	650

Armlänge ohne Hand

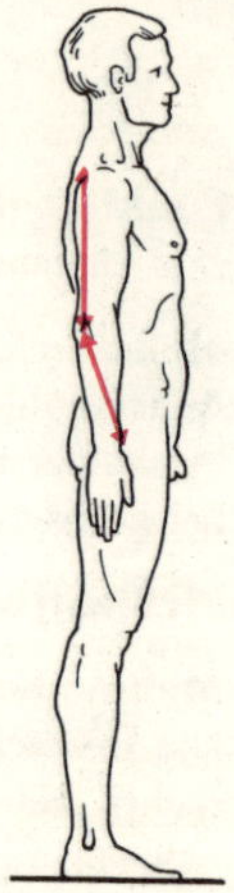

Armlänge ohne Hand [47 + 48]

Meßstrecke: errechnete Entfernung von dem am weitesten lateral vorragenden Punkt der Schulterhöhe des rechten Schulterblattes *(Akromiale)* zu dem am weitesten distal gelegenen Punkt des Griffelfortsatzes der rechten Speiche *(Stylion radiale)*

Methode: Summe der Oberarmlänge und der Unterarmlänge ohne Hand

Alter in Jahren	Männlich						Weiblich					
	$\bar{x}$	s	% KpH	P_5	P_{50}	P_{95}	$\bar{x}$	s	% KpH	P_5	P_{50}	P_{95}
3	325	18	31,8	295	325	355	320	20	31,6	287	320	353
4	350	18	32,4	320	350	380	345	22	32,2	309	345	381
5	374	21	32,0	340	374	408	369	23	32,1	331	369	407
6	396	24	33,1	357	396	435	391	24	32,3	352	391	430
7	419	26	32,9	376	419	462	405	24	32,1	366	405	444
8	430	27	32,8	386	430	474	423	21	32,5	389	423	457
9	456	27	33,1	412	456	500	449	26	32,7	406	449	492
10	477	29	33,1	429	477	525	467	29	32,7	419	467	515
11	493	28	33,8	447	493	539	496	30	33,4	447	496	545
12	522	29	34,1	474	522	570	514	33	33,2	460	514	568
13	545	32	33,9	493	545	597	527	33	32,9	473	527	581
14	565	35	33,9	508	565	622	532	33	32,8	478	532	586
15	585	40	34,1	519	585	651	535	35	32,8	478	535	592
16	596	41	34,3	529	596	663	539	34	33,0	483	539	595
17	598	37	34,0	537	598	659	541	32	33,0	489	541	593
18–19	598	37	34,0	537	598	659	540	33	33,0	488	542	596
20–24	600	38	34,0	539	601	663	543	33	33,0	490	544	598
25–29	596	38	34,0	533	595	657	539	30	33,3	490	539	588
30–34	592	36	34,1	531	590	649	536	34	33,3	479	535	591
35–39	587	39	34,0	521	585	649	538	32	33,1	485	537	589
40–44	589	35	34,2	530	587	644	537	33	33,1	482	536	590
45–49	588	34	34,3	533	589	645	538	31	33,5	487	538	589
50–54	587	35	34,4	530	587	644	536	31	33,6	487	538	589
55–59	588	34	34,6	530	586	642	532	32	33,5	480	532	584
60–64	579	33	34,3	524	578	632						
18–59	588	34	34,3	532	588	644	536	32	33,3	483	535	587

Unterarm-Hand-Länge

Unterarm-Hand-Länge (Ellenbogen-Fingerspitzen-Abstand)

Meßstrecke: horizontale Entfernung von dem am weitesten dorsal gelegenen Punkt des rechten Ellenbogens zu dem am weitesten distal befindlichen Punkt der rechten Mittelfingerbeere *(Daktylion III)* bei gestreckter Hand

Meßinstrument: Großer Tasterzirkel

Meßmethode: Der Proband beugt aus der Grundhaltung heraus den rechten Unterarm im Ellenbogengelenk rechtwinklig an. Die rechte Hand ist mit aneinanderliegenden Fingern gestreckt. Unterarm und Hand bilden eine gemeinsame Längsachse. Die Handfläche zeigt zur Medianebene. Abweichungen der Handachse von der Unterarmachse verursachen zu niedrige Meßwerte.

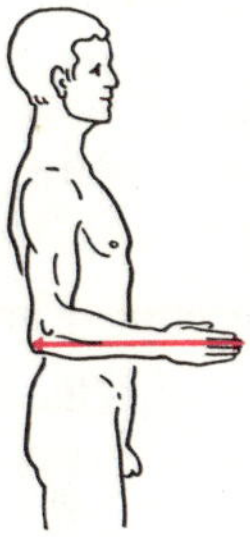

Alter in Jahren	Männlich						Weiblich					
	$\bar{x}$	s	% KpH	P_5	P_{50}	P_{95}	$\bar{x}$	s	% KpH	P_5	P_{50}	P_{95}
18–19	471	20	26,7	416	470	500	429	21	26,3	383	422	454
20–24	474	26	26,8	406	471	503	429	21	26,2	388	434	457
25–29	469	23	26,7	424	470	504	425	20	25,9	372	424	452
30–34	466	20	26,9	435	465	506	424	19	26,3	395	421	461
35–39	461	22	26,7	426	460	502	426	19	26,2	395	425	459
40–44	462	20	26,9	428	464	495	425	17	26,2	397	426	456
45–49	464	20	27,1	432	464	499	426	19	26,5	395	425	457
50–54	464	20	27,2	432	463	501	426	17	26,7	394	427	456
55–59	465	20	27,3	431	464	499	423	20	26,6	390	422	453
60–64	461	19	27,3	430	459	494						
18–59	465	20	27,1	432	464	500	425	19	26,4	394	425	456

Funktionelle Unterarmlänge

Funktionelle Unterarmlänge (Ellenbeuge-Fingerspitzen-Abstand)

Meßstrecke: horizontale Entfernung von der Ansatzsehne des Zweiköpfigen Armmuskels in der Ellenbeuge zu dem am weitesten distal befindlichen Punkt der rechten Mittelfingerbeere *(Daktylion III)* bei gestreckter Hand

Meßinstrument: Reißschiene mit Meßhülse

Meßmethode: Der Proband beugt aus der Grundhaltung heraus den rechten Unterarm im Ellenbogengelenk rechtwinklig an. Die rechte Hand ist mit aneinanderliegenden Fingern gestreckt. Unterarm und Hand bilden eine gemeinsame Längsachse. Die Handfläche zeigt nach oben. Die Reißschiene wird so auf Unterarm und Hand aufgelegt, daß ihre Nullinie in der Ellenbeuge die Ansatzsehne des Zweiköpfigen Armmuskels berührt.

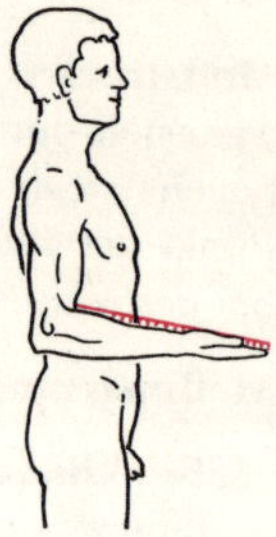

Alter in Jahren	Männlich						Weiblich					
	$\bar{x}$	s	% KpH	P_5	P_{50}	P_{95}	$\bar{x}$	s	% KpH	P_5	P_{50}	P_{95}
18–19	417	20	23,7	369	416	452	376	20	23,7	338	376	415
20–24	419	23	23,7	375	419	452	379	21	23,2	342	380	413
25–29	413	21	23,5	370	410	455	371	18	23,2	335	371	405
30–34	411	21	23,7	378	410	450	378	18	23,4	349	378	412
35–39	406	20	23,5	370	403	434	376	17	23,2	345	375	404
40–44	407	20	23,6	374	407	439	377	19	23,3	345	377	405
45–49	408	21	23,8	372	408	440	379	18	23,6	350	380	409
50–54	408	20	23,9	372	408	440	377	17	23,6	350	379	405
55–59	408	20	24,0	375	406	440	376	20	23,7	340	378	409
60–64	400	20	23,7	362	401	431						
18–59	408	21	23,8	375	408	440	377	19	23,5	348	378	409

Armansatzbreite

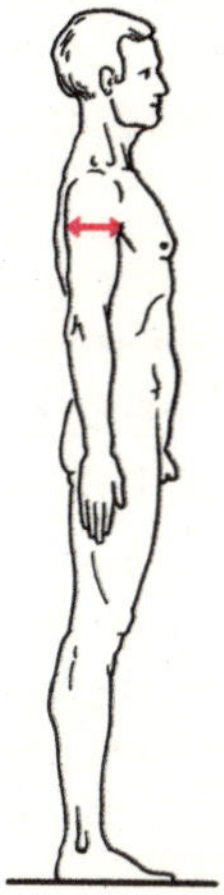

Armansatzbreite (Armansatzdurchmesser)

Meßstrecke: geradlinige Entfernung vom höchsten Punkt der dorsalen Begrenzung der rechten Achselhöhle zum höchsten Punkt ihrer ventralen Begrenzung

Meßinstrument: Lineal

Meßmethode: Der Proband steht in Grundhaltung. In seine rechte Achselhöhle wird ein möglichst schmales Plastelineal mit der Meßskala nach oben so hoch wie möglich derart eingelegt, daß der Nullpunkt an der Stelle der stärksten dorsalen Wölbung des Armansatzes liegt; abgelesen wird an der Stelle der stärksten ventralen Vorwölbung des Armansatzes.

Alter in Jahren	Männlich						Weiblich					
	$\bar{x}$	s	% KpH	P_5	P_{50}	P_{95}	$\bar{x}$	s	% KpH	P_5	P_{50}	P_{95}
3	70	5	6,8	62	70	78	69	5	6,8	61	69	77
4	72	7	6,7	61	72	83	71	6	6,6	61	71	81
5	73	7	6,3	62	73	84	74	7	6,4	63	74	85
6	74	6	6,2	64	74	84	75	8	6,2	62	75	88
7	77	8	6,1	64	77	90	76	9	6,1	61	76	91
8	80	6	6,1	70	80	90	80	9	6,1	65	80	95
9	84	6	6,1	74	84	94	83	8	6,1	70	83	96
10	85	9	6,0	70	85	100	88	12	6,1	68	88	108
11	86	9	5,9	71	86	101	88	10	6,0	72	88	104
12	91	9	5,9	76	91	106	95	11	6,1	77	95	113
13	101	12	6,0	81	101	121	97	11	6,1	79	97	115
14	102	13	6,1	81	102	123	102	10	6,5	86	102	118
15	106	11	6,2	88	106	124	106	10	6,5	90	106	122
16	109	12	6,3	89	109	129	108	10	6,7	92	108	124
17	112	11	6,5	94	112	130	110	11	6,8	92	110	128
18–19	116	12	6,7	97	117	137	112	12	6,9	92	111	136
20–29	123	11	7,1	102	122	143	115	13	7,2	93	114	139
30–39	128	12	7,5	107	128	148	120	14	7,6	97	118	143
40–49	128	12	7,5	109	129	147	125	14	7,9	103	125	147
50–59	129	13	7,7	106	130	151	129	14	8,2	106	130	150
18–59	126	13	7,3	105	126	147	122	14	7,6	97	122	147

Unterarmlänge ohne Hand

Unterarmlänge ohne Hand (Unterarmlänge, Radiuslänge)

Meßstrecke: geradlinige Entfernung vom radialen Ende der Beugefurche im rechten Ellenbogengelenk bei gestrecktem Arm zu dem am weitesten distal gelegenen Punkt des Griffelfortsatzes der Speiche *(Stylion radiale)*; der proximale Meßpunkt entspricht im frühen Kindesalter dem schwerer bestimmbaren, am weitesten proximal gelegenen Punkt des Speichenköpfchens *(Radiale)*.

Meßinstrument: Kleiner Tasterzirkel

Meßmethode: Das Kind liegt auf dem Rücken. Seine rechte Schulter sowie der mit nach median weisender Handfläche leicht vom Rumpf abgespreizte und gestreckte rechte Arm werden auf der Unterlage fixiert. Der obere Meßpunkt wird markiert; Messung von der Seite.

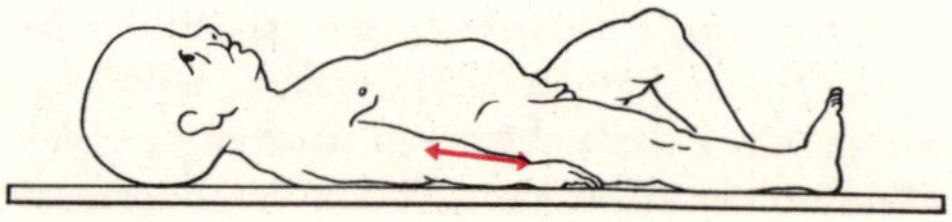

Alter in Tagen bzw. Monaten	Männlich							Weiblich						
	$\bar{x}$	s	Minimum	Maximum	P_5	P_{50}	P_{95}	$\bar{x}$	s	Minimum	Maximum	P_5	P_{50}	P_{95}
5	73	5	62	86	63	74	81	69	6	58	83	60	70	78
14	75	5	60	85	65	76	83	73	5	60	84	62	74	79
1	77	5	67	88	70	77	85	74	5	64	84	66	75	82
2	82	5	69	94	72	81	90	78	5	64	93	70	78	85
3	85	6	69	100	76	85	95	82	5	66	98	73	81	92
4	89	6	76	101	79	89	99	85	5	68	99	76	86	93
5	92	6	80	104	81	92	102	88	5	72	100	78	88	97
6	96	6	84	112	86	96	105	91	5	80	108	83	91	100
7	99	6	84	112	88	99	110	94	5	83	107	85	94	104
8	102	6	89	118	92	101	113	97	6	83	113	87	97	104
9	104	7	89	120	95	104	117	100	6	88	113	90	100	109
10	108	6	92	121	96	107	119	103	6	92	119	94	103	113
11	110	6	97	127	100	110	120	106	5	94	118	96	105	115
12	112	6	98	126	100	112	122	108	5	95	119	98	108	116
15	117	7	99	129	103	117	127	111	5	100	126	102	110	120
18	120	7	98	137	110	120	131	115	6	101	130	105	115	125
21	126	7	104	142	113	125	139	119	7	102	135	105	119	133
24	129	9	110	147	114	130	141	123	7	109	138	111	123	137
30	136	8	123	153	123	135	150	129	6	115	146	116	128	138
36	139	6	131	151	131	140	151	133	2	130	135	130	133	135

Unterarmlänge ohne Hand

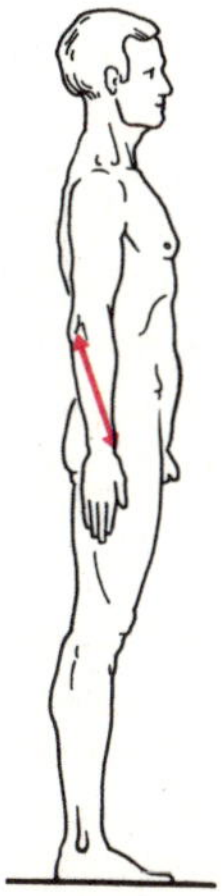

Unterarmlänge ohne Hand (Unterarmlänge, Radiuslänge) [48]

Meßstrecke: geradlinige Entfernung von dem am weitesten proximal gelegenen Punkt des rechten Speichenköpfchens *(Radiale)* zu dem am weitesten distal gelegenen Punkt des Griffelfortsatzes der Speiche *(Stylion radiale)*

Meßinstrument: Großer Tasterzirkel

Meßmethode: Der Proband steht in Grundhaltung. Es empfiehlt sich, die Meßpunkte vor Beginn der Messung zu markieren.

Alter in Jahren	Männlich						Weiblich					
	$\bar{x}$	s	% KpH	P_5	P_{50}	P_{95}	$\bar{x}$	s	% KpH	P_5	P_{50}	P_{95}
3	145	12	14,2	125	145	165	144	13	14,2	123	144	165
4	156	14	14,4	133	156	179	153	13	14,3	132	153	174
5	168	13	14,5	147	168	189	166	14	14,4	143	166	189
6	177	14	14,8	154	177	200	176	14	14,5	153	176	199
7	187	15	14,7	162	187	212	181	15	14,4	156	181	206
8	194	15	14,8	169	194	219	187	16	14,4	161	187	213
9	203	16	14,7	177	203	229	198	17	14,4	170	198	226
10	213	15	14,8	188	213	238	206	17	14,4	178	206	234
11	219	16	15,0	193	219	245	218	15	14,7	193	218	243
12	234	18	15,3	204	234	264	225	17	14,6	197	225	253
13	240	18	14,9	210	240	270	234	19	14,6	203	234	265
14	249	15	15,0	224	249	274	234	18	14,4	204	234	264
15	259	19	15,1	228	259	290	233	16	14,3	207	233	259
16	264	16	15,2	238	264	290	237	14	14,5	214	237	260
17	266	15	15,1	241	266	291	238	16	14,5	212	238	264
18–19	266	15	15,1	235	265	287	237	15	14,6	208	238	261
20–24	267	14	15,1	237	264	296	238	15	14,6	208	239	260
25–29	264	15	15,0	235	263	294	236	13	14,4	209	231	259
30–34	260	14	15,0	237	261	286	237	14	14,7	215	236	264
35–39	259	14	15,0	233	259	282	238	13	14,6	215	237	261
40–44	259	13	15,1	236	259	282	235	13	14,5	217	235	256
45–49	258	14	15,0	235	257	281	235	13	14,6	211	236	255
50–54	257	15	15,1	232	257	281	234	13	14,6	211	234	255
55–59	258	15	15,2	232	258	281	231	14	14,5	210	229	254
60–64	252	14	14,9	230	252	277						
18–59	258	14	15,1	235	258	283	235	13	14,6	213	234	257

Ellenbogenbreite

Ellenbogenbreite (Breite der distalen Humerusepiphyse, Bikondylarbreite des *Humerus*) [52 (3)]

Meßstrecke: geradlinige Entfernung zwischen den beiden am weitesten auseinanderliegenden Punkten der Epikondylen des rechten Oberarmknochens

Meßinstrument: Kleiner Tasterzirkel

Meßmethode: Das Kind liegt auf dem Rücken. Sein rechter Unterarm wird im Ellenbogengelenk rechtwinklig angebeugt und in dieser Haltung fixiert. Die Meßstrecke verläuft schräg durch das distale Oberarmende; Messung von dorsal.

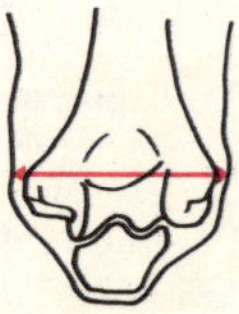

Alter in Tagen bzw. Monaten	Männlich							Weiblich						
	$\bar{x}$	s	Minimum	Maximum	P_5	P_{50}	P_{95}	$\bar{x}$	s	Minimum	Maximum	P_5	P_{50}	P_{95}
5 14	27	2	25	30	25	26	30	26	1	24	28	24	26	28
1	29	2	25	32	25	28	32	28	1	25	30	25	28	30
2	32	2	29	35	29	32	35	30	2	27	32	27	30	32
3	33	2	28	36	28	32	36	31	1	30	33	30	31	33
4	34	2	30	38	30	34	38	33	1	30	35	31	33	35
5	36	3	30	40	30	35	40	34	2	31	37	31	34	36
6	36	2	33	40	34	36	40	35	2	32	37	32	35	37
7	37	2	32	41	33	36	41	35	1	32	38	33	35	37
8	37	3	30	41	34	37	41	36	1	33	39	33	36	39
9	37	2	30	40	34	38	40	36	2	33	40	33	36	39
10	38	2	35	43	36	38	43	36	2	33	39	34	36	39
11	39	2	35	43	35	39	42	37	1	34	39	34	37	39
12	39	2	35	43	35	38	43	37	2	33	41	33	37	40
15	39	2	35	43	37	39	43	38	2	34	42	36	38	41
18	40	2	35	49	38	40	44	39	2	35	44	36	39	42
21	41	2	36	46	37	41	45	39	2	36	44	37	39	43
24	42	2	37	46	39	42	45	40	2	36	45	36	40	43
30	42	2	38	47	40	42	45	42	2	38	49	38	41	45
36	44	2	41	48	41	45	48	41	2	39	44	39	40	44

Ellenbogenbreite

Ellenbogenbreite (Breite der distalen Humerusepiphyse, Bikondylarbreite des *Humerus*) [52 (3)]

Meßstrecke: geradlinige Entfernung zwischen den beiden am weitesten auseinanderliegenden Punkten der Epikondylen des rechten Oberarmknochens

Meßinstrument: Kleiner Tasterzirkel

Meßmethode: Der Proband beugt aus der Grundhaltung heraus den rechten Unterarm im Ellenbogengelenk rechtwinklig an. Die Meßstrecke verläuft schräg durch das distale Oberarmende.

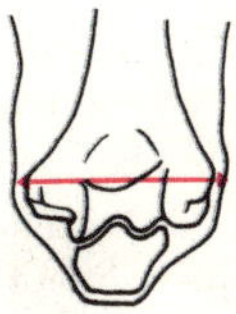

Alter in Jahren	Männlich						Weiblich					
	$\bar{x}$	s	% KpH	P_5	P_{50}	P_{95}	$\bar{x}$	s	% KpH	P_5	P_{50}	P_{95}
3	44	3	4,3	39	44	49	44	3	4,3	39	44	49
4	46	3	4,3	41	46	51	45	3	4,2	40	45	50
5	47	3	4,0	42	47	52	46	4	4,0	39	46	53
6	49	4	4,1	42	49	56	48	4	4,0	41	48	55
7	51	3	4,0	46	51	56	49	4	3,9	42	49	56
8	53	3	4,0	48	53	58	50	4	3,8	43	50	57
9	55	3	4,0	50	55	60	53	3	3,9	48	53	58
10	57	4	4,0	50	57	64	56	3	3,9	51	56	61
11	59	4	4,0	52	59	66	57	3	3,8	52	57	62
12	61	3	4,0	56	61	66	60	3	3,9	55	60	65
13	63	4	3,9	56	63	70	61	4	3,8	54	61	68
14	67	4	4,0	60	67	74	61	4	3,8	54	61	68
15	69	4	4,0	62	69	76	61	4	3,7	54	61	68
16	69	3	4,0	64	69	74	62	4	3,8	55	62	69
17	70	3	4,0	65	70	75	61	4	3,7	54	61	68
18–19	71	4	4,1	65	70	78	62	4	3,8	55	62	68
20–24	71	3	4,0	64	71	78	62	3	3,8	56	62	67
25–29	71	4	4,5	65	71	79	62	3	3,8	56	62	66
30–34	70	4	4,0	63	70	75	62	3	3,9	55	62	67
35–39	71	5	4,1	63	71	79	62	3	3,8	57	62	66
40–44	72	4	4,1	64	72	78	63	4	3,9	57	62	70
45–49	72	4	4,2	66	72	80	64	4	4,0	57	64	71
50–54	72	4	4,2	65	73	80	65	4	4,1	58	65	70
55–59	73	4	4,3	66	73	80	65	4	4,1	60	64	72
60–64	73	5	4,3	66	72	82						
18–59	72	4	4,2	65	72	80	63	4	3,9	57	63	70

Ellenbogen-Ellenbogen-Breite

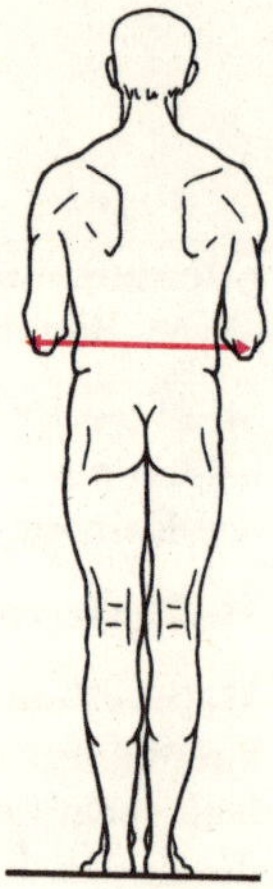

Ellenbogen-Ellenbogen-Breite (Breite über beide Ellenbogen)

Meßstrecke: größte horizontale Entfernung zwischen den am weitesten lateral vorragenden Punkten der beiden Ellenbogen

Meßinstrument: Großer Tasterzirkel

Meßmethode: Der Proband beugt aus der Grundhaltung heraus beide Unterarme im Ellenbogengelenk rechtwinklig an. Die Oberarme hängen locker herab und werden bei der Messung durch sanften Druck mit den Palpationskugeln des Tasterzirkels locker an den Rumpf angelegt, nicht angepreßt.

Alter in Jahren	Männlich						Weiblich					
	$\bar{x}$	s	% KpH	P_5	P_{50}	P_{95}	$\bar{x}$	s	% KpH	P_5	P_{50}	P_{95}
3	334	30	32,7	285	334	383	334	30	33,0	285	334	383
4	339	28	31,4	293	339	385	338	28	31,5	292	338	384
5	341	30	29,4	292	341	390	340	30	29,5	291	340	389
6	343	28	28,7	297	343	389	344	28	28,4	298	344	390
7	353	33	27,8	299	353	407	352	33	27,9	298	352	406
8	363	26	27,7	320	363	406	361	26	27,7	318	361	404
9	379	28	27,5	333	379	425	363	28	26,5	317	363	409
10	386	31	26,8	335	386	437	368	31	25,8	317	368	419
11	395	31	27,1	344	395	446	376	31	25,4	325	376	427
12	399	30	26,0	350	399	448	378	30	24,5	329	378	427
13	407	28	25,2	361	407	453	380	30	23,8	331	380	429
14	409	29	24,6	361	409	457	381	29	23,5	333	381	429
15	419	30	24,4	370	419	468	385	30	23,6	336	385	434
16	430	34	24,8	374	430	486	392	31	24,0	341	392	443
17	438	36	24,9	379	438	497	398	32	24,3	346	398	450
18–19	448	40	25,4	348	450	506	402	38	24,2	331	398	469
20–24	455	41	25,8	353	457	508	403	37	24,3	332	400	475
25–29	478	43	27,2	400	475	555	410	39	25,6	347	408	505
30–34	487	44	28,2	415	485	565	425	49	26,4	352	417	513
35–39	482	39	28,1	426	477	547	427	45	26,3	365	419	513
40–44	494	40	28,5	432	490	560	430	43	26,6	370	426	512
45–49	486	41	28,4	417	486	556	443	46	27,6	365	439	523
50–54	487	39	28,6	420	487	555	454	40	28,4	395	452	521
55–59	481	37	28,3	419	480	546	450	43	28,3	374	447	519
60–64	483	33	28,6	425	481	541						
18–59	485	40	28,3	420	484	552	437	45	27,2	369	435	514

Kleinster Unterarmumfang

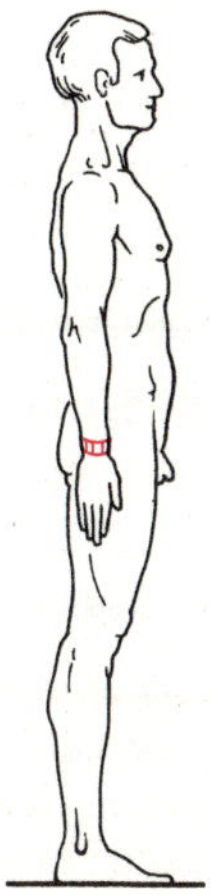

Kleinster Unterarmumfang [67]

Meßstrecke: kleinster senkrecht zur Unterarmachse verlaufender Umfang um den rechten Unterarm

Meßinstrument: Maßband

Meßmethode: Das Maßband wird direkt proximal der Knöchel um den entspannten rechten Unterarm gelegt.

Alter in Jahren	Männlich						Weiblich					
	$\bar{x}$	s	% KpH	P_5	P_{50}	P_{95}	$\bar{x}$	s	% KpH	P_5	P_{50}	P_{95}
3	120	8	11,7	107	120	133	117	8	11,6	104	117	130
4	123	8	11,4	110	123	136	119	8	11,1	106	119	132
5	124	7	10,7	113	124	135	121	7	10,5	110	121	132
6	127	8	10,7	114	127	140	124	6	10,2	114	124	134
7	129	9	10,1	114	129	144	127	8	10,1	114	127	140
8	132	8	10,1	119	132	145	130	8	10,0	117	130	143
9	137	9	9,9	122	137	152	134	8	9,8	121	134	147
10	141	7	9,8	130	141	152	139	9	9,7	124	139	154
11	145	9	9,9	130	145	160	145	8	9,8	132	145	158
12	148	10	9,7	132	148	164	149	9	9,6	134	149	164
13	153	9	9,5	138	153	168	152	9	9,5	137	152	167
14	160	10	9,6	144	160	176	153	8	9,4	140	153	166
15	167	9	9,7	152	167	182	155	9	9,5	140	155	170
16	173	8	10,0	160	173	186	157	6	9,6	147	157	167
17	175	9	10,0	160	175	190	158	8	9,6	145	158	171
18–19	177	8	10,2	163	178	193	160	8	9,9	149	160	174
20–29	181	10	10,4	167	180	200	162	9	10,0	149	162	180
30–39	182	10	10,6	168	180	200	165	10	10,3	150	163	182
40–49	183	9	10,8	169	182	200	168	11	10,6	152	167	187
50–59	186	10	11,0	170	184	204	171	11	11,0	155	170	189
18–59	182	10	10,6	165	181	197	166	11	10,3	147	165	183

Größter Oberarmumfang

Größter Oberarmumfang [65]

Meßstrecke: Umfang um den rechten Oberarm senkrecht zur Armachse in der Mitte zwischen Schultergelenk und Ellenbogengelenk

Meßinstrument: Maßband

Meßmethode: Das Kind liegt auf dem Rücken. Sein gestreckter rechter Arm wird mit nach median weisender Handfläche spitzwinklig vom Rumpf abgespreizt und fixiert.

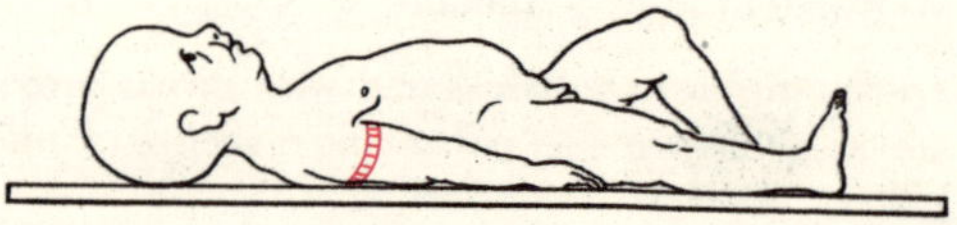

Alter in Tagen bzw. Monaten	Männlich							Weiblich						
	$\bar{x}$	s	Minimum	Maximum	P_5	P_{50}	P_{95}	$\bar{x}$	s	Minimum	Maximum	P_5	P_{50}	P_{95}
5	92	6	80	105	81	91	103	91	7	75	108	80	93	102
14	94	7	80	114	82	93	107	92	7	75	111	81	92	106
1	100	8	82	120	86	100	114	100	7	80	118	88	100	111
2	115	10	97	142	100	115	132	111	8	90	130	97	112	125
3	126	11	102	155	110	126	140	121	9	102	144	108	121	137
4	131	10	106	153	113	131	146	128	9	102	154	112	127	145
5	135	10	111	158	118	135	152	132	10	105	157	117	132	150
6	137	9	110	160	122	138	152	135	10	106	163	117	136	146
7	140	9	113	157	123	140	155	137	10	108	163	122	137	156
8	141	10	108	173	120	140	159	139	10	110	160	122	139	155
9	141	10	116	166	125	140	160	138	9	116	163	121	139	151
10	141	11	114	167	122	140	160	138	8	117	160	126	138	151
11	140	10	113	175	122	140	157	138	9	118	166	124	138	153
12	140	10	121	172	124	140	157	139	10	119	180	126	137	155
15	141	11	112	167	125	141	162	142	9	123	170	130	141	158
18	145	10	120	175	133	144	160	146	9	130	166	132	145	163
21	148	12	126	180	130	147	172	146	9	130	170	132	146	162
24	149	11	128	183	130	148	173	148	11	112	175	128	148	169
30	146	9	128	165	131	144	162	148	9	127	168	137	147	163
36	152	6	145	163	145	152	163	148	8	140	159	140	149	159

Größter Oberarmumfang

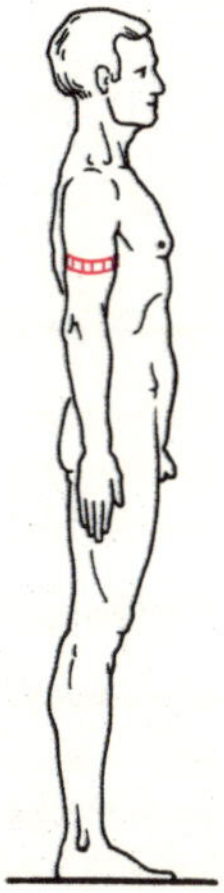

Größter Oberarmumfang [65]

Meßstrecke: horizontaler Umfang um den entspannten rechten Oberarm in Höhe der stärksten Vorwölbung des Zweiköpfigen Armmuskels

Meßinstrument: Maßband

Meßmethode: Der Proband beugt aus der Grundhaltung heraus unter Anspannung der Muskulatur den Arm rechtwinklig im Ellenbogengelenk. Das Maßband wird an der Stelle der stärksten Vorwölbung des Zweiköpfigen Armmuskels angelegt und der Horizontalumfang in dieser Höhe nach Entspannen der Muskulatur bei herabhängendem Arm gemessen.

Alter in Jahren	Männlich						Weiblich					
	$\bar{x}$	s	% KpH	P_5	P_{50}	P_{95}	$\bar{x}$	s	% KpH	P_5	P_{50}	P_{95}
3	176	14	17,2	153	176	199	175	16	17,3	149	175	201
4	179	14	16,6	156	179	202	178	16	16,6	152	178	204
5	180	15	15,5	155	180	205	180	17	15,6	152	180	208
6	183	15	15,3	158	183	208	188	17	15,5	160	188	216
7	191	18	15,0	161	191	221	194	19	15,4	163	194	225
8	199	17	15,2	171	199	227	203	18	15,6	173	203	233
9	208	20	15,1	175	208	241	210	22	15,3	174	210	246
10	218	21	15,1	184	218	252	218	23	15,3	180	218	256
11	226	23	15,5	188	226	264	228	24	15,4	189	228	267
12	233	24	15,2	194	233	272	239	25	15,5	198	239	280
13	239	23	14,8	201	239	277	248	24	15,5	209	248	287
14	249	20	15,0	216	249	282	252	22	15,5	216	252	288
15	258	24	15,0	219	258	297	264	23	16,2	226	264	302
16	279	23	16,1	241	279	317	272	26	16,6	229	272	315
17	290	24	16,5	251	290	329	289	28	17,6	243	289	335
18–19	303	25	17,4	257	303	340	296	28	18,2	250	294	350
20–29	318	28	18,4	275	316	370	304	29	18,9	260	303	360
30–39	327	28	19,0	282	328	370	315	33	19,7	262	313	372
40–49	328	26	19,3	283	329	370	326	32	20,5	271	324	382
50–59	325	28	19,3	280	323	370	332	34	21,3	275	330	390
18–59	323	28	18,8	277	323	369	318	34	19,8	260	316	372

Größter Unterarmumfang

Größter Unterarmumfang [66]

Meßstrecke: Umfang um den rechten Unterarm senkrecht zur Armachse an der Stelle seiner stärksten Ausladung wenig distal des Ellenbogengelenks

Meßinstrument: Maßband

Meßmethode: Das Kind liegt auf dem Rücken. Sein gestreckter rechter Arm wird mit nach median weisender Handfläche spitzwinklig vom Rumpf abgespreizt und fixiert.

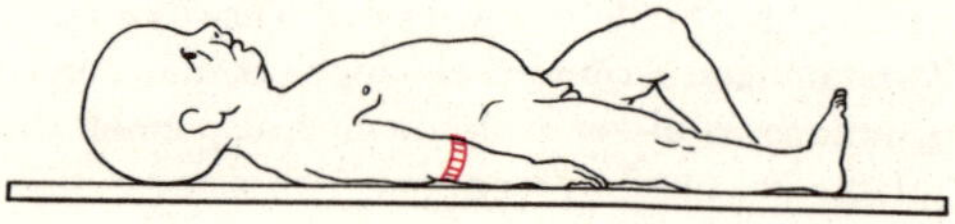

Alter in Tagen bzw. Monaten	Männlich							Weiblich						
	$\bar{x}$	s	Minimum	Maximum	P_5	P_{50}	P_{95}	$\bar{x}$	s	Minimum	Maximum	P_5	P_{50}	P_{95}
5	99	6	88	112	89	98	110	98	6	83	111	87	98	107
14	101	6	87	114	92	100	112	99	6	86	115	88	100	110
1	108	7	92	122	96	107	120	106	7	86	118	95	107	116
2	122	9	106	138	108	122	137	117	8	97	142	102	117	128
3	131	9	112	155	118	131	145	126	8	102	151	112	125	140
4	136	9	113	152	121	137	150	133	8	107	152	120	133	148
5	140	9	114	169	125	140	156	136	9	106	160	121	136	152
6	142	9	114	161	122	143	159	139	8	116	163	125	140	151
7	144	9	113	162	126	145	158	142	9	113	168	128	141	157
8	146	9	118	170	129	146	158	143	8	117	159	128	142	155
9	146	9	118	167	131	146	159	142	8	127	165	130	142	157
10	145	9	122	163	126	146	158	142	8	123	160	130	142	155
11	145	8	122	168	130	145	158	142	9	120	162	132	142	156
12	145	8	123	165	130	145	160	143	9	121	168	129	142	160
15	147	9	121	166	133	147	163	146	8	127	166	133	146	160
18	151	9	125	173	135	152	165	151	8	134	172	137	150	167
21	153	10	134	176	135	152	173	151	7	136	168	139	150	164
24	154	9	135	180	137	154	175	153	8	135	170	136	152	168
30	151	8	135	170	138	152	165	151	8	138	170	138	150	164
36	156	5	149	167	149	157	167	150	8	141	163	141	150	163

Größter Unterarmumfang

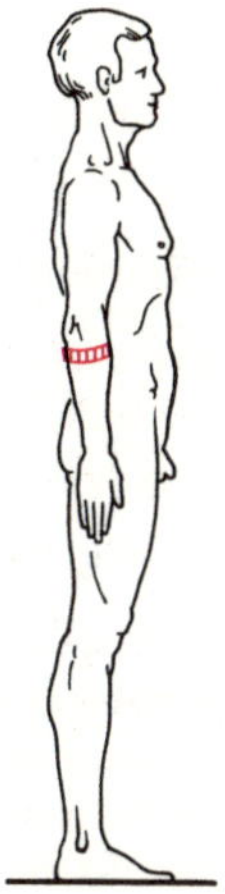

Größter Unterarmumfang [66]

Meßstrecke: horizontaler Umfang um den rechten Unterarm an der Stelle seiner stärksten Ausladung wenig distal des Ellenbogengelenks

Meßinstrument: Maßband

Meßmethode: Der Proband steht in Grundhaltung. Die rechte Hand ist gestreckt.

Alter in Jahren	Männlich						Weiblich					
	$\bar{x}$	s	% KpH	P_5	P_{50}	P_{95}	$\bar{x}$	s	% KpH	P_5	P_{50}	P_{95}
3	166	10	16,5	150	168	182	162	10	16,4	143	162	174
4	168	9	15,7	152	166	182	169	10	15,6	152	168	184
5	175	9	15,4	162	174	188	172	10	15,2	154	173	186
6	177	11	14,7	155	176	192	176	9	14,7	161	176	191
7	185	10	14,6	163	185	200	182	11	14,6	163	180	200
8	194	13	14,8	164	192	218	193	12	14,6	170	192	208
9	200	13	14,5	180	197	222	193	11	14,2	175	193	213
10	204	15	14,5	180	202	230	199	16	14,0	170	200	220
11	211	14	14,5	192	210	235	213	14	14,2	190	212	234
12	223	16	14,6	195	220	250	221	14	14,2	200	222	241
13	226	20	14,4	200	223	265	225	15	14,1	200	224	248
14	244	17	14,5	214	245	274	230	14	14,1	210	230	250
15	249	16	14,5	220	250	276	234	14	14,3	210	230	260
16	261	16	14,9	230	260	283	240	16	14,6	214	240	266
17	264	14	15,1	232	262	288	240	13	14,8	217	241	262
18–19	268	18	15,2	231	267	298	242	14	14,9	218	240	263
20–24	275	19	15,6	232	276	307	239	13	14,3	209	238	268
25–29	280	18	16,0	232	282	308	237	18	14,8	210	234	276
30–34	279	16	16,1	252	278	306	242	19	15,0	211	240	275
35–39	280	16	16,3	255	280	305	243	16	15,0	218	241	270
40–44	284	19	16,4	252	284	310	247	17	15,3	220	245	280
45–49	281	17	16,4	255	280	312	250	19	15,6	220	250	280
50–54	280	17	16,4	250	280	308	253	17	15,9	230	251	284
55–59	276	17	16,3	245	278	302	250	20	15,8	221	250	280
60–64	273	16	16,2	245	275	300						
18–59	279	18	16,3	250	280	308	248	18	15,4	220	247	280

Handumfang

Handumfang [67 (2)]

Meßstrecke: Umfang um die gestreckte rechte Hand im Bereich der weitesten Ausladung der Mittelhandknochen im 2. und 5. Fingergrundgelenk

Meßinstrument: Maßband

Meßmethode: Das Kind liegt auf dem Rücken. Das Maßband wird in Höhe der Meßpunkte um seine rechte Hand gelegt. Zur Messung wird die gestreckte Hand mit aneinanderliegenden Fingern auf der Unterlage fixiert.

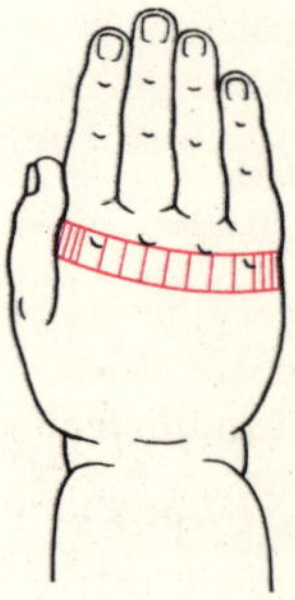

Alter in Tagen bzw. Monaten	Männlich							Weiblich						
	$\bar{x}$	s	Minimum	Maximum	P_5	P_{50}	P_{95}	$\bar{x}$	s	Minimum	Maximum	P_5	P_{50}	P_{95}
5	87	5	76	100	79	86	96	83	5	74	97	76	83	92
14	87	5	78	98	80	88	96	83	5	73	97	76	83	91
1	90	4	81	100	83	90	97	87	5	75	100	80	86	95
2	96	5	85	110	88	95	105	90	4	79	102	83	90	97
3	99	6	85	115	91	99	108	94	5	82	115	86	94	103
4	102	6	87	120	93	103	110	97	5	87	107	89	97	106
5	105	6	92	123	95	105	118	100	5	87	110	92	100	109
6	106	7	95	119	97	106	117	101	6	88	115	91	101	112
7	108	6	94	123	99	108	119	103	6	89	117	94	103	112
8	110	6	98	120	100	111	119	105	6	92	123	96	105	115
9	112	5	94	123	100	112	122	105	5	86	117	97	105	115
10	113	6	98	126	102	112	124	107	6	88	129	97	107	117
11	113	6	100	127	102	113	125	107	6	91	118	97	108	115
12	114	6	97	127	102	114	125	108	6	93	119	97	108	116
15	116	6	104	130	106	115	126	111	6	94	125	100	110	119
18	117	7	101	134	105	118	128	112	5	98	127	104	112	123
21	119	7	105	134	106	120	130	113	6	102	130	103	113	124
24	120	6	107	136	109	120	131	115	6	102	133	104	114	126
30	121	7	106	135	111	122	133	118	6	103	132	109	116	129
36	127	6	118	136	118	127	136	118	8	109	126	109	123	126

Handumfang

Handumfang [67 (2)]

Meßstrecke: Umfang um die gestreckte rechte Hand im Bereich der weitesten Ausladung der Mittelhandknochen im 2. und 5. Fingergrundgelenk

Meßinstrument: Maßband

Meßmethode: Die rechte Hand ist gestreckt, die Finger II bis V liegen aneinander, der Daumen ist leicht abgespreizt. Unterarm und Hand bilden eine gemeinsame Längsachse. Das Maßband wird um die distalen Enden der Mittelhandknochen II und V herumgeführt.

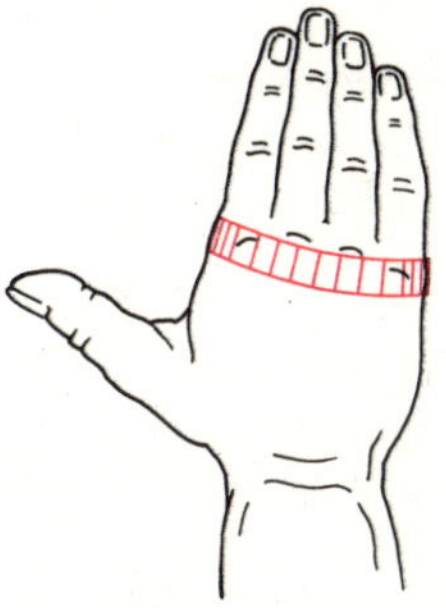

Alter in Jahren	Männlich						Weiblich					
	$\bar{x}$	s	% KpH	P_5	P_{50}	P_{95}	$\bar{x}$	s	% KpH	P_5	P_{50}	P_{95}
3	129	7	12,8	116	130	142	126	8	12,8	111	126	135
4	134	7	12,6	122	134	144	134	7	12,3	123	132	144
5	143	7	12,6	132	142	155	137	7	12,1	125	137	147
6	146	7	12,2	136	145	160	145	9	12,1	128	142	157
7	156	9	12,3	141	154	170	154	10	12,4	135	153	172
8	161	10	12,3	141	161	176	160	10	12,3	140	161	175
9	163	10	11,8	144	164	179	162	10	11,8	142	160	175
10	171	13	11,9	152	170	192	173	11	11,9	155	170	185
11	176	11	11,9	157	175	194	176	10	11,9	158	175	188
12	183	12	11,9	166	181	204	178	11	11,5	158	180	192
13	190	13	11,8	170	192	213	179	11	11,2	159	178	193
14	198	12	11,9	177	197	215	179	8	11,0	164	180	193
15	203	12	11,8	184	204	222	180	10	11,0	162	182	194
16	205	11	11,6	188	206	224	182	11	11,1	162	182	197
17	208	12	11,8	188	206	227	182	9	11,1	169	180	199
18–19	210	12	11,8	190	210	230	183	10	11,3	170	183	200
20–24	213	10	12,0	195	212	228	183	10	11,1	166	182	200
25–29	213	10	12,1	196	215	229	183	9	11,4	168	183	200
30–34	214	11	12,2	197	215	230	185	9	11,5	168	184	200
35–39	214	10	12,4	198	215	230	185	10	11,4	168	185	200
40–44	218	11	12,6	200	218	235	187	10	11,6	171	188	205
45–49	217	12	12,7	199	216	238	190	10	11,8	176	190	209
50–54	217	11	12,7	199	218	235	192	10	12,0	178	191	208
55–59	217	11	12,8	200	218	235	192	11	12,1	175	192	212
60–64	217	11	12,8	199	215	236						
18–59	216	11	12,6	199	217	235	189	10	11,7	171	189	206

Gesäßfaltenhöhe

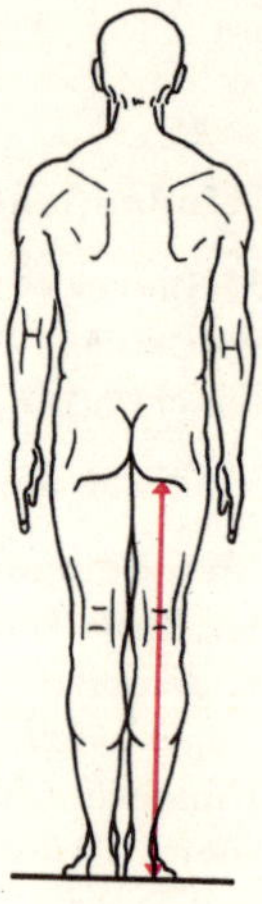

Gesäßfaltenhöhe (Höhe der transversalen Gesäßfalte über der Standfläche, Glutaealhöhe)

Meßstrecke: vertikale Entfernung von der Standfläche zu dem am weitesten distal gelegenen Punkt der rechten transversalen Gesäßfalte

Meßinstrument: Anthropometer

Meßmethode: Der Proband steht in Grundhaltung. Das Querlineal des Anthropometers wird von der Seite her an die Gesäßfalte geführt, ohne die von dem Großen Gesäßmuskel gebildete Konturlinie zu deformieren.

Alter in Jahren	Männlich						Weiblich					
	$\bar{x}$	s	% KpH	P_5	P_{50}	P_{95}	$\bar{x}$	s	% KpH	P_5	P_{50}	P_{95}
3	412	30	40,3	363	412	461	416	30	41,1	367	416	465
4	444	29	41,1	396	444	492	445	31	41,5	394	445	496
5	478	34	41,2	422	478	534	489	34	42,5	433	489	545
6	519	32	43,4	467	519	571	525	31	43,4	474	525	576
7	558	32	43,9	506	558	610	557	32	44,2	505	557	609
8	593	36	45,2	534	593	652	590	36	45,3	531	590	649
9	625	37	45,4	564	625	686	628	38	45,8	566	628	690
10	654	39	45,4	590	654	718	662	39	46,4	598	662	726
11	678	39	45,5	614	678	742	694	40	46,8	628	694	760
12	701	40	45,7	635	701	767	724	38	46,8	662	724	786
13	736	42	45,6	667	736	805	736	38	46,0	674	736	798
14	768	41	46,1	701	768	835	738	42	45,5	669	738	807
15	780	43	45,5	709	780	851	740	43	45,4	669	740	811
16	800	43	46,1	729	800	871	741	39	45,3	677	741	805
17	802	42	45,6	733	802	871	740	38	45,4	678	740	802
18–19	806	40	46,4	732	804	882	740	39	45,5	669	739	794
20–29	800	45	46,1	729	798	875	735	39	44,9	662	731	792
30–39	793	42	46,1	726	790	871	717	39	44,8	658	715	783
40–49	785	40	46,0	720	783	853	709	39	44,7	645	709	775
50–59	771	40	45,8	704	774	840	701	41	44,9	635	701	771
18–59	790	43	46,1	720	791	862	714	41	44,4	646	713	780

Projektivische Beinlänge

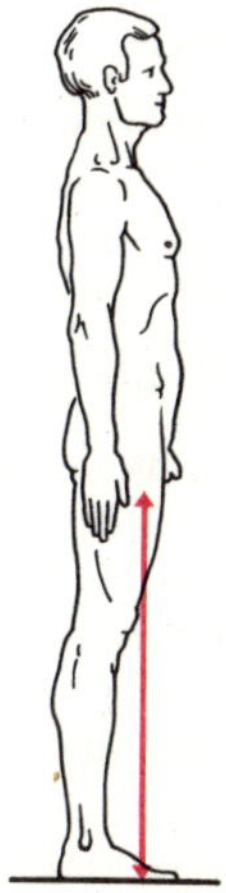

Projektivische Beinlänge (ganze Beinlänge) [53]

Meßstrecke: errechnete vertikale Entfernung von der Standfläche zum Unterrand der Sitzbeinknorren

Methode: Differenz aus der Körperhöhe und der Stammlänge

Alter in Jahren	Männlich						Weiblich					
	$\bar{x}$	s	% KpH	P_5	P_{50}	P_{95}	$\bar{x}$	s	% KpH	P_5	P_{50}	P_{95}
3	441	28	43,2	413	441	469	443	29	43,7	395	443	491
4	480	29	44,4	432	480	528	473	29	44,1	425	473	521
5	517	32	44,5	465	517	569	517	32	44,9	465	517	569
6	540	33	45,2	486	540	594	549	31	45,4	498	549	600
7	582	32	45,8	530	582	634	577	32	45,6	525	577	629
8	609	35	46,5	552	609	666	606	35	46,5	549	606	663
9	647	36	47,0	588	647	706	645	36	47,0	586	645	704
10	690	38	47,9	628	690	752	678	39	47,5	614	678	742
11	700	39	48,0	636	700	764	712	38	48,0	650	712	774
12	749	39	48,9	685	749	813	733	39	47,4	669	733	797
13	788	40	48,8	722	788	854	765	40	47,8	699	765	831
14	803	41	48,6	736	803	870	765	41	47,2	698	765	832
15	833	42	48,6	764	833	902	769	42	47,2	700	769	838
16	834	43	48,0	763	834	905	770	40	47,1	704	770	836
17	838	45	47,7	764	838	912	770	41	47,2	703	770	837
18–19	837	46	47,5	758	840	916	773	42	47,1	697	767	834
20–24	847	48	47,3	750	845	924	772	42	47,1	678	769	832
25–29	834	46	47,5	752	835	912	760	41	46,2	680	754	824
30–34	822	42	47,3	754	819	901	752	41	46,6	683	750	812
35–39	815	43	47,1	735	810	907	758	42	46,7	702	755	829
40–44	807	41	46,9	741	807	875	761	41	46,9	697	758	831
45–49	812	42	47,4	742	814	880	754	40	46,9	690	750	823
50–54	808	45	47,3	737	805	880	749	38	46,9	684	747	813
55–59	808	46	47,5	737	807	884	747	41	47,0	683	748	815
60–64	797	43	47,1	719	791	864						
18–59	812	45	47,3	742	812	886	754	41	46,9	689	751	824

Funktionelle Beinlänge

Funktionelle Beinlänge (Schritthöhe, innere Beinlänge)

Meßstrecke: vertikale Entfernung von der Standfläche zu dem am weitesten distal gelegenen Punkt am Unterrand des rechten Schambeins neben der Schambeinfuge

Meßinstrument: Anthropometer

Meßmethode: Der Proband steht zunächst mit leicht gespreizten Beinen. Das Querlineal des Anthropometers wird von vorn an der Medialseite des rechten Oberschenkels nach oben geführt. Der Proband nimmt nun die Grundhaltung ein, und der Untersucher führt das Querlineal weiter bis zum Anschlag der Querlinealspitze am unteren Schambeinrand. Es wird direkt am Oberschenkel gemessen.

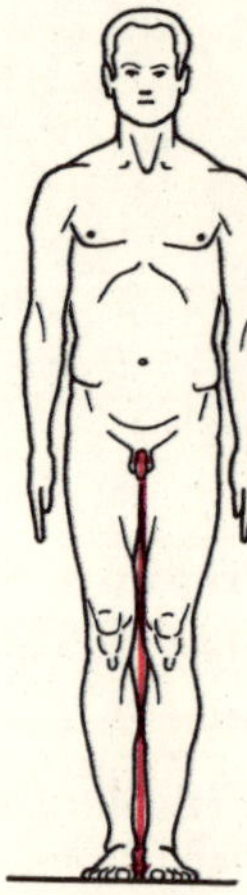

Alter in Jahren	Männlich						Weiblich					
	$\bar{x}$	s	% KpH	P_5	P_{50}	P_{95}	$\bar{x}$	s	% KpH	P_5	P_{50}	P_{95}
3	391	24	38,3	351	390	429	388	37	38,3	326	387	448
4	442	25	40,1	400	441	482	440	25	41,0	400	441	482
5	467	30	40,2	419	468	517	462	23	40,1	423	461	499
6	510	24	42,7	469	508	547	512	41	42,3	443	510	577
7	549	26	43,2	505	548	591	547	42	43,4	477	546	615
8	581	31	44,3	532	583	634	581	31	44,6	530	581	632
9	630	28	45,8	585	631	677	632	38	46,1	568	630	692
10	661	34	45,9	604	660	716	658	45	46,1	582	656	730
11	677	36	46,4	615	674	733	681	42	45,9	612	681	750
12	713	40	46,5	646	712	778	718	39	46,4	653	717	781
13	746	38	46,2	682	744	806	742	41	46,4	673	740	807
14	782	34	47,0	726	782	838	758	34	46,7	698	757	813
15	796	36	46,4	735	794	853	760	36	46,7	699	761	820
16	802	42	46,2	733	802	871	762	38	46,6	695	761	820
17	816	40	46,4	741	814	876	763	36	46,6	694	762	821
18–19	817	41	47,0	741	816	880	763	35	47,0	684	762	820
20–29	816	47	46,4	733	815	880	762	38	46,6	688	761	820
30–39	791	47	46,0	720	792	867	742	39	46,4	682	740	811
40–49	789	45	46,2	718	790	867	731	39	46,1	665	731	795
50–59	775	45	46,0	705	774	852	713	43	45,6	633	715	781
18–59	794	46	46,3	719	794	869	735	43	45,7	664	735	806

Fußhöhe

Fußhöhe (Höhe der inneren Knöchelspitze über der Standfläche) [16]

Meßstrecke: vertikale Entfernung von der Standfläche zu dem am weitesten distal vorragenden Punkt des rechten medialen Fußknöchels *(Sphyrion)*

Meßinstrument: Anthropometer

Meßmethode: Der Proband steht mit leicht gespreizten Beinen und belastetem rechtem Fuß; Messung von vorn. Das Anthropometer muß gegebenenfalls durch eine Hilfsperson senkrecht gehalten werden.

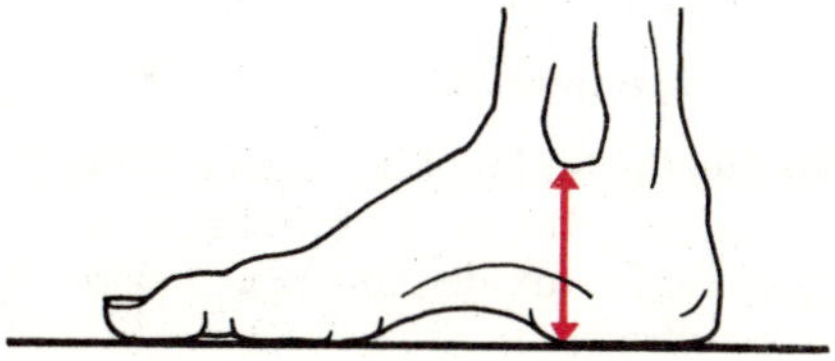

Alter in Jahren	Männlich						Weiblich					
	$\bar{x}$	s	% KpH	P_5	P_{50}	P_{95}	$\bar{x}$	s	% KpH	P_5	P_{50}	P_{95}
18–19	77	8	4,2	64	76	91	71	5	4,2	55	71	81
20–24	77	8	4,3	65	76	92	71	7	4,3	56	72	82
25–29	75	8	4,3	62	75	88	69	8	4,3	53	70	79
30–34	73	8	4,2	61	72	88	69	8	4,3	54	70	82
35–39	75	8	4,4	60	74	87	69	8	4,3	56	69	84
40–44	76	8	4,4	63	76	90	71	9	4,4	55	71	86
45–49	76	8	4,4	62	76	89	70	8	4,3	57	70	82
50–54	75	9	4,4	60	75	89	71	8	4,4	55	71	84
55–59	74	8	4,4	60	74	89	70	9	4,4	57	69	86
60–64	76	8	4,5	60	76	89						
18–59	75	8	4,4	61	75	89	70	8	4,4	56	70	84

Unterschenkellänge

Unterschenkellänge [56a]

Meßstrecke: geradlinige Entfernung zwischen dem proximalsten Punkt an der Medianseite des rechten Schienbeins *(Tibiale)* und dem distalsten Punkt des rechten medialen Fußknöchels *(Sphyrion)*

Meßinstrument: Kleiner Tasterzirkel

Meßmethode: Das Kind liegt auf dem Rücken. Sein Rumpf und das gering abgespreizte gestreckte rechte Bein werden auf der Unterlage fixiert; Messung von rechts oben.

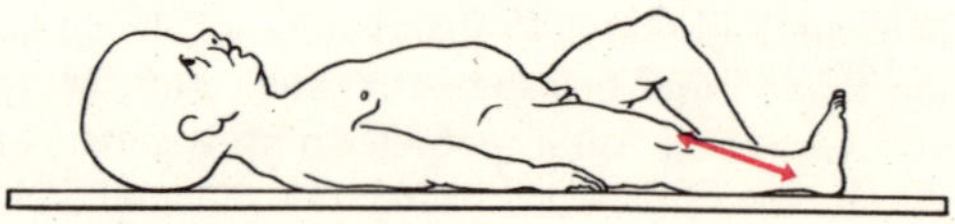

Alter in Tagen bzw. Monaten	Männlich							Weiblich						
	$\bar{x}$	s	Minimum	Maximum	P_5	P_{50}	P_{95}	$\bar{x}$	s	Minimum	Maximum	P_5	P_{50}	P_{95}
5	81	5	70	92	72	81	90	80	5	68	93	72	80	87
14	85	5	72	98	77	85	94	83	5	70	95	74	83	91
1	88	5	74	101	79	89	98	87	6	76	102	77	87	96
2	94	7	73	111	84	95	106	92	6	77	106	81	93	102
3	100	6	90	117	91	99	111	98	6	83	112	86	98	109
4	105	6	90	118	94	105	115	103	7	85	123	89	102	114
5	110	7	94	123	95	111	121	106	7	86	121	92	106	119
6	115	7	97	132	102	115	127	111	7	91	126	100	112	123
7	120	7	100	133	108	120	131	116	7	97	134	102	116	130
8	125	7	107	140	111	125	136	121	7	105	137	110	120	133
9	129	8	107	144	115	130	141	125	7	109	138	112	124	135
10	133	6	116	146	122	134	143	129	8	112	149	116	130	142
11	136	7	116	150	124	136	148	133	7	112	151	122	133	145
12	139	8	120	157	123	139	153	136	7	110	152	123	136	148
15	149	7	137	166	138	148	163	145	8	120	167	131	143	157
18	157	9	138	177	140	157	171	152	9	122	175	136	152	165
21	165	8	150	180	153	163	179	162	9	140	186	150	162	177
24	173	10	154	193	155	172	190	168	10	137	191	154	168	186
30	184	11	160	206	160	184	204	182	10	150	205	167	182	204
36	194	12	174	208	174	195	208	190	3	186	195	186	190	195

Kniegelenkhöhe

Kniegelenkhöhe (Kniehöhe, Höhe der Kniegelenkfuge über der Standfläche) [57]

Meßstrecke: vertikale Entfernung von der Standfläche zum am weitesten proximal gelegenen Punkt der Medianseite des rechten Schienbeins *(Tibiale)*

Meßinstrument: Anthropometer

Meßmethode: Der Proband steht in Grundhaltung; Messung von vorn. Das am Unterrand der Kniegelenkfuge gelegene *Tibiale* kann leichter ertastet werden, wenn das Knie leicht angebeugt wird. Die Messung erfolgt jedoch stets bei gestrecktem und belastetem Knie. Das Anthropometer muß gegebenenfalls durch eine Hilfsperson senkrecht gehalten werden.

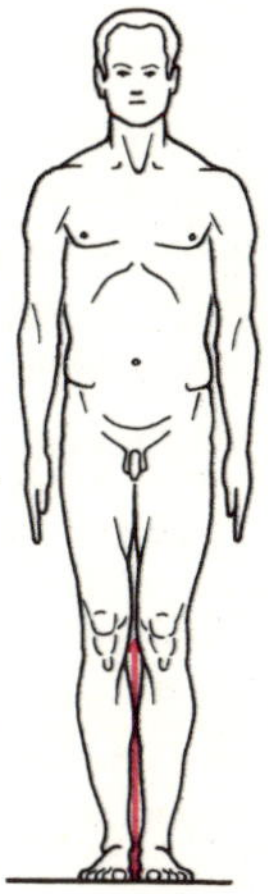

Alter in Jahren	Männlich						Weiblich					
	$\bar{x}$	s	% KpH	P_5	P_{50}	P_{95}	$\bar{x}$	s	% KpH	P_5	P_{50}	P_{95}
3	261	17	25,5	233	261	289	260	18	25,7	230	260	290
4	275	16	25,4	249	275	301	274	20	25,6	241	274	307
5	294	19	25,3	263	294	325	299	19	26,0	268	299	330
6	317	21	26,5	283	317	351	317	21	26,2	283	317	351
7	339	22	26,7	303	339	375	333	22	26,4	297	333	369
8	359	23	27,4	321	359	397	350	23	26,9	312	350	388
9	377	24	27,4	338	377	416	372	25	27,1	331	372	413
10	395	26	27,4	352	395	438	396	27	27,8	352	396	440
11	410	28	28,1	364	410	456	416	27	28,1	372	416	460
12	422	29	27,6	374	422	470	433	24	28,0	394	433	472
13	442	29	27,4	394	442	490	439	24	27,4	400	439	478
14	462	28	27,7	416	462	508	440	25	27,1	399	440	481
15	469	27	27,3	425	469	513	442	25	27,1	401	442	483
16	476	27	27,4	432	476	520	444	25	27,2	403	444	485
17	482	28	27,4	436	482	528	447	25	27,3	406	447	488
18–19	484	28	27,5	428	482	530	447	26	27,5	385	448	491
20–24	484	31	27,4	405	483	532	447	26	27,3	385	447	485
25–29	482	31	27,4	425	484	533	443	25	26,8	389	443	481
30–34	476	25	27,4	436	475	521	440	25	27,3	390	441	483
35–39	475	28	27,5	433	473	528	442	29	27,2	399	442	483
40–44	469	26	27,2	421	468	511	439	26	27,1	394	441	480
45–49	468	25	27,3	428	465	510	433	23	27,0	399	432	470
50–54	467	28	27,4	425	467	515	433	24	27,1	395	433	475
55–59	471	29	27,7	425	470	523	433	28	27,3	388	435	475
60–64	458	26	27,1	413	456	507						
18–59	470	28	27,4	427	470	517	436	26	27,1	395	436	478

Fußlänge

Fußlänge (Länge des belasteten Fußes) [58]

Meßstrecke: geradlinige Entfernung von dem am weitesten nach hinten vorspringenden Punkt der rechten Ferse *(Pternion)* zu demjenigen Punkt der 1. oder 2. Zehe, der bei belastetem Fuß am weitesten vorsteht *(Akropodion)*

Meßinstrument: Gleitzirkel

Meßmethode: Das Kind liegt auf dem Rücken. Sein rechtes Bein wird im Kniegelenk so gebeugt und fixiert, daß beim Aufsetzen des Fußes auf die horizontale Unterlage Unterschenkel- und Fußlängsachse einen rechten Winkel bilden. Beim Messen muß die Fußsohle mit ganzer Länge und ganzer Breite der Unterlage aufliegen; Messung von der rechten Seite.

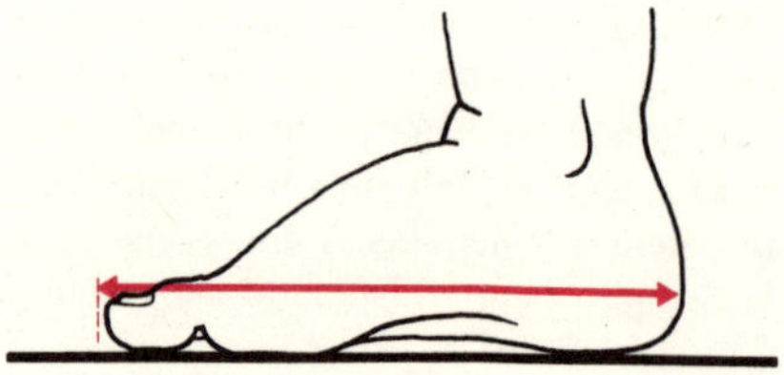

Alter in Tagen bzw. Monaten	Männlich							Weiblich						
	$\bar{x}$	s	Minimum	Maximum	P_5	P_{50}	P_{95}	$\bar{x}$	s	Minimum	Maximum	P_5	P_{50}	P_{95}
5	82	4	73	90	75	82	89	80	4	67	87	73	80	85
14	82	4	71	92	74	82	90	80	4	65	89	72	80	86
1	85	5	76	99	78	85	94	83	4	71	92	74	82	90
2	91	5	76	101	83	92	99	87	4	75	96	79	87	94
3	95	5	85	106	87	94	103	90	5	77	102	83	90	97
4	98	6	81	107	88	98	106	94	5	83	107	87	94	103
5	102	6	90	112	90	101	110	97	4	84	106	89	98	104
6	106	5	93	118	96	106	114	101	5	84	108	93	101	107
7	108	6	90	120	97	108	117	104	4	92	114	97	104	111
8	111	6	98	124	99	111	120	106	5	94	116	99	106	114
9	113	6	100	125	103	113	123	109	5	96	117	101	108	116
10	116	6	102	130	104	115	126	110	5	98	122	102	110	118
11	118	6	105	130	105	117	129	112	5	99	126	105	112	120
12	119	6	106	131	108	119	130	115	6	102	129	106	114	125
15	124	7	109	136	112	125	134	120	6	107	132	111	120	129
18	130	7	111	144	118	128	142	125	6	108	139	116	124	134
21	134	7	120	148	121	134	145	130	6	113	144	120	130	141
24	138	7	120	154	124	137	151	134	7	117	150	120	134	147
30	148	7	134	163	138	147	160	145	8	126	162	132	146	158
36	156	7	147	168	147	154	168	151	9	140	160	140	148	160

Fußlänge

Fußlänge (Länge des belasteten Fußes) [58]

Meßstrecke: geradlinige Entfernung von dem am weitesten nach hinten vorspringenden Punkt der rechten Ferse *(Pternion)* zu demjenigen Punkt der 1. oder 2. Zehe, der bei belastetem Fuß am weitesten vorsteht *(Akropodion)*

Meßinstrument: Stangenzirkel

Meßmethode: Der Proband steht mit leicht gespreizten Beinen und belastetem rechtem Fuß; Messung von vorn. Die Meßstange des Zirkels verläuft etwa parallel zum medialen Fußrand. Zu beachten ist, daß der am weitesten nach hinten vorspringende Fersenpunkt in der Regel etwas über der Standfläche liegt.

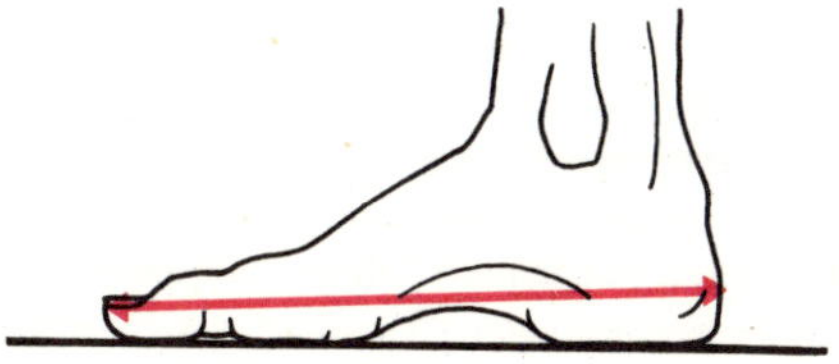

Alter in Jahren	Männlich						Weiblich					
	$\bar{x}$	s	% KpH	P_5	P_{50}	P_{95}	$\bar{x}$	s	% KpH	P_5	P_{50}	P_{95}
3	162	11	15,9	144	162	180	160	10	15,8	144	160	176
4	170	10	15,9	154	170	186	166	10	15,6	150	166	182
5	178	10	15,8	162	178	194	177	10	15,6	161	177	193
6	186	11	15,6	168	186	204	186	10	15,6	170	186	202
7	194	12	15,5	174	194	214	192	12	15,5	172	192	212
8	204	13	15,6	183	204	225	200	13	15,5	179	200	221
9	214	12	15,7	194	214	234	210	12	15,5	190	210	230
10	222	12	15,7	202	222	242	220	13	15,5	199	220	241
11	228	14	15,6	205	228	251	227	14	15,3	204	227	250
12	234	14	15,6	211	234	257	232	12	15,0	212	232	252
13	242	16	15,5	216	242	268	235	13	14,9	214	235	256
14	252	16	15,5	226	252	278	237	13	14,8	216	237	258
15	258	16	15,3	232	258	284	240	12	14,9	220	240	260
16	261	14	15,1	238	261	284	242	12	14,9	222	242	262
17	263	15	15,1	238	263	288	241	12	14,9	221	241	261
18–19	265	13	15,1	246	263	282	242	13	14,9	218	242	260
20–24	264	15	15,0	234	264	286	240	13	14,8	216	241	260
25–29	264	14	15,0	234	264	289	240	10	14,8	217	240	254
30–34	260	12	15,1	238	259	282	240	12	14,9	223	240	261
35–39	260	12	15,1	240	261	281	240	11	14,8	222	239	257
40–44	265	12	15,3	245	264	284	241	12	14,9	223	241	260
45–49	265	13	15,5	243	265	286	242	12	15,1	221	242	260
50–54	264	13	15,5	244	264	285	242	11	15,2	223	242	260
55–59	264	12	15,5	242	264	285	242	12	15,2	222	242	262
60–64	259	13	15,4	228	260	279						
18–59	264	13	15,4	243	264	285	241	12	15,0	222	241	260

Direkte Fußbreite

Direkte Fußbreite [59]

Meßstrecke: direkte Entfernung von dem am weitesten medial vorragenden Punkt des 1. Mittelfußknochens im Bereich des Großzehengrundgelenks des belasteten rechten Fußes zu dem am weitesten lateral vorragenden Punkt des 5. Mittelfußknochens im Bereich des Kleinzehengrundgelenks

Meßinstrument: Gleitzirkel

Meßmethode: Das Kind liegt auf dem Rücken. Sein rechtes Bein wird im Kniegelenk so gebeugt und fixiert, daß beim Aufsetzen des Fußes auf die horizontale Unterlage Unterschenkel- und Fußlängsachse einen rechten Winkel bilden. Beim Messen muß die Fußsohle mit ganzer Länge und ganzer Breite der Unterlage aufliegen; Messung von vorn oben.

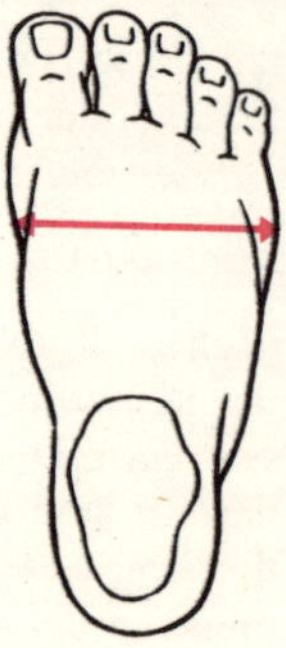

Alter in Tagen bzw. Monaten	Männlich							Weiblich						
	$\bar{x}$	s	Minimum	Maximum	P_5	P_{50}	P_{95}	$\bar{x}$	s	Minimum	Maximum	P_5	P_{50}	P_{95}
5	35	2	30	40	30	35	39	33	2	27	39	30	33	37
14	35	2	29	41	32	36	38	34	2	28	38	30	34	37
1	37	2	32	42	33	37	40	36	2	31	40	32	36	39
2	40	2	33	46	36	40	43	37	2	31	41	33	37	40
3	41	3	34	47	36	41	46	39	3	32	46	34	39	42
4	43	3	33	49	38	43	48	41	2	34	46	36	41	44
5	44	3	34	50	38	45	49	42	3	36	47	36	42	46
6	46	3	38	52	41	46	50	43	2	36	48	39	44	47
7	47	3	41	52	41	47	52	45	2	38	50	40	45	48
8	49	3	43	57	44	48	53	46	3	38	51	41	46	50
9	49	3	38	57	44	49	55	47	3	39	57	42	47	51
10	51	3	43	56	45	51	55	48	3	41	59	42	47	52
11	52	3	46	58	47	51	57	48	3	41	56	44	48	53
12	52	3	45	59	46	53	57	49	3	40	57	45	49	55
15	54	3	47	59	48	54	58	51	3	44	59	46	51	57
18	55	3	47	64	50	55	62	53	3	44	59	46	53	57
21	57	3	48	63	50	57	62	54	3	48	61	48	54	59
24	58	4	48	69	51	58	66	56	3	50	65	50	56	62
30	63	5	50	74	55	63	70	60	3	54	68	54	60	65
36	64	5	55	71	55	64	71	62	2	59	65	59	62	65

Projektivische Fußbreite

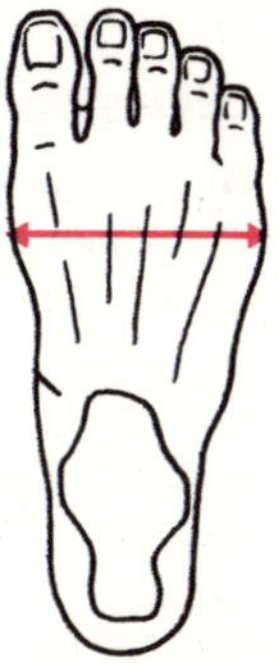

Projektivische Fußbreite

Meßstrecke: projektivische Entfernung von dem am weitesten medial vorragenden Punkt des 1. Mittelfußknochens im Bereich des Großzehengrundgelenks des belasteten rechten Fußes zu dem am weitesten lateral vorragenden Punkt des 5. Mittelfußknochens im Bereich des Kleinzehengrundgelenks

Meßinstrument: Stangenzirkel

Meßmethode: Der Proband steht mit leicht gespreizten Beinen und belastetem rechtem Fuß. Die Meßstange des Stangenzirkels verläuft vor den Zehen rechtwinklig zur Fußlängsachse.

Alter in Jahren	Männlich						Weiblich					
	$\bar{x}$	s	% KpH	P_5	P_{50}	P_{95}	$\bar{x}$	s	% KpH	P_5	P_{50}	P_{95}
3	66	5	6,5	58	66	74	65	4	6,4	58	65	72
4	69	4	6,4	62	69	76	68	4	6,3	61	68	75
5	72	5	6,2	64	72	80	71	5	6,2	63	71	79
6	74	5	6,2	66	74	82	72	6	6,0	62	72	82
7	77	5	6,1	69	77	85	76	5	6,0	68	76	84
8	79	6	6,0	69	79	89	77	6	5,9	67	77	87
9	82	5	6,0	74	82	90	81	5	5,9	73	81	89
10	88	6	6,1	78	88	98	84	7	5,9	73	84	95
11	88	6	6,0	78	88	98	87	6	5,9	77	87	97
12	92	7	6,0	81	92	103	90	5	5,8	82	90	98
13	96	7	5,9	85	96	107	90	6	5,8	80	90	100
14	98	7	5,9	87	98	109	90	6	5,6	80	90	100
15	100	7	5,8	89	100	111	90	6	5,5	80	90	100
16	100	6	5,8	90	100	110	90	6	5,5	80	90	100
17	100	6	5,8	90	100	110	91	5	5,5	83	91	99
18–19	101	6	5,8	91	101	112	91	5	5,4	81	91	100
20–24	101	5	5,7	91	101	112	91	6	5,5	80	91	100
25–29	101	6	5,8	89	101	112	92	5	5,6	80	91	99
30–34	101	6	5,9	91	100	113	92	6	5,7	82	92	102
35–39	101	6	5,8	90	100	112	92	6	5,6	82	92	103
40–44	103	7	5,9	92	102	113	92	6	5,7	83	92	104
45–49	102	7	5,9	90	101	113	94	6	5,8	84	93	103
50–54	102	6	6,0	92	102	113	95	6	5,9	85	95	105
55–59	102	6	6,0	92	102	113	95	7	6,0	84	95	106
60–64	101	6	6,0	91	100	112						
18–59	102	6	5,9	91	102	113	93	6	5,8	83	93	104

Größter Oberschenkelumfang

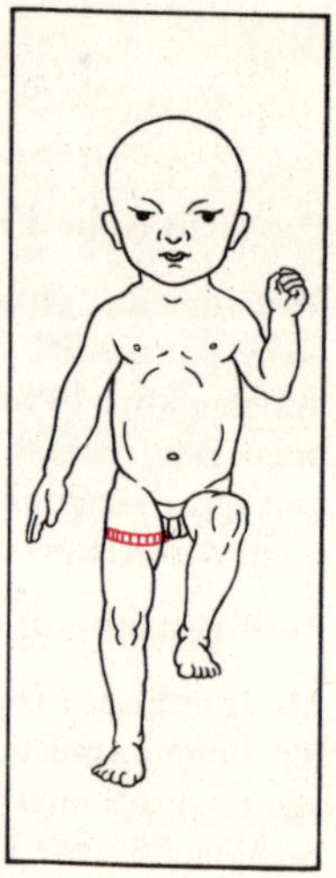

Größter Oberschenkelumfang [68]

Meßstrecke: größter senkrecht zur Beinachse verlaufender Umfang um den rechten Oberschenkel

Meßinstrument: Maßband

Meßmethode: Das Kind liegt auf dem Rücken. Das Maßband wird unter geringem Anheben des Oberschenkels in der Kniegegend locker um das rechte Bein gelegt, bis zur Stelle der größten medialen Ausladung der Oberschenkelmuskulatur nach oben geführt und dort senkrecht zur Beinachse orientiert. Becken und rechtes Knie werden auf der Unterlage fixiert und die Beine gering gespreizt; Messung von vorn oben.

Alter in Tagen bzw. Monaten	Männlich							Weiblich						
	$\bar{x}$	s	Minimum	Maximum	P_5	P_{50}	P_{95}	$\bar{x}$	s	Minimum	Maximum	P_5	P_{50}	P_{95}
5	158	13	135	205	142	157	179	160	13	132	194	140	158	183
14	163	13	138	195	140	162	188	166	14	135	216	146	168	183
1	183	18	155	247	159	179	210	184	16	147	217	158	186	211
2	217	20	180	260	186	220	250	213	19	169	260	185	215	243
3	234	21	182	286	198	235	262	238	19	198	278	207	235	268
4	249	20	205	299	213	248	281	252	21	196	293	215	251	285
5	251	20	193	303	220	252	290	261	24	195	308	225	257	300
6	256	19	207	312	223	256	290	267	25	190	315	225	263	310
7	258	21	202	305	225	256	296	267	25	203	347	228	267	308
8	259	22	195	314	228	255	303	268	22	211	306	232	268	303
9	259	25	200	320	217	261	301	268	23	220	330	233	267	310
10	256	25	199	318	221	252	307	264	22	216	320	231	263	297
11	257	22	195	318	226	252	299	264	23	212	320	230	265	300
12	256	22	197	318	222	258	308	265	23	217	318	223	263	301
15	265	24	218	325	235	262	315	271	22	236	333	237	268	305
18	274	24	212	328	232	275	313	283	19	244	326	253	280	310
21	284	24	217	343	240	280	329	289	20	257	335	262	288	320
24	289	23	249	347	252	285	335	300	23	252	352	258	303	342
30	295	21	253	353	263	292	338	303	24	230	350	269	308	335
36	310	16	285	335	285	307	335	309	34	271	358	271	318	358

Größter Oberschenkelumfang

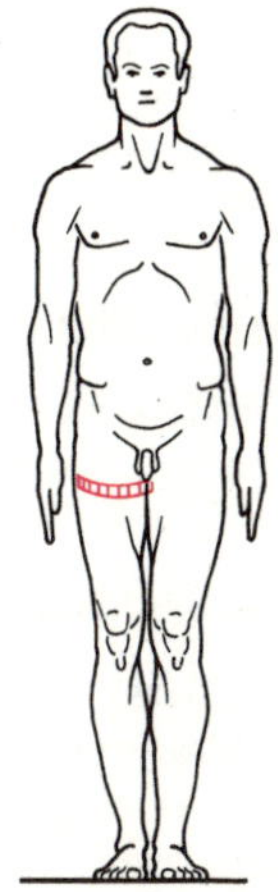

Größter Oberschenkelumfang [68]

Meßstrecke: größter senkrecht zur Beinachse verlaufender Umfang um den rechten Oberschenkel

Meßinstrument: Maßband

Meßmethode: Das Maßband wird von vorn bei voll gestreckten und leicht gespreizten Beinen in der Kniegegend locker um das rechte Bein gelegt, bis zur Stelle der größten medialen Ausladung der Oberschenkelmuskulatur nach oben geführt und dort senkrecht zur Beinachse orientiert.

Alter in Jahren	Männlich						Weiblich					
	$\bar{x}$	s	% KpH	P_5	P_{50}	P_{95}	$\bar{x}$	s	% KpH	P_5	P_{50}	P_{95}
3	319	27	31,3	275	319	363	321	30	31,8	272	321	370
4	332	29	30,7	284	332	380	336	31	31,4	285	336	387
5	341	30	29,4	292	341	390	358	30	31,1	309	358	407
6	359	38	30,9	297	359	421	371	33	30,7	317	371	425
7	367	35	30,7	310	367	424	383	35	31,4	327	383	439
8	384	36	32,1	325	384	443	398	36	31,6	339	398	457
9	409	39	31,2	345	409	473	415	38	31,9	353	415	477
10	422	40	30,6	356	422	488	438	45	30,7	364	438	512
11	436	43	30,3	365	436	507	463	48	30,9	394	463	532
12	448	40	30,7	382	448	514	486	50	31,2	404	486	568
13	459	44	29,9	387	459	531	503	48	31,4	424	503	582
14	479	43	29,7	408	479	550	523	47	32,0	446	523	600
15	497	40	29,8	431	497	563	531	50	32,4	449	531	613
16	519	41	30,3	452	519	586	540	42	33,0	471	540	609
17	538	41	31,0	471	538	605	552	47	33,8	475	552	629
18–19	550	42	31,6	470	547	620	568	48	35,0	490	564	670
20–29	562	43	32,4	490	561	640	575	49	35,7	500	570	662
30–39	566	43	33,0	497	564	640	585	51	36,6	510	580	670
40–49	564	40	33,1	498	562	630	593	54	37,4	510	592	690
50–59	558	47	33,2	476	559	635	586	53	37,5	492	583	675
18–59	562	44	32,8	489	561	633	583	53	36,3	494	581	668

Knieumfang

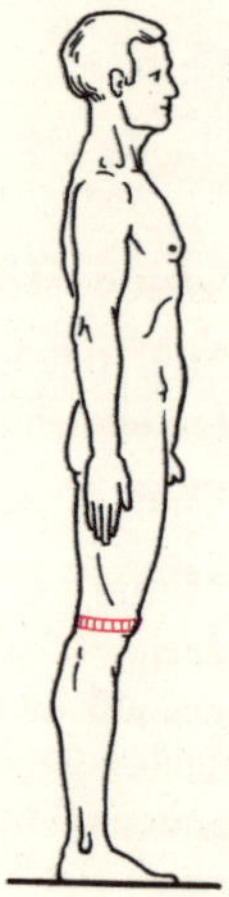

Knieumfang

Meßstrecke: senkrecht zur Beinachse verlaufender Umfang um das rechte Bein in Höhe des Mittelpunktes der Kniescheibe

Meßinstrument: Maßband

Meßmethode: Das Maßband wird von vorn bei voll gestreckten und leicht gespreizten Beinen in der rechten Kniekehle angelegt und an der Kniescheibe geschlossen.

Alter in Jahren	Männlich						Weiblich					
	$\bar{x}$	s	% KpH	P_5	P_{50}	P_{95}	$\bar{x}$	s	% KpH	P_5	P_{50}	P_{95}
3	236	15	23,1	211	236	261	235	18	23,2	205	235	265
4	240	14	22,2	217	240	263	238	18	22,2	208	238	268
5	243	16	20,9	217	243	269	249	14	21,6	226	249	272
6	250	14	20,9	227	250	273	258	16	21,3	232	258	284
7	260	18	20,4	230	260	290	266	20	21,1	233	266	299
8	270	16	20,6	244	270	296	276	18	21,2	246	276	306
9	279	17	20,3	251	279	307	290	22	21,1	254	290	326
10	292	21	20,3	258	292	326	304	21	21,3	270	304	338
11	313	21	20,5	279	313	347	316	23	21,3	278	316	354
12	321	20	20,9	288	321	354	328	23	21,2	290	328	366
13	323	19	20,0	292	323	354	334	19	20,9	303	334	365
14	352	22	21,1	316	352	388	342	21	20,9	308	342	376
15	362	24	21,1	323	362	401	350	20	21,5	317	350	383
16	365	19	21,0	334	365	396	354	23	21,7	316	354	392
17	374	20	21,3	341	374	407	358	26	21,8	315	358	401
18–19	376	19	21,8	343	375	410	361	26	22,4	319	360	415
20–29	379	22	21,9	346	376	420	366	26	22,7	327	364	419
30–39	382	23	22,2	346	380	421	373	30	23,3	331	370	423
40–49	383	22	22,5	345	382	421	380	32	24,0	332	376	440
50–59	382	23	22,5	345	382	421	388	34	24,8	340	386	450
18–59	381	23	22,2	341	379	417	377	32	23,4	323	375	427

Größter Wadenumfang

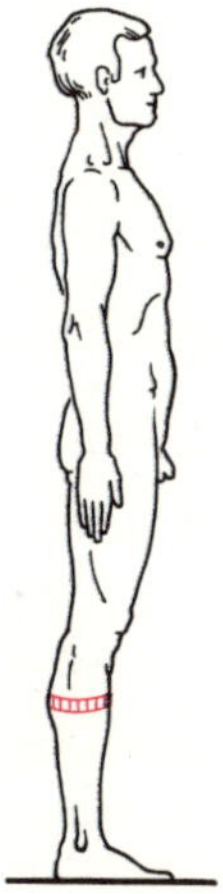

Größter Wadenumfang (größter Umfang des Unterschenkels) [69]

Meßstrecke: größter senkrecht zur Beinachse verlaufender Umfang um den rechten Unterschenkel

Meßinstrument: Maßband

Meßmethode: Das Maßband wird von vorn bei voll gestreckten und leicht gespreizten Beinen an der Stelle der stärksten Ausladung der Wadenmuskulatur an der rechten Wade angelegt und am Schienbein geschlossen.

Alter in Jahren	Männlich						Weiblich					
	$\bar{x}$	s	% KpH	P_5	P_{50}	P_{95}	$\bar{x}$	s	% KpH	P_5	P_{50}	P_{95}
3	223	14	21,8	200	223	246	222	16	21,9	196	222	248
4	228	15	21,1	203	228	253	226	16	21,1	200	226	252
5	234	16	20,2	208	234	260	236	18	20,5	206	236	266
6	243	18	20,3	213	243	273	247	17	20,4	219	247	275
7	251	19	19,9	220	251	282	251	19	20,0	220	251	282
8	260	18	19,9	230	260	290	260	20	20,0	227	260	293
9	274	22	19,9	238	274	310	273	19	20,0	242	273	304
10	283	23	19,8	245	283	321	285	23	20,0	247	285	323
11	290	25	19,8	249	290	331	296	25	20,0	255	296	337
12	297	23	19,4	259	297	335	313	27	20,2	269	313	357
13	308	25	19,1	267	308	349	321	26	20,2	278	321	364
14	313	27	18,8	269	313	357	329	27	20,3	285	329	373
15	339	27	19,8	295	339	383	338	24	20,7	299	338	377
16	349	26	20,1	306	349	392	343	26	21,0	300	343	386
17	357	24	20,3	318	357	396	347	25	21,2	306	347	388
18–19	365	23	20,9	323	366	404	349	29	21,5	312	346	397
20–29	367	25	21,1	323	366	410	354	26	21,9	313	352	399
30–39	369	26	21,5	327	367	417	362	30	22,6	318	360	420
40–49	364	26	21,3	319	362	409	368	30	23,2	322	365	420
50–59	358	27	21,3	311	357	402	367	32	23,5	315	365	419
18–59	365	26	21,3	321	364	407	362	30	22,5	311	360	409

Kleinster Unterschenkelumfang

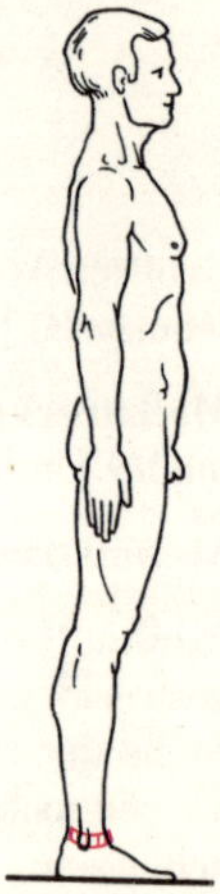

Kleinster Unterschenkelumfang [70]

Meßstrecke: kleinster senkrecht zur Beinachse verlaufender Umfang um den rechten Unterschenkel

Meßinstrument: Maßband

Meßmethode: Der Proband steht mit leicht gespreizten Beinen. Das Maßband wird direkt proximal der Knöchel um den rechten Unterschenkel gelegt.

Alter in Jahren	Männlich						Weiblich					
	$\bar{x}$	s	% KpH	P_5	P_{50}	P_{95}	$\bar{x}$	s	% KpH	P_5	P_{50}	P_{95}
3	166	12	16,2	146	166	186	163	13	16,1	142	163	184
4	168	12	15,5	148	168	188	166	14	15,5	143	166	189
5	172	11	14,8	154	172	190	170	13	14,8	149	170	191
6	174	12	14,5	154	174	194	174	12	14,4	154	174	194
7	178	14	14,0	155	178	201	177	13	14,0	156	177	198
8	183	13	14,0	162	183	204	184	12	14,1	164	184	204
9	190	15	13,8	165	190	215	193	13	14,1	172	193	214
10	194	15	13,5	169	194	219	197	15	13,8	172	197	222
11	201	14	13,8	178	201	224	210	15	13,8	185	210	235
12	204	15	13,3	179	204	229	213	16	13,8	187	213	239
13	215	14	13,3	192	215	238	217	15	13,6	192	217	242
14	221	16	13,3	195	221	247	219	17	13,5	191	219	247
15	231	13	13,5	210	231	252	223	13	13,7	202	223	244
16	239	14	13,8	216	239	262	229	13	14,0	208	229	250
17	248	13	14,1	227	248	269	231	12	14,1	211	231	251
18–19	257	13	14,9	233	257	280	237	12	14,4	212	237	258
20–29	265	14	15,3	244	265	291	238	14	14,8	214	239	260
30–39	265	14	15,4	242	264	288	241	17	15,1	218	240	270
40–49	264	14	15,5	240	263	290	243	17	15,3	218	242	272
50–59	262	16	15,6	238	261	288	248	17	15,9	223	247	276
18–59	264	14	15,4	241	264	287	242	16	15,0	216	242	268

Bequeme Stammlänge

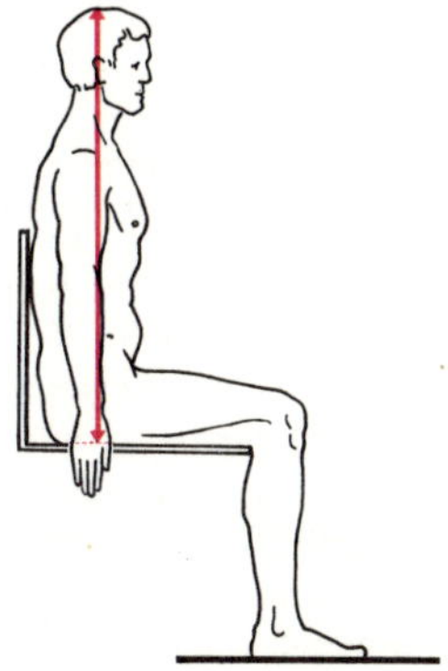

Bequeme Stammlänge

Meßstrecke: vertikale Entfernung von der Sitzfläche zum höchsten Punkt des Scheitels in der Medianebene *(Vertex)*

Meßinstrument: Anthropometer

Meßmethode: Der Proband nimmt aus der Grundhaltung heraus, unter Beibehaltung der Ohr-Augen-Ebene und ohne Verschieben der Oberschenkel auf der Sitzfläche, eine ihm bequeme Sitzhaltung ein.

Alter in Jahren	Männlich						Weiblich					
	$\bar{x}$	s	% KpH	P_5	P_{50}	P_{95}	$\bar{x}$	s	% KpH	P_5	P_{50}	P_{95}
3	560	28	54,8	514	560	606	543	37	53,6	482	543	604
4	577	29	53,4	529	577	625	568	28	53,1	522	568	614
5	601	35	51,8	544	601	658	598	30	52,0	549	598	647
6	611	28	51,1	565	611	657	624	33	51,6	570	624	678
7	653	33	51,3	599	653	707	647	36	51,4	588	647	706
8	663	35	50,6	606	663	720	663	33	50,9	609	663	717
9	688	37	50,0	627	688	749	693	31	50,5	642	693	744
10	713	35	49,5	656	713	770	712	36	49,9	653	712	771
11	711	40	48,8	645	711	777	738	39	49,8	674	738	802
12	748	40	48,8	682	748	814	767	40	49,6	701	767	833
13	783	41	48,5	716	783	850	800	41	50,0	733	800	867
14	823	49	49,4	743	823	903	813	38	50,1	751	813	875
15	852	41	49,7	785	852	919	824	31	50,6	773	824	875
16	863	38	49,7	801	863	925	835	31	51,1	784	835	886
17	875	40	49,8	809	875	941	836	36	51,0	777	836	895
18–19	872	36	49,5	813	872	931	836	34	50,9	780	836	892
20–24	870	38	49,4	808	870	932	837	34	51,1	781	837	893
25–29	869	39	49,5	805	869	933	826	26	51,0	783	826	869
30–34	858	33	49,4	804	858	912	819	28	50,8	773	819	865
35–39	854	35	49,4	797	854	911	823	30	50,7	774	823	872
40–44	848	33	49,3	794	848	902	819	32	50,5	767	819	871
45–49	842	34	49,2	786	842	898	811	28	50,5	765	811	857
50–54	838	36	49,1	779	838	897	806	30	50,5	757	806	855
55–59	835	38	49,1	773	835	897	800	29	50,4	752	800	848
60–64	828	32	49,0	776	828	880						
18–59	845	36	49,3	786	845	904	815	31	50,7	764	815	866

Stammlänge

Stammlänge (Scheitel-Steiß-Länge, Sitzhöhe vom Scheitel zum Sitzhöcker)

Meßstrecke: größte projektivische Entfernung in der Medianebene vom distalsten Punkt des Scheitels *(Vertex)* zu einer die am weitesten distal gelegenen Punkte der beiden Sitzbeinhöcker verbindenden Linie

Meßinstrument: Meßbrett

Meßmethode: Das Kind liegt auf dem Rücken. Sein Scheitel wird unter Beachtung der Ohr-Augen-Ebene im Liegen am feststehenden vertikalen Teil des Meßbretts fixiert bei gleichzeitiger Fixierung des Rumpfes auf der horizontalen Unterlage. Die Beine werden im Hüftgelenk rechtwinklig angebeugt und fixiert. Kopf und Rumpf müssen beim Messen eine gemeinsame Längsachse bilden.

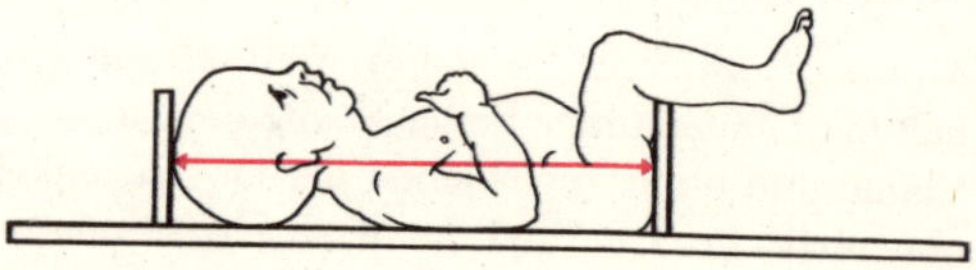

Alter in Tagen bzw. Monaten	Männlich							Weiblich						
	$\bar{x}$	s	Minimum	Maximum	P_5	P_{50}	P_{95}	$\bar{x}$	s	Minimum	Maximum	P_5	P_{50}	P_{95}
5 14	342	10	325	358	325	342	358	336	11	318	355	318	337	355
1	353	12	328	375	328	353	375	349	9	336	368	336	347	368
2	386	14	362	408	362	385	408	375	12	352	396	355	375	390
3	409	16	385	440	385	405	440	401	14	371	434	377	402	415
4	427	15	400	464	407	430	448	416	10	391	438	405	415	429
5	442	17	423	480	423	433	464	429	12	413	456	417	424	455
6	452	22	395	500	423	448	492	444	13	429	478	429	440	465
7	459	19	395	500	438	464	483	452	11	431	479	432	453	473
8	469	19	420	506	442	472	504	459	10	440	485	446	458	480
9	473	20	414	512	443	475	510	465	10	447	494	449	463	485
10	477	17	423	515	456	475	500	469	12	444	500	450	470	488
11	484	20	426	526	455	485	511	474	12	453	502	453	473	493
12	486	21	414	516	434	488	513	480	17	452	518	457	482	506
15	504	23	453	562	467	505	532	492	18	455	532	462	491	523
18	518	25	447	582	472	517	555	506	19	466	544	473	506	535
21	533	23	487	592	490	532	575	519	19	474	576	485	521	549
24	541	23	478	593	503	545	581	532	21	483	571	493	534	561
30	562	23	504	615	532	560	605	548	28	453	588	510	552	585
36	577	23	543	628	543	577	628	580	21	549	602	549	578	602

Körpermaße im Sitzen – Körperstamm

Stammlänge

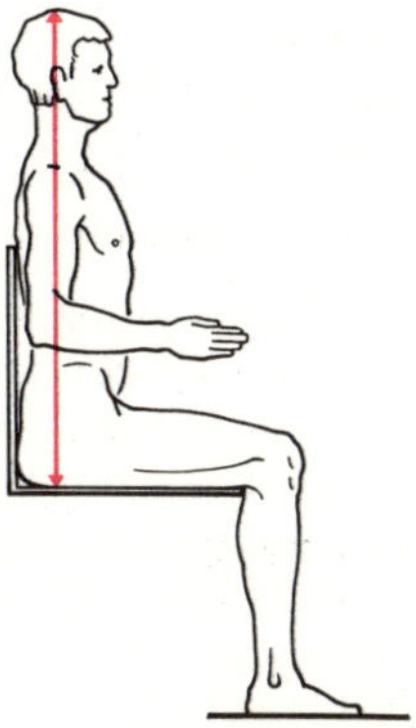

Stammlänge (Körperhöhe im Sitzen, Körpersitzhöhe, Sitzhöhe) [23]

Meßstrecke: vertikale Entfernung von der Sitzfläche zum höchsten Punkt des Scheitels in der Medianebene *(Vertex)*

Meßinstrument: Anthropometer

Meßmethode: Der Proband sitzt in Grundhaltung; Messung von hinten.

Alter in Jahren	Männlich						Weiblich					
	$\bar{x}$	s	% KpH	P_5	P_{50}	P_{95}	$\bar{x}$	s	% KpH	P_5	P_{50}	P_{95}
3	581	25	56,9	542	575	619	570	30	56,3	522	566	619
4	601	25	55,7	558	599	638	599	29	55,8	549	594	637
5	644	25	55,4	600	641	680	634	24	55,1	591	632	672
6	656	29	54,9	605	652	701	661	33	54,6	600	656	708
7	690	30	54,3	644	686	738	684	34	54,3	617	683	726
8	702	31	53,6	646	700	750	696	26	53,5	641	692	729
9	730	31	53,1	665	725	776	727	28	53,0	676	722	768
10	750	27	52,1	697	745	785	749	39	52,5	675	746	809
11	759	31	52,1	713	757	807	771	40	52,0	712	769	835
12	784	34	51,1	746	775	865	813	34	52,6	751	813	863
13	827	48	51,2	732	827	882	835	41	52,2	762	836	903
14	862	45	51,7	772	862	940	857	32	52,8	803	857	902
15	882	40	51,5	797	886	941	860	35	52,8	796	864	908
16	908	34	52,4	853	908	958	865	38	52,9	804	866	922
17	915	36	52,0	857	916	970	866	37	53,0	809	865	921
18–19	924	35	52,5	861	921	972	868	35	53,4	809	866	925
20–24	932	36	52,7	865	936	973	867	35	53,9	807	867	928
25–29	922	38	52,5	841	926	965	865	25	53,8	814	867	905
30–34	914	31	52,9	860	912	960	860	29	53,4	810	860	900
35–39	913	33	53,1	851	918	965	860	32	53,3	809	861	930
40–44	914	32	52,7	862	914	967	860	30	53,1	809	859	907
45–49	900	31	52,6	850	899	956	852	32	53,1	803	852	901
50–54	898	33	52,7	841	902	945	848	28	53,1	798	850	892
55–59	892	34	52,5	836	892	945	842	29	53,0	793	842	887
60–64	892	30	52,9	829	894	941						
18–59	903	34	52,7	846	904	958	854	31	53,2	804	855	905

Augenhöhe über der Sitzfläche

Augenhöhe über der Sitzfläche (Höhe des inneren Augenwinkels über der Sitzfläche)

Meßstrecke: vertikale Entfernung von der Sitzfläche zum inneren Augenwinkel *(Entokanthion)* des rechten Auges

Meßinstrument: Anthropometer

Meßmethode: Der Proband sitzt in Grundhaltung. Als Meßpunkt dient derjenige Punkt an der Medianseite des rechten Auges, an dem der obere und der untere Lidrand medial vom Tränenwärzchen zusammentreffen. Das Querlineal des Anthropometers wird von der Seite her an das *Entokanthion* herangeführt und dabei nahe der Spitze mit Daumen und Zeigefinger fixiert.

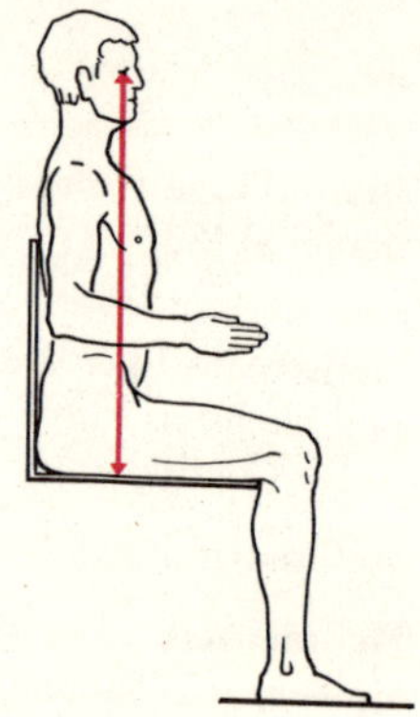

Alter in Jahren	Männlich						Weiblich					
	$\bar{x}$	s	% KpH	P_5	P_{50}	P_{95}	$\bar{x}$	s	% KpH	P_5	P_{50}	P_{95}
3	462	24	45,2	423	462	501	453	29	44,7	405	453	501
4	479	25	44,3	438	479	520	479	28	44,7	433	479	525
5	519	25	44,7	478	519	560	513	30	44,6	464	513	562
6	532	27	44,5	488	532	576	540	31	44,6	489	540	591
7	563	29	44,3	515	563	611	565	34	44,8	509	565	621
8	579	31	44,2	528	579	630	576	31	44,2	525	576	627
9	607	31	44,1	556	607	658	607	30	44,2	558	607	656
10	625	28	43,4	579	625	671	629	38	44,1	567	629	691
11	633	32	43,4	581	633	685	651	39	43,9	587	651	715
12	659	34	43,0	603	659	715	693	37	44,8	632	693	754
13	702	46	43,4	627	702	777	715	39	44,7	651	715	779
14	736	44	44,2	664	736	808	734	36	45,3	675	734	793
15	756	40	44,1	690	756	822	737	35	45,2	680	737	794
16	782	36	45,0	723	782	841	744	37	45,5	683	744	805
17	787	36	44,8	728	787	846	745	36	45,5	686	745	804
18–19	794	35	45,1	737	794	851	746	35	45,4	689	746	803
20–24	802	36	45,5	743	802	861	744	34	45,3	688	744	800
25–29	792	37	45,1	731	792	853	742	28	45,8	696	742	788
30–34	785	34	45,2	729	785	841	736	29	45,7	688	736	784
35–39	784	33	45,4	730	784	838	737	30	45,4	688	737	786
40–44	785	32	45,6	733	785	837	738	30	45,5	689	738	787
45–49	772	32	45,1	720	772	824	730	31	45,5	679	730	781
50–54	770	31	45,1	719	770	821	728	29	45,6	680	728	776
55–59	765	33	45,0	711	765	819	721	28	45,4	675	721	767
60–64	764	31	45,2	713	764	815						
18–59	775	34	45,2	719	775	831	733	30	45,6	684	733	782

Akromiale Schulterhöhe über der Sitzfläche

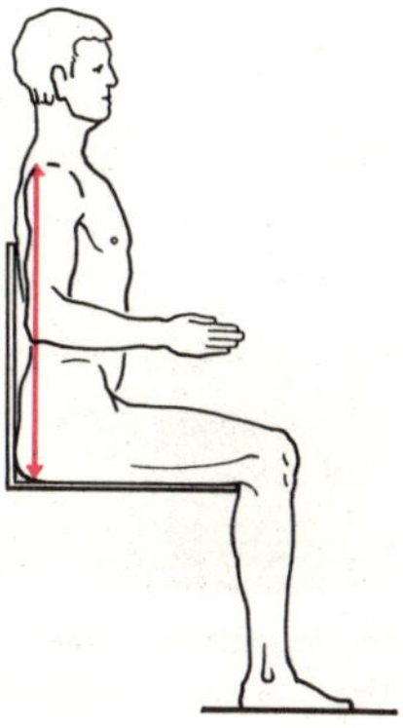

Akromiale Schulterhöhe über der Sitzfläche
(Höhe des Akromion über der Sitzfläche)

Meßstrecke: vertikale Entfernung von der Sitzfläche zu dem am weitesten lateral vorragenden Punkt der Schulterhöhe des rechten Schulterblatts *(Akromiale)*

Meßinstrument: Anthropometer

Meßmethode: Der Proband sitzt in Grundhaltung; Messung von der Seite. Der Meßpunkt wird von der Schulterblattgräte her ertastet und seitlich, nicht oben auf der Schulterhöhe, markiert.

Alter in Jahren	Männlich						Weiblich					
	$\bar{x}$	s	% KpH	P_5	P_{50}	P_{95}	$\bar{x}$	s	% KpH	P_5	P_{50}	P_{95}
3	356	18	35,6	326	356	386	356	18	35,8	326	356	386
4	379	22	35,5	343	379	415	382	22	35,7	346	382	418
5	408	34	35,5	352	408	464	401	24	35,4	362	401	440
6	423	34	35,5	367	423	479	419	30	35,3	370	419	468
7	436	27	34,4	392	436	480	434	24	34,4	395	434	473
8	452	30	34,5	403	452	501	446	24	34,1	407	446	485
9	474	26	34,4	431	474	517	469	22	34,2	433	469	505
10	491	24	34,1	452	491	530	482	24	33,6	443	482	521
11	496	38	34,0	434	496	558	501	23	33,8	463	501	539
12	530	32	34,6	478	530	582	540	39	34,9	476	540	604
13	559	28	34,6	513	559	605	560	34	35,1	504	560	616
14	584	39	35,1	520	584	648	568	28	35,5	522	568	614
15	590	34	35,0	534	590	646	570	23	35,4	532	570	608
16	604	30	35,0	555	604	653	571	28	35,6	525	571	617
17	608	32	34,9	556	608	660	572	30	35,6	523	572	621
18–19	614	36	34,9	551	614	668	572	36	35,7	520	571	629
20–24	615	30	34,9	552	616	665	573	37	35,6	519	572	628
25–29	611	35	34,9	557	610	667	570	30	35,3	521	569	620
30–34	611	30	35,2	560	611	657	568	26	35,2	522	568	618
35–39	611	30	35,1	559	608	660	569	30	35,0	518	570	619
40–44	604	30	35,1	552	605	650	564	27	34,9	520	563	608
45–49	598	29	35,0	550	600	642	561	29	34,9	511	561	608
50–54	599	31	35,2	553	599	648	561	27	34,9	510	560	602
55–59	596	32	35,1	543	596	648	555	27	34,9	508	554	598
60–64	591	25	35,0	540	594	626						
18–59	601	31	35,1	552	602	650	562	29	35,0	517	562	609

Untere Schulterblatthöhe über der Sitzfläche

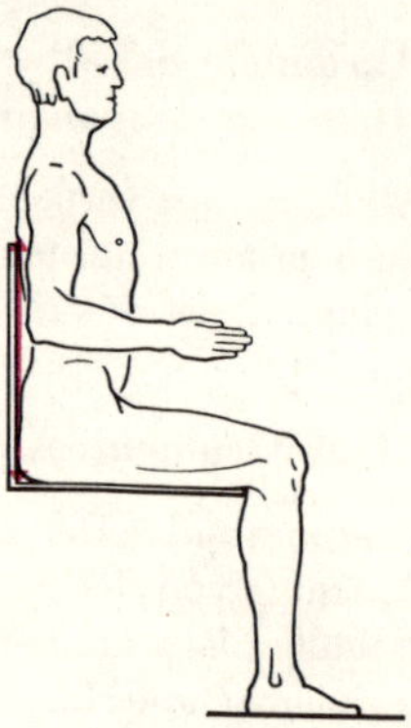

Untere Schulterblatthöhe über der Sitzfläche
(Höhe des unteren Schulterblattwinkels über der Sitzfläche)

Meßstrecke: vertikale Entfernung von der Sitzfläche zum tiefsten Punkt des rechten unteren Schulterblattwinkels

Meßinstrument: Anthropometer

Meßmethode: Der Proband sitzt in Grundhaltung; Messung von hinten.

Alter in Jahren	Männlich						Weiblich					
	$\bar{x}$	s	% KpH	P_5	P_{50}	P_{95}	$\bar{x}$	s	% KpH	P_5	P_{50}	P_{95}
18–19	467	28	26,5	396	480	504	442	27	27,0	372	444	492
20–24	470	29	26,6	420	470	526	444	28	26,9	375	445	493
25–29	463	30	26,4	394	462	515	436	29	27,2	379	437	487
30–34	456	29	26,3	406	456	502	437	26	27,1	388	440	478
35–39	466	25	27,0	418	466	498	435	30	26,8	384	435	486
40–44	454	27	26,4	408	454	495	430	28	26,5	383	431	474
45–49	447	29	26,1	400	447	495	426	30	26,5	379	427	477
50–54	447	28	26,2	398	446	491	426	27	26,7	378	425	470
55–59	442	29	26,0	394	446	487	420	26	26,5	379	425	460
60–64	439	26	26,0	392	438	483						
18–59	449	29	26,2	401	450	497	429	29	26,7	382	430	477

Beckenhöhe

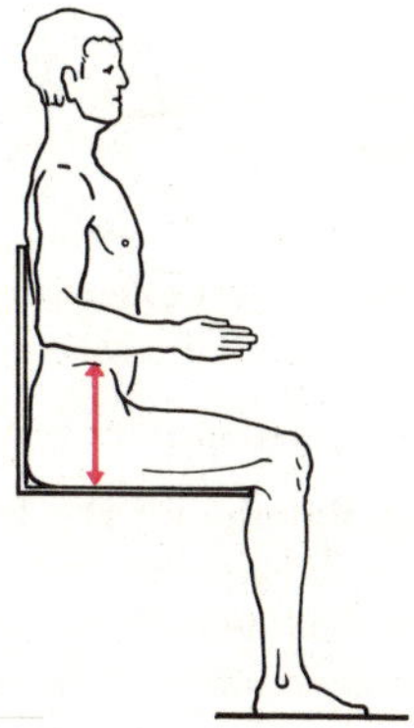

Beckenhöhe (Höhe des Darmbeinkamms über der Sitzfläche)

Meßstrecke: vertikale Entfernung von der Sitzfläche zum höchsten Punkt des rechten Darmbeinkamms

Meßinstrument: Anthropometer

Meßmethode: Der Proband sitzt in Grundhaltung. Es ist auf vollständige Aufrichtung des Beckens zu achten: Messung von der Seite. Das Anthropometer muß gegebenenfalls von einer Hilfsperson senkrecht gehalten werden.

Alter in Jahren	Männlich						Weiblich					
	$\bar{x}$	s	% KpH	P_5	P_{50}	P_{95}	$\bar{x}$	s	% KpH	P_5	P_{50}	P_{95}
18–19	247	19	13,8	214	246	275	227	18	14,0	185	226	256
20–24	248	17	14,0	217	249	277	228	19	13,7	185	228	259
25–29	246	18	14,0	219	243	275	225	17	14,0	190	224	250
30–34	239	19	13,8	208	240	270	226	17	14,0	198	222	256
35–39	243	17	14,0	217	240	281	225	15	13,9	200	224	250
40–44	239	18	13,9	206	240	267	223	15	13,8	198	224	250
45–49	234	17	13,7	204	235	260	224	16	14,0	198	224	250
50–54	234	19	13,8	204	235	266	225	16	14,1	199	224	252
55–59	236	19	13,9	201	235	266	224	18	14,1	191	224	253
60–64	234	17	13,9	190	234	259						
18–59	237	18	13,8	205	237	267	224	16	14,0	198	224	251

Körpersitzbreite

Körpersitzbreite (Sitzbreite, größte Hüftbreite im Sitzen)

Meßstrecke: größte horizontale Entfernung zwischen den am weitesten lateral ausladenden Punkten im Bereich der Oberschenkel und der Hüfte

Meßinstrument: Stangenzirkel

Meßmethode: Der Proband sitzt in Grundhaltung. Die Meßpunkte liegen nur bei schlanken Menschen im Hüftbereich, bei korpulenten dagegen im Proximalbereich der Oberschenkel; Messung von vorn.

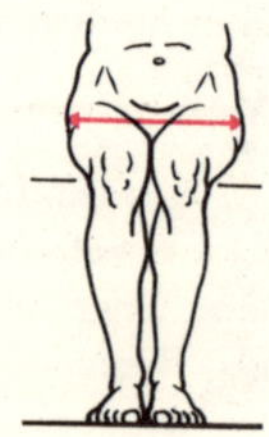

Alter in Jahren	Männlich						Weiblich					
	$\bar{x}$	s	% KpH	P_5	P_{50}	P_{95}	$\bar{x}$	s	% KpH	P_5	P_{50}	P_{95}
3	198	20	20,1	165	198	231	203	16	20,4	177	203	229
4	202	20	18,9	169	202	235	210	20	19,6	177	210	243
5	211	18	18,4	181	211	241	217	16	19,2	191	217	243
6	218	15	18,0	193	218	243	223	17	18,7	195	223	251
7	219	17	17,3	191	219	247	233	21	18,5	199	233	267
8	224	20	17,0	191	224	257	246	17	18,9	218	246	274
9	230	18	16,8	200	230	260	256	20	18,6	223	256	289
10	243	23	16,9	205	243	281	269	21	18,8	235	269	303
11	260	17	17,6	232	260	288	284	25	18,6	243	284	325
12	289	26	18,8	246	289	332	297	28	19,3	251	297	343
13	305	26	18,4	262	305	348	323	26	20,3	280	323	366
14	315	23	18,9	277	315	353	340	30	20,9	291	340	389
15	326	17	19,0	298	326	354	352	26	20,0	309	352	395
16	343	21	19,5	309	343	377	364	26	22,0	321	364	407
17	350	26	19,7	308	350	392	370	26	22,7	327	370	413
18–19	352	25	20,0	309	350	389	375	24	22,7	326	372	416
20–24	356	24	20,1	298	354	387	378	23	23,1	328	377	422
25–29	362	22	20,6	310	363	388	387	36	24,2	330	385	441
30–34	363	22	21,0	330	359	405	395	36	24,5	343	387	460
35–39	364	22	21,1	330	366	405	397	32	24,5	346	395	457
40–44	370	20	21,3	335	369	405	397	34	24,5	345	395	458
45–49	370	23	21,5	334	370	405	402	34	25,0	347	400	457
50–54	371	22	21,8	334	371	406	409	32	25,6	354	410	464
55–59	371	21	21,8	337	370	408	409	35	25,8	352	410	474
60–64	372	22	22,0	340	370	407						
18–59	369	22	21,5	334	368	406	401	35	24,9	346	400	460

Sagittaler Abdomendurchmesser im Sitzen

Sagittaler Abdomendurchmesser im Sitzen (größter sagittaler Abdomendurchmesser im Sitzen)

Meßstrecke: projektivische horizontale Entfernung von dem am weitesten dorsal vorragenden Punkt im Bereich des Gesäßes zu dem am weitesten ventral vorgewölbten Punkt des Abdomens

Meßinstrument: Meßstuhl und Anthropometer

Meßmethode: Der Proband sitzt in Grundhaltung auf dem Meßstuhl. Das vertikale Rückenbrett des Meßstuhls berührt den am weitesten dorsal vorragenden Gesäßpunkt. Das horizontal zu haltende Anthropometer wird mit seinem Unterende auf das Rückenbrett aufgesetzt. Bei der Messung darf der Proband den Bauch nicht einziehen.

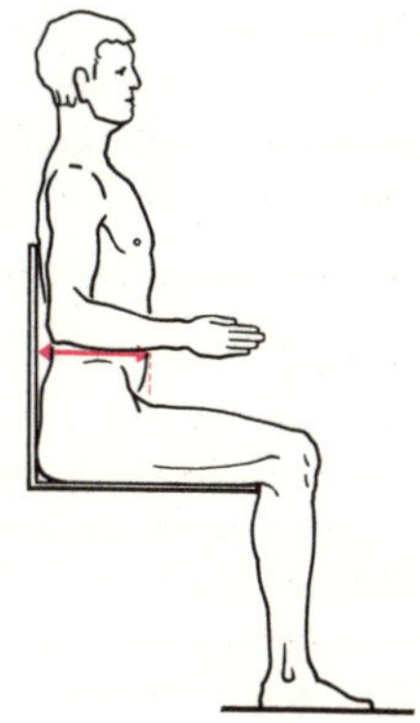

Alter in Jahren	Männlich						Weiblich					
	$\bar{x}$	s	% KpH	P_5	P_{50}	P_{95}	$\bar{x}$	s	% KpH	P_5	P_{50}	P_{95}
18–19	238	33	13,3	198	239	307	241	32	14,8	201	239	301
20–24	250	36	14,4	199	248	300	240	25	14,3	203	239	293
25–29	260	29	14,9	200	260	308	243	33	15,2	197	239	302
30–34	270	35	15,7	206	270	334	256	37	15,9	206	250	321
35–39	277	31	16,1	235	272	339	258	35	15,9	207	252	328
40–44	290	32	16,7	240	287	344	267	39	16,5	212	262	334
45–49	295	34	17,2	237	294	350	282	38	17,6	230	278	354
50–54	301	35	17,7	239	300	359	292	36	18,3	240	290	359
55–59	298	32	17,5	245	298	348	296	37	18,6	236	294	360
60–64	300	32	17,8	231	300	356						
18–59	291	35	17,0	231	291	350	275	41	17,1	214	273	347

Bequeme Reichweite über der Sitzfläche nach oben

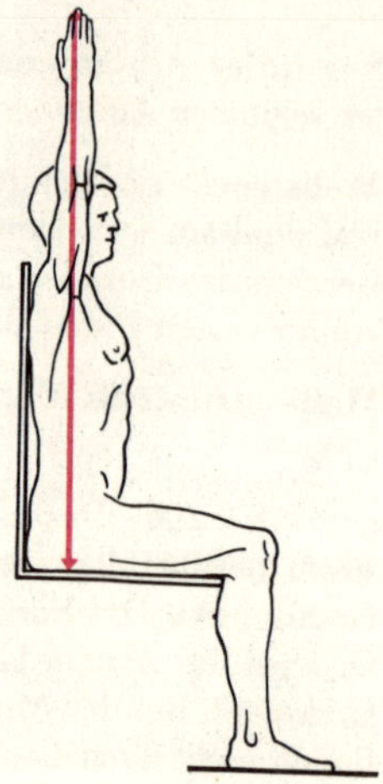

Bequeme Reichweite über der Sitzfläche nach oben (bequeme Reichhöhe über der Sitzfläche)

Meßstrecke: vertikale Entfernung von der Sitzfläche zu dem am weitesten distal befindlichen Punkt der rechten Mittelfingerbeere *(Daktylion III)* bei lockerer Streckung von rechtem Arm und Hand nach oben

Meßinstrument: Anthropometer

Meßmethode: Der Proband hebt aus der Grundhaltung heraus den locker gestreckten rechten Arm über die Vorhalte bis in die Senkrechte, ohne dabei die Wirbelsäule seitwärts abzubiegen. Die rechte Hand ist mit nach vorn weisender Handfläche und aneinanderliegenden Fingern in Verlängerung der Unterarmlängsachse gestreckt; Messung von der Seite.

Alter in Jahren	Männlich						Weiblich					
	$\bar{x}$	s	% KpH	P_5	P_{50}	P_{95}	$\bar{x}$	s	% KpH	P_5	P_{50}	P_{95}
18–19	1357	51	77,1	1258	1356	1445	1253	59	77,2	1125	1231	1337
20–24	1366	54	77,2	1260	1372	1450	1269	52	77,3	1123	1273	1334
25–29	1357	54	77,3	1258	1350	1450	1251	51	77,2	1147	1251	1335
30–34	1344	56	77,4	1243	1345	1441	1243	58	77,1	1144	1238	1344
35–39	1336	59	77,3	1240	1331	1432	1251	52	77,1	1170	1241	1343
40–44	1340	55	77,9	1246	1346	1425	1250	50	77,2	1157	1252	1330
45–49	1330	53	77,7	1235	1331	1421	1246	51	77,6	1160	1249	1334
50–54	1326	58	77,8	1227	1325	1423	1245	47	78,0	1158	1246	1324
55–59	1321	57	77,7	1225	1321	1420	1234	51	77,7	1137	1235	1307
60–64	1314	53	77,8	1227	1315	1387						
18–59	1332	57	77,7	1235	1332	1429	1246	51	77,5	1157	1245	1332

Bequeme Greifweite über der Sitzfläche nach oben

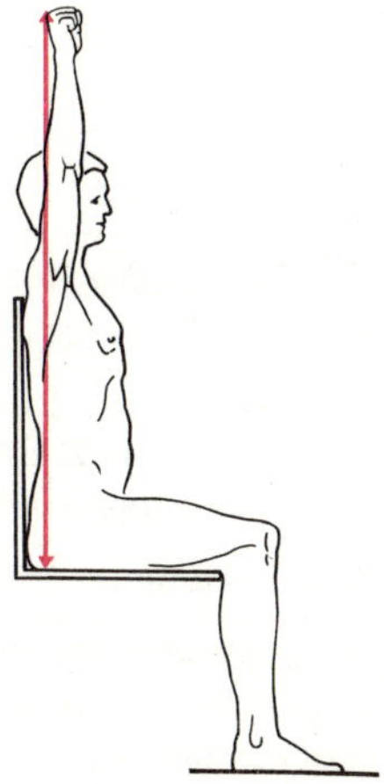

Bequeme Greifweite über der Sitzfläche nach oben (bequeme Greifhöhe über der Sitzfläche)

Meßstrecke: errechnete vertikale Entfernung von der Sitzfläche zu dem am weitesten distal befindlichen Punkt des proximalen Endes des rechten Mittelfingergrundglieds *(Phalangion III)* bei zur Faust geschlossener Hand und locker nach oben gestrecktem Arm

Methode: Differenz zwischen der bequemen Reichweite über der Sitzfläche nach oben und der aus der Differenz zwischen der Reichweite nach vorn und der Greifweite nach vorn resultierenden dorsalen Mittelfingerlänge

Alter in Jahren	Männlich						Weiblich					
	$\bar{x}$	s	% KpH	P_5	P_{50}	P_{95}	$\bar{x}$	s	% KpH	P_5	P_{50}	P_{95}
18–19	1 264	46	71,8	1 162	1 264	1 326	1 165	50	71,7	1 068	1 146	1 256
20–24	1 273	70	72,0	1 163	1 273	1 372	1 182	50	72,2	1 066	1 192	1 252
25–29	1 263	52	72,0	1 164	1 259	1 351	1 163	48	72,0	1 066	1 156	1 250
30–34	1 248	54	71,9	1 150	1 248	1 340	1 158	57	71,8	1 063	1 156	1 256
35–39	1 245	54	72,0	1 152	1 240	1 341	1 165	49	71,8	1 089	1 159	1 244
40–44	1 246	52	72,4	1 158	1 249	1 323	1 164	48	71,8	1 074	1 166	1 239
45–49	1 233	51	72,0	1 146	1 232	1 321	1 159	49	72,2	1 074	1 159	1 234
50–54	1 229	56	72,1	1 131	1 231	1 326	1 156	46	72,4	1 070	1 160	1 230
55–59	1 224	54	72,0	1 131	1 224	1 318	1 145	48	72,1	1 058	1 144	1 216
60–64	1 217	49	72,1	1 124	1 214	1 283						
18–59	1 236	55	72,1	1 142	1 235	1 327	1 158	49	72,1	1 075	1 159	1 238

Ellenbogenhöhe über der Sitzfläche

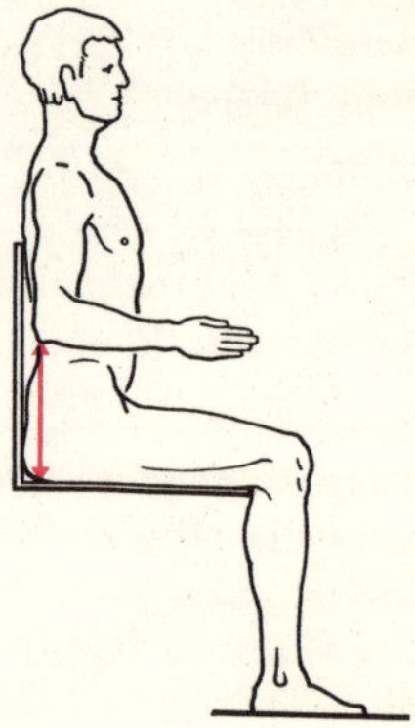

Ellenbogenhöhe über der Sitzfläche (Höhe des Ellenbogens über der Sitzfläche)

Meßstrecke: vertikale Entfernung von der Sitzfläche zum tiefsten Punkt des rechtwinklig angebeugten rechten Ellenbogens

Meßinstrument: Anthropometer

Meßmethode: Der Proband sitzt in Grundhaltung. Seine Schultern dürfen nicht hochgezogen sein; Messung von der Seite.

Alter in Jahren	Männlich						Weiblich					
	$\bar{x}$	s	% KpH	P_5	P_{50}	P_{95}	$\bar{x}$	s	% KpH	P_5	P_{50}	P_{95}
3	151	14	15,3	128	151	174	152	13	15,6	131	152	173
4	161	20	15,3	128	161	194	162	16	15,4	136	162	188
5	169	24	15,0	130	169	208	169	20	15,3	136	169	202
6	179	24	14,8	140	179	218	175	19	15,4	144	175	206
7	184	20	14,5	151	184	217	178	18	14,2	148	178	208
8	186	18	14,1	156	186	216	180	18	14,0	150	180	210
9	191	16	13,9	165	191	217	189	16	13,8	163	189	215
10	195	19	13,6	164	195	226	193	19	13,4	162	193	224
11	196	18	13,3	166	196	226	198	24	13,4	159	198	237
12	201	25	13,2	160	201	242	205	28	13,3	159	205	251
13	211	21	13,5	177	211	245	222	29	13,9	174	222	270
14	224	29	13,5	176	224	272	233	28	14,3	187	233	279
15	232	23	13,7	194	232	270	241	23	14,7	203	241	279
16	239	23	13,8	201	239	277	242	24	14,6	203	242	281
17	245	29	14,0	197	245	293	243	26	15,2	200	243	286
18–19	251	28	14,5	198	250	297	244	28	15,2	194	245	288
20–24	252	27	14,3	200	250	301	245	27	15,1	190	243	295
25–29	252	31	14,4	199	253	309	243	28	15,2	192	242	298
30–34	252	27	14,5	208	251	300	242	24	15,0	206	241	289
35–39	258	32	14,9	200	254	316	243	27	15,0	196	241	297
40–44	248	27	14,4	207	250	287	235	28	14,5	194	234	280
45–49	242	29	14,1	196	240	293	232	27	14,4	189	232	278
50–54	242	27	14,2	200	241	288	232	26	14,5	190	231	280
55–59	238	28	14,0	192	236	286	229	28	14,4	183	228	277
60–64	234	26	13,9	190	235	276						
18–59	244	29	14,2	198	243	293	234	28	14,6	190	234	282

Funktionelle Daumenlänge

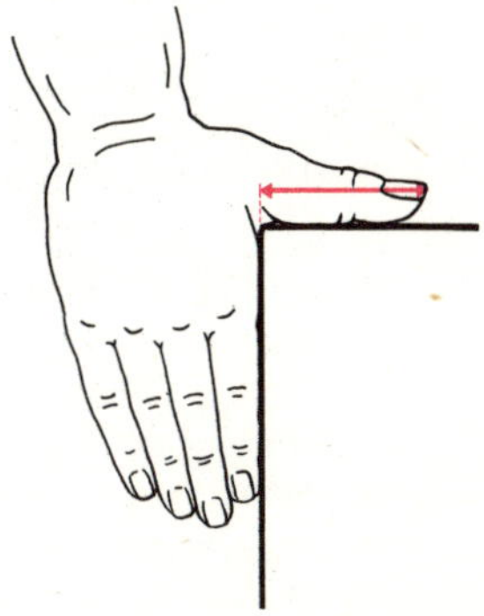

Funktionelle Daumenlänge

Meßstrecke: geradlinige Entfernung vom Grund des rechten Daumens zu dem am weitesten distal befindlichen Punkt der Daumenbeere *(Daktylion I)* bei gestrecktem Daumen

Meßinstrument: Daumenmeßwinkel und Gleitzirkel

Meßmethode: Der Proband spreizt den gestreckten rechten Daumen im Grundgelenk maximal ab und legt ihn so auf die Horizontalplatte des Daumenmeßwinkels, daß die laterale Fläche des Zeigefingers unter Kompression der Weichteile gegen dessen Vertikalplatte drückt.

Alter in Jahren	Männlich						Weiblich					
	$\bar{x}$	s	% KpH	P_5	P_{50}	P_{95}	$\bar{x}$	s	% KpH	P_5	P_{50}	P_{95}
18–19	72	6	4,1	62	72	85	63	6	3,9	55	63	76
20–24	73	7	4,2	62	73	86	63	5	3,9	53	63	74
25–29	74	6	4,2	60	74	84	63	7	3,9	53	62	74
30–34	72	7	4,2	60	72	85	64	6	4,0	55	64	73
35–39	72	7	4,2	61	72	85	65	7	4,0	53	64	78
40–44	74	7	4,2	62	73	85	65	7	4,0	53	65	77
45–49	73	7	4,3	62	73	85	66	6	4,1	55	65	77
50–54	72	7	4,3	62	72	84	65	6	4,1	54	65	74
55–59	72	7	4,2	60	72	84	65	6	4,1	56	65	75
60–64	74	8	4,4	60	73	87						
18–59	73	7	4,2	62	73	85	65	6	4,0	54	65	76

Handlänge

Handlänge (Länge der gestreckten Hand) [49]

Meßstrecke: geradlinige Entfernung vom Mittelpunkt einer Verbindungslinie dorsal zwischen den distalsten Punkten der beiden Handgelenkknöchel (*Stylion radiale* und *Stylion ulnare*) zu dem am weitesten distal befindlichen Punkt der rechten Mittelfingerbeere *(Daktylion III)* bei gestreckter Hand

Meßinstrument: Gleitzirkel

Meßmethode: Das Kind liegt auf dem Rücken. Seine gestreckte rechte Hand wird mit nach unten weisender Handfläche und aneinanderliegenden Fingern auf der horizontalen Unterlage fixiert, Unterarm und Hand bilden eine gemeinsame Längsachse. Die Mitte der Verbindungslinie zwischen *Stylion radiale* und *Stylion ulnare* wird markiert; Messung von rechts oben.

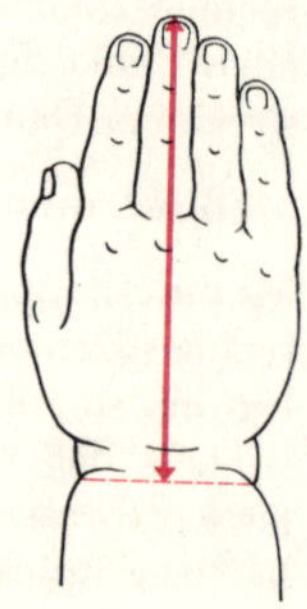

Alter in Tagen bzw. Monaten	Männlich							Weiblich						
	$\bar{x}$	s	Minimum	Maximum	P_5	P_{50}	P_{95}	$\bar{x}$	s	Minimum	Maximum	P_5	P_{50}	P_{95}
5	68	5	58	78	59	68	76	66	5	54	76	58	67	73
14	70	5	58	82	62	71	79	69	4	54	77	61	69	75
1	73	5	61	86	63	72	82	70	6	53	83	59	71	77
2	76	5	62	88	67	76	83	73	4	63	82	64	74	79
3	78	5	68	88	70	78	85	76	4	66	89	68	76	82
4	81	4	70	93	75	81	89	78	4	66	85	69	78	84
5	84	5	72	94	77	83	92	80	3	71	88	73	81	85
6	86	4	74	97	78	86	93	84	4	75	96	77	84	89
7	89	5	79	99	80	88	97	85	4	73	95	77	85	92
8	91	5	76	100	80	91	98	87	4	72	97	80	87	95
9	92	5	80	102	84	92	100	89	4	78	98	82	89	95
10	95	5	82	106	86	96	101	91	4	81	100	85	90	96
11	96	5	82	106	86	97	104	92	4	83	103	85	91	99
12	97	5	83	107	87	98	104	93	4	83	105	88	93	100
15	100	5	89	112	90	101	106	97	4	87	107	90	97	104
18	104	6	90	117	94	104	113	100	5	90	110	93	100	108
21	107	5	96	118	97	107	117	104	4	92	112	97	104	110
24	109	5	98	118	100	109	117	107	5	93	120	96	107	117
30	115	6	104	128	105	115	128	112	6	99	125	101	112	123
36	116	9	101	128	101	114	128	119	3	116	124	116	118	124

Handlänge

Handlänge (Länge der gestreckten Hand) [49]

Meßstrecke: geradlinige Entfernung vom Mittelpunkt einer Verbindungslinie dorsal zwischen den distalsten Punkten der beiden Handgelenkknöchel (*Stylion radiale* und *Stylion ulnare*) zu dem am weitesten distal befindlichen Punkt der rechten Mittelfingerbeere *(Daktylion III)* bei gestreckter Hand

Meßinstrument: Gleitzirkel

Meßmethode: Der Proband legt die rechte Hand mit der Handfläche nach unten und aneinanderliegenden gestreckten Fingern auf eine Tischplatte. Unterarm und Hand bilden eine gemeinsame Längsachse.

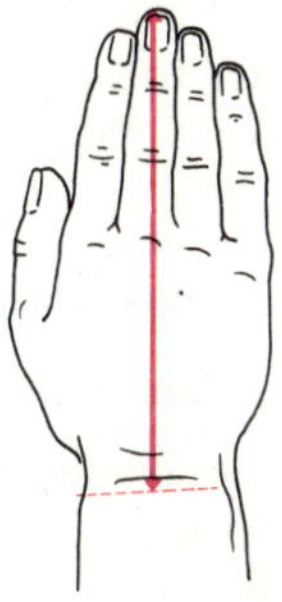

Alter in Jahren	Männlich						Weiblich					
	$\bar{x}$	s	% KpH	P_5	P_{50}	P_{95}	$\bar{x}$	s	% KpH	P_5	P_{50}	P_{95}
3	114	7	11,2	103	114	125	114	7	11,3	102	113	124
4	120	6	11,1	109	119	129	120	6	11,2	109	119	129
5	127	8	10,9	114	127	140	126	8	10,9	113	126	139
6	134	7	11,2	123	134	145	134	7	11,1	123	134	145
7	140	9	11,0	124	139	154	140	9	11,1	125	140	155
8	145	7	11,4	134	145	156	145	7	11,1	133	144	155
9	152	9	11,0	137	152	167	150	8	10,9	136	149	162
10	158	10	11,0	141	157	173	156	9	10,9	141	156	171
11	161	9	11,1	146	161	176	161	10	10,9	145	161	177
12	170	10	11,2	153	169	185	168	10	10,9	152	168	184
13	178	10	11,0	162	178	194	172	9	10,8	156	171	186
14	184	11	11,1	166	184	202	173	9	10,7	158	173	188
15	189	9	11,1	170	189	204	173	9	10,6	158	173	188
16	190	10	11,0	170	190	206	174	9	10,6	158	173	188
17	191	10	10,9	170	190	206	174	9	10,6	159	174	189
18–19	192	11	10,8	169	192	206	175	9	10,7	159	174	189
20–24	192	11	10,8	168	191	205	175	9	10,6	159	175	189
25–29	189	10	10,8	170	189	203	174	7	10,7	160	173	188
30–34	187	9	10,8	173	185	204	174	9	10,8	159	174	189
35–39	187	9	10,9	171	187	203	174	9	10,7	159	174	189
40–44	189	9	10,9	174	188	206	175	9	10,8	160	175	188
45–49	190	9	11,1	174	190	205	176	8	10,9	162	175	189
50–54	189	9	11,1	174	189	205	176	8	11,0	162	176	190
55–59	190	9	11,2	175	190	205	176	9	11,1	162	175	191
60–64	189	10	11,2	173	188	209						
18–59	189	9	11,0	174	189	205	175	9	10,9	161	174	189

Palmare Mittelfingerlänge

Palmare Mittelfingerlänge

Meßstrecke: geradlinige Entfernung von der proximalen Beugefurche des rechten Mittelfingergrundgelenks zu dem am weitesten distal befindlichen Punkt der rechten Mittelfingerbeere *(Daktylion III)* bei gestreckter Hand

Meßinstrument: Gleitzirkel

Meßmethode: Der Proband legt die gestreckte rechte Hand mit der Handfläche nach oben und aneinanderliegenden Fingern auf eine Tischplatte.

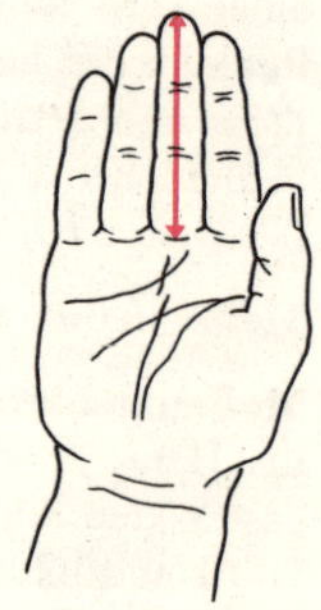

Alter in Jahren	Männlich						Weiblich					
	$\bar{x}$	s	% KpH	P_5	P_{50}	P_{95}	$\bar{x}$	s	% KpH	P_5	P_{50}	P_{95}
3	48	3	4,7	43	48	53	48	3	4,7	43	48	53
4	50	3	4,6	45	50	55	50	3	4,7	45	50	55
5	53	4	4,6	46	53	60	53	4	4,6	46	53	60
6	57	3	4,8	52	57	62	57	3	4,7	52	57	62
7	59	4	4,6	52	59	66	60	4	4,8	53	60	67
8	61	3	4,7	56	61	66	62	3	4,8	57	62	67
9	63	4	4,6	56	63	70	63	4	4,6	56	63	70
10	66	5	4,6	58	66	74	65	5	4,6	57	65	73
11	68	5	4,7	60	68	76	68	5	4,6	60	68	76
12	71	6	4,6	61	71	81	73	5	4,7	65	73	81
13	74	5	4,6	66	74	82	74	4	4,6	67	74	81
14	78	6	4,7	68	78	88	74	5	4,6	66	74	82
15	80	5	4,7	72	80	88	75	5	4,6	67	75	83
16	81	5	4,7	73	81	89	75	5	4,6	67	75	83
17	80	4	4,6	73	80	87	75	4	4,6	68	75	82
18–19	81	4	4,6	73	81	87	75	5	4,6	68	74	82
20–24	82	5	4,6	71	81	87	74	4	4,5	65	74	82
25–29	81	5	4,6	72	82	87	74	4	4,5	64	74	82
30–34	80	5	4,6	71	79	87	74	4	4,6	67	74	82
35–39	80	5	4,6	71	80	87	74	5	4,6	67	74	82
40–44	81	5	4,7	74	81	89	75	4	4,6	67	75	82
45–49	81	5	4,7	73	80	90	75	5	4,7	68	75	83
50–54	81	5	4,7	73	81	89	76	4	4,7	69	76	83
55–59	81	5	4,7	73	81	89	75	5	4,7	68	75	83
60–64	80	5	4,7	71	80	89						
18–59	81	5	4,7	73	80	89	75	4	4,6	68	75	82

Palmare Mittelfingergrundgliedlänge

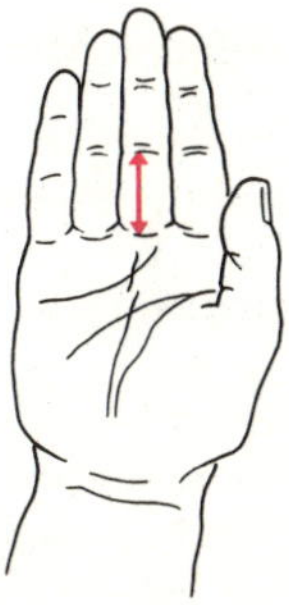

Palmare Mittelfingergrundgliedlänge

Meßstrecke: geradlinige Entfernung von der proximalen Beugefurche des rechten Mittelfingergrundgelenks zur proximalen Beugefurche des rechten Mittelfingermittelgelenks

Meßinstrument: Gleitzirkel

Meßmethode: Der Proband legt die gestreckte rechte Hand mit der Handfläche nach oben und aneinanderliegenden Fingern auf eine Tischplatte.

Alter in Jahren	Männlich						Weiblich					
	$\bar{x}$	s	% KpH	P_5	P_{50}	P_{95}	$\bar{x}$	s	% KpH	P_5	P_{50}	P_{95}
18–19	27	2	1,5	22	27	31	25	2	1,5	20	24	29
20–24	27	2	1,5	22	27	30	25	2	1,5	19	25	28
25–29	27	3	1,5	22	27	31	24	2	1,5	20	24	28
30–34	26	3	1,5	22	26	30	25	2	1,5	21	25	29
35–39	26	2	1,5	22	26	30	25	3	1,5	21	25	29
40–44	27	3	1,6	23	27	32	25	2	1,5	21	25	29
45–49	27	3	1,6	22	27	31	25	2	1,6	21	25	29
50–54	27	2	1,6	23	27	31	25	2	1,6	22	25	30
55–59	27	3	1,6	22	27	31	25	3	1,6	21	25	30
60–64	27	3	1,6	21	26	31	25	3	1,5	21	24	29
18–59	27	3	1,6	23	27	31	25	2	1,6	21	25	29

Palmare Mittelfingermittelgliedlänge

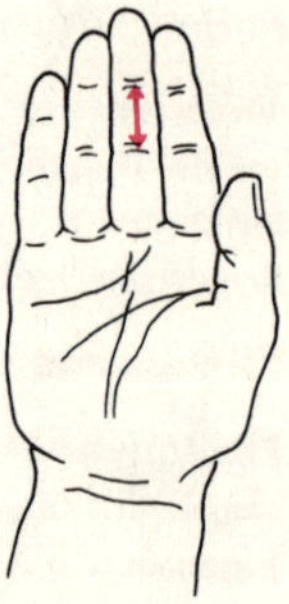

Palmare Mittelfingermittelgliedlänge

Meßstrecke: geradlinige Entfernung von der proximalen Beugefurche des rechten Mittelfingermittelgelenks zur proximalen Beugefurche des rechten Mittelfingerendgelenks

Meßinstrument: Gleitzirkel

Meßmethode: Der Proband legt die gestreckte rechte Hand mit der Handfläche nach oben und aneinanderliegenden Fingern auf eine Tischplatte.

Alter in Jahren	Männlich						Weiblich					
	$\bar{x}$	s	% KpH	P_5	P_{50}	P_{95}	$\bar{x}$	s	% KpH	P_5	P_{50}	P_{95}
18–19	26	3	1,5	22	26	31	25	2	1,5	20	24	29
20–24	26	3	1,5	21	26	31	25	2	1,5	20	24	29
25–29	26	3	1,5	21	26	32	23	2	1,5	19	23	28
30–34	25	2	1,5	22	25	30	25	3	1,5	19	25	28
35–39	25	3	1,5	21	25	29	24	3	1,5	20	24	28
40–44	26	3	1,5	21	25	30	24	2	1,5	20	24	28
45–49	25	3	1,5	21	25	30	25	3	1,5	21	25	28
50–54	25	3	1,5	22	25	30	24	2	1,5	20	24	28
55–59	26	3	1,5	21	25	31	24	3	1,5	19	24	28
60–64	25	2	1,5	21	25	28	24	3	1,5	20	23	28
18–59	25	3	1,5	21	25	30	24	3	1,5	20	24	28

Palmare Mittelfingerendgliedlänge

Palmare Mittelfingerendgliedlänge

Meßstrecke: geradlinige Entfernung von der proximalen Beugefurche des rechten Mittelfingerendgelenks zu dem am weitesten distal vorgewölbten Punkt der rechten Mittelfingerbeere *(Daktylion III)* bei gestreckter Hand

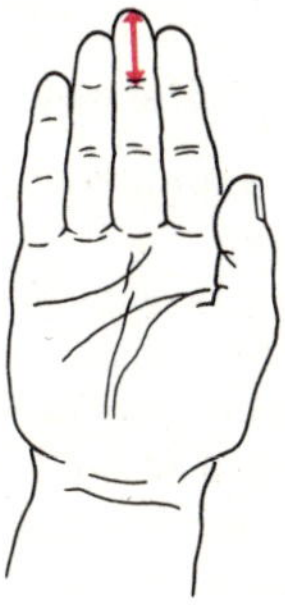

Meßinstrument: Gleitzirkel

Meßmethode: Der Proband legt die gestreckte rechte Hand mit der Handfläche nach oben und aneinanderliegenden Fingern auf eine Tischplatte.

Alter in Jahren	Männlich						Weiblich					
	$\bar{x}$	s	% KpH	P_5	P_{50}	P_{95}	$\bar{x}$	s	% KpH	P_5	P_{50}	P_{95}
18–19	28	2	1,6	25	27	30	25	2	1,6	22	24	28
20–24	29	2	1,6	25	29	31	25	2	1,5	21	25	28
25–29	28	2	1,6	24	28	32	25	2	1,6	22	25	28
30–34	28	2	1,6	25	28	31	25	2	1,6	22	25	28
35–39	28	2	1,6	24	28	31	25	2	1,6	22	25	28
40–44	28	2	1,6	24	28	31	26	2	1,6	23	25	28
45–49	28	2	1,6	25	28	32	26	2	1,6	23	26	29
50–54	28	2	1,7	25	28	32	26	2	1,6	23	26	30
55–59	28	2	1,7	23	28	32	26	2	1,6	22	26	30
60–64	29	2	1,7	26	28	32	26	1	1,6	23	26	27
18–59	28	2	1,6	25	28	32	26	2	1,6	23	26	29

Handbreite ohne Daumen

Handbreite ohne Daumen (direkte Breite der gestreckten Hand, Handbreite I) [52]

Meßstrecke: geradlinige Entfernung von dem am weitesten lateral vorragenden Punkt des Mittelhandknochens II im Bereich des Zeigefingergrundgelenks *(Metacarpale radiale)* zu dem am weitesten lateral vorragenden Punkt des Mittelhandknochens V im Bereich des Kleinfingergrundgelenks *(Metacarpale ulnare)* der rechten Hand

Meßinstrument: Gleitzirkel

Meßmethode: Das Kind liegt auf dem Rücken. Seine gestreckte rechte Hand wird mit nach unten weisender Handfläche und aneinanderliegenden Fingern, aber leicht abgespreiztem Daumen auf der horizontalen Unterlage fixiert, Unterarm und Hand bilden eine gemeinsame Längsachse. Gemessen wird die direkte Entfernung der Metakarpalpunkte voneinander über den Handrücken hinweg; Messung von vorn oben.

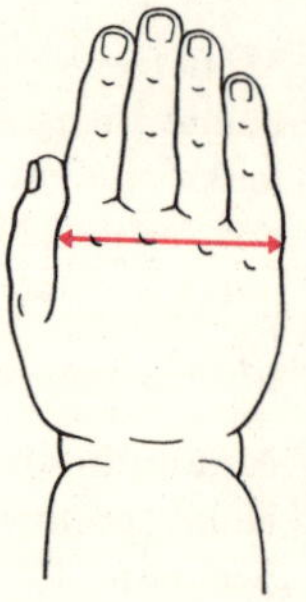

Alter in Tagen bzw. Monaten	Männlich							Weiblich						
	$\bar{x}$	s	Minimum	Maximum	P_5	P_{50}	P_{95}	$\bar{x}$	s	Minimum	Maximum	P_5	P_{50}	P_{95}
5	35	2	30	41	30	35	39	34	2	29	38	30	34	37
14	35	2	30	40	32	35	38	34	2	29	39	30	34	37
1	36	2	31	41	33	36	40	35	2	30	40	31	35	38
2	38	2	33	43	34	38	43	37	2	32	41	33	37	40
3	40	2	35	47	36	40	44	38	2	33	42	34	38	41
4	42	2	36	48	38	42	46	39	2	34	45	35	39	43
5	43	2	38	48	38	43	47	40	2	35	44	36	41	44
6	43	2	38	49	39	43	47	41	2	36	46	38	41	45
7	44	2	37	50	39	44	48	42	2	36	46	38	42	45
8	45	2	38	52	40	45	49	43	2	38	47	39	43	46
9	46	3	39	53	40	46	50	43	2	38	48	39	43	47
10	46	2	40	53	41	46	50	44	2	38	49	40	44	47
11	47	3	41	53	42	46	51	45	3	38	52	41	45	48
12	47	3	41	55	42	47	52	45	2	39	51	41	45	48
15	48	3	41	54	43	48	53	46	2	41	52	43	46	50
18	49	3	42	55	45	49	53	47	2	42	52	43	47	51
21	50	3	45	55	45	50	55	48	2	43	55	44	48	52
24	51	2	44	56	45	50	55	48	3	42	54	43	48	52
30	53	3	47	59	48	53	56	51	3	45	58	46	51	56
36	54	3	50	59	50	53	59	53	3	49	56	49	53	56

Handbreite ohne Daumen

Handbreite ohne Daumen (direkte Breite der gestreckten Hand, Handbreite I) [52]

Meßstrecke: geradlinige Entfernung von dem am weitesten lateral vorragenden Punkt des Mittelhandknochens II im Bereich des Zeigefingergrundgelenks *(Metacarpale radiale)* zu dem am weitesten lateral vorragenden Punkt des Mittelhandknochens V im Bereich des Kleinfingergrundgelenks *(Metacarpale ulnare)* der rechten Hand

Meßinstrument: Gleitzirkel

Meßmethode: Der Proband legt die rechte Hand mit der Handfläche nach unten und aneinanderliegenden gestreckten Fingern, aber leicht abgespreiztem Daumen auf eine Tischplatte. Gemessen wird die direkte Entfernung der Metakarpalpunkte voneinander über den Handrücken hinweg.

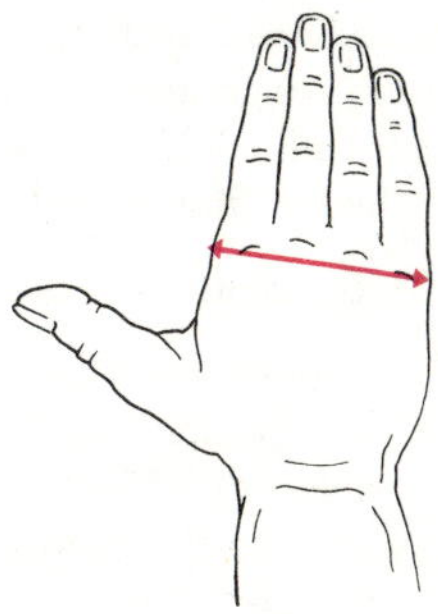

Alter in Jahren	Männlich						Weiblich					
	$\bar{x}$	s	% KpH	P_5	P_{50}	P_{95}	$\bar{x}$	s	% KpH	P_5	P_{50}	P_{95}
3	53	3	5,2	46	53	59	53	3	5,2	48	53	59
4	56	3	5,2	51	56	61	56	3	5,2	51	56	61
5	59	4	5,1	54	58	66	59	4	5,1	54	58	66
6	61	3	5,1	56	61	68	61	3	5,0	56	61	68
7	64	4	5,0	57	65	70	64	4	5,1	57	65	70
8	67	4	5,1	59	67	73	66	4	5,1	59	66	72
9	69	4	5,0	61	70	78	67	4	4,8	58	66	72
10	71	5	5,0	60	71	79	68	5	4,8	60	68	76
11	73	4	5,0	65	74	80	71	4	4,8	65	71	80
12	77	5	5,0	68	78	85	75	5	4,9	64	75	83
13	79	5	4,9	72	79	88	75	4	4,8	66	75	83
14	82	5	4,9	76	82	91	75	5	4,8	67	75	83
15	84	5	4,9	78	83	92	76	4	4,7	70	76	84
16	85	5	4,9	77	85	93	76	4	4,8	69	76	83
17	86	5	4,9	78	85	94	77	4	4,8	70	77	84
18–19	86	5	4,9	78	86	94	77	4	4,8	71	77	84
20–24	87	4	4,9	80	86	93	77	4	4,8	70	77	84
25–29	87	4	5,0	80	87	94	77	4	4,8	71	77	84
30–34	86	4	5,0	80	86	94	77	4	4,8	71	77	84
35–39	87	4	5,1	80	87	94	77	4	4,7	70	77	84
40–44	89	4	5,1	81	89	96	78	4	4,8	71	78	85
45–49	88	5	5,2	81	88	96	78	4	4,9	72	78	86
50–54	88	5	5,2	81	88	96	79	4	5,0	72	80	86
55–59	88	5	5,2	80	89	97	79	4	5,0	71	80	86
60–64	88	4	5,2	81	88	95						
18–59	88	5	5,1	81	88	96	78	4	4,9	71	78	85

Handbreite mit Daumen

Handbreite mit Daumen (projektivische Breite der ganzen Hand)

Meßstrecke: projektivische Entfernung von dem am weitesten lateral vorragenden Punkt des Mittelhandknochens I im Bereich des Daumengrundgelenks zu dem am weitesten lateral vorragenden Punkt des Mittelhandknochens V im Bereich des Kleinfingergrundgelenks *(Metacarpale ulnare)* der rechten Hand

Meßinstrument: Stangenzirkel

Meßmethode: Der Proband legt die gestreckte rechte Hand mit der Handfläche nach unten und aneinanderliegenden Fingern auf eine Tischplatte. Die Meßstange des Stangenzirkels verläuft vor den Fingern rechtwinklig zur Handlängsachse.

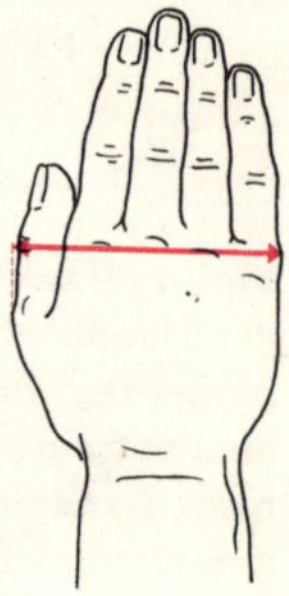

Alter in Jahren	Männlich						Weiblich					
	$\bar{x}$	s	% KpH	P_5	P_{50}	P_{95}	$\bar{x}$	s	% KpH	P_5	P_{50}	P_{95}
3	64	4	6,3	57	64	71	64	4	6,3	57	64	71
4	68	4	6,3	61	68	75	68	4	6,3	61	68	75
5	72	4	6,2	65	72	79	72	4	6,3	65	72	79
6	74	4	6,2	67	74	81	73	4	6,0	66	73	80
7	76	4	6,0	69	76	83	75	4	5,9	68	75	82
8	80	5	6,0	72	80	88	78	5	5,9	70	78	86
9	82	5	6,0	74	82	90	79	5	5,8	71	79	87
10	85	6	5,8	75	85	95	81	6	5,7	71	81	91
11	88	5	5,8	80	88	96	83	5	5,6	75	83	91
12	92	7	5,9	81	92	103	87	6	5,6	77	87	97
13	96	5	5,8	88	96	104	89	5	5,6	81	89	97
14	99	7	5,9	88	99	110	89	5	5,5	81	89	97
15	103	6	5,9	93	103	113	89	6	5,5	79	89	99
16	106	6	5,9	96	106	116	91	6	5,6	81	91	101
17	107	5	6,0	99	107	115	92	5	5,7	84	92	100
18–19	107	5	6,0	94	106	116	92	6	5,7	86	92	103
20–24	107	5	6,1	94	107	113	92	6	5,7	82	92	101
25–29	107	6	6,1	90	108	116	92	5	5,7	83	92	101
30–34	107	6	6,2	96	107	113	93	6	5,7	82	92	102
35–39	107	6	6,2	98	107	115	92	6	5,7	82	92	102
40–44	108	6	6,2	98	108	118	93	5	5,7	85	93	102
45–49	107	6	6,3	97	107	117	94	6	5,8	84	93	104
50–54	107	6	6,3	97	107	116	95	5	6,0	86	95	104
55–59	107	6	6,3	97	108	117	95	6	6,0	85	94	105
60–64	107	5	6,3	95	107	116						
18–59	107	6	6,2	98	107	116	94	6	5,8	85	93	103

Distale Unterarmdicke

Distale Unterarmdicke

Meßstrecke: vertikale Entfernung von der Auflagefläche zum höchsten Punkt im Bereich der Handknöchel (*Stylion ulnare* und *Stylion radiale*)

Meßinstrument: Meßschieber

Meßmethode: Der Proband legt den rechten Unterarm und die gestreckte Hand mit der Handfläche nach unten, aneinanderliegenden Fingern und anliegendem Daumen auf die Grundplatte des Meßschiebers, der mit leichtem Druck auf den Knöchelbereich aufgesetzt wird. Bei distalen Unterarmdicken von weniger als 50 mm kann ein Gleitzirkel mit umgekehrt aufgesteckter Hülse verwendet werden.

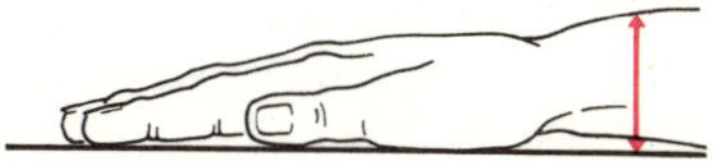

Alter in Jahren	Männlich						Weiblich					
	$\bar{x}$	s	% KpH	P_5	P_{50}	P_{95}	$\bar{x}$	s	% KpH	P_5	P_{50}	P_{95}
3	32	3	3,1	27	32	37	32	3	3,2	27	32	37
4	33	3	3,1	29	33	37	33	3	3,1	29	33	37
5	34	3	2,9	29	34	38	34	3	3,0	29	34	38
6	35	3	2,9	30	35	39	35	3	2,9	30	35	39
7	36	3	2,8	31	36	41	36	3	2,9	31	36	41
8	36	4	2,7	30	36	42	36	4	2,8	30	36	42
9	38	4	2,8	32	38	44	37	4	2,7	31	37	43
10	39	4	2,7	33	39	46	38	3	2,7	34	38	43
11	41	4	2,8	36	41	47	41	3	2,8	36	41	46
12	44	4	2,9	37	44	50	42	3	2,7	37	42	47
13	45	4	2,8	39	45	51	42	4	2,6	36	42	48
14	45	4	2,7	39	45	51	42	4	2,6	36	42	48
15	48	4	2,8	40	48	56	42	4	2,6	36	42	48
16	48	4	2,8	40	48	56	42	4	2,6	36	42	48
17	51	4	2,9	45	51	57	45	4	2,7	39	45	51
18	52	4	3,0	45	52	58	45	4	2,7	39	45	51
19	52	4	3,0	45	52	58	45	4	2,7	39	45	51
20–25	52	4	3,0	45	52	58	45	4	2,7	39	45	51

Distale Mittelhanddicke

Distale Mittelhanddicke (Handdicke, Dicke der Hand an den Fingergrundgelenken)

Meßstrecke: vertikale Entfernung von der Auflagefläche zum höchsten Punkt des Handrückens im Bereich des rechten Mittelfingergrundgelenks

Meßinstrument: Gleitzirkel

Meßmethode: Der Proband legt die gestreckte rechte Hand mit der Handfläche nach unten und aneinanderliegenden Fingern auf eine Tischplatte, auf die der vertikal zu haltende Gleitzirkel (Hülse umgekehrt aufgesteckt) mit seinem Ende aufgesetzt wird. Zur Bestimmung dieses Maßes kann auch ein Meßschieber verwendet werden.

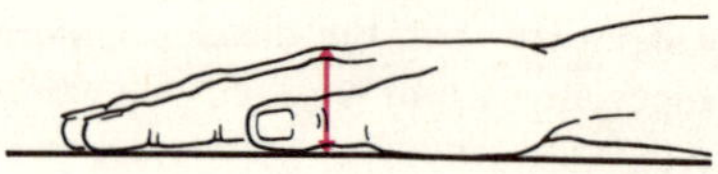

Alter in Jahren	Männlich						Weiblich					
	$\bar{x}$	s	% KpH	P_5	P_{50}	P_{95}	$\bar{x}$	s	% KpH	P_5	P_{50}	P_{95}
3	21	2	2,1	18	21	24	21	2	2,1	18	21	24
4	21	2	1,9	18	21	24	21	2	2,0	18	21	24
5	22	2	1,9	20	21	26	22	2	1,9	20	21	26
6	22	2	1,8	18	22	27	22	2	1,8	18	22	27
7	22	3	1,7	18	22	27	22	3	1,7	18	22	27
8	23	3	1,8	19	23	27	23	3	1,8	19	23	27
9	24	2	1,7	20	23	27	23	2	1,7	19	22	26
10	24	2	1,7	20	23	27	23	2	1,6	20	23	27
11	26	3	1,8	22	23	30	25	3	1,7	21	25	30
12	28	3	1,8	24	26	33	26	3	1,7	23	26	30
13	28	3	1,7	25	27	33	26	2	1,6	23	26	30
14	28	3	1,7	25	28	33	26	3	1,6	22	25	30
15	30	4	1,7	25	28	36	26	3	1,7	23	26	31
16	31	4	1,7	25	30	35	26	3	1,7	21	26	31
17	31	4	1,8	25	31	35	27	3	1,7	22	27	32
18–19	32	4	1,8	27	32	37	27	3	1,7	22	27	32
20–24	32	4	1,8	27	32	39	26	3	1,6	21	26	32
25–29	33	4	1,8	25	32	39	26	3	1,7	21	27	32
30–34	33	4	1,9	26	32	38	27	3	1,6	21	27	32
35–39	33	4	1,9	26	32	40	27	3	1,7	22	27	33
40–44	33	4	1,9	26	33	41	27	3	1,7	22	27	32
45–49	34	4	2,0	27	33	41	28	3	1,7	22	27	33
50–54	34	4	2,0	27	33	41	28	4	1,8	22	28	35
55–59	34	5	2,0	26	33	43	28	4	1,8	22	28	35
60–64	33	4	2,0	27	33	41						
18–59	33	4	1,9	27	33	41	27	4	1,7	22	27	33

Distale Handdicke

Distale Handdicke (Dicke der Hand an den distalen Fingergelenken)

Meßstrecke: vertikale Entfernung von der Auflagefläche zum höchsten Punkt im Bereich des distalen Mittelfingergelenks

Meßinstrument: Gleitzirkel

Meßmethode: Der Proband legt die gestreckte rechte Hand mit der Handfläche nach unten und aneinanderliegenden Fingern auf eine Tischplatte, auf die der vertikal zu haltende Gleitzirkel (Hülse umgekehrt aufgesteckt) mit seinem Ende aufgesetzt wird. Zur Bestimmung dieses Maßes kann auch ein Meßschieber verwendet werden.

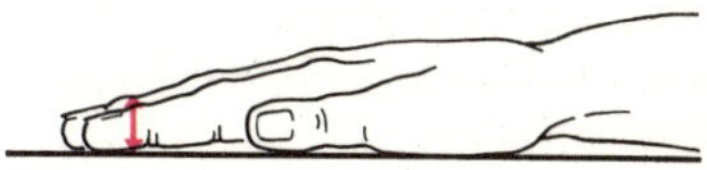

Alter in Jahren	Männlich						Weiblich					
	$\bar{x}$	s	% KpH	P_5	P_{50}	P_{95}	$\bar{x}$	s	% KpH	P_5	P_{50}	P_{95}
3	10	1	1,0	9	10	12	10	1	1,0	9	10	12
4	10	1	0,9	9	10	12	10	1	0,9	9	10	12
5	10	1	0,9	9	10	12	10	1	0,9	9	10	12
6	11	1	0,9	9	11	12	11	1	0,9	9	11	12
7	11	1	0,9	10	11	13	11	1	0,9	10	11	13
8	11	1	0,8	10	11	13	11	1	0,8	10	11	13
9	12	1	0,9	11	12	14	11	1	0,8	10	11	13
10	12	1	0,8	11	12	14	12	1	0,8	10	12	14
11	13	1	0,9	11	13	15	12	1	0,8	10	12	14
12	13	1	0,8	11	13	15	13	1	0,8	11	13	14
13	13	1	0,8	12	13	15	13	1	0,8	11	13	14
14	14	1	0,8	12	14	16	13	1	0,8	11	12	14
15	14	1	0,8	13	14	16	13	1	0,8	11	13	14
16	15	1	0,9	13	15	17	13	1	0,8	11	13	15
17	15	1	0,9	13	15	17	13	1	0,8	11	13	16
18	15	1	0,9	13	15	16	13	1	0,8	11	13	14
19	15	1	0,9	13	15	17	13	1	0,8	11	13	15
20–25	15	1	0,9	13	15	17	13	1	0,8	11	13	15

Großer Greifdurchmesser der Hand

Großer Greifdurchmesser der Hand

Meßstrecke: Innendurchmesser eines aus Zeigefinger und Daumen der rechten Hand gebildeten Ringes, der beim Umfassen eines Konus entsteht, wenn die Daumenkuppe die Zeigefingerkuppe berührt

Meßinstrument: Meßkonus

Meßmethode: Daumen und Zeigefinger der rechten Hand umgreifen den Meßkonus in einer solchen Höhe, daß ihre Kuppen einander gerade noch berühren. Die Kleinfingerseite der Hand weist dabei zur Konusspitze.

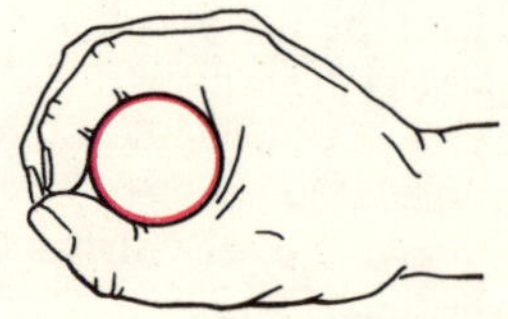

Alter in Jahren	Männlich						Weiblich					
	$\bar{x}$	s	% KpH	P_5	P_{50}	P_{95}	$\bar{x}$	s	% KpH	P_5	P_{50}	P_{95}
3	25	2	2,4	19	24	29	24	2	2,4	18	24	29
4	26	2	2,4	22	26	32	26	2	2,4	22	26	31
5	28	2	2,4	23	28	33	28	2	2,4	23	28	32
6	30	3	2,5	25	29	35	30	3	2,5	25	29	35
7	31	3	2,4	25	31	37	31	3	2,5	25	30	37
8	32	2	2,4	27	32	37	32	2	2,5	27	31	37
9	34	3	2,5	27	33	40	33	3	2,4	28	32	38
10	35	3	2,4	29	35	40	35	3	2,5	29	36	40
11	37	3	2,5	33	37	41	37	3	2,5	31	37	42
12	40	4	2,6	32	39	46	39	4	2,5	31	40	46
13	41	3	2,5	35	40	47	41	3	2,6	35	41	45
14	44	4	2,6	37	44	52	42	3	2,6	35	41	48
15	45	4	2,6	38	45	52	42	3	2,6	37	41	49
16	45	4	2,6	39	45	52	42	3	2,6	36	42	46
17	45	3	2,6	38	45	52	41	3	2,5	37	42	47
18–19	45	3	2,5	39	45	49	42	3	2,6	35	42	48
20–24	45	4	2,6	37	45	51	42	3	2,6	36	42	48
25–29	45	3	2,6	39	45	51	41	4	2,6	35	42	47
30–34	44	4	2,5	37	44	51	42	3	2,6	37	42	48
35–39	44	4	2,6	36	44	51	42	3	2,6	36	42	47
40–44	44	4	2,5	37	44	50	41	3	2,5	36	41	46
45–49	43	4	2,5	37	43	50	41	3	2,6	37	41	47
50–54	43	4	2,5	37	43	48	41	3	2,6	36	41	47
55–59	44	4	2,6	37	44	49	40	3	2,5	34	40	46
60–64	42	4	2,5	37	42	48						
18–59	44	4	2,5	37	44	50	41	3	2,6	36	41	47

Mittlerer Greifdurchmesser der Hand

Mittlerer Greifdurchmesser der Hand

Meßstrecke: Innendurchmesser eines aus Zeigefinger und Daumen der rechten Hand gebildeten Ringes, der beim Umfassen eines Konus entsteht, wenn der mit der Fingerkuppe abschneidende Zeigefingernagel die Beugefurche des distalen Daumengelenks berührt

Meßinstrument: Meßkonus

Meßmethode: Daumen und Zeigefinger der rechten Hand umgreifen den Meßkonus in einer solchen Höhe, daß der Zeigefingernagel die proximale Beugefurche im Bereich des distalen Daumengelenks berührt. Die Kleinfingerseite der Hand weist dabei zur Konusspitze.

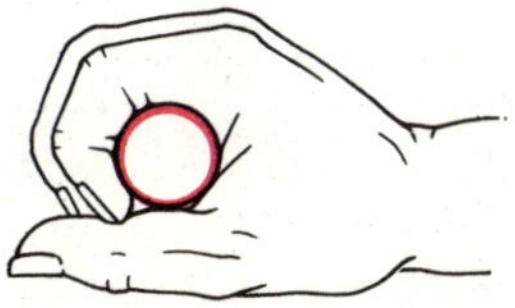

Alter in Jahren	Männlich						Weiblich					
	$\bar{x}$	s	% KpH	P_5	P_{50}	P_{95}	$\bar{x}$	s	% KpH	P_5	P_{50}	P_{95}
3	17	2	1,7	14	16	20	17	2	1,7	14	16	20
4	19	2	1,8	16	19	23	19	2	1,8	16	19	23
5	20	2	1,7	17	20	23	20	2	1,7	17	20	23
6	22	2	1,8	17	22	26	22	2	1,8	17	22	26
7	23	2	1,8	19	22	27	23	2	1,8	19	22	27
8	23	2	1,8	19	23	27	23	2	1,8	19	23	27
9	24	3	1,7	20	24	29	25	2	1,8	21	25	29
10	26	3	1,8	22	26	30	26	3	1,8	21	26	30
11	27	3	1,9	23	26	32	27	3	1,8	22	26	31
12	30	3	2,0	24	29	34	30	3	1,9	25	30	34
13	30	3	1,9	25	30	34	31	3	1,9	26	31	35
14	33	4	2,0	27	33	39	31	3	2,0	26	31	37
15	33	3	1,9	27	33	37	31	3	1,9	25	31	37
16	33	3	2,0	29	33	39	31	3	1,9	26	31	37
17	33	3	1,9	29	33	38	31	3	1,9	27	31	37
18	33	3	1,9	29	33	38	31	3	1,9	27	31	37
19	33	3	1,9	29	33	38	31	3	1,9	27	31	37
20–25	33	3	1,9	29	33	38	32	3	1,9	27	31	37

Kleiner Greifdurchmesser der Hand

Kleiner Greifdurchmesser der Hand

Meßstrecke: Innendurchmesser eines aus Zeigefinger und Daumen der rechten Hand gebildeten Ringes, der beim Umfassen eines Konus entsteht, wenn der mit der Fingerkuppe abschneidende Zeigefingernagel die proximale Beugefurche des Daumengrundgelenks berührt

Meßinstrument: Meßkonus

Meßmethode: Daumen und Zeigefinger der rechten Hand umgreifen den Meßkonus in einer solchen Höhe, daß der Zeigefingernagel die proximale Beugefurche im Bereich des Daumengrundgelenks berührt. Die Kleinfingerseite der Hand weist dabei zur Konusspitze.

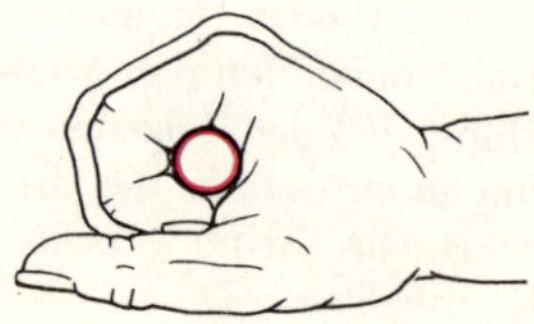

Alter in Jahren	Männlich						Weiblich					
	$\bar{x}$	s	% KpH	P_5	P_{50}	P_{95}	$\bar{x}$	s	% KpH	P_5	P_{50}	P_{95}
3	13	1	1,3	10	12	15	13	1	1,3	10	12	15
4	14	1	1,3	11	14	16	14	1	1,3	11	14	16
5	15	1	1,3	12	15	18	15	1	1,3	12	15	18
6	16	2	1,3	13	15	19	16	2	1,3	13	15	19
7	16	2	1,3	13	15	18	16	2	1,3	13	15	18
8	16	2	1,2	14	16	19	16	2	1,2	14	16	19
9	17	2	1,2	14	17	20	17	2	1,2	15	17	20
10	19	2	1,3	15	19	22	18	2	1,3	15	18	22
11	18	2	1,2	15	19	23	18	2	1,2	15	18	22
12	20	2	1,3	16	20	24	20	2	1,3	17	20	24
13	20	2	1,2	15	20	24	21	3	1,3	16	21	25
14	22	3	1,3	17	22	28	21	3	1,3	17	21	26
15	22	3	1,3	17	21	27	21	3	1,3	17	21	26
16	22	3	1,3	18	22	28	21	3	1,3	16	21	25
17	22	3	1,3	18	22	26	21	2	1,3	16	21	25
18	22	2	1,2	18	21	26	21	3	1,3	16	21	25
19	22	2	1,2	18	22	26	21	3	1,3	16	21	25
20–25	22	3	1,2	18	22	26	21	3	1,3	17	21	26

Kreisförmige Durchgreifgröße

Kreisförmige Durchgreifgröße

Meßstrecke: minimaler Durchmesser der Mittelhand

Meßinstrument: Durchgreifringe

Meßmethode: Der Proband versucht seine rechte Hand so zu verändern, daß sie durch ein möglichst kleines Ringmaß ungehindert hindurchgleiten kann.

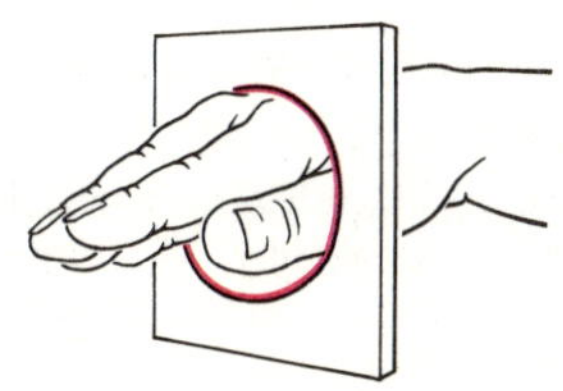

Alter in Jahren	Männlich						Weiblich					
	$\bar{x}$	s	% KpH	P_5	P_{50}	P_{95}	$\bar{x}$	s	% KpH	P_5	P_{50}	P_{95}
3	51	3	5,0	46	51	56	51	3	5,0	46	51	56
4	52	4	4,8	45	52	58	52	4	4,9	45	52	58
5	54	5	4,7	46	54	61	54	5	4,7	46	54	61
6	57	5	4,8	48	57	65	57	5	4,7	48	57	65
7	59	4	4,6	53	59	65	59	4	4,7	53	59	65
8	60	4	4,6	53	60	67	60	4	4,6	53	60	67
9	63	5	4,6	55	63	72	62	4	4,5	55	62	69
10	66	6	4,6	56	66	76	64	5	4,5	56	64	71
11	67	6	4,6	56	67	76	64	6	4,3	55	64	73
12	70	7	4,6	58	70	81	68	6	4,4	59	68	77
13	72	6	4,5	62	72	81	68	6	4,3	58	68	78
14	76	6	4,6	66	76	86	69	5	4,3	61	69	78
15	79	5	4,6	71	79	87	69	5	4,2	61	69	78
16	81	5	4,7	72	81	90	69	5	4,2	61	69	78
17	81	5	4,6	72	81	90	69	5	4,2	61	69	78
18	81	5	4,6	72	81	90	69	5	4,2	61	69	78
19	81	5	4,6	72	81	90	69	5	4,2	61	69	78
20–25	81	5	4,6	72	81	90	69	5	4,2	61	69	78

Körpermaße im Sitzen – Bein und Fuß

Größte Kniehöhe

Größte Kniehöhe (Kniehöhe, Höhe des Knies im Sitzen)

Meßstrecke: vertikale Entfernung von der Auflageebene der Füße zum höchsten Punkt an der Oberseite des rechtwinklig zum Unterschenkel gehaltenen rechten Oberschenkels im Bereich des lateralen distalen Gelenkknorrens des Oberschenkelknochens

Meßinstrument: Meßstuhl und Anthropometer

Meßmethode: Der Proband sitzt in Grundhaltung auf dem Meßstuhl. Die Sitzflächenvorderkante ragt bis in seine Kniekehlen. Die Füße berühren mit der ganzen Fußsohle die Fußauflageebene. Messung von der Seite.

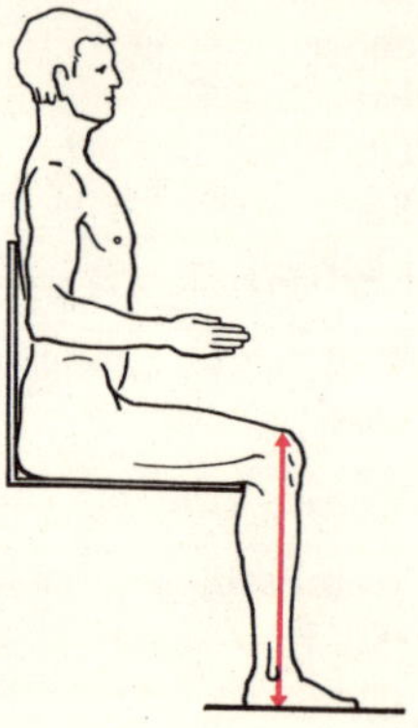

Alter in Jahren	Männlich						Weiblich					
	$\bar{x}$	s	% KpH	P_5	P_{50}	P_{95}	$\bar{x}$	s	% KpH	P_5	P_{50}	P_{95}
3	292	15	28,6	246	291	329	293	16	28,9	246	291	329
4	318	17	29,4	282	318	359	316	19	29,5	279	315	356
5	349	20	30,1	291	346	387	345	21	30,0	290	345	386
6	364	20	30,4	312	363	398	362	21	29,9	310	361	396
7	390	22	30,7	349	388	438	389	23	30,8	349	388	438
8	411	22	31,4	366	411	459	413	21	31,7	368	413	461
9	432	24	31,4	379	431	475	435	23	31,7	384	436	480
10	452	25	31,4	405	452	492	458	25	31,6	411	458	498
11	461	25	31,6	416	460	500	464	26	31,3	423	465	503
12	490	27	31,9	440	490	547	473	22	30,6	439	473	508
13	513	25	31,8	453	513	559	484	25	30,2	443	484	525
14	527	27	31,7	465	525	568	498	24	30,7	457	496	535
15	532	26	31,0	483	532	586	502	23	30,8	463	501	539
16	539	28	31,0	485	539	593	504	25	30,8	462	503	544
17	543	25	31,0	488	542	593	504	24	30,8	465	504	543
18–19	546	28	31,0	499	545	595	506	26	30,9	463	506	551
20–24	545	27	30,7	500	544	594	507	25	31,0	455	507	550
25–29	545	29	31,0	501	545	593	503	28	31,2	451	504	547
30–34	537	26	30,9	498	533	578	496	24	30,7	460	493	543
35–39	531	29	30,7	492	525	580	499	27	30,7	455	497	547
40–44	531	25	30,9	490	528	574	499	24	30,8	460	499	537
45–49	532	25	31,0	488	532	572	496	23	30,9	461	496	531
50–54	528	28	30,9	481	526	571	495	23	31,0	456	494	536
55–59	529	27	31,1	487	528	574	494	25	31,1	451	493	535
60–64	524	28	31,0	476	521	572						
18–59	531	27	31,0	490	530	575	497	24	30,9	458	496	538

Unterschenkellänge mit Fuß

Unterschenkellänge mit Fuß (Sitzflächenhöhe)

Meßstrecke: vertikale Entfernung von der Auflageebene der Füße zur Unterseite des gegen den rechten Unterschenkel rechtwinklig angebeugten rechten Oberschenkels unmittelbar hinter der Kniekehle, das heißt Abstand von der Auflageebene der Füße zur Sitzfläche

Meßinstrument: Meßstuhl und Anthropometer

Meßmethode: Der Proband sitzt in Grundhaltung auf dem Meßstuhl. Die Sitzflächenvorderkante ragt bis in seine Kniekehlen. Die Füße berühren mit der ganzen Fußsohle die Fußauflageebene. Messung von vorn. Das Querlineal des Anthropometers wird auf der Oberkante der Sitzfläche aufgelegt.

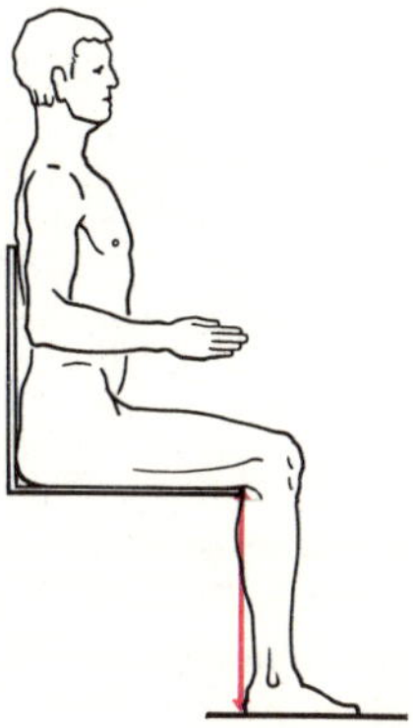

Alter in Jahren	Männlich						Weiblich					
	$\bar{x}$	s	% KpH	P_5	P_{50}	P_{95}	$\bar{x}$	s	% KpH	P_5	P_{50}	P_{95}
3	240	14	23,4	217	240	263	231	16	23,0	205	231	257
4	253	15	23,8	228	253	278	254	17	23,8	226	254	282
5	278	16	24,2	252	278	304	273	18	24,0	243	273	303
6	293	15	24,2	268	293	318	291	16	24,5	265	291	317
7	316	18	24,9	286	316	346	316	19	25,0	285	316	347
8	331	17	25,1	303	331	359	332	20	25,7	299	332	365
9	347	20	25,3	314	347	380	352	18	25,7	322	352	382
10	368	21	25,6	334	368	402	366	22	25,9	330	366	402
11	376	22	25,6	340	376	412	382	22	25,9	346	382	418
12	406	23	26,2	368	406	444	403	19	26,1	372	403	434
13	425	23	26,4	387	425	463	415	22	26,1	379	415	451
14	435	23	26,1	397	435	473	418	25	26,0	377	418	459
15	445	24	26,0	406	445	484	423	24	26,0	384	423	462
16	455	25	26,1	414	455	496	423	23	25,8	385	423	461
17	460	23	26,3	422	460	498	425	22	25,8	389	425	461
18–19	466	24	26,4	420	466	501	426	22	25,8	383	425	461
20–24	468	29	26,5	392	466	523	427	22	26,0	380	432	462
25–29	467	27	26,6	416	468	512	420	24	25,5	375	420	460
30–34	457	25	26,3	416	454	500	416	24	25,8	375	414	461
35–39	451	29	26,1	391	448	505	418	24	25,8	382	418	460
40–44	451	25	26,2	406	451	486	416	24	25,9	385	421	460
45–49	453	25	26,4	410	452	494	414	20	25,8	384	412	458
50–54	449	27	26,3	402	450	493	414	22	25,9	376	414	452
55–59	451	26	26,5	410	450	495	412	23	25,9	372	413	452
60–64	445	27	26,3	401	442	486						
18–59	452	26	26,4	410	452	496	416	23	25,8	380	415	455

Gesäß-Kniekehlen-Länge

Gesäß-Kniekehlen-Länge (Körpersitztiefe, Sitztiefe)

Meßstrecke: projektivische horizontale Entfernung von dem am weitesten dorsal vorragenden Punkt im Bereich des Gesäßes zur rechten Kniekehle

Meßinstrument: Meßstuhl und Anthropometer

Meßmethode: Der Proband sitzt in Grundhaltung auf dem Meßstuhl. Das vertikale Rückenbrett des Meßstuhls berührt den am weitesten dorsal vorragenden Gesäßpunkt. Das horizontal zu haltende Anthropometer wird mit seinem Unterende auf das Rückenbrett aufgesetzt. Die Sitzflächenvorderkante ragt bis in die Kniekehlen des Probanden. Steht kein Meßstuhl mit verschiebbarem Rückenbrett zur Verfügung, kann statt des Rückenbretts behelfsmäßig ein Holzblock von mindestens 20 cm Kantenlänge verwendet werden.

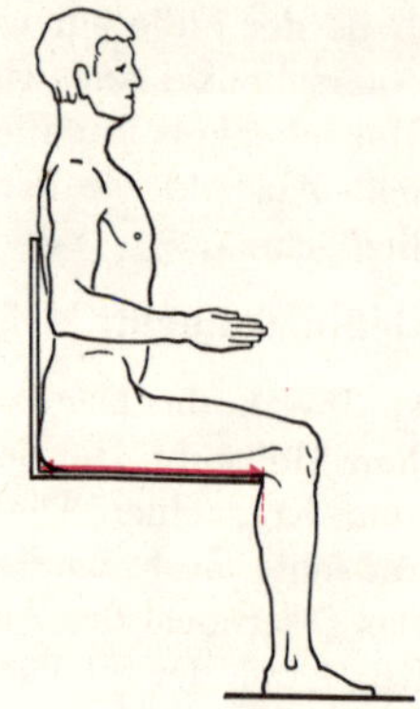

Alter in Jahren	Männlich						Weiblich					
	$\bar{x}$	s	% KpH	P_5	P_{50}	P_{95}	$\bar{x}$	s	% KpH	P_5	P_{50}	P_{95}
3	246	21	24,9	212	246	280	249	19	25,0	218	249	280
4	263	23	24,7	225	263	301	273	24	25,5	234	273	312
5	292	22	25,4	256	292	328	293	24	25,8	254	293	332
6	307	21	25,4	273	307	341	312	24	26,2	283	312	351
7	330	24	26,0	291	330	369	340	23	27,0	302	340	378
8	347	24	26,3	308	347	386	358	23	27,5	320	358	396
9	363	22	26,5	327	363	399	379	25	27,5	338	379	420
10	388	24	27,0	349	388	427	398	23	27,7	360	398	436
11	402	25	27,3	361	402	443	414	28	28,1	368	414	460
12	428	26	27,9	385	428	471	432	28	28,0	386	432	478
13	456	26	28,0	413	456	499	452	28	28,4	406	452	498
14	468	25	28,1	427	468	509	468	26	28,7	425	468	511
15	479	26	28,2	436	479	522	474	28	29,0	428	474	520
16	487	25	28,1	446	487	528	479	27	29,3	435	479	523
17	490	27	28,2	446	490	534	484	27	29,6	440	484	528
18–19	495	27	28,2	449	494	538	484	28	29,5	436	482	528
20–24	495	26	28,0	445	494	540	485	28	29,6	425	482	537
25–29	495	27	28,2	438	493	546	482	28	29,6	422	483	534
30–34	491	24	28,3	449	490	532	480	27	29,6	436	480	531
35–39	491	27	28,4	452	487	538	479	24	29,5	437	480	520
40–44	485	26	28,2	442	482	528	480	26	29,6	436	481	521
45–49	487	23	28,4	447	485	527	482	26	30,1	437	481	523
50–54	485	25	28,4	442	485	524	479	26	30,0	437	477	522
55–59	482	26	28,4	435	483	524	475	24	29,9	432	476	516
60–64	475	23	28,1	435	476	518						
18–59	486	25	28,3	444	485	527	479	26	29,8	437	479	521

Gesäß-Knie-Länge

Gesäß-Knie-Länge

Meßstrecke: projektivische horizontale Entfernung von dem am weitesten dorsal vorragenden Punkt im Bereich des Gesäßes zu dem am weitesten distal vorragenden Punkt des rechten Knies an der Kniescheibe oder direkt unterhalb derselben an der Rauhigkeit des Schienbeins

Meßinstrument: Meßstuhl und Anthropometer

Meßmethode: Der Proband sitzt in Grundhaltung auf dem Meßstuhl. Das vertikale Rückenbrett des Meßstuhls berührt den am weitesten dorsal vorragenden Gesäßpunkt. Das horizontal zu haltende Anthropometer wird mit seinem Unterende auf das Rückenbrett aufgesetzt. Die Sitzflächenvorderkante ragt bis in die Kniekehlen des Probanden. Steht kein Meßstuhl mit verschiebbarem Rückenbrett zur Verfügung, kann statt des Rückenbretts behelfsmäßig ein Holzblock von mindestens 20 cm Kantenlänge verwendet werden.

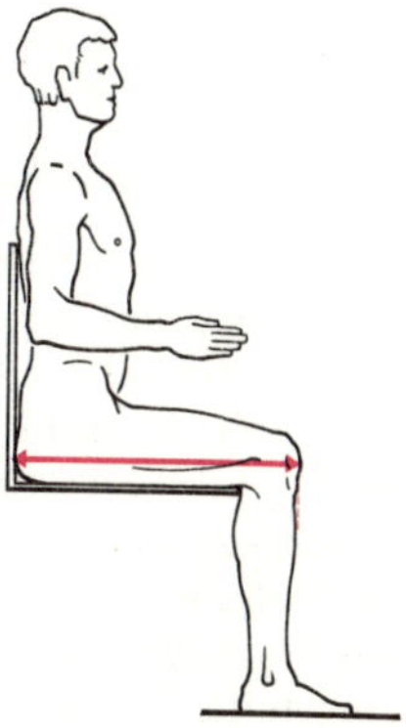

Alter in Jahren	Männlich						Weiblich					
	$\bar{x}$	s	% KpH	P_5	P_{50}	P_{95}	$\bar{x}$	s	% KpH	P_5	P_{50}	P_{95}
3	328	15	29,7	303	328	353	326	15	29,8	301	326	351
4	350	20	29,9	317	350	383	348	21	30,5	314	348	382
5	376	22	30,3	340	376	412	359	23	30,9	321	359	397
6	392	19	30,5	361	392	423	393	25	31,4	352	393	434
7	409	23	31,5	371	409	447	417	26	32,0	374	417	460
8	429	28	31,6	383	429	475	426	24	32,8	387	426	465
9	455	24	31,8	416	455	494	449	26	33,0	406	449	492
10	478	25	32,4	437	478	519	474	29	33,4	426	474	522
11	481	27	32,7	437	481	525	482	30	33,4	433	482	531
12	518	30	33,5	469	518	567	530	31	33,7	479	530	581
13	545	30	33,8	496	545	594	548	34	33,8	492	548	604
14	566	34	34,1	510	566	622	562	27	34,0	518	562	606
15	585	27	34,1	541	585	629	568	27	34,5	524	568	612
16	590	26	34,4	547	590	633	580	32	34,7	528	580	632
17	598	28	34,6	552	598	644	582	30	34,9	533	582	631
18–19	609	32	34,6	551	609	658	582	31	35,5	531	582	630
20–24	610	29	34,4	555	611	660	583	28	35,6	525	581	632
25–29	610	33	34,7	553	612	662	580	30	35,9	525	580	630
30–34	608	26	35,0	562	609	661	581	32	36,0	532	580	635
35–39	603	32	34,9	560	597	656	583	26	35,9	538	582	635
40–44	600	24	34,9	558	598	641	587	26	36,2	544	586	637
45–49	603	24	35,2	560	605	640	587	28	36,6	543	587	637
50–54	602	27	35,3	557	600	650	586	24	36,7	550	583	630
55–59	601	29	35,3	553	602	644	582	27	36,6	536	581	627
60–64	595	24	35,2	557	593	634						
18–59	603	27	35,2	560	603	648	585	27	36,4	541	584	630

Fußreichweite

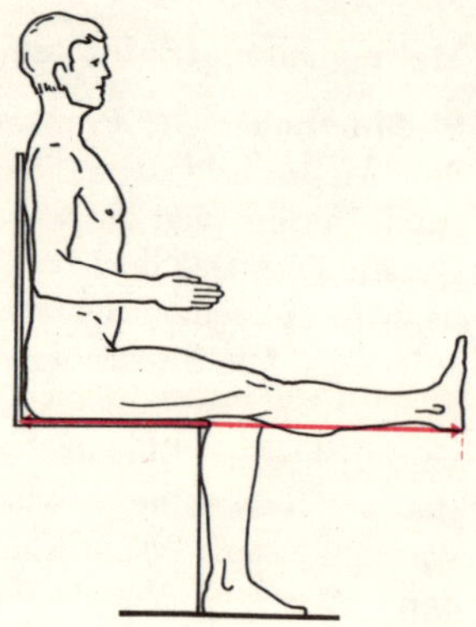

Fußreichweite (Gesäß-Bein-Länge)

Meßstrecke: projektivische horizontale Entfernung von dem am weitesten dorsal vorragenden Punkt im Bereich des Gesäßes zu dem am weitesten distal vorragenden Punkt im Bereich der rechten Ferse

Meßinstrument: Meßstuhl und Anthropometer

Meßmethode: Der Proband sitzt auf dem Meßstuhl und streckt aus der Grundhaltung heraus das rechte Bein horizontal nach vorn. Der Fuß ist angewinkelt, so daß die Fußsohle vertikal steht. Das vertikale Rükkenbrett des Meßstuhls berührt den am weitesten dorsal vorragenden Gesäßpunkt. Das horizontal zu haltende Anthropometer wird mit seinem Unterende auf das Rückenbrett aufgesetzt. Das Gesäß darf beim Heben des Fußes nicht vom Rückenbrett abrutschen.

Alter in Jahren	Männlich						Weiblich					
	$\bar{x}$	s	% KpH	P_5	P_{50}	P_{95}	$\bar{x}$	s	% KpH	P_5	P_{50}	P_{95}
18–19	1052	56	59,7	960	1050	1150	983	54	60,0	860	986	1077
20–24	1057	54	59,8	961	1050	1150	986	55	60,2	854	994	1076
25–29	1051	52	59,9	960	1051	1147	985	54	60,3	868	987	1071
30–34	1045	48	60,2	967	1043	1121	974	47	60,4	900	968	1065
35–39	1027	57	59,4	944	1022	1136	985	44	60,7	922	978	1070
40–44	1030	48	59,9	955	1027	1120	988	46	60,9	912	989	1060
45–49	1038	48	60,6	950	1042	1115	983	46	61,2	906	982	1057
50–54	1032	54	60,5	942	1031	1118	981	42	61,4	911	981	1050
55–59	1030	56	60,5	929	1027	1125	975	48	61,4	892	976	1055
60–64	1023	52	60,5	945	1016	1107						
18–59	1035	52	60,3	950	1036	1120	982	47	61,0	904	980	1059

Größte Oberschenkeldicke

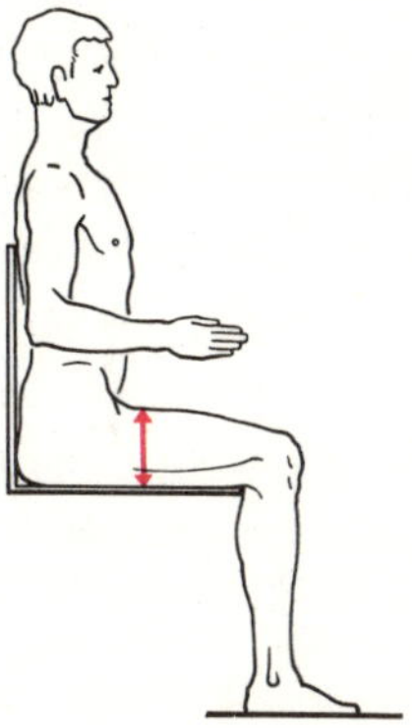

Größte Oberschenkeldicke (größter vertikaler Oberschenkeldurchmesser im Sitzen, Oberschenkelhöhe)

Meßstrecke: vertikale Entfernung von der Sitzfläche zum höchsten Punkt der Oberfläche des rechten Oberschenkels

Meßinstrument: Anthropometer

Meßmethode: Der Proband sitzt in Grundhaltung, aber mit geschlossenen Oberschenkeln; Messung von der Seite. Das Anthropometer muß gegebenenfalls durch eine Hilfsperson senkrecht gehalten werden.

Alter in Jahren	Männlich						Weiblich					
	$\bar{x}$	s	% KpH	P_5	P_{50}	P_{95}	$\bar{x}$	s	% KpH	P_5	P_{50}	P_{95}
3	78	8	7,6	65	78	91	79	9	7,8	64	79	94
4	82	9	7,6	67	82	97	83	9	7,7	68	83	98
5	84	7	7,2	73	84	95	84	7	7,3	73	84	95
6	90	7	7,5	79	90	101	88	10	7,3	72	88	104
7	92	8	7,2	79	92	105	90	8	7,1	77	90	103
8	97	9	7,4	82	97	112	96	8	7,4	83	96	109
9	107	10	7,8	91	107	123	105	10	7,7	89	105	121
10	110	10	7,6	94	110	126	109	9	7,6	94	109	124
11	112	11	7,7	94	112	130	113	10	7,6	97	113	129
12	114	10	7,4	98	114	130	120	10	7,8	104	120	136
13	115	10	7,1	99	115	131	129	11	8,1	111	129	147
14	119	11	7,1	101	119	137	134	13	8,3	113	134	155
15	128	11	7,5	110	128	146	135	11	8,3	117	135	153
16	135	10	7,8	119	135	151	136	12	8,3	116	136	156
17	141	13	8,0	120	141	162	138	12	8,4	118	138	158
18–19	148	12	8,4	121	148	180	139	13	8,4	122	140	161
20–24	150	13	8,5	131	148	180	144	13	8,5	121	144	167
25–29	152	15	8,7	121	153	180	146	17	9,1	122	145	174
30–34	154	14	8,9	131	155	180	148	17	9,2	123	146	176
35–39	154	15	9,0	129	154	180	148	15	9,1	127	147	176
40–44	155	14	8,9	130	155	180	148	15	9,1	126	148	174
45–49	153	15	8,9	127	153	178	149	15	9,3	124	150	174
50–54	149	14	8,8	127	150	172	150	14	9,4	126	149	174
55–59	148	14	8,6	121	148	172	147	15	9,2	123	146	170
60–64	149	17	8,8	110	151	173						
18–59	151	15	8,8	126	151	176	148	15	9,2	125	146	175

Kniebreite

Kniebreite (Breite der distalen Femurepiphyse, Bikondylarbreite des *Femur*)

Meßstrecke: geradlinige Entfernung zwischen den beiden am weitesten auseinanderliegenden Punkten der Epikondylen des rechten Oberschenkelknochens

Meßinstrument: Kleiner Tasterzirkel

Meßmethode: Das Kind wird mit leicht gespreizten Oberschenkeln so auf den Untersuchungstisch gesetzt, daß dessen Rand sich in seinen Kniekehlen befindet. Rechter Ober- und Unterschenkel werden rechtwinklig zueinander fixiert; Messung von vorn.

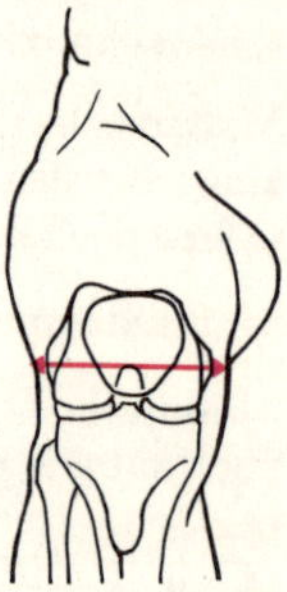

Alter in Tagen bzw. Monaten	Männlich							Weiblich						
	$\bar{x}$	s	Minimum	Maximum	P_5	P_{50}	P_{95}	$\bar{x}$	s	Minimum	Maximum	P_5	P_{50}	P_{95}
5														
14	37	1	35	40	35	37	40	36	2	33	41	33	37	41
1	39	2	36	42	36	39	42	39	2	35	41	35	39	41
2	44	2	39	48	39	45	48	42	2	37	45	37	43	45
3	46	2	41	50	41	46	50	45	2	40	48	40	45	48
4	48	3	42	53	42	48	53	47	2	43	50	44	47	49
5	49	3	45	55	45	48	55	48	2	45	52	45	48	52
6	51	3	46	56	48	50	55	49	2	45	54	46	49	53
7	51	3	46	55	47	51	55	50	2	45	54	46	50	53
8	51	3	47	57	47	50	56	51	3	46	59	47	50	56
9	52	3	47	59	48	51	56	51	3	45	60	47	50	56
10	53	3	47	59	48	52	58	51	3	46	58	47	51	57
11	53	3	48	59	49	53	57	52	2	48	58	48	51	56
12	54	3	49	62	49	53	60	52	3	48	57	48	52	57
15	56	3	49	64	51	56	61	55	3	48	63	50	55	60
18	58	3	49	67	52	58	64	57	3	50	63	53	57	62
21	60	3	52	69	56	60	67	59	3	50	65	53	59	63
24	61	3	55	70	56	61	68	60	3	52	66	54	60	65
30	64	3	58	71	61	64	67	63	3	56	69	58	64	68
36	67	3	62	72	62	65	72	62	3	59	65	59	64	65

Kniebreite

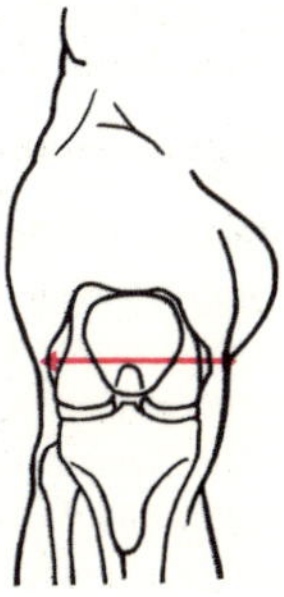

Kniebreite (Breite der distalen Femurepiphyse, Bikondylarbreite des *Femur*)

Meßstrecke: geradlinige Entfernung zwischen den beiden am weitesten auseinanderliegenden Punkten der Epikondylen des rechten Oberschenkelknochens

Meßinstrument: Kleiner Tasterzirkel

Meßmethode: Der Proband sitzt in Grundhaltung; Messung von vorn.

Alter in Jahren	Männlich						Weiblich					
	$\bar{x}$	s	% KpH	P_5	P_{50}	P_{95}	$\bar{x}$	s	% KpH	P_5	P_{50}	P_{95}
3	69	3	6,8	64	69	74	68	3	6,7	63	68	73
4	71	3	6,6	66	71	76	71	3	6,6	66	71	76
5	72	3	6,2	67	72	77	72	4	6,3	65	72	79
6	73	4	6,1	66	73	80	72	4	6,0	65	72	79
7	75	4	5,9	68	75	82	74	4	5,9	67	74	81
8	77	5	5,9	69	77	85	76	4	5,8	69	76	83
9	80	5	5,8	72	80	88	79	4	5,8	72	79	86
10	82	6	5,7	72	82	92	82	4	5,7	75	82	89
11	85	5	5,8	77	85	93	84	5	5,7	76	84	92
12	87	5	5,7	79	87	95	85	5	5,5	77	85	93
13	90	5	5,6	82	90	98	86	5	5,4	78	86	94
14	92	5	5,5	84	92	100	85	5	5,2	77	85	93
15	94	7	5,5	83	94	105	86	5	5,3	78	86	94
16	95	6	5,5	85	95	105	86	6	5,3	76	86	96
17	96	5	5,5	88	96	104	86	5	5,2	78	86	94
18–19	96	5	5,4	88	96	104	86	6	5,3	76	86	96
20–24	95	5	5,4	88	95	104	86	6	5,2	75	86	96
25–29	96	6	5,5	85	97	105	86	6	5,3	75	86	96
30–34	95	5	5,5	85	95	105	87	6	5,4	76	87	98
35–39	96	7	5,6	83	96	104	87	6	5,4	76	87	98
40–44	96	6	5,5	83	96	106	87	7	5,4	75	87	98
45–49	96	6	5,6	85	97	104	88	7	5,5	77	88	100
50–54	96	7	5,6	82	96	105	88	6	5,5	78	89	100
55–59	96	6	5,6	83	96	105	88	7	5,6	78	88	100
60–64	96	7	5,7	82	96	106						
18–59	96	6	5,6	84	96	105	87	7	5,4	76	87	99

Ganze Kopfhöhe

Ganze Kopfhöhe (Scheitel-Kinn-Abstand) [16]

Meßstrecke: projektivische vertikale Entfernung vom höchsten Punkt des Scheitels in der Medianebene *(Vertex)* zu dem am weitesten nach unten vorragenden Punkt am Unterrand des Unterkiefers in der Medianebene *(Gnathion)*

Meßinstrument: Stangenzirkel

Meßmethode: Der Kopf des Probanden ist in Ohr-Augen-Ebene orientiert. Die Zahnreihen liegen fest aufeinander. Das obere Querlineal des Stangenzirkels wird auf etwa 20 cm ausgezogen und am *Vertex* fixiert. Das zurückgeschobene untere Querlineal berührt das *Gnathion*. Die Meßstange wird in der Mediansagittalen vertikal gehalten.

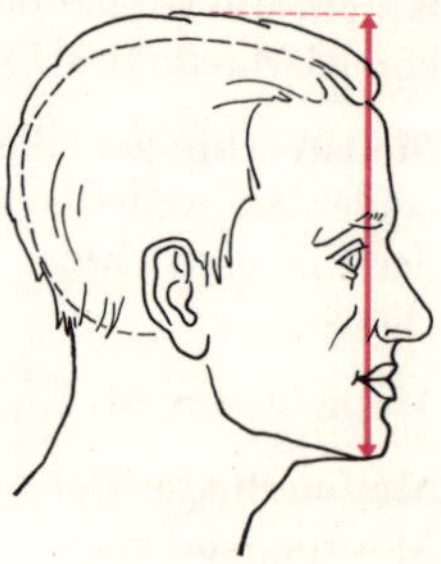

Alter in Jahren	Männlich						Weiblich					
	$\bar{x}$	s	% KpH	P_5	P_{50}	P_{95}	$\bar{x}$	s	% KpH	P_5	P_{50}	P_{95}
3	188	10	18,4	164	188	200	186	10	17,9	165	186	201
4	189	9	17,5	173	188	202	188	12	17,5	162	187	208
5	192	10	16,6	172	191	208	188	10	16,3	173	187	204
6	199	11	16,6	175	198	216	191	11	15,8	174	189	208
7	195	10	15,3	174	193	211	192	10	15,2	174	192	208
8	198	10	15,1	180	197	215	190	11	14,6	174	188	206
9	202	11	14,6	185	198	217	198	11	14,3	175	196	213
10	206	10	14,3	185	205	218	202	12	14,2	185	199	216
11	206	11	14,2	188	206	224	200	10	13,5	185	200	215
12	210	10	13,7	192	210	230	206	11	13,3	188	205	220
13	218	12	13,5	196	218	238	207	12	13,0	187	207	223
14	219	11	13,2	197	220	234	208	9	13,0	192	208	221
15	224	16	13,1	196	223	236	207	10	13,0	190	207	221
16	221	13	12,7	198	220	238	207	9	12,8	191	207	222
17	222	12	12,7	197	221	237	207	9	12,8	192	206	221
18–19	222	11	12,6	196	223	236	206	11	12,8	190	205	224
20–24	223	9	12,6	206	224	235	205	10	12,8	185	204	223
25–29	223	11	12,7	201	222	241	205	11	12,8	181	204	224
30–34	223	10	12,9	207	222	237	204	10	12,7	187	204	220
35–39	220	11	12,8	200	221	237	204	10	12,6	186	205	218
40–44	221	10	12,7	204	221	238	204	10	12,6	187	204	219
45–49	220	10	12,9	202	220	237	206	11	12,8	188	206	222
50–54	219	10	12,9	202	220	236	205	10	12,9	189	205	222
55–59	218	10	12,8	202	218	234	205	10	12,9	187	206	222
60–64	216	11	12,8	200	213	235						
18–59	220	11	12,8	202	220	237	205	10	12,7	188	205	222

Untergesichtshöhe

Untergesichtshöhe (Mund-Kinn-Abstand) [28a]

Meßstrecke: geradlinige Entfernung vom Schnittpunkt der geschlossenen Mundspalte mit der Medianebene *(Stomion)* zu dem am weitesten nach unten vorragenden Punkt am Unterrand des Unterkiefers in der Medianebene *(Gnathion)*

Meßinstrument: Gleitzirkel

Meßmethode: Der Kopf des Probanden ist in Ohr-Augen-Ebene orientiert. Die Zahnreihen liegen fest aufeinander. Ein Querarm des Gleitzirkels wird am *Gnathion* mit sanftem Druck fixiert. Die Unterlippe darf beim Messen nicht deformiert werden.

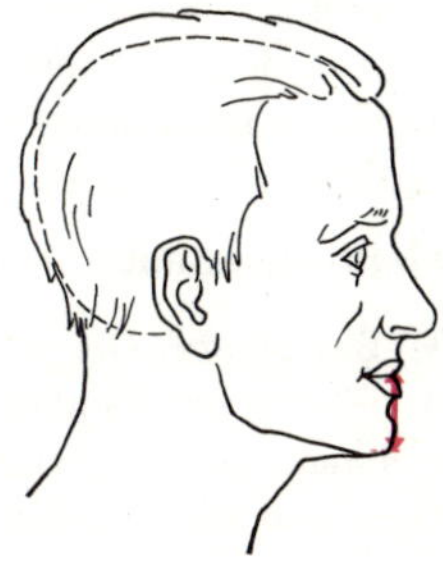

Alter in Jahren	Männlich						Weiblich					
	$\bar{x}$	s	% KpH	P_5	P_{50}	P_{95}	$\bar{x}$	s	% KpH	P_5	P_{50}	P_{95}
3	35	2	3,5	31	35	38	35	3	3,5	30	35	40
4	37	3	3,4	30	36	42	36	3	3,3	32	36	40
5	38	3	3,3	31	37	43	38	3	3,3	32	38	43
6	39	3	3,2	34	38	44	38	3	3,1	31	37	43
7	40	4	3,2	34	40	46	39	3	3,1	34	39	44
8	42	3	3,2	37	41	47	40	2	3,0	35	39	45
9	42	3	3,0	35	42	45	40	4	3,0	34	40	47
10	41	3	2,9	35	41	45	40	2	3,0	36	40	44
11	42	3	2,9	37	41	46	42	4	2,8	35	43	48
12	42	4	2,8	36	42	47	42	3	2,7	37	42	47
13	45	3	2,9	38	45	50	43	4	2,7	38	43	48
14	46	4	2,7	38	45	52	43	4	2,6	37	42	50
15	46	4	2,7	40	45	54	44	3	2,7	39	43	50
16	46	4	2,7	40	46	52	44	3	2,7	39	45	50
17	46	4	2,6	40	45	53	44	3	2,6	39	44	50
18	46	4	2,6	40	46	53	44	3	2,6	39	44	50

Nasenwinkel-Kinn-Abstand

Nasenwinkel-Kinn-Abstand [28(2)]

Meßstrecke: geradlinige Entfernung vom Scheitelpunkt des einspringenden Winkels zwischen dem Unterrand der Nasenscheidewand und der Hautoberlippe in der Medianebene *(Subnasale)* zu dem am weitesten nach unten vorragenden Punkt am Unterrand des Unterkiefers in der Medianebene *(Gnathion)*

Meßinstrument: Gleitzirkel

Meßmethode: Der Kopf des Probanden ist in Ohr-Augen-Ebene orientiert. Die Zahnreihen liegen fest aufeinander. Ein Querarm des Gleitzirkels wird am *Gnathion* mit sanftem Druck fixiert.

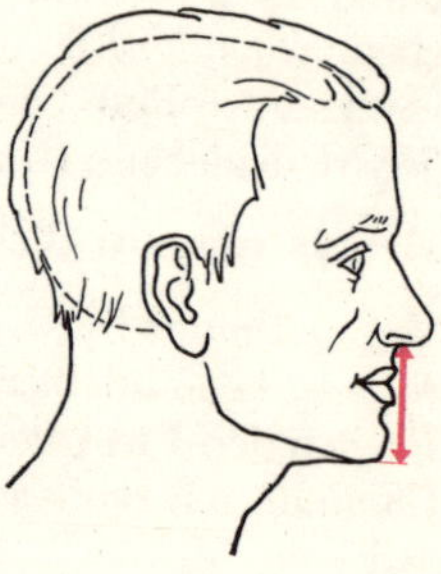

Alter in Jahren	Männlich						Weiblich					
	$\bar{x}$	s	% KpH	P_5	P_{50}	P_{95}	$\bar{x}$	s	% KpH	P_5	P_{50}	P_{95}
3	53	3	5,3	48	53	57	52	4	5,3	45	53	56
4	55	4	5,1	48	56	60	53	4	4,9	44	53	59
5	56	4	4,9	50	56	63	56	3	5,0	51	57	60
6	57	4	4,8	52	57	64	56	4	4,7	45	56	62
7	58	3	4,6	52	58	63	56	4	4,5	49	55	62
8	59	4	4,5	52	59	65	57	4	4,3	50	57	63
9	59	4	4,4	52	59	65	57	5	4,2	48	57	63
10	60	4	4,1	50	60	64	57	4	4,0	50	57	63
11	60	4	4,1	52	59	66	59	4	3,9	51	59	66
12	60	4	3,9	52	60	66	59	4	3,8	53	60	66
13	62	4	4,0	56	62	70	60	4	3,8	55	60	66
14	64	5	3,8	53	63	73	61	4	3,8	54	62	67
15	65	5	3,8	57	64	73	62	4	3,8	54	62	69
16	66	5	3,8	55	65	75	63	5	3,8	55	62	70
17	66	5	3,8	60	65	74	62	4	3,8	55	62	69
18	66	5	3,7	60	66	75	63	4	3,8	56	63	70

Morphologische Gesichtshöhe

Morphologische Gesichtshöhe (Nasenwurzel-Kinn-Abstand) [18]

Meßstrecke: geradlinige Entfernung vom Schnittpunkt der Nasenbein-Stirnbein-Naht mit der Medianebene *(Nasion)* zu dem am weitesten nach unten vorragenden Punkt am Unterrand des Unterkiefers in der Medianebene *(Gnathion)*

Meßinstrument: Gleitzirkel

Meßmethode: Der Kopf des Probanden ist in Ohr-Augen-Ebene orientiert. Die Zahnreihen liegen fest aufeinander. Ein Querarm des Gleitzirkels wird am *Gnathion* mit sanftem Druck fixiert, der andere mit Daumen und Zeigefinger auf dem ertasteten *Nasion* aufgesetzt.

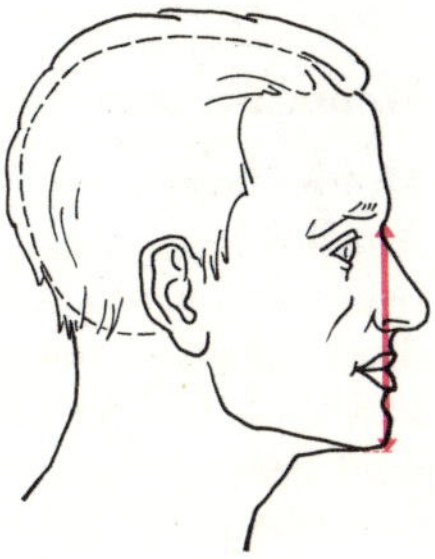

Alter in Jahren	Männlich						Weiblich					
	$\bar{x}$	s	% KpH	P_5	P_{50}	P_{95}	$\bar{x}$	s	% KpH	P_5	P_{50}	P_{95}
3	91	4	9,0	82	92	97	89	3	9,0	83	90	95
4	95	5	8,9	85	96	100	93	5	8,6	84	93	101
5	97	5	8,6	87	98	103	96	4	8,4	91	95	102
6	100	5	8,3	94	98	108	98	4	8,2	90	98	104
7	104	6	8,3	93	104	113	102	5	8,1	95	101	111
8	107	6	8,2	99	106	118	103	5	7,8	95	103	111
9	108	4	7,9	101	108	113	105	6	7,7	95	105	116
10	110	6	7,8	100	111	119	108	5	7,6	100	108	116
11	112	5	7,7	103	112	120	112	6	7,5	103	111	123
12	114	6	7,5	104	114	123	112	6	7,2	103	112	122
13	117	7	7,5	103	117	129	113	6	7,2	103	113	122
14	121	7	7,2	106	120	132	116	6	7,1	106	116	126
15	122	6	7,1	112	122	132	117	6	7,2	107	117	127
16	123	6	7,0	113	123	132	117	5	7,2	107	117	125
17	124	6	7,1	115	123	132	117	5	7,1	108	117	126
18–19	124	6	7,0	114	124	134	117	6	7,1	107	117	127
20–29	124	6	7,0	114	124	134	117	6	7,1	107	117	127
30–39	125	7	7,2	114	125	136	117	6	7,3	107	117	127
40–49	125	7	7,2	114	125	136	117	7	7,2	106	117	128
50–59	126	7	7,4	115	126	137	117	7	7,3	106	117	128
18–59	125	7	7,3	114	125	136	117	6	7,3	107	117	127

Nasenhöhe

Nasenhöhe [21]

Meßstrecke: geradlinige Entfernung vom Schnittpunkt der Nasenbein-Stirnbein-Naht mit der Medianebene *(Nasion)* zu demjenigen Punkt in der Medianebene, der am Scheitelpunkt des einspringenden Winkels zwischen dem Unterrand der Nasenscheidewand und der Hautoberlippe gelegen ist *(Subnasale)*

Meßinstrument: Gleitzirkel

Meßmethode: Der Kopf des Probanden ist in Ohr-Augen-Ebene orientiert. Nach Ertasten der Nasenbein-Stirnbein-Naht wird der feststehende Querarm des Gleitzirkels mit Daumen und Zeigefinger der linken Hand auf dem *Nasion* fixiert. Das *Subnasale* wird vom beweglichen Querarm des Gleitzirkels nur leicht berührt.

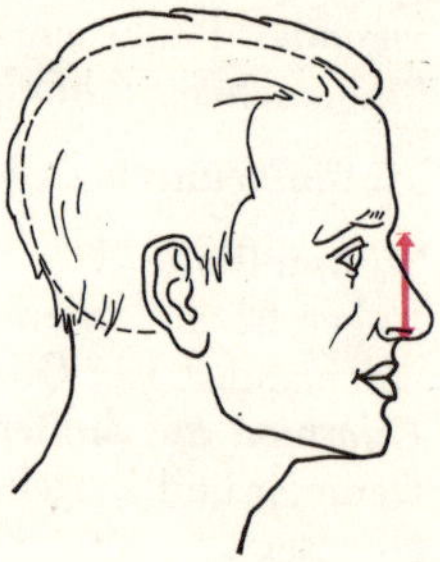

Alter in Jahren	Männlich						Weiblich					
	$\bar{x}$	s	% KpH	P_5	P_{50}	P_{95}	$\bar{x}$	s	% KpH	P_5	P_{50}	P_{95}
3	38	3	3,7	31	37	42	38	2	3,7	33	39	40
4	40	3	3,7	34	40	45	39	3	3,6	34	40	43
5	41	3	3,6	36	41	45	39	3	3,5	34	40	44
6	43	2	3,5	38	42	46	42	3	3,5	36	42	45
7	46	4	3,7	40	46	53	44	4	3,6	40	44	52
8	48	4	3,6	41	47	54	46	3	3,4	41	46	49
9	48	3	3,5	42	48	53	47	5	3,5	40	47	53
10	52	4	3,7	46	52	60	50	4	3,6	45	50	57
11	53	5	3,6	46	52	60	53	5	3,6	47	52	62
12	54	5	3,6	45	54	62	53	4	3,5	48	53	61
13	55	6	3,5	44	55	64	53	4	3,4	46	53	61
14	56	4	3,4	50	56	64	55	5	3,4	47	55	61
15	56	4	3,4	50	56	63	55	4	3,4	50	55	61
16	55	4	3,3	50	56	63	55	3	3,4	50	55	61
17	57	4	3,3	52	57	64	55	3	3,4	50	55	61
18–19	57	4	3,2	50	57	64	55	4	3,3	48	55	62
20–29	56	4	3,2	49	56	63	54	4	3,3	47	54	61
30–39	57	4	3,3	50	57	64	54	4	3,3	47	54	61
40–49	57	4	3,3	50	57	64	55	4	3,4	48	55	62
50–59	58	4	3,4	51	58	65	55	4	3,4	48	55	62
18–59	57	4	3,3	50	57	64	55	4	3,4	48	55	62

Physiognomische Ohrlänge

Physiognomische Ohrlänge [29]

Meßstrecke: geradlinige Entfernung vom höchsten Punkt des rechten Ohrscheitels bei Orientierung des Kopfes in Ohr-Augen-Ebene *(Superaurale)* zum tiefsten Punkt am Unterrand des Ohrläppchens *(Subaurale)*

Meßinstrument: Gleitzirkel

Meßmethode: Der Kopf des Probanden ist in Ohr-Augen-Ebene orientiert. Der Gleitzirkel wird parallel zur Längsachse des Ohres so auf die rechte Wange gelegt, daß sein Meßlineal den Punkt, an dem der Oberrand der Ohrmuschel in die Kopfhaut, und den Punkt, an dem der Unterrand des Ohrläppchens in die Wangenhaut übergeht, berührt; seine Querarme werden einander so weit genähert, daß sie das *Superaurale* und das *Subaurale* berühren, ohne das Ohr zu deformieren.

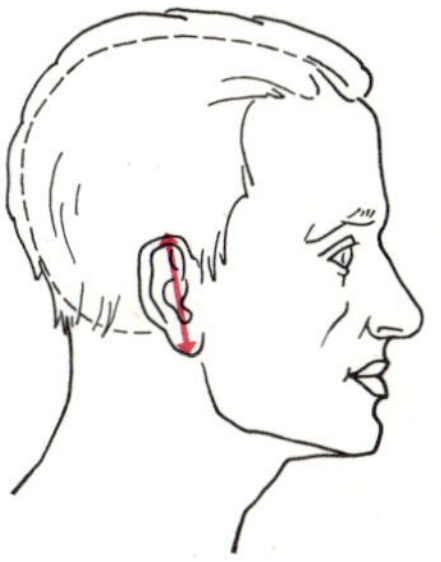

Alter in Jahren	Männlich						Weiblich					
	$\bar{x}$	s	% KpH	P_5	P_{50}	P_{95}	$\bar{x}$	s	% KpH	P_5	P_{50}	P_{95}
3	51	2	5,0	46	51	53	50	2	5,1	46	50	53
4	52	3	4,9	49	51	57	51	3	4,7	45	51	56
5	52	3	4,6	47	51	57	51	3	4,5	46	51	56
6	52	3	4,3	49	53	56	53	2	4,4	49	52	56
7	54	4	4,2	47	53	60	52	3	4,1	44	52	56
8	54	3	4,2	49	54	59	52	3	4,0	47	52	57
9	56	4	4,1	50	56	62	54	3	3,9	48	53	60
10	56	4	4,0	50	56	64	54	4	3,8	47	53	60
11	57	3	3,9	52	56	61	56	4	3,7	51	56	61
12	58	4	3,8	50	57	65	56	4	3,6	48	56	63
13	59	4	3,7	52	58	64	56	3	3,6	53	56	61
14	59	3	3,5	54	60	65	56	4	3,4	50	56	62
15	59	4	3,4	53	58	65	57	4	3,5	50	56	64
16	60	4	3,4	52	60	67	57	4	3,4	50	57	63
17	60	3	3,4	55	60	65	57	4	3,5	51	56	63
18–19	60	4	3,4	53	60	67	57	4	3,5	50	57	64
20–29	60	4	3,4	53	60	67	57	4	3,5	50	57	64
30–39	61	4	3,5	54	61	68	58	4	3,6	51	58	65
40–49	62	5	3,6	54	62	70	60	4	3,7	53	60	67
50–59	64	5	3,8	56	64	72	60	4	3,8	53	60	67
18–59	62	4	3,6	55	62	69	58	4	3,6	51	58	65

Ohrhöhe des Kopfes

Ohrhöhe des Kopfes [15]

Meßstrecke: projektivische vertikale Entfernung vom höchsten Punkt des Scheitels in der Medianebene *(Vertex)* zu demjenigen Punkt am Oberrand des linken Ohrdeckelknorpels, an dem dieser in die Ohrbasis übergeht *(Tragion)*

Meßinstrument: Stangenzirkel

Meßmethode: Der Kopf des Probanden ist in Ohr-Augen-Ebene orientiert; Messung an der linken Seite halbschräg von vorn. Das obere Querlineal des Stangenzirkels wird auf etwa 20 cm ausgezogen und am *Vertex* fixiert. Das zurückgeschobene untere Querlineal berührt das linke *Tragion*. Die Meßstange wird vertikal gehalten.

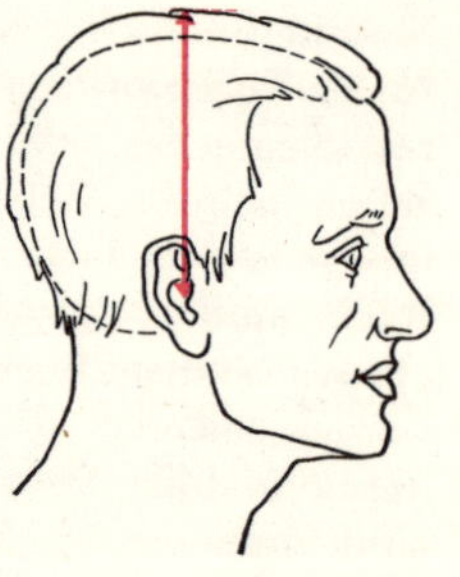

Alter in Jahren	Männlich						Weiblich					
	$\bar{x}$	s	% KpH	P_5	P_{50}	P_{95}	$\bar{x}$	s	% KpH	P_5	P_{50}	P_{95}
3	123	6	12,2	114	123	132	121	6	12,3	113	120	130
4	126	5	11,8	118	124	135	124	5	11,5	117	124	130
5	129	7	11,4	118	128	141	125	6	11,0	115	126	133
6	128	5	10,7	117	129	135	125	5	10,4	115	125	134
7	131	6	10,3	121	130	139	123	8	9,8	106	124	132
8	127	6	9,7	118	127	137	124	7	9,4	112	124	135
9	127	6	9,2	115	127	136	124	7	9,1	114	124	138
10	129	7	9,2	118	128	138	124	5	8,8	114	124	133
11	130	9	8,9	120	128	138	124	6	8,3	114	123	133
12	129	6	8,5	116	128	138	124	8	8,0	110	124	138
13	129	6	8,3	116	130	137	124	8	7,8	108	125	137
14	130	5	8,1	127	130	143	127	6	7,8	114	127	136
15	130	8	7,7	113	130	142	127	7	7,8	114	127	138
16	130	7	7,7	118	130	142	125	7	7,6	113	126	135
17	132	8	7,7	117	131	143	125	8	7,6	110	126	139
18–19	134	9	7,7	119	134	146	126	9	7,8	108	126	140
20–24	134	9	7,7	117	134	148	127	9	7,8	110	128	142
25–29	134	8	7,7	119	134	146	127	9	7,9	108	128	142
30–34	133	9	7,7	117	134	148	128	8	7,7	108	128	137
35–39	133	9	7,7	116	133	146	127	9	7,8	113	126	141
40–44	133	9	7,7	118	134	147	126	9	7,7	110	125	140
45–49	132	9	7,7	117	132	146	126	9	7,9	111	125	139
50–54	132	9	7,7	115	132	148	124	9	7,8	107	124	138
55–59	131	9	7,7	116	130	145	125	9	7,9	109	124	141
60–64	132	8	7,8	118	131	145						
18–59	132	9	7,7	117	133	147	125	9	7,8	110	125	140

Halsansatzbreite

Halsansatzbreite (transversaler Halsansatzdurchmesser)

Meßstrecke: horizontale Entfernung vom Scheitelpunkt des einspringenden Winkels, in dem die obere Begrenzung der rechten Schulter in die Halskontur übergeht, zum entsprechenden Punkt an der linken Körperseite

Meßinstrument: Stangenzirkel

Meßmethode: Der Proband sitzt oder steht in Grundhaltung; Messung von vorn.

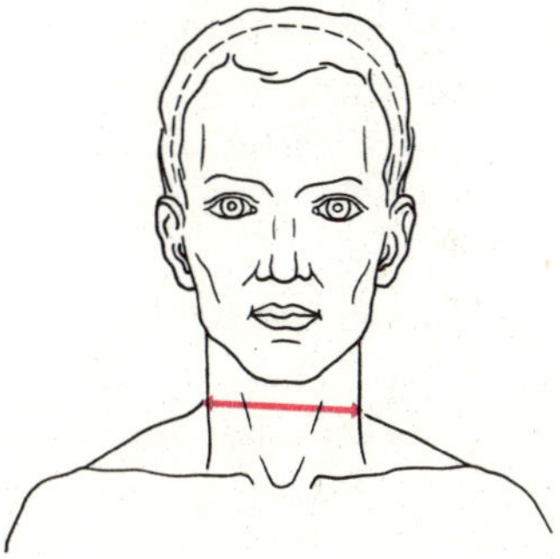

Alter in Jahren	Männlich						Weiblich					
	$\bar{x}$	s	% KpH	P_5	P_{50}	P_{95}	$\bar{x}$	s	% KpH	P_5	P_{50}	P_{95}
3	88	6	8,6	78	88	98	88	6	8,7	78	88	98
4	93	8	8,6	80	93	106	88	7	8,2	77	88	99
5	95	10	8,3	79	95	111	93	8	8,2	80	93	106
6	97	10	8,0	81	97	113	94	8	7,7	81	94	107
7	100	9	7,9	85	100	115	95	7	7,5	84	95	106
8	101	8	7,7	88	101	114	96	7	7,4	85	96	107
9	103	7	7,5	92	103	114	102	8	7,4	89	102	115
10	108	8	7,5	95	108	121	105	8	7,4	92	105	118
11	109	8	7,5	96	109	122	107	8	7,2	94	107	120
12	112	11	7,3	94	112	130	110	9	7,1	95	110	125
13	117	10	7,2	101	117	133	114	9	7,1	99	114	129
14	120	11	7,2	102	120	138	114	6	7,1	104	114	124
15	128	10	7,5	112	128	144	115	8	7,1	102	115	128
16	130	8	7,5	117	130	143	117	7	7,2	106	117	128
17	132	9	7,6	117	132	147	119	7	7,2	108	119	130
18–19	133	10	7,7	118	133	154	120	7	7,4	107	119	133
20–29	134	9	7,8	122	134	151	120	8	7,4	107	119	132
30–39	135	9	7,8	119	134	149	120	8	7,5	109	120	133
40–49	134	9	7,8	119	134	149	121	8	7,6	109	120	136
50–59	133	10	7,9	118	132	151	121	8	7,8	109	121	135
18–59	134	9	7,8	119	134	149	121	8	7,5	108	121	134

Unterkieferwinkelbreite

Unterkieferwinkelbreite (Untergesichtsbreite) [8]

Meßstrecke: geradlinige Entfernung der an den beiden Unterkieferwinkeln am weitesten nach unten, hinten und außen vorspringenden Punkte *(Gonia)* voneinander

Meßinstrument: Kleiner Tasterzirkel

Meßmethode: Der Kopf des Probanden ist in Ohr-Augen-Ebene orientiert; Messung von vorn. Die Palpationskugeln des Tasterzirkels werden auf den am meisten lateral vorragenden Punkten aufgesetzt.

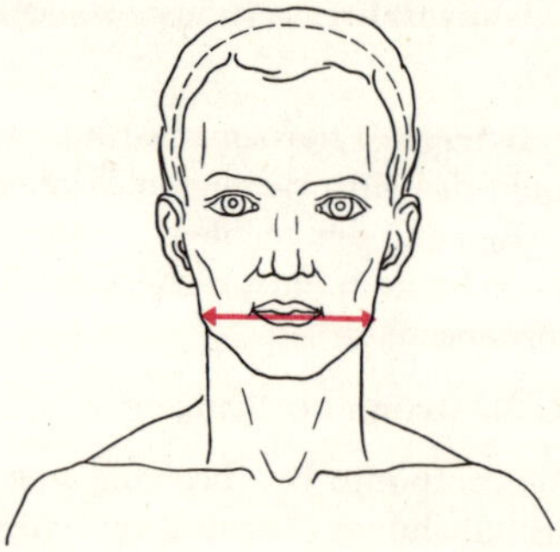

Alter in Jahren	Männlich						Weiblich					
	$\bar{x}$	s	% KpH	P_5	P_{50}	P_{95}	$\bar{x}$	s	% KpH	P_5	P_{50}	P_{95}
3	85	3	8,4	79	84	90	84	4	8,5	76	84	89
4	87	3	8,1	81	87	92	85	4	7,9	80	84	92
5	89	4	7,9	84	89	96	88	4	7,7	80	88	94
6	92	3	7,7	85	92	96	90	4	7,5	82	90	97
7	94	3	7,5	89	94	100	90	4	7,2	84	90	97
8	94	5	7,2	85	95	100	92	5	6,9	82	92	101
9	95	6	6,9	85	95	107	93	4	6,8	85	93	98
10	96	6	6,8	87	95	105	94	4	6,6	85	93	100
11	96	4	6,6	89	96	103	96	5	6,4	89	96	104
12	99	5	6,5	89	99	107	98	4	6,3	90	97	106
13	101	5	6,4	93	100	110	98	4	6,2	92	98	105
14	104	5	6,2	96	104	112	100	5	6,1	89	101	106
15	104	5	6,1	95	103	112	100	4	6,2	93	101	107
16	106	6	6,0	96	105	115	103	5	6,2	95	102	110
17	108	6	6,1	96	108	115	102	4	6,2	95	102	109
18–19	109	6	6,1	99	109	119	103	4	6,2	96	103	110
20–29	110	6	6,2	100	110	120	103	5	6,3	95	103	111
30–39	111	6	6,4	101	111	121	103	5	6,4	95	103	111
40–49	111	5	6,4	103	111	119	104	5	6,4	96	104	112
50–59	112	7	6,6	101	112	123	104	5	6,4	96	104	112
18–59	111	6	6,5	101	111	121	103	5	6,4	95	103	111

Nasenbreite

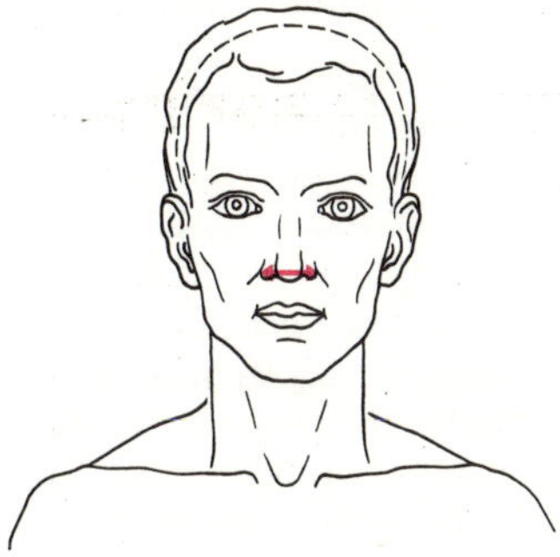

Nasenbreite (untere Nasenbreite, Nasenflügelbreite) [13]

Meßstrecke: geradlinige Entfernung der am weitesten lateral befindlichen Punkte der beiden Nasenflügel *(Alaria)* voneinander

Meßinstrument: Gleitzirkel

Meßmethode: Der Kopf des Probanden ist in Ohr-Augen-Ebene orientiert. Die Messung erfolgt ohne die geringste Deformation der Nasenflügel bei ruhigem Atmen.

Alter in Jahren	Männlich						Weiblich					
	$\bar{x}$	s	% KpH	P_5	P_{50}	P_{95}	$\bar{x}$	s	% KpH	P_5	P_{50}	P_{95}
3	26	1	2,6	24	26	28	25	1	2,5	22	24	27
4	26	2	2,5	24	26	31	26	1	2,4	24	26	28
5	27	2	2,4	24	27	30	27	2	2,4	24	27	32
6	28	2	2,3	24	27	31	28	2	2,3	25	28	31
7	29	2	2,3	26	29	32	28	2	2,2	24	28	31
8	29	2	2,2	25	28	32	28	2	2,2	26	28	31
9	29	2	2,1	26	30	31	29	2	2,1	26	28	31
10	29	2	2,1	26	30	34	29	2	2,0	24	29	31
11	29	2	2,0	26	30	32	30	2	2,0	26	30	33
12	30	2	2,0	26	30	33	30	2	1,9	26	30	33
13	31	3	2,0	27	31	35	30	2	1,9	26	30	34
14	33	2	1,9	30	32	36	30	2	1,9	26	31	34
15	32	2	1,9	28	33	36	30	2	1,9	27	30	34
16	33	3	1,9	28	33	37	30	2	1,8	27	30	35
17	33	2	1,9	28	33	36	30	2	1,8	27	30	34
18–19	33	2	1,9	30	33	36	31	2	1,9	28	31	34
20–29	34	2	1,9	31	34	37	31	2	1,9	28	31	34
30–39	35	2	2,0	32	35	38	31	2	1,9	28	31	34
40–49	36	3	2,1	31	36	41	31	3	1,9	26	31	36
50–59	36	3	2,1	31	36	41	31	2	1,9	28	31	34
18–59	35	3	2,0	30	35	40	31	2	1,9	28	31	34

Physiognomische Ohrbreite

Physiognomische Ohrbreite (größte Ohrbreite) [30]

Meßstrecke: geradlinige Entfernung von der Basis des rechten Ohres zu dem bei Orientierung des Kopfes in Ohr-Augen-Ebene am weitesten dorsal vorragenden Punkt am Außenrand der Ohrmuschel *(Postaurale)*

Meßinstrument: Gleitzirkel

Meßmethode: Der Kopf des Probanden ist in Ohr-Augen-Ebene orientiert. Der Gleitzirkel wird über dem Ohr so angelegt, daß sein feststehender Querarm an der Ohrbasis parallel zur Ohrlängsachse den Punkt, an dem der Oberrand der Ohrmuschel in die Kopfhaut übergeht, und den Punkt, an dem der Unterrand des Ohrläppchens in die Wangenhaut übergeht, berührt. Der bewegliche Querarm wird so weit vorgeschoben, daß er das *Postaurale* berührt, ohne das Ohr zu deformieren.

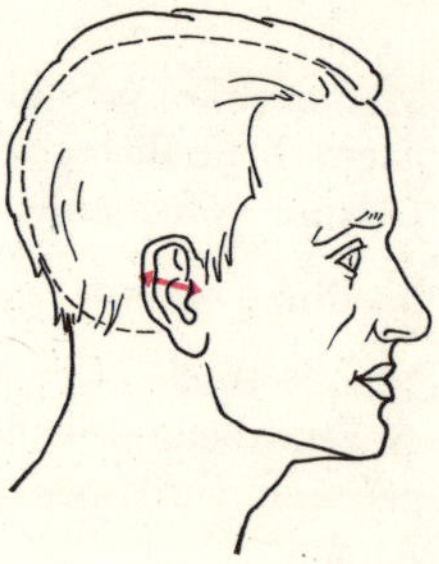

Alter in Jahren	Männlich						Weiblich					
	$\bar{x}$	s	% KpH	P_5	P_{50}	P_{95}	$\bar{x}$	s	% KpH	P_5	P_{50}	P_{95}
3	31	2	3,0	25	30	33	30	1	3,0	27	30	32
4	32	2	3,0	29	31	36	31	2	2,8	27	30	34
5	32	2	2,8	29	32	36	31	2	2,8	29	31	34
6	32	2	2,7	29	32	34	32	2	2,6	29	31	34
7	32	2	2,6	28	32	37	32	2	2,5	28	31	35
8	33	2	2,5	30	33	37	32	2	2,4	29	32	35
9	33	2	2,4	29	33	37	32	2	2,3	28	32	35
10	33	3	2,4	30	33	37	32	3	2,2	26	32	35
11	33	2	2,3	30	33	36	32	2	2,2	29	32	36
12	34	2	2,2	30	34	40	32	2	2,1	30	32	36
13	34	3	2,2	31	33	38	32	2	2,0	28	32	35
14	34	2	2,0	31	33	38	31	2	1,9	27	31	34
15	33	3	1,9	30	33	37	32	2	1,9	28	31	35
16	33	2	1,9	30	33	37	32	3	2,0	28	32	36
17	34	2	1,9	29	33	38	32	2	1,9	28	31	35
18–19	34	2	1,9	31	34	37	32	2	1,9	29	32	35
20–29	34	3	1,9	29	34	39	32	3	1,9	27	32	37
30–39	35	3	2,0	30	35	40	33	3	2,0	28	33	38
40–49	35	3	2,0	30	35	40	33	3	2,0	28	33	38
50–59	35	3	2,1	30	35	40	33	3	2,0	28	33	38
18–59	35	3	2,0	30	35	40	33	3	2,1	28	33	38

Jochbogenbreite

Jochbogenbreite [6]

Meßstrecke: geradlinige Entfernung der beiden am meisten lateral vorragenden Punkte der Jochbogen *(Zygia)* voneinander

Meßinstrument: Kleiner Tasterzirkel

Meßmethode: Der Kopf des Probanden ist in Ohr-Augen-Ebene orientiert. Die *Zygia* liegen in der Regel näher zum Ohr als zur Wange; Messung von vorn. Die Palpationskugeln des Tasterzirkels dürfen nicht auf den Unterkieferköpfchen aufliegen und müssen sich in einer Frontalebene befinden.

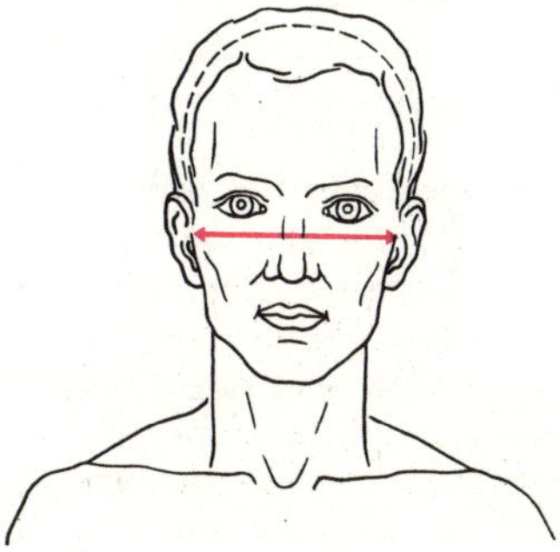

Alter in Jahren	Männlich						Weiblich					
	$\bar{x}$	s	% KpH	P_5	P_{50}	P_{95}	$\bar{x}$	s	% KpH	P_5	P_{50}	P_{95}
3	113	4	10,8	107	112	119	112	3	10,7	106	112	117
4	114	4	10,8	107	114	122	114	4	10,0	107	113	120
5	117	4	10,0	110	117	123	115	4	9,7	108	114	121
6	119	4	9,5	112	119	126	117	3	9,5	110	116	121
7	122	4	9,4	117	122	128	118	5	9,2	110	118	127
8	125	5	9,2	117	125	131	121	4	8,8	112	122	130
9	125	4	8,8	119	125	131	123	5	8,7	111	122	129
10	125	5	8,6	117	125	134	124	4	8,4	116	124	130
11	127	4	8,5	120	126	135	128	6	8,2	115	128	136
12	130	5	8,3	122	129	137	129	6	8,1	121	130	137
13	133	5	8,2	124	132	143	129	5	8,0	123	128	138
14	136	5	7,9	128	135	144	130	5	7,8	123	130	138
15	137	5	7,8	130	136	145	131	4	7,9	124	131	136
16	139	5	7,7	130	139	147	131	5	8,0	125	131	141
17	141	5	7,8	133	141	149	133	4	8,0	127	132	141
18–19	142	5	8,1	134	142	150	133	4	8,1	126	133	140
20–29	143	5	8,1	135	143	151	134	5	8,1	126	134	142
30–39	144	6	8,3	134	144	154	135	5	8,4	127	135	143
40–49	145	6	8,4	135	145	155	136	6	8,4	126	136	146
50–59	146	7	8,6	135	146	157						
18–59	144	6	8,4	134	144	154	135	5	8,4	127	135	143

Nasenwurzelbreite

Nasenwurzelbreite (Breite zwischen den inneren Augenwinkeln, obere Nasenbreite) [9]

Meßstrecke: geradlinige Entfernung der beiden inneren Augenwinkel *(Entokanthia)* voneinander bei offener Lidspalte

Meßinstrument: Gleitzirkel

Meßmethode: Der Kopf des Probanden ist in Ohr-Augen-Ebene orientiert. Als Meßpunkte dienen diejenigen Punkte an der Medianseite des Auges, an denen der obere und der untere Lidrand medial vom Tränenwärzchen zusammentreffen. Um Verletzungen zu vermeiden, werden die Querarme des Gleitzirkels vertikal vor die Meßpunkte gehalten, nicht mit den Spitzen auf diese aufgesetzt.

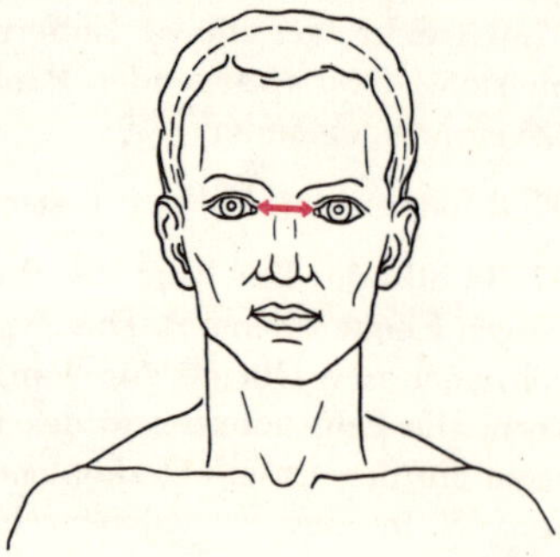

Alter in Jahren	Männlich						Weiblich					
	$\bar{x}$	s	% KpH	P_5	P_{50}	P_{95}	$\bar{x}$	s	% KpH	P_5	P_{50}	P_{95}
3	29	1	2,9	26	30	32	29	2	2,9	25	28	31
4	30	2	2,8	27	30	32	29	2	2,7	26	29	32
5	30	1	2,7	27	30	32	30	2	2,6	26	30	33
6	30	1	2,5	27	30	32	31	2	2,5	27	30	33
7	30	3	2,4	23	30	35	30	3	2,4	26	30	33
8	32	2	2,4	28	31	35	31	3	2,4	26	31	34
9	30	3	2,2	25	30	35	30	3	2,2	24	30	34
10	29	4	2,1	22	30	34	29	3	2,0	24	28	34
11	30	3	2,1	24	30	35	30	3	2,0	24	30	34
12	30	4	1,9	25	29	36	30	3	2,0	26	30	36
13	31	3	2,0	24	31	35	30	3	2,0	25	30	35
14	30	4	1,8	23	30	35	29	4	1,8	23	29	36
15	29	4	1,7	23	29	35	29	3	1,8	24	30	34
16	30	4	1,7	24	29	37	31	4	1,9	24	31	37
17	30	4	1,7	23	29	36	31	4	1,9	24	31	37
18–19	31	3	1,8	26	31	36	31	3	1,9	26	31	36
20–29	32	3	1,8	27	32	37	31	2	1,9	28	31	34
30–39	32	2	1,9	29	32	35	30	2	1,9	27	30	33
40–49	32	2	1,8	29	32	35	30	2	1,9	27	30	33
50–59	32	3	1,9	27	32	37	30	2	1,9	27	30	33
18–59	32	3	1,8	27	32	37	30	2	1,9	27	30	33

Pupillardistanz

Pupillardistanz (Breite zwischen den Pupillen) [12]

Meßstrecke: geradlinige Entfernung der beiden Pupillenmittelpunkte voneinander

Meßinstrument: Gleitzirkel

Meßmethode: Der Kopf des Probanden ist in Ohr-Augen-Ebene orientiert. Der Blick muß in die Ferne gerichtet sein. Um Verletzungen zu vermeiden, werden die Querarme des Gleitzirkels nur vertikal vor die Pupillenmittelpunkte gehalten.

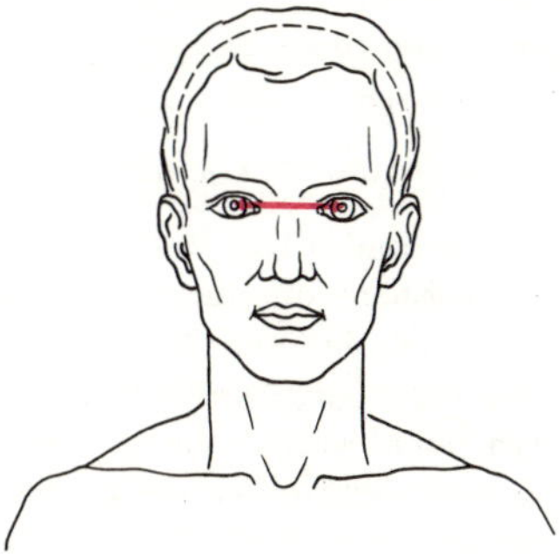

Alter in Jahren	Männlich						Weiblich					
	$\bar{x}$	s	% KpH	P_5	P_{50}	P_{95}	$\bar{x}$	s	% KpH	P_5	P_{50}	P_{95}
3	44	3	4,3	40	44	49	44	3	4,3	39	43	49
4	45	4	4,2	41	45	54	45	4	4,2	41	45	54
5	48	4	4,1	43	47	55	47	4	4,1	44	47	57
6	49	4	4,1	44	49	56	50	4	4,1	45	50	57
7	51	3	4,0	47	51	57	51	3	4,0	47	51	57
8	51	3	3,9	47	51	57	52	3	3,9	47	51	58
9	52	3	3,8	48	52	58	52	3	3,8	47	52	58
10	53	3	3,7	48	53	58	53	3	3,7	48	53	58
11	54	3	3,7	49	54	59	55	4	3,7	47	55	59
12	54	3	3,5	49	54	60	55	5	3,6	46	55	61
13	57	4	3,5	50	57	63	56	5	3,5	47	56	62
14	61	5	3,7	51	61	66	57	5	3,5	47	56	65
15	62	4	3,6	53	61	66	58	5	3,6	48	58	65
16	62	4	3,6	53	62	67	59	5	3,6	49	58	64
17	62	4	3,5	54	62	68	59	4	3,6	50	59	64
18–19	63	3	3,5	55	62	68	60	4	3,7	52	60	65
20–24	63	4	3,6	55	62	70	60	3	3,6	50	60	64
25–29	63	4	3,6	55	63	70	60	3	3,7	53	60	65
30–34	63	3	3,6	58	63	69	60	3	3,7	53	60	66
35–39	63	3	3,7	58	63	69	60	3	3,7	55	60	65
40–44	63	3	3,7	58	63	70	60	3	3,7	54	60	65
45–49	63	3	3,7	58	63	69	60	3	3,7	55	60	65
50–54	63	4	3,7	57	63	69	60	4	3,8	55	60	66
55–59	63	4	3,7	57	63	69	60	3	3,8	55	60	65
60–64	63	3	3,7	57	63	69						
18–59	63	3	3,7	57	63	69	60	3	3,7	55	60	65

Obergesichtsbreite

Obergesichtsbreite (Breite zwischen den äußeren Augenwinkeln) [10]

Meßstrecke: geradlinige Entfernung der beiden äußeren Augenwinkel *(Ektokanthia)* voneinander bei offener Lidspalte

Meßinstrument: Gleitzirkel

Meßmethode: Der Kopf des Probanden ist in Ohr-Augen-Ebene orientiert. Als Meßpunkte dienen die Stellen der äußeren Augenwinkel, an denen die Bindehaut den Augapfel berührt. Um Verletzungen zu vermeiden, werden die Querarme des Gleitzirkels vertikal vor die Meßpunkte gehalten, nicht mit den Spitzen auf diese aufgesetzt.

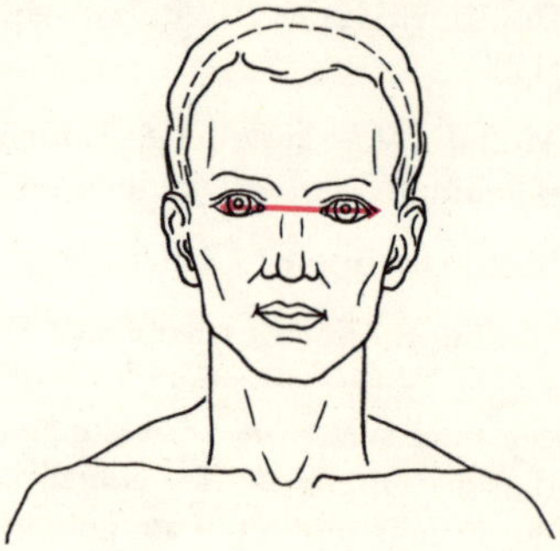

Alter in Jahren	Männlich						Weiblich					
	$\bar{x}$	s	% KpH	P_5	P_{50}	P_{95}	$\bar{x}$	s	% KpH	P_5	P_{50}	P_{95}
3	76	3	7,5	71	76	80	73	3	7,4	66	73	77
4	77	3	7,2	71	77	82	76	3	7,0	71	77	81
5	78	3	6,9	73	77	82	77	3	6,8	73	77	81
6	79	3	6,6	74	80	84	79	3	6,6	73	78	84
7	80	4	6,4	74	80	87	78	3	6,2	71	78	82
8	82	3	6,2	76	81	87	81	3	6,2	75	81	86
9	82	4	6,0	74	82	90	79	4	5,8	74	80	84
10	80	5	5,7	73	80	89	79	4	5,6	73	79	85
11	81	4	5,6	73	82	88	81	5	5,4	73	80	90
12	82	5	5,4	74	82	90	83	4	5,3	74	83	89
13	84	4	5,4	78	84	91	83	3	5,3	78	83	89
14	85	4	5,1	79	85	92	82	4	5,0	76	82	89
15	86	5	5,0	78	86	94	82	3	5,0	76	82	90
16	87	4	4,9	78	87	93	85	5	5,2	78	85	92
17	87	4	4,9	79	87	95	85	4	5,2	79	85	92
18–19	88	4	5,0	81	88	95	86	4	5,2	79	86	93
20–29	89	4	5,0	82	89	96	86	4	5,2	79	86	93
30–39	90	4	5,2	83	90	97	86	4	5,3	79	86	93
40–49	90	5	5,2	82	90	98	86	4	5,3	79	86	93
50–59	90	4	5,3	82	90	98						
18–59	90	4	5,2	83	90	97	86	4	5,3	79	86	93

Kleinste Stirnbreite

Kleinste Stirnbreite [4]

Meßstrecke: geradlinige Entfernung der beiden über dem Jochfortsatz des Stirnbeins gelegenen Punkte auf der Ursprungslinie des Schläfenmuskels voneinander, die am meisten nach vorn und medial gelegen sind *(Frontotemporalia)*

Meßinstrument: Kleiner Tasterzirkel

Meßmethode: Der Kopf des Probanden ist in Ohr-Augen-Ebene orientiert. Der Mund ist leicht geöffnet. Die Meßpunkte oberhalb der äußeren Augenhöhlenränder und der lateralen Enden der härenen Augenbrauen werden mit den Zeigefingern ertastet.

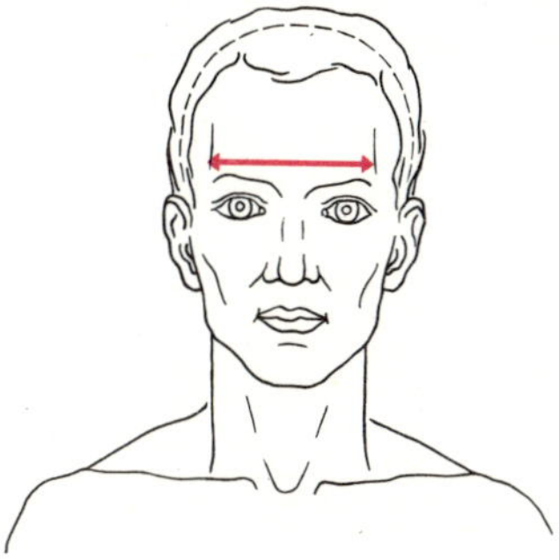

Alter in Jahren	Männlich						Weiblich					
	$\bar{x}$	s	% KpH	P_5	P_{50}	P_{95}	$\bar{x}$	s	% KpH	P_5	P_{50}	P_{95}
3	94	4	9,4	86	94	100	91	3	9,2	85	91	95
4	97	4	9,1	88	97	106	95	4	8,7	87	94	99
5	98	4	8,6	88	98	105	96	4	8,5	90	95	106
6	99	4	8,2	93	98	105	96	2	8,1	92	96	102
7	99	5	7,8	90	98	106	97	6	7,7	85	97	104
8	101	4	7,7	90	100	106	97	4	7,5	93	97	104
9	100	5	7,2	89	100	107	97	4	7,2	91	97	102
10	100	5	7,0	89	100	107	97	5	6,8	89	97	105
11	100	5	6,9	90	101	107	100	7	6,7	90	99	107
12	101	6	6,6	91	102	109	101	6	6,6	93	101	111
13	104	6	6,6	94	104	114	101	5	6,5	94	101	109
14	104	6	6,2	96	104	114	101	4	6,2	94	101	107
15	104	6	6,1	94	105	114	102	5	6,2	94	102	108
16	106	5	6,1	99	106	115	105	7	6,5	95	105	113
17	107	6	6,1	96	107	115	105	5	6,4	94	105	114
18–19	109	6	6,2	99	109	119	106	5	6,4	98	106	114
20–29	111	5	6,3	103	111	119	107	4	6,5	100	107	114
30–39	112	4	6,5	105	112	119	107	4	6,6	100	107	114
40–49	111	5	6,4	103	111	119	107	5	6,6	99	107	115
50–59	110	6	6,4	100	110	120	107	4	6,6	100	107	114
18–59	111	5	6,5	103	111	119	107	4	6,7	100	107	114

Größte Kopfbreite

Größte Kopfbreite [3]

Meßstrecke: größte horizontale Breite des Kopfes in einer senkrecht zur Medianebene liegenden Frontalebene, das heißt geradlinige Entfernung der beiden an der Seitenwand des Kopfes in einer Frontalebene am meisten lateral vorragenden Punkte *(Eurya)* voneinander

Meßinstrument: Kleiner Tasterzirkel

Meßmethode: Das Kind liegt auf dem Rücken. Sein Kopf wird unter Beachtung der Ohr-Augen-Ebene im Liegen auf der Unterlage fixiert. Die *Eurya* sind keine feststehenden Punkte. Sie werden individuell durch die Meßstrecke bestimmt und durch Hin- und Her- bzw. Auf- und Niedergleiten der Palpationskugeln an den Seitenwänden des Kopfes gefunden; Messung von oben.

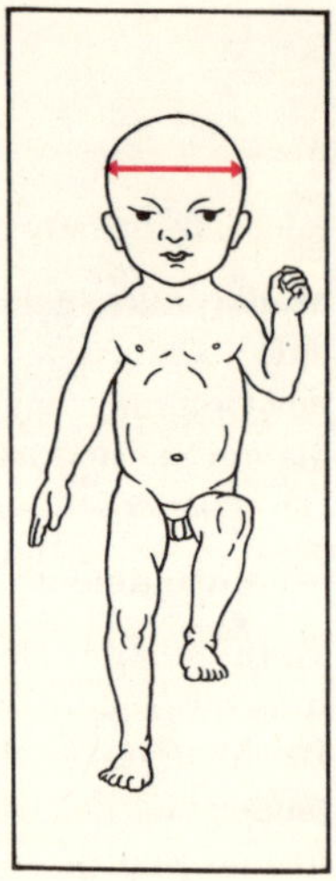

Alter in Tagen bzw. Monaten	Männlich							Weiblich						
	$\bar{x}$	s	Minimum	Maximum	P_5	P_{50}	P_{95}	$\bar{x}$	s	Minimum	Maximum	P_5	P_{50}	P_{95}
5	96	4	82	102	88	96	101	93	3	87	101	88	94	99
14	98	4	84	107	92	97	103	95	3	88	102	88	95	100
1	100	4	90	112	95	100	107	98	3	87	105	91	98	103
2	106	4	95	119	99	105	112	103	4	90	115	96	103	109
3	110	5	102	126	104	110	118	107	4	97	118	100	106	115
4	114	5	104	131	107	114	122	110	4	102	122	103	110	116
5	117	5	105	135	108	116	125	113	4	103	127	107	113	120
6	119	5	108	135	111	119	129	116	4	108	129	110	116	122
7	121	5	107	136	113	120	130	118	4	104	131	111	118	125
8	122	5	110	137	113	122	132	119	4	110	132	113	120	127
9	124	5	114	137	115	123	134	121	4	111	133	114	120	127
10	125	5	115	138	117	124	134	121	4	113	134	115	121	128
11	126	5	115	139	116	125	136	122	4	114	135	116	122	130
12	127	5	117	140	118	126	137	123	4	115	137	117	123	130
15	128	5	118	141	120	128	138	125	4	117	138	118	124	133
18	130	5	119	142	121	130	139	127	4	119	140	120	127	134
21	132	5	121	142	123	131	141	128	4	121	142	122	128	134
24	133	5	123	145	126	133	143	130	4	122	143	123	129	135
30	135	5	124	148	129	135	143	132	4	124	145	126	132	137
36	135	5	127	146	127	133	146	133	4	127	138	127	133	138

Größte Kopfbreite

Größte Kopfbreite [3]

Meßstrecke: größte horizontale Breite des Kopfes in einer senkrecht zur Medianebene liegenden Frontalebene, das heißt geradlinige Entfernung der beiden an der Seitenwand des Kopfes in einer Frontalebene am meisten lateral vorragenden Punkte *(Eurya)* voneinander

Meßinstrument: Kleiner Tasterzirkel

Meßmethode: Der Kopf des Probanden ist in Ohr-Augen-Ebene orientiert; Messung von hinten. Die *Eurya* sind keine feststehenden Punkte. Sie werden individuell durch die Meßstrecke bestimmt und durch Hin- und Her- bzw. Auf- und Niedergleiten der Palpationskugeln an den Seitenwänden des Kopfes gefunden.

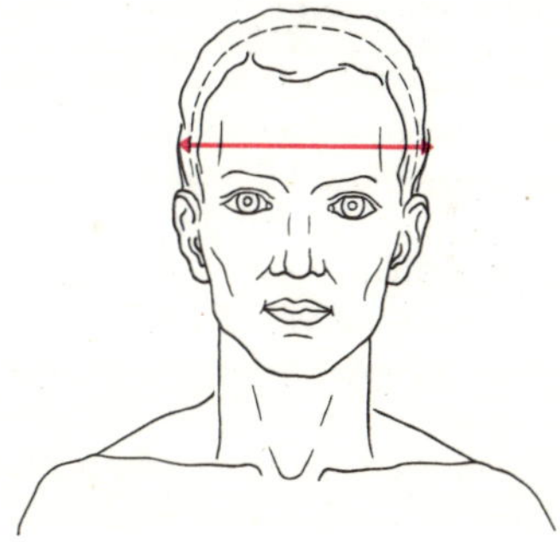

Alter in Jahren	Männlich						Weiblich					
	$\bar{x}$	s	% KpH	P_5	P_{50}	P_{95}	$\bar{x}$	s	% KpH	P_5	P_{50}	P_{95}
3	135	5	13,4	127	135	141	130	4	13,2	124	130	136
4	137	5	12,8	127	136	145	135	6	12,4	124	135	146
5	138	5	12,2	130	137	145	136	6	12,0	127	136	144
6	140	5	11,6	131	140	147	137	5	11,4	128	136	144
7	144	5	11,4	137	143	151	138	4	11,1	132	137	145
8	144	6	11,0	133	143	152	137	5	10,4	127	136	145
9	143	4	10,4	135	143	149	139	5	10,2	131	138	147
10	142	5	10,1	134	143	149	138	4	9,8	131	138	144
11	143	4	9,8	135	143	149	141	8	9,4	131	141	150
12	144	5	9,5	137	144	154	141	6	9,1	131	142	149
13	146	5	9,3	137	146	154	140	5	8,9	128	141	148
14	148	5	8,8	140	147	155	142	5	8,7	134	143	149
15	148	6	8,6	138	148	156	143	5	8,8	134	143	151
16	150	6	8,6	140	148	158	144	5	8,8	139	145	152
17	151	5	8,6	141	151	158	145	5	8,8	138	145	154
18–19	153	8	8,7	145	154	162	146	6	9,0	137	145	155
20–24	156	5	8,9	148	156	165	146	5	8,9	137	146	158
25–29	158	5	9,0	147	159	165	149	6	9,3	138	149	160
30–34	157	6	9,1	147	156	167	149	6	9,3	141	149	160
35–39	158	5	9,2	149	158	166	149	6	9,2	140	150	160
40–44	158	6	9,1	146	158	168	150	5	9,2	140	149	159
45–49	159	7	9,3	147	159	169	152	6	9,5	142	152	161
50–54	159	6	9,3	150	160	169	152	5	9,6	145	152	160
55–59	159	6	9,4	150	159	168	153	5	9,6	145	152	161
60–64	158	6	9,4	150	158	168						
18–59	158	6	9,2	148	158	168	151	6	9,4	141	151	160

Größte Kopflänge

Größte Kopflänge (Glabello-Occipital-Länge) [1]

Meßstrecke: geradlinige Entfernung von dem in der Medianebene am weitesten vorspringenden Punkt der im unteren Teil der Stirn gelegenen Erhebung zwischen den härenen Augenbrauen *(Glabella)* zu dem am weitesten dorsal vorragenden Punkt des Hinterhauptes in der Medianebene *(Opisthocranion)*

Meßinstrument: Kleiner Tasterzirkel

Meßmethode: Das auf dem Rücken liegende Kind wird leicht aufgerichtet und sein Kopf fixiert. Eine Palpationskugel des Tasterzirkels wird an der *Glabella* angelegt, mit der anderen wird am Hinterhaupt in der Medianebene auf- und niedergeglitten, bis der am weitesten von der *Glabella* entfernte Punkt des Hinterhauptes gefunden ist. Die Lage des *Opisthocranion* ist individuell unterschiedlich und kann nur durch Messung der größten Kopflänge bestimmt werden; Messung von oben rechts.

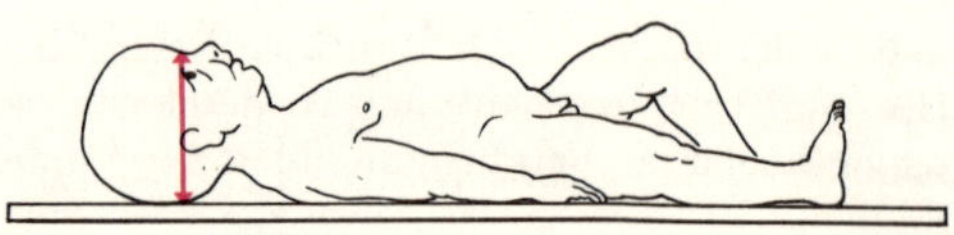

Alter in Tagen bzw. Monaten	Männlich							Weiblich						
	$\bar{x}$	s	Minimum	Maximum	P_5	P_{50}	P_{95}	$\bar{x}$	s	Minimum	Maximum	P_5	P_{50}	P_{95}
5	121	4	111	132	114	121	130	118	4	110	127	113	118	124
14	126	5	113	146	118	126	133	123	4	114	136	116	123	130
1	132	6	118	150	123	132	140	129	4	119	140	120	129	135
2	140	6	124	154	131	140	148	137	5	122	147	130	137	144
3	144	6	131	158	135	144	154	141	4	133	153	135	141	148
4	148	6	134	163	138	148	158	145	5	135	159	138	144	153
5	151	6	136	164	142	151	160	148	5	139	162	141	147	155
6	154	6	138	169	144	155	163	151	5	140	166	143	150	159
7	156	6	140	172	146	156	166	153	5	144	168	147	153	162
8	159	6	144	175	149	159	169	155	5	145	172	148	155	162
9	160	6	144	178	151	160	170	157	5	147	171	150	156	166
10	162	6	146	177	153	162	171	159	5	150	175	152	158	166
11	164	6	149	180	155	164	172	160	5	150	172	153	160	168
12	166	7	149	188	156	165	174	161	5	151	177	154	161	170
15	169	6	151	187	159	169	177	165	5	150	181	156	164	174
18	171	7	155	188	160	172	180	167	5	157	182	159	167	177
21	173	6	158	190	164	173	182	169	5	158	181	162	169	179
24	175	6	160	195	165	175	184	171	5	160	183	164	170	181
30	177	5	167	187	168	178	184	173	6	162	186	166	173	184
36	180	4	173	184	173	182	184	174	5	170	182	170	172	182

Größte Kopflänge

Größte Kopflänge (Glabello-Occipital-Länge) [1]

Meßstrecke: geradlinige Entfernung von dem in der Medianebene am weitesten vorspringenden Punkt der im unteren Teil der Stirn gelegenen Erhebung zwischen den härenen Augenbrauen *(Glabella)* zu dem am weitesten dorsal vorragenden Punkt des Hinterhauptes in der Medianebene *(Opisthocranion)*

Meßinstrument: Kleiner Tasterzirkel

Meßmethode: Der Kopf des Probanden ist in Ohr-Augen-Ebene orientiert. Eine Palpationskugel des Tasterzirkels wird an der *Glabella* fixiert, mit der anderen am Hinterhaupt in der Medianebene auf- und niedergeglitten, bis der am weitesten von der *Glabella* entfernte Punkt des Hinterhauptes gefunden ist. Die Lage des *Opisthocranion* ist individuell unterschiedlich und kann nur durch Messung der größten Kopflänge bestimmt werden.

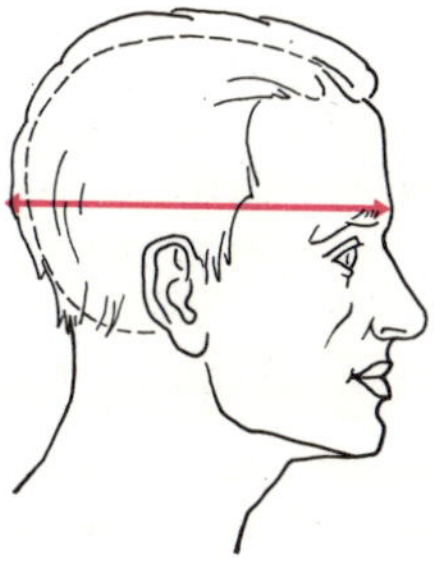

Alter in Jahren	Männlich						Weiblich					
	$\bar{x}$	s	% KpH	P_5	P_{50}	P_{95}	$\bar{x}$	s	% KpH	P_5	P_{50}	P_{95}
3	174	6	17,3	163	174	183	173	7	17,6	162	174	182
4	180	7	16,8	169	180	192	177	5	16,3	168	177	185
5	181	6	16,0	171	181	191	177	7	15,6	160	177	185
6	182	6	15,1	171	181	190	180	7	15,0	170	180	192
7	183	6	14,5	170	183	191	179	7	14,3	166	178	191
8	181	7	13,9	167	183	192	178	6	13,5	167	177	187
9	183	5	13,4	175	183	190	178	6	13,1	170	177	188
10	184	6	13,1	174	184	193	179	6	12,8	173	180	191
11	184	7	12,7	174	184	195	180	6	12,0	169	179	190
12	185	7	12,1	170	185	199	181	7	11,7	168	181	194
13	186	7	11,9	175	186	196	181	6	11,5	174	181	191
14	190	7	11,3	178	189	203	181	6	11,2	170	182	192
15	190	7	11,1	178	189	200	182	7	11,2	170	182	193
16	191	7	11,0	178	191	205	182	6	11,2	175	182	195
17	191	7	10,9	179	191	205	183	6	11,3	174	182	195
18–19	191	6	10,9	180	190	206	183	6	11,3	173	183	190
20–24	190	8	10,8	180	191	205	182	6	11,0	169	182	193
25–29	191	7	10,9	179	193	201	181	6	11,2	166	181	188
30–34	190	7	11,0	178	190	203	181	7	11,1	168	181	190
35–39	190	7	11,0	178	190	201	181	7	11,1	168	181	192
40–44	190	7	11,0	179	190	201	180	6	11,1	170	180	190
45–49	190	7	11,1	178	189	202	181	6	11,3	171	181	191
50–54	189	7	11,1	178	190	200	181	7	11,3	168	181	192
55–59	190	7	11,2	179	190	202	181	6	11,4	171	180	191
60–64	190	8	11,3	177	190	205						
18–59	190	7	11,1	179	190	201	181	6	11,2	170	181	191

Große Gesichtstiefe

Große Gesichtstiefe

Meßstrecke: geradlinige Entfernung von demjenigen Punkt am vorderen Oberrand des rechten Ohrdeckelknorpels, an dem dieser in die Ohrbasis übergeht *(Tragion)*, zum prominentesten Punkt der Nasenspitze

Meßinstrument: Kleiner Tasterzirkel

Meßmethode: Der Kopf des Probanden ist in Ohr-Augen-Ebene orientiert; Messung von der Seite.

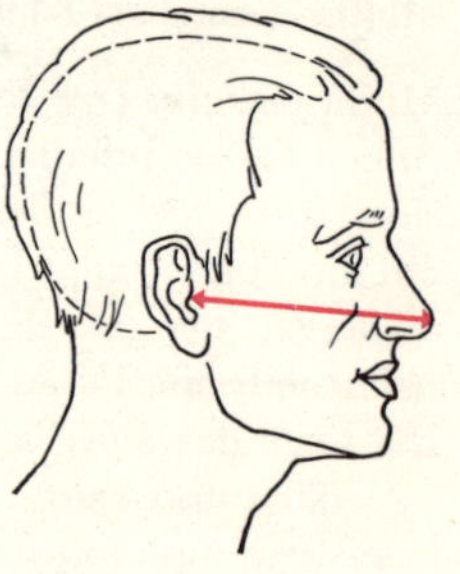

Alter in Jahren	Männlich						Weiblich					
	$\bar{x}$	s	% KpH	P_5	P_{50}	P_{95}	$\bar{x}$	s	% KpH	P_5	P_{50}	P_{95}
3	110	4	10,9	101	110	114	107	5	10,8	97	107	113
4	113	5	10,6	103	113	119	111	4	10,3	104	112	116
5	114	4	10,1	108	114	121	112	4	9,9	104	112	117
6	116	4	9,7	107	117	122	115	4	9,6	108	116	121
7	120	5	9,5	113	120	128	118	5	9,5	111	118	125
8	122	5	9,3	110	122	129	120	4	9,1	112	120	126
9	124	4	9,1	117	125	130	122	5	9,0	113	122	128
10	125	5	8,9	118	125	135	124	5	8,7	114	123	132
11	128	4	8,8	121	129	134	127	5	8,5	118	126	135
12	131	5	8,6	120	130	139	129	5	8,3	121	128	136
13	132	6	8,4	121	132	141	130	5	8,2	122	130	138
14	136	6	8,1	125	137	145	131	5	8,1	124	132	138
15	138	5	8,1	130	138	146	131	4	8,1	125	131	137
16	142	5	8,1	133	142	149	133	5	8,1	126	133	140
17	142	5	8,1	134	142	150	134	5	8,2	125	135	141
18	142	5	8,0	134	142	150	134	5	8,2	125	134	140

Kleine Gesichtstiefe

Kleine Gesichtstiefe.

Meßstrecke: geradlinige Entfernung von demjenigen Punkt am vorderen Oberrand des rechten Ohrdeckelknorpels, an dem dieser in die Ohrbasis übergeht *(Tragion)*, zu demjenigen Punkt in der Medianebene, der am Scheitelpunkt des einspringenden Winkels zwischen dem Unterrand der Nasenscheidewand und der Hautoberlippe gelegen ist *(Subnasale)*

Meßinstrument: Kleiner Tasterzirkel

Meßmethode: Der Kopf des Probanden ist in Ohr-Augen-Ebene orientiert; Messung von der Seite.

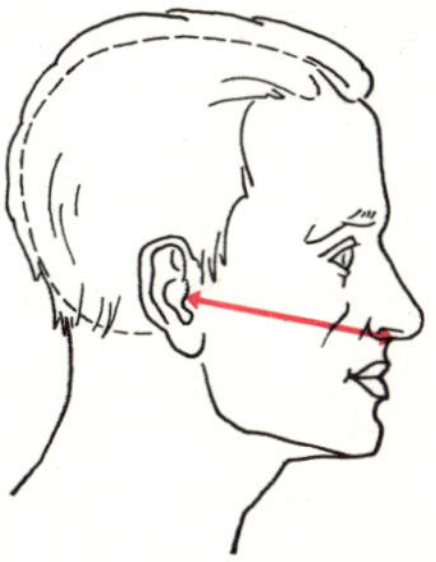

Alter in Jahren	Männlich						Weiblich					
	$\bar{x}$	s	% KpH	P_5	P_{50}	P_{95}	$\bar{x}$	s	% KpH	P_5	P_{50}	P_{95}
3	100	4	9,9	94	100	106	97	4	9,8	91	97	102
4	102	5	9,5	92	102	109	101	4	9,3	94	101	105
5	104	4	9,1	96	103	110	102	4	9,0	96	102	108
6	106	4	8,8	99	105	113	106	3	8,8	98	105	111
7	110	5	8,7	103	109	119	109	4	8,7	102	108	116
8	112	5	8,6	102	112	120	111	4	8,4	103	110	117
9	115	3	8,4	110	115	121	112	5	8,2	102	111	120
10	116	5	8,2	109	115	124	114	4	8,1	107	114	121
11	119	4	8,2	113	119	125	117	5	7,8	109	116	125
12	122	5	8,0	114	122	128	119	4	7,7	113	118	126
13	122	6	7,8	110	123	130	119	5	7,5	106	119	126
14	125	5	7,4	117	126	131	120	4	7,4	113	120	126
15	126	5	7,3	119	126	133	120	4	7,3	114	120	126
16	129	4	7,4	122	130	136	122	5	7,4	115	122	128
17	129	4	7,4	122	130	136	122	4	7,4	115	122	127
18	129	5	7,3	121	130	136	122	4	7,4	116	122	128

Kopfumfang

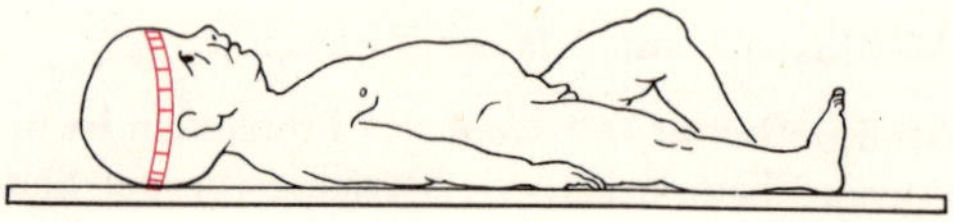

Kopfumfang

Meßstrecke: Umfang um den Kopf in Höhe der stärksten dorsalen Ausladung des Hinterhauptes *(Opisthocranion)* und der stärksten Vorwölbung der beiden Stirnhöcker

Meßinstrument: Maßband

Meßmethode: Das Kind liegt auf dem Rücken. Der Kopf wird in Ohr-Augen-Ebene im Liegen orientiert. Das Maßband wird am Hinterhaupt angelegt, über die Stirnhöcker geführt und in Stirnmitte geschlossen.

Alter in Tagen bzw. Monaten	Männlich							Weiblich						
	$\bar{x}$	s	Minimum	Maximum	P_5	P_{50}	P_{95}	$\bar{x}$	s	Minimum	Maximum	P_5	P_{50}	P_{95}
5	352	11	322	382	337	353	368	341	11	317	363	322	342	358
14	363	11	333	410	345	362	378	351	10	320	382	335	350	367
1	377	12	348	420	357	378	392	368	10	345	397	353	367	384
2	398	12	373	445	378	398	414	387	9	365	407	375	387	400
3	414	13	383	458	394	414	433	402	10	380	425	389	402	420
4	425	13	397	468	403	424	446	413	10	392	438	398	412	429
5	435	12	408	479	415	435	451	423	10	402	448	406	423	441
6	443	13	416	489	422	442	465	432	10	402	458	415	432	448
7	449	14	421	493	425	448	470	439	10	413	468	424	438	455
8	455	13	425	502	433	453	478	444	10	422	473	428	443	458
9	460	13	432	505	437	459	480	448	10	426	478	432	448	465
10	464	14	439	508	441	463	488	451	10	431	479	438	452	469
11	468	13	442	513	448	467	488	456	10	433	483	442	455	471
12	471	14	445	518	451	468	493	459	10	434	488	444	458	476
15	479	14	451	529	457	477	497	468	10	447	496	454	468	487
18	486	15	461	544	465	482	505	475	10	450	504	458	475	493
21	491	13	468	544	472	489	511	480	10	456	500	466	478	493
24	495	13	471	546	477	493	517	483	11	460	506	466	483	496
30	501	11	481	523	487	499	518	491	11	471	512	472	489	511
36	508	9	494	524	494	509	524	490	9	483	504	483	486	504

Kopfumfang

Kopfumfang

Meßstrecke: Umfang um den Kopf in Höhe der stärksten dorsalen Ausladung des Hinterhauptes *(Opisthocranion)* und der stärksten Vorwölbung der beiden Stirnhöcker

Meßinstrument: Maßband

Meßmethode: Der Kopf des Probanden ist in Ohr-Augen-Ebene orientiert. Das Maßband wird am Hinterhaupt angelegt, über die Stirnhöcker geführt und in Stirnmitte geschlossen.

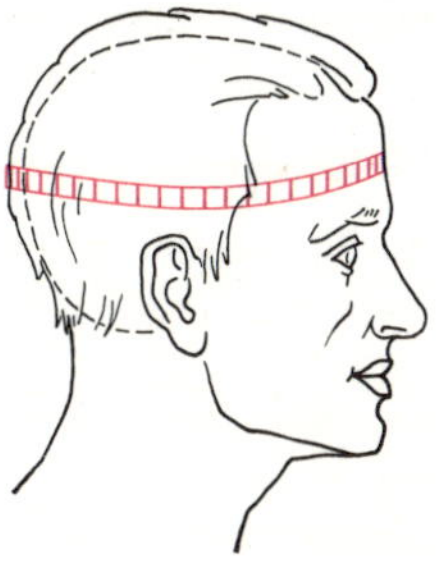

Alter in Jahren	Männlich						Weiblich					
	$\bar{x}$	s	% KpH	P_5	P_{50}	P_{95}	$\bar{x}$	s	% KpH	P_5	P_{50}	P_{95}
3	507	13	50,3	478	506	523	496	14	50,3	469	496	518
4	518	15	48,4	492	520	540	511	13	47,2	487	510	530
5	522	15	46,0	500	522	542	514	14	45,3	490	513	538
6	527	13	43,8	505	527	545	521	16	43,4	498	522	545
7	537	14	42,5	510	535	560	523	11	41,9	505	523	540
8	539	15	41,3	515	538	564	530	15	40,1	505	530	551
9	540	12	39,3	520	540	558	529	15	39,0	502	530	557
10	540	16	38,4	512	540	565	534	15	37,7	505	533	558
11	546	15	37,6	520	548	572	539	16	36,0	512	535	564
12	547	18	35,9	515	548	580	542	19	35,2	510	543	570
13	553	15	35,3	528	553	574	543	17	34,4	512	542	568
14	563	16	33,6	540	560	590	543	15	33,6	525	542	570
15	566	14	33,0	540	565	590	546	14	33,7	525	544	570
16	571	17	32,6	545	570	591	545	16	33,9	525	544	572
17	570	14	32,5	550	570	590	547	14	33,9	530	546	571
18–19	575	18	32,7	542	573	594	548	16	34,3	523	549	573
20–24	579	18	32,9	552	580	608	548	14	34,2	510	547	574
25–29	579	19	33,0	535	580	600	547	14	34,2	522	545	576
30–34	579	15	33,5	558	578	601	549	17	34,1	520	550	575
35–39	578	17	33,6	550	580	602	551	15	34,0	522	550	574
40–44	580	16	33,4	553	580	606	551	14	34,0	530	550	575
45–49	577	16	33,7	550	578	600	554	16	34,5	525	553	580
50–54	576	17	33,8	548	575	601	556	14	34,8	533	555	580
55–59	577	16	34,0	550	575	604	555	16	35,0	528	556	580
60–64	577	16	34,2	550	576	608						
18–59	577	16	33,7	550	578	604	553	15	34,4	528	552	580

Transversaler Kopfbogen

Transversaler Kopfbogen [49]

Meßstrecke: Bogen von demjenigen Punkt am vorderen Oberrand des Ohrdeckelknorpels, an dem dieser in die Ohrbasis übergeht *(Tragion)*, zu dem entsprechenden Punkt an der gegenüberliegenden Kopfseite

Meßinstrument: Maßband

Meßmethode: Das Kind liegt auf dem Rücken. Sein Kopf wird unter Beachtung der Ohr-Augen-Ebene im Liegen auf der Unterlage fixiert. Das Maßband wird an einem *Tragion* angelegt und im horizontal ansetzenden Bogen quer über den Scheitel zum gegenüberliegenden *Tragion* geführt; Messung von oben.

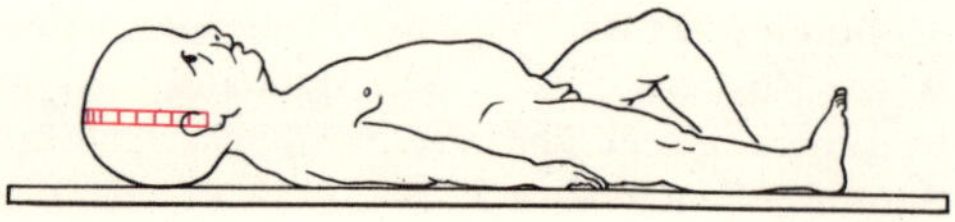

Alter in Tagen bzw. Monaten	Männlich							Weiblich						
	$\bar{x}$	s	Minimum	Maximum	P_5	P_{50}	P_{95}	$\bar{x}$	s	Minimum	Maximum	P_5	P_{50}	P_{95}
5	198	17	133	225	171	198	222	196	9	176	216	180	198	210
14	203	8	190	220	190	202	218	198	8	180	220	185	198	212
1	210	10	188	240	192	210	225	205	9	193	233	193	203	219
2	222	11	202	248	203	222	246	217	8	201	233	207	217	230
3	235	12	213	260	220	233	258	229	9	214	257	217	228	248
4	247	13	222	272	230	247	270	237	8	221	265	223	236	249
5	253	13	230	282	233	252	281	244	9	227	267	230	243	258
6	261	12	237	288	240	262	281	251	9	231	267	235	252	265
7	264	13	237	297	243	262	285	256	10	237	288	240	256	272
8	267	13	238	296	243	268	289	260	9	238	282	247	258	276
9	268	12	242	294	250	267	293	261	8	240	285	248	260	275
10	270	13	246	303	252	268	293	263	9	242	283	250	262	278
11	270	13	250	310	253	270	297	263	9	246	287	250	262	277
12	272	13	248	303	255	272	298	265	9	245	288	252	264	282
15	275	13	250	312	258	273	304	268	10	248	289	252	268	285
18	281	11	258	313	268	280	302	273	10	248	307	259	272	290
21	285	11	262	326	270	286	307	276	9	255	300	262	275	293
24	288	11	268	316	272	288	311	279	10	260	298	263	278	296
30	291	10	268	308	279	291	306	283	10	262	308	268	282	300
36	293	9	273	312	273	293	312	287	6	279	292	277	287	297

Transversaler Kopfbogen

Transversaler Kopfbogen [49]

Meßstrecke: Bogen von demjenigen Punkt am vorderen Oberrand des Ohrdeckelknorpels, an dem dieser in die Ohrbasis übergeht *(Tragion)*, zu dem entsprechenden Punkt an der gegenüberliegenden Kopfseite

Meßinstrument: Maßband

Meßmethode: Der Kopf des Probanden ist in Ohr-Augen-Ebene orientiert. Das Maßband wird an einem *Tragion* angelegt und in vertikal ansetzendem Bogen quer über den Scheitel zum gegenüberliegenden *Tragion* geführt.

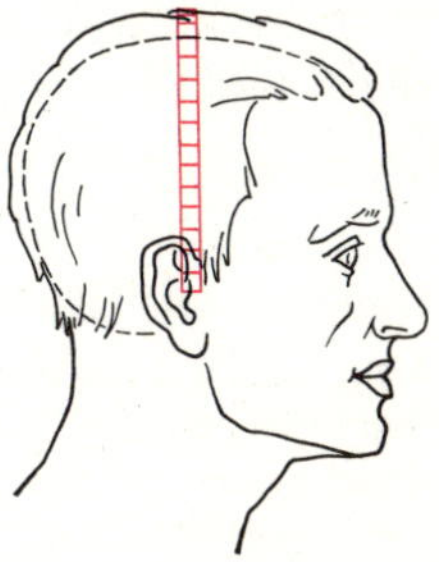

Alter in Jahren	Männlich						Weiblich					
	$\bar{x}$	s	% KpH	P_5	P_{50}	P_{95}	$\bar{x}$	s	% KpH	P_5	P_{50}	P_{95}
3	322	10	31,9	303	320	334	311	10	31,5	295	310	327
4	329	9	30,8	316	330	345	322	12	29,7	294	322	340
5	333	13	29,3	310	332	355	323	11	28,5	306	322	340
6	336	10	27,9	314	337	350	326	12	27,2	310	323	340
7	344	11	27,2	320	345	362	325	8	26,0	310	323	340
8	344	13	26,3	320	342	364	332	12	25,1	310	332	351
9	343	11	25,0	320	343	358	330	10	24,3	311	330	347
10	341	13	24,2	320	343	360	333	11	23,5	315	330	352
11	344	13	23,6	322	343	368	333	13	22,3	310	333	355
12	343	11	22,6	325	343	360	336	14	21,7	315	335	355
13	347	13	22,2	329	346	370	338	12	21,3	312	339	358
14	357	12	21,3	340	355	375	345	13	21,1	320	345	365
15	359	12	21,0	337	357	380	346	14	21,2	320	347	362
16	357	13	20,4	339	358	380	348	12	21,3	330	348	372
17	362	13	20,6	340	360	385	349	11	21,3	330	350	372
18–19	362	15	20,5	340	363	384	349	18	21,3	322	349	375
20–24	364	11	20,6	340	364	386	348	12	21,4	323	349	370
25–29	365	13	20,8	339	364	388	347	15	21,7	320	348	375
30–34	362	13	21,0	340	361	385	348	12	21,5	328	349	368
35–39	365	14	21,2	343	363	390	349	13	21,5	329	350	375
40–44	365	12	21,0	344	363	388	350	14	21,6	328	350	374
45–49	363	14	21,2	341	362	385	352	14	21,9	330	350	377
50–54	361	15	21,2	335	361	385	352	14	22,1	330	351	376
55–59	361	14	21,2	340	360	385	352	13	22,2	333	350	371
60–64	362	14	21,5	340	360	392						
18–59	362	14	21,2	340	362	385	350	14	21,8	330	350	375

Halsumfang

Halsumfang [63]

Meßstrecke: senkrecht zur Halsachse verlaufender Umfang um den Hals direkt unterhalb des Kehlkopfes

Meßinstrument: Maßband

Meßmethode: Das Kind liegt auf dem Rücken. Sein Kopf wird angehoben, das Maßband von dorsal um den Hals gelegt und unter dem Kehlkopf geschlossen; während der Messung wird der Kopf auf der Unterlage fixiert; Messung von vorn oben.

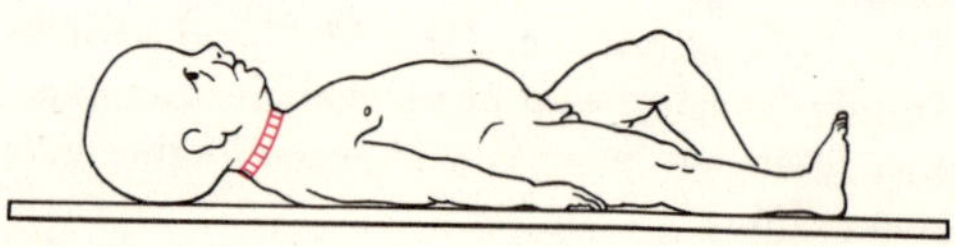

Alter in Tagen bzw. Monaten	Männlich							Weiblich						
	$\bar{x}$	s	Minimum	Maximum	P_5	P_{50}	P_{95}	$\bar{x}$	s	Minimum	Maximum	P_5	P_{50}	P_{95}
5 14	192	12	176	208	176	198	208	191	15	167	217	167	188	217
1	206	16	184	246	184	208	246	204	14	186	232	186	203	232
2	225	10	207	247	207	225	247	216	15	190	240	190	213	240
3	228	14	196	245	196	233	245	221	14	193	251	193	220	251
4	230	12	213	255	213	225	255	231	16	208	273	208	229	251
5	229	12	205	247	205	228	247	232	16	206	266	213	230	256
6	234	15	213	270	216	232	269	229	14	200	258	203	230	248
7	233	17	203	278	204	235	258	230	14	208	263	209	232	247
8	239	13	218	262	220	238	258	234	13	209	271	217	232	265
9	236	10	208	250	216	236	248	234	12	212	270	215	233	259
10	237	16	200	262	211	238	262	232	11	208	255	214	233	245
11	236	13	200	256	216	236	255	232	10	208	263	214	231	245
12	239	14	216	278	218	238	265	235	12	212	253	214	233	250
15	242	16	214	286	216	239	278	239	12	215	263	220	240	260
18	247	12	218	278	225	248	267	240	14	214	282	218	241	263
21	247	13	224	286	227	244	275	239	13	208	262	220	240	258
24	246	11	226	275	227	247	263	239	12	212	282	222	239	256
30	244	8	226	265	228	243	258	241	19	214	257	223	238	256
36	248	8	237	260	237	248	260	235	7	228	244	228	235	244

Halsumfang

Halsumfang [63]

Meßstrecke: senkrecht zur Halsachse verlaufender Umfang um den Hals direkt unterhalb des Kehlkopfes

Meßinstrument: Maßband

Meßmethode: Der Proband sitzt oder steht in Grundhaltung. Das Maßband wird von dorsal um den Hals gelegt und unter dem Kehlkopf geschlossen.

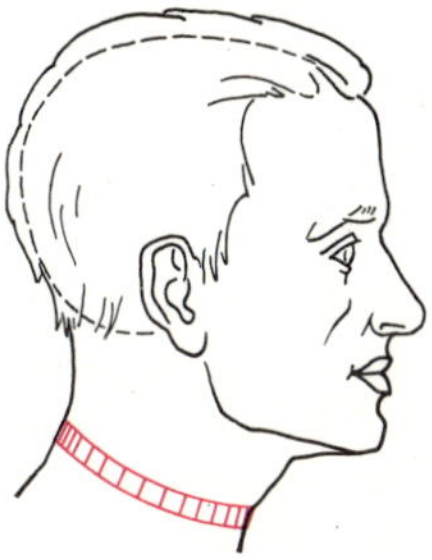

Alter in Jahren	Männlich						Weiblich					
	$\bar{x}$	s	% KpH	P_5	P_{50}	P_{95}	$\bar{x}$	s	% KpH	P_5	P_{50}	P_{95}
3	256	10	25,0	236	252	271	249	13	24,6	227	250	270
4	262	14	24,2	236	260	279	252	12	23,5	229	253	269
5	266	14	22,9	242	263	284	261	13	22,7	240	260	287
6	270	12	22,6	243	271	284	266	14	22,0	249	261	292
7	274	13	21,6	252	272	296	268	13	21,3	246	269	288
8	281	14	21,4	258	278	300	268	15	20,6	240	265	291
9	287	11	20,9	268	285	309	280	16	20,4	254	278	311
10	294	16	20,4	269	292	318	289	17	20,3	253	289	310
11	298	18	20,4	269	296	323	294	18	19,8	269	290	325
12	306	18	20,0	278	302	334	310	17	20,0	277	311	337
13	328	21	20,3	292	330	360	318	19	19,9	290	316	351
14	338	22	20,3	300	339	374	324	15	20,0	298	322	348
15	355	20	20,7	316	352	384	327	15	20,1	297	325	351
16	375	25	21,6	339	374	417	320	19	20,3	302	323	372
17	378	24	21,6	341	378	417	321	19	20,3	302	321	373
18–19	381	24	21,6	345	372	418	323	20	20,2	300	324	373
20–24	393	22	22,3	350	395	423	329	18	20,4	295	330	374
25–29	396	24	22,6	333	395	432	333	23	20,8	300	330	375
30–34	396	22	23,0	360	395	432	337	21	21,0	301	335	376
35–39	396	21	23,0	360	395	433	338	23	20,8	305	333	380
40–44	399	25	23,0	358	400	442	340	22	21,0	305	338	380
45–49	397	25	23,2	360	396	440	347	24	21,6	310	345	388
50–54	399	25	23,4	360	400	440	352	20	22,1	320	350	389
55–59	397	23	23,4	360	395	430	350	24	22,1	313	349	390
60–64	396	21	23,5	355	398	430						
18–59	397	24	23,2	360	397	439	344	23	21,4	309	341	385

Halsansatzumfang

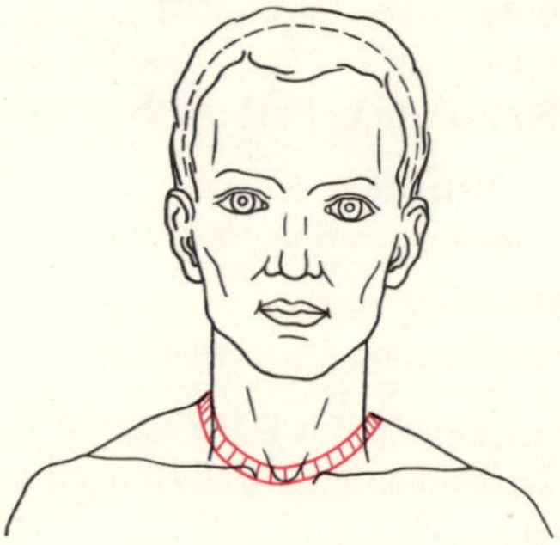

Halsansatzumfang

Meßstrecke: Umfang um den Hals über die stärkste Vorwölbung der Dornfortsatzspitze des 7. Halswirbels *(Cervicale)* und die medialen Schlüsselbeinköpfchen zur Grube über dem Oberrand des Brustbeins

Meßinstrument: Maßband

Meßmethode: Der Proband sitzt oder steht in Grundhaltung. Das Maßband wird am *Cervicale* angelegt und in der Grube über dem Oberrand des Brustbeins geschlossen. Die Meßstrecke entspricht etwa der Kragenweite.

Alter in Jahren	Männlich						Weiblich					
	$\bar{x}$	s	% KpH	P_5	P_{50}	P_{95}	$\bar{x}$	s	% KpH	P_5	P_{50}	P_{95}
3	286	11	28,0	266	285	300	281	13	27,8	257	281	302
4	292	16	27,1	269	290	314	286	15	26,7	260	284	307
5	299	18	25,7	272	297	329	296	15	25,7	272	294	322
6	303	19	25,3	268	305	328	298	16	24,6	266	297	324
7	316	17	24,9	288	316	349	307	16	24,4	279	306	336
8	319	23	24,3	286	316	363	315	21	24,2	271	314	345
9	334	17	24,3	300	334	361	328	18	23,9	299	328	355
10	342	18	23,8	306	342	373	339	17	23,8	306	337	366
11	347	22	23,8	312	344	378	347	20	23,4	318	347	381
12	357	24	23,3	324	350	398	359	19	23,2	324	358	387
13	379	31	23,4	332	372	429	367	24	22,9	327	364	409
14	388	26	23,3	338	387	428	373	16	23,0	348	371	400
15	402	24	23,4	353	401	442	374	18	23,0	344	375	402
16	412	23	23,7	370	414	444	379	20	23,1	346	379	412
17	420	22	23,9	382	419	453	382	21	23,4	347	381	415
18–19	424	21	24,4	390	424	462	385	23	23,7	351	383	411
20–29	436	22	25,1	400	434	475	387	21	24,0	354	384	426
30–39	439	22	25,5	405	439	474	390	22	24,4	359	390	426
40–49	441	23	25,9	400	440	480	397	25	25,1	360	395	442
50–59	433	24	25,8	390	432	474	401	26	25,7	360	400	445
18–59	436	23	25,4	398	436	474	393	24	24,4	355	394	433

6. Körperbewegungsmaße

Körperbewegungsmaße („dynamische“ Körpermaße) sind Körpermaße, die aus Bewegungen durch Körperbaumaße (→ 5.) definierter Körperteile resultieren. Von der Vielzahl der möglichen Bewegungsmaße sind zunächst einige **Bewegungswinkel, Bewegungsräume** und **Körperkräfte** beschrieben. Da viele Körperbewegungen unter Kontrolle durch die Augen ablaufen und häufig bei Körperbewegungen eine Körperseite bevorzugt wird, werden ergänzend in diesem Kapitel **Sehfunktionen** und **Lateralitätsdaten** angeführt.

6.1. Anatomisch-physiologische Grundlagen

Gezielte Bewegungen auszuführen, sich fortzubewegen, Körperkräfte zu entwickeln bzw. wirksam werden zu lassen ist dem Menschen mit Hilfe des Bewegungssystems möglich. Zum **Bewegungssystem** gehören ein passiver und ein aktiver Teil. Als passiver Teil wird das Gerüstwerk des Körpers bezeichnet, das aus Knochen und Knorpel besteht und durch Bänder und Gelenke miteinander verbunden ist (Skelettsystem). Zum aktiven Teil des Bewegungssystems wird die Muskulatur gezählt, durch deren Kontraktion die Knochen in den Gelenken bewegt werden können (Muskelsystem).

6.1.1. Gelenke

Die verschiedenen Knochen des Skeletts sind miteinander starr oder gelenkig verbunden. Als **Haften** werden stabile oder starre Verbindungen von Knochen untereinander bezeichnet. Dabei ist das Verbindungsgewebe bindegewebig, knorpelig oder knöchern. Aufgabe dieser Knochenverbindungen ist nur die Haftung benachbarter Knochen untereinander, nicht die Beweglichkeit. Die Beweglichkeit von Knochenenden gegeneinander wird durch Gelenke ermöglicht.

Gelenke sind bewegliche Verbindungen von Knochen (Abb. 223/1). Die durch den **Gelenkspalt** voneinander getrennten, überknorpelten Knochenenden sind durch eine bindegewebige, die Gelenkhöhle nach außen abschließende **Gelenkkapsel** verbunden. Der konvexe Gelenkkörper wird **Gelenkkopf**, der konkave Gelenkkörper **Gelenkpfanne** genannt. Der Kapsel aufgelagert sind

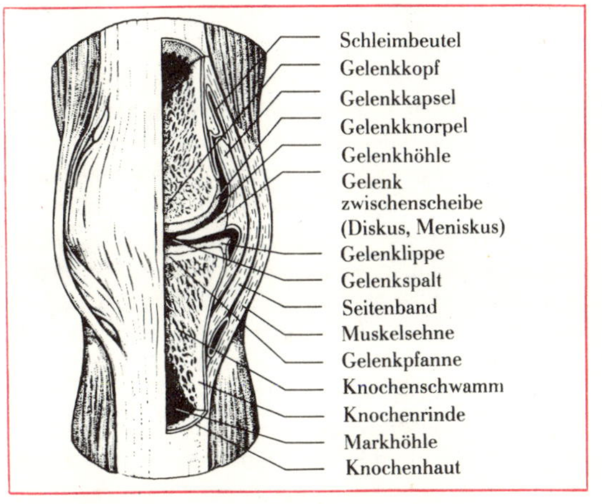

Abb. 223/1 Schema eines Gelenks

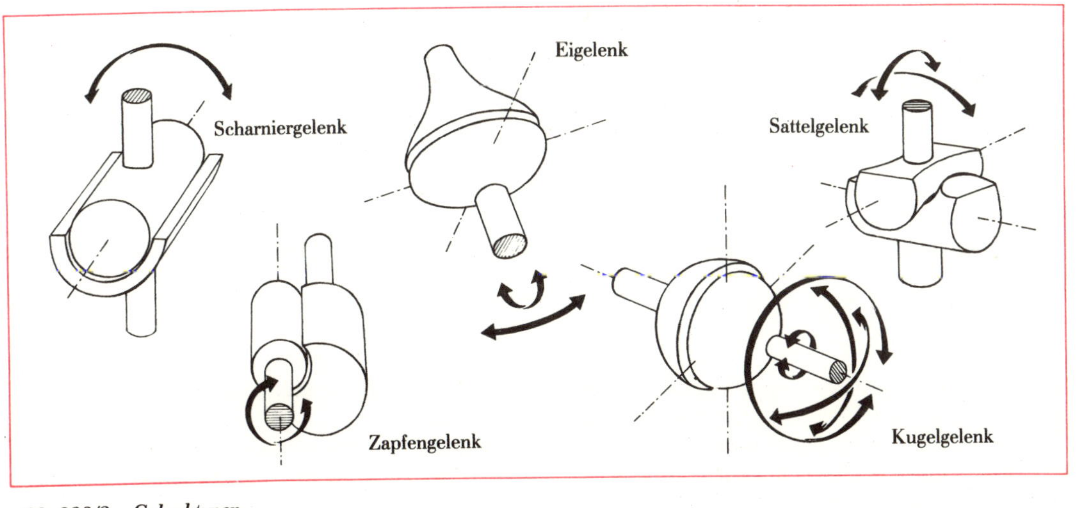

Abb. 223/2 Gelenktypen

Gelenkbänder, die das Gelenk zusammenhalten und bestimmte Bewegungen verhindern oder begrenzen. Stärkere Inkongruenz der Gelenkkörper kann durch die Einlagerung von Zwischenscheiben aus Faserknorpel ausgeglichen werden: Eine vollständige Zwischenscheibe wird **Diskus** (Kiefergelenk, Brustbein-Schlüsselbein-Gelenk), ein Halbring **Meniskus** (Kniegelenk) genannt. Eine für den Gelenkkopf zu kleine Gelenkpfanne kann durch einen Randwulst aus Faserknorpel, eine **Gelenklippe**, vergrößert werden (Schultergelenk, Hüftgelenk).

Nach Beweglichkeit und Bau der Gelenke werden verschiedene **Gelenktypen** unterschieden (Abb. 223/2):

Das **Scharniergelenk** ermöglicht Bewegungen in nur einer Richtung; Beugung und Streckung erfolgen um eine einzige Achse (Oberarm-Elle-Gelenk). Das **Zapfengelenk** ist ein einachsiges Gelenk. Der Gelenkkopf besteht aus einem zapfenförmigen Fortsatz, der sich in einem Lager oder sogar Ring dreht (Gelenk zwischen erstem und zweitem Halswirbel, das die Drehung des Kopfes ermöglicht). Das **Eigelenk** ist ein zweiachsiges Gelenk. Der Gelenkkopf ist eiförmig und liegt in einer elliptischen Mulde. Er kann sich um seine kurze und um seine lange Achse bewegen, doch nicht um eine Achse senkrecht zur Unterlage drehen (Hinterhaupt-Atlas-Gelenk und das in sich gegliederte Handwurzelgelenk). Das **Kugelgelenk** hat viele Gelenkachsen und erlaubt dementsprechend eine allseitige Beweglichkeit. Es besteht aus einem kugelförmigen Gelenkkopf, der in einer Gelenkpfanne von der Form eines Hohlkugelausschnittes gleitet (Schultergelenk, Hüftgelenk). Das **Sattelgelenk** ist ein zweiachsiges Gelenk. Beide Gelenkkörper sind sattelförmig um eine Achse konvex und um die darauf senkrecht stehende Achse konkav gekrümmt (Handwurzel-Mittelhand-Gelenk des Daumens). **Irreguläre Gelenke** sind Gelenke, deren Gelenkkörper sich mit einfachen Rotationskörpern nicht vergleichen lassen. Oft ist ein Diskus eingeschaltet, der mit dem elastischen Gelenkknorpel bei jeder Stellung ein Aufeinanderpassen der Gelenkkörper ermöglicht (Brustbein-Schlüsselbein-Gelenk).

Von diesen freien oder echten Gelenken sind die **straffen Gelenke** zu unterscheiden. Bei straffen Gelenken sind die Gelenkflächen eben oder höckerig, oft von gleicher Größe. Durch das Vorhandensein einer straffen Kapsel oder starker, kurzer Bänder ist ihre Beweglichkeit sehr gering, sie bedingen jedoch eine gewisse Federung (Gelenke der Hand- und Fußwurzel bzw. Gelenke zwischen diesen und den Mittelhand- und Mittelfußknochen).

Der **Bewegungsumfang der Gelenke** wird durch Knochen, Bänder oder Muskeln begrenzt. Er ist individuell verschieden groß und unter anderem von Alter, Geschlecht und Trainingszustand abhängig.

6.1.2. Muskelmorphologie

Die **Skelettmuskulatur**, die den Hauptteil der etwa 40% des Körpergewichtes ausmachenden Gesamtmasse der Körpermuskulatur darstellt, besteht aus etwa 400 Einzelmuskeln verschiedener Form und Größe. Die einzelnen Muskeln sind nicht unmittelbar, sondern in der Regel über Sehnen bzw. sehnige Platten an den Skeletteilen befestigt.

Nach der **Form** werden lange, kurze, breite, platte, runde, ringförmige Muskeln unterschieden. Sie können spindelförmig, einfach, doppelt oder mehrfach gefiedert, ein-, zwei-, drei- oder mehrköpfig bzw. -schwänzig oder auch mehrbäuchig sein. Die **Fiederung** kommt durch die nicht senkrechte Anheftung der zum Muskel gehörenden, parallel verlaufenden Muskelfasern an der Sehne zustande. Dadurch wird — bei gleicher Größe (gleichem anatomischem Querschnitt) des Muskels — der **physiologische Querschnitt** wesentlich erweitert, da so sehr viele, wenn auch kürzere Muskelfasern Ansatzmöglichkeiten haben. Bei Kontraktion des Muskels wird durch die Querschnittszunahme der einzelnen Muskelfasern der Fiederungswinkel vergrößert, so daß ein Hubhöhengewinn erzielt wird.

Als Hilfseinrichtungen des Muskels werden **Sehnen, Schleimbeutel, Bandschlingen, Sehnenscheiden** und **Faszien** bezeichnet.

6.1.3. Bewegungen

Fast alle Körperbewegungen einschließlich arbeitsbezogener Handlungen sind das Ergebnis des koordinierten Zusammenspiels mehrerer Gelenke und Muskeln.

Die Aufgabe der Skelettmuskulatur besteht zum einen darin, den Körper in bestimmten Stellungen zu halten (Tonus), zum anderen darin, Körperbewegungen durchzuführen. Körperbewegungen erfolgen nach Erregungsreizen vom Zentralnervensystem durch Kontraktion der Muskulatur, wobei Knochen mit Hilfe von Gelenken gegeneinander bewegt werden. Je nach Form und Aufbau der Gelenke sowie Lage der Muskulatur (Ursprung und Ansatz) können folgende Hauptbewegungen ausgeführt werden:

Beugung (Flexion) — **Streckung** (Extension)
Anziehen (Adduktion) — **Abziehen** (Abduktion)

6.1. Anatomisch-physiologische Grundlagen

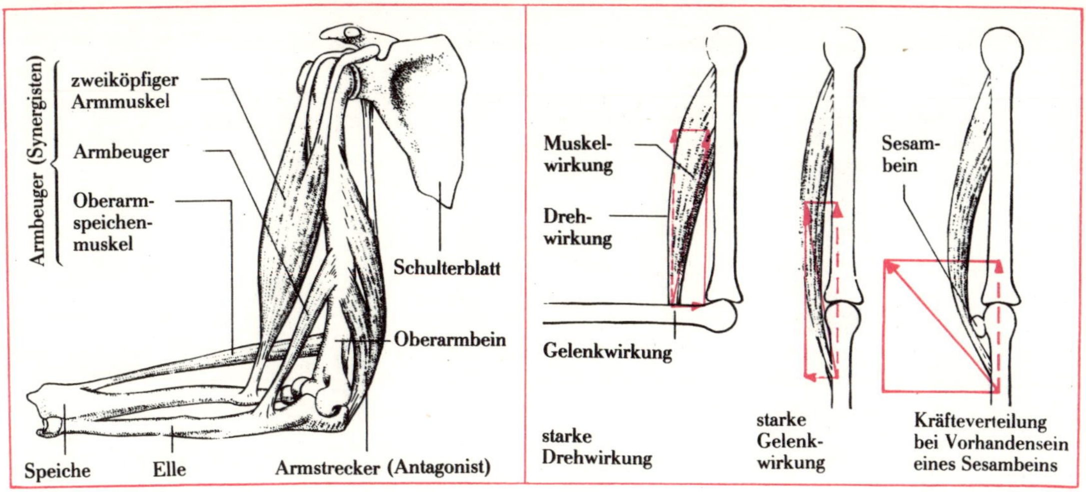

Abb. 225/1 Ursprung und Ansatz der Beuger im Ellenbogengelenk
Abb. 225/2 Dreh- und Gelenkkomponente der Muskelwirkung bei verschiedenen Gelenkstellungen

Außenrollung (Exorotation) — **Innenrollung** (Endorotation).

Muskeln oder Muskelgruppen, die in erster Linie eine der Hauptbewegungen ausführen, werden nach ihrer Funktion benannt.

An jeder Bewegung wirken mehrere Muskeln mit: Zieht sich ein Muskel (oder eine Muskelgruppe) zusammen, muß der entgegenwirkende Muskel erschlaffen. In einer Bewegung gegensinnig wirkende Muskeln werden dabei als **Antagonisten,** gleichsinnig wirkende Muskeln als **Synergisten** (Abb. 225/1) bezeichnet. Muskeln, die für eine bestimmte Bewegung Synergisten sind, können für eine andere Bewegung Antagonisten sein; selbst einzelne Abschnitte eines Muskels können entgegengesetzte Funktionen ausüben. Erst durch die Koordination der Antagonisten kommt die beherrschte und harmonische Bewegung zustande. Unkoordinierte, über das Ziel hinausschießende Bewegungen des Säuglings und Kleinkindes zeigen, daß dieses Zusammenspiel erlernt werden muß.

Die **Bewegungsgenauigkeit** ist von verschiedenen Faktoren abhängig, was zum Beispiel bei der Gestaltung von Arbeitsplätzen bzw. Arbeitsprozessen zu berücksichtigen ist:

- Genaue Bewegungen erfordern einen relativ hohen Aufwand an Energie und Zeit.
- Im Sitzen ist die Bewegungsgenauigkeit größer als im Stehen.
- Die Bewegungsgenauigkeit ist bei horizontaler Zielfläche genauer als bei vertikaler.
- Die Bewegungsgenauigkeit ist in der Medianebene am größten.
- Unterarmbetonte Bewegungen sind genauer als oberarmbetonte.
- Unter körperlicher Zwangshaltung nimmt die Bewegungsgenauigkeit stark ab.

Verschiedene Muskeln können nur über ein Gelenk, andere aber über mehrere Gelenke hinwegreichen, weshalb ein- und mehrgelenkige Muskeln unterschieden werden. **Eingelenkige Muskeln** liegen in der Tiefe, **mehrgelenkige Muskeln** oberflächennäher.

Mehrere Muskeln können hintereinander angeordnet sein und so funktionelle Ketten bilden: Der Ansatz des einen Muskels am Knochen ist dann gleichzeitig der Ursprung des nächsten usw. Auf diese Weise wird bei Intention zu einer bestimmten Bewegung durch das Zentralnervensystem eine ganze **Muskelkette** in Bewegung gesetzt.

Für die maximal mögliche Größe des Bewegungsausschlages sind die **Muskellänge,** für die ausgeübte Kraft die **Muskeldicke** bzw. der **Fiederungswinkel** ausschlaggebend. Bei Gelenkbewegungen wird nicht die ganze Zugkraft des Muskels zur Drehung verwendet, da sie gewöhnlich nicht senkrecht, sondern schräg auf den zu bewegenden Knochen auftrifft. Die Muskelkraft wird dadurch in zwei Komponenten zerlegt: eine **Drehkomponente,** die die Drehbewegung im Gelenk bedingt, und eine **Gelenkkomponente,** die die beiden gelenkbildenden Knochen im Gelenk fest aneinanderpreßt (Abb. 225/2). Die Gelenkkomponente ist wie der Luftdruck wichtig für das Zusammenhalten der Gelenkkörper bei Zugbeanspruchungen (Hang am Reck, Zentrifugalkraft beim Hammerwerfen, Ziehen

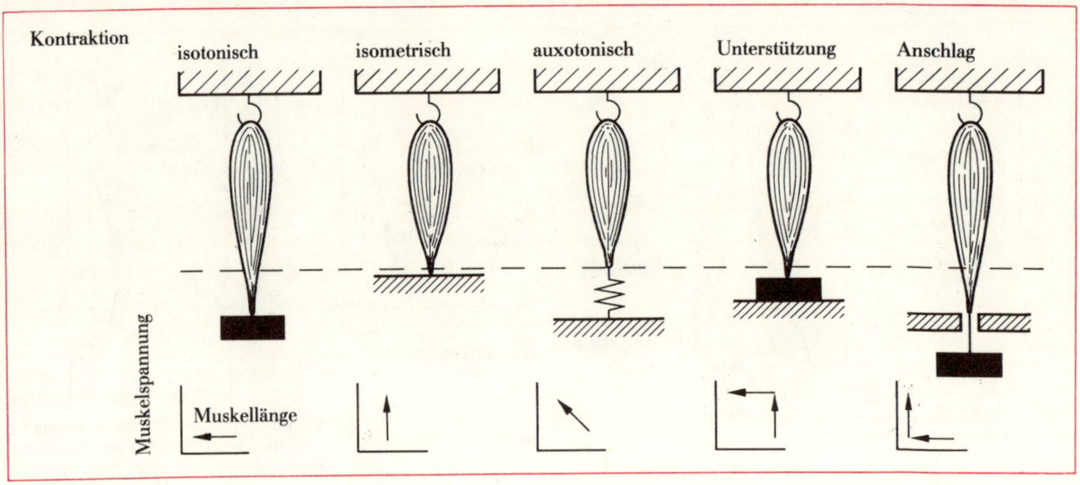

Abb. 226/1 Zuckungsformen des Muskels

eines Wagens). Die Drehwirkung ist am größten, die Gelenkwirkung am kleinsten, wenn Muskel und zu bewegender Knochen senkrecht aufeinanderstehen. Keine Drehwirkung wäre vorhanden, wenn die das Gelenk bildenden Knochen in gerader Fortsetzung zueinander verliefen und der Muskel beiden parallel anläge. In solchen Fällen führt die Einlagerung eines **Sesambeines** kurz vor dem Ansatz der Sehne (Abb. 225/2) zu einer Abwinkelung und Verbesserung der Zugrichtung (z. B. Kniescheibe).

6.1.4. Muskelkontraktion

In den zeitlichen Verhältnissen des Kontraktionsvorganges findet sich eine Verzögerung zwischen der Reizgabe und dem Beginn der Kontraktion. Diese Zeit, die **Latenzzeit**, dauert etwa 1 ms. „Schnelle" Muskeln haben eine kürzere Latenzzeit als „langsame" Muskeln. In der Latenzzeit bildet sich das Aktionspotential aus und wird über den Muskel fortgeleitet. Die Erregungsleitungsgeschwindigkeit des Skelettmuskels beträgt einige m/s. In der Latenzzeit erfolgen auch die Prozesse der elektromechanischen Ankopplung, die mit einer minimalen Erschlaffung des Muskels verbunden sind. Bei der anschließenden **Zuckung** werden **Kontraktionszeit** und **Erschlaffungszeit** unterschieden. Die Kontraktionszeit beträgt nur etwa ⅓ bis ⅙ der Erschlaffungszeit. Die gesamte Zuckung dauert je nach Muskeltyp etwa 10 ms bis 100 ms. Es lassen sich verschiedene **Zuckungsformen** unterscheiden (Abb. 226/1):

Verkürzt sich der Muskel frei (ohne Last), so bleibt seine Spannung konstant, und er verändert nur die Länge – **isotonische Kontraktion**; sind beide Muskelenden fixiert, so kann sich die Länge des Muskels nicht ändern, bei der Kontraktion entsteht nur Spannung – **isometrische Kontraktion**; der gegen einen Federzug oder ähnliches arbeitende Muskel entwickelt bei seiner Verkürzung gleichzeitig Spannung – **auxotone Kontraktion**; beim Aufheben eines Gewichtes wird eine **Unterstützungszuckung** ausgeführt – zunächst wird die Spannung des Muskels isometrisch so weit erhöht, daß das Gewicht getragen werden kann, anschließend wird es mit einer isotonischen Kontraktion angehoben; bei der **Anschlagzuckung** wird ein frei am Muskel hängendes Gewicht bis zu einer Arretierung isotonisch gehoben, die weitere Kontraktion kann dann nur noch ohne Längenänderung isometrisch Spannung entwickeln.

Die Skelettmuskulatur weist – auch beim entspannt liegenden Menschen – eine Dauerverkürzung auf, die als **Tonus** bezeichnet wird. Der Tonus wird durch ständigen Zufluß von Aktionspotentialen zum Muskel aufrechterhalten. Die Tonusstärke ist vom Schlaf- oder Wachzustand, von der Aufmerksamkeit, der emotionalen Lage und anderem abhängig.

Entsteht durch dauernde oder wiederholte Kontraktionen ein Mißverhältnis zwischen Sauerstoffverbrauch und Energieverbrauch des Muskels bzw. dem Anfall von Stoffwechselprodukten einerseits und dem An- bzw. Abtransport der entsprechenden Stoffe andererseits, so tritt **Ermüdung** auf. Sie macht sich subjektiv in Muskelschmerzen, objektiv in einer Verkleinerung der Kontraktion und unvollständiger Erschlaffung bemerkbar. Bei rhythmischer Arbeit mit ausreichenden Pausen aber kann ein Muskel praktisch unbegrenzt arbeiten (z. B. das Zwerchfell).

6.2. Bewegungswinkel

Übliche Methode zur Messung von Bewegungswinkeln ist die sogenannte **Neutral-0-Methode:** Alle Bewegungen eines Gelenks werden von einer definierten Neutral- oder Nullstellung aus gemessen. Die Messung der Bewegungswinkel erfolgt an den Extremitäten in der Regel mit Hilfe gedachter Gliedmaßenlängsachsen, sonst über entsprechend definierte Bezugspunkte. Meßinstrumente sind Winkelmesser (Goniometer) und/oder Neigungsmesser.
Die im folgenden angeführten Winkel sind Maximalwerte 20- bis 60jähriger Männer und Frauen bei aktiver Bewegung des jeweiligen Gelenkes (Debrunner 1971).

Wirbelsäule (Abb. 228/1 bis 228/5)
Neutral-0-Stellung: Grundhaltung im Stehen (→ 5.2.2.)
Bezugssystem: Medianebene (Abb. 302/1), Ohr-Augen-Ebene (→ 5.2.1.)

Schultergelenk (Abb. 229/1 bis 229/5)
Neutral-0-Stellung: Grundhaltung im Stehen (→ 5.2.2.; bei Horizontalbewegungen Seithalte der Arme)
Bezugssystem: Oberarmlängsachse, Transversalebene

Ellenbogengelenk (Abb. 229/6)
Neutral-0-Stellung: Arm in Vorhalte. Ellenbogen gestreckt
Bezugssystem: äußerer und innerer Gelenkknorren des Oberarmknochens, großer Ellenhaken

Unterarmgelenk (Abb. 230/1)
Neutral-0-Stellung: Oberarm am Körper senkrecht herabhängend, Unterarm um 90° gebeugt und nach vorn gerichtet; Hand und aneinanderliegende Finger gestreckt, Daumen nach oben gerichtet, Unterarm und Hand bilden gemeinsam eine Längsachse.
Bezugssystem: Oberarmlängsachse als proximale Bezugslinie, Handgelenkquerachse als distaler Zeiger

Handgelenk (Abb. 230/2, 230/3)
Neutral-0-Stellung: Handgelenk und Finger gestreckt, Unterarm- und Mittelfingerachse bilden gemeinsam eine Längsachse.
Bezugssystem: Unterarmlängsachse als proximale Bezugslinie, Mittelhandknochen III als distale Bezugsachse

Fingergelenke (Abb. 230/4, 231/1 bis 231/6)
Neutral-0-Stellung: Handgelenk und Finger gestreckt, Unterarm- und Mittelfingerachse bilden eine Gerade, der Daumen ist an den Zeigefinger angelegt.
Bezugssystem: Mittelhandknochen, Fingerlängsachsen, Fingergelenke

Hüftgelenk (Abb. 232/1 bis 232/4, 233/1)
Neutral-0-Stellung: Rückenlage, Beine gestreckt, Knie nach oben zeigend, Verbindungsgerade der vorderen oberen Darmbeinstacheln bildet mit den Verbindungsgeraden von den Darmbeinstacheln zu den äußeren Gelenkknorren der Oberschenkelknochen rechte Winkel.
Bezugssystem: vordere obere Darmbeinstacheln, äußere Gelenkknorren der Oberschenkelknochen, große Rollhügel

Kniegelenk (Abb. 233/2)
Neutral-0-Stellung: Beugen/Strecken: gestrecktes Knie, Ober- und Unterschenkelachse bilden eine Gerade; für Innen-/Außenrotation: Kniegelenk um etwa 70° gebeugt
Bezugssystem: großer Rollhügel, äußerer Gelenkknorren des Oberschenkelknochens, äußerer Knöchel, Oberschenkel-, Unterschenkel- und Fußlängsachse

Oberes Sprunggelenk (Abb. 233/3, 233/4)
Neutral-0-Stellung: Unterschenkellängsachse und Fußlängsachse bilden miteinander einen rechten Winkel.
Bezugssystem: äußerer Knöchel, lateraler Fußrand

Unteres Sprunggelenk (Abb. 233/5, 233/6)
Neutral-0-Stellung: Unterschenkel senkrecht, Fuß auf horizontaler Unterlage
Bezugssystem: Unterschenkellängsachse, Fersenbeinlängsachse

Zehengelenke (Abb. 234/1 bis 234/5)
Neutral-0-Stellung: Zehenendglieder berühren bei aufgestelltem Fuß eine horizontale, ebene Unterlage.
Bezugssystem: Zehengelenke und Zehenlängsachsen

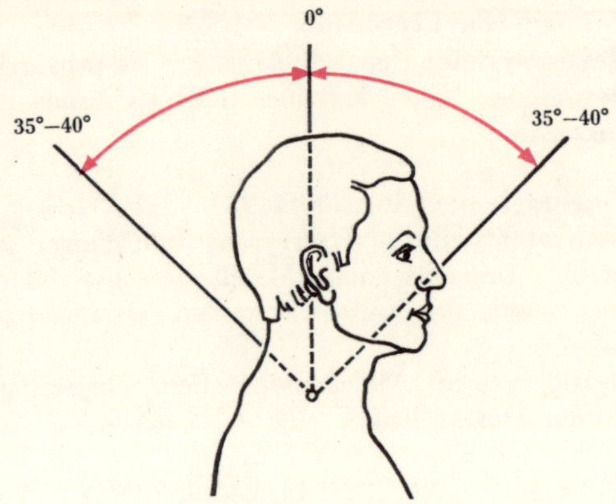

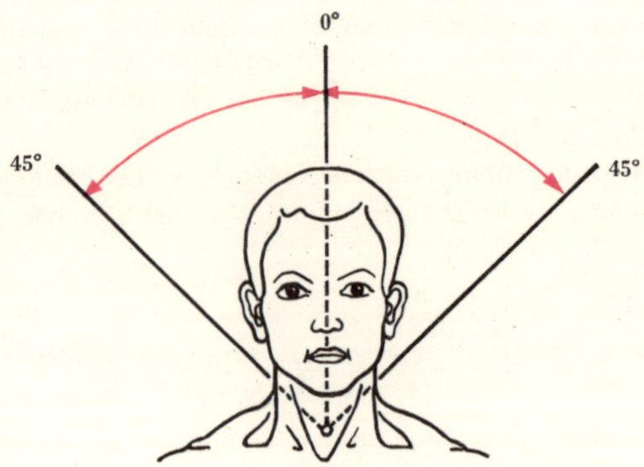

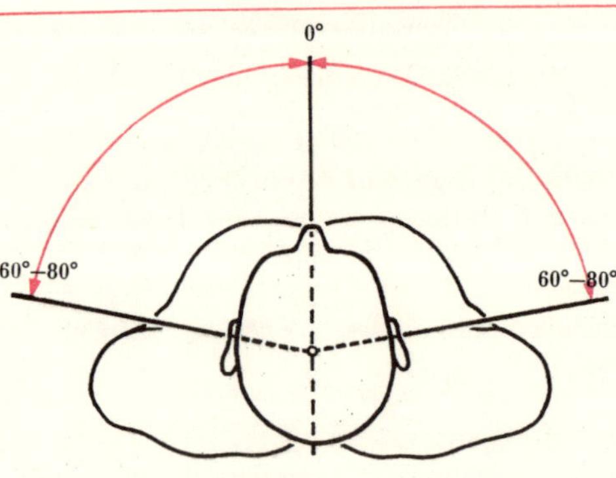

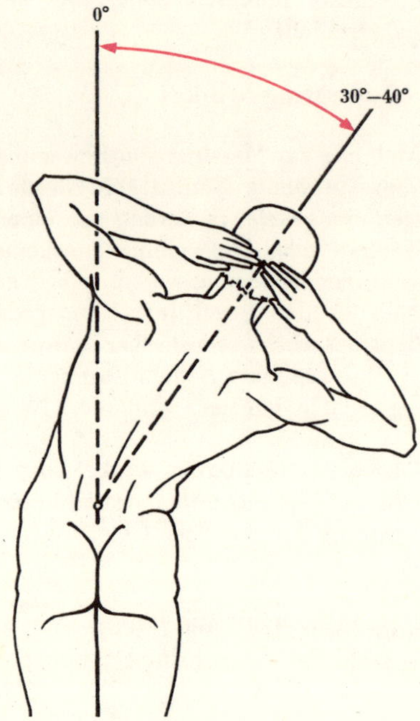

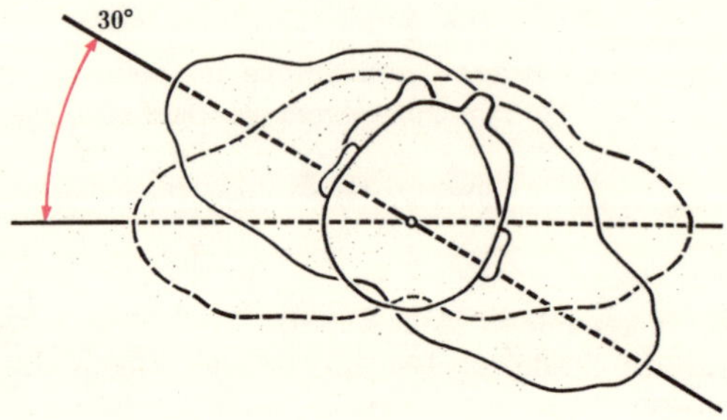

Abb. 228/1 *Vor- und Rückneigen des Kopfes*

Abb. 228/2 *Seitneigen des Kopfes*

Abb. 228/3 *Rotation des Kopfes*

Abb. 228/4 *Seitneigen des Rumpfes*

Abb. 228/5 *Rotation des Rumpfes*

Abb. 229/1 *Seitwärts-körperwärts-Heben des Armes*

Abb. 229/2 *Vorwärts- und Rückwärtsheben des Armes*

Abb. 229/3 *Horizontalbewegungen des Armes*

Abb. 229/4 *Außen- und Innenrotation bei hängendem Oberarm*

Abb. 229/5 *Außen- und Innenrotation bei abduziertem Oberarm*

Abb. 229/6 *Beugen und Strecken im Ellenbogengelenk*

6.2. Bewegungswinkel

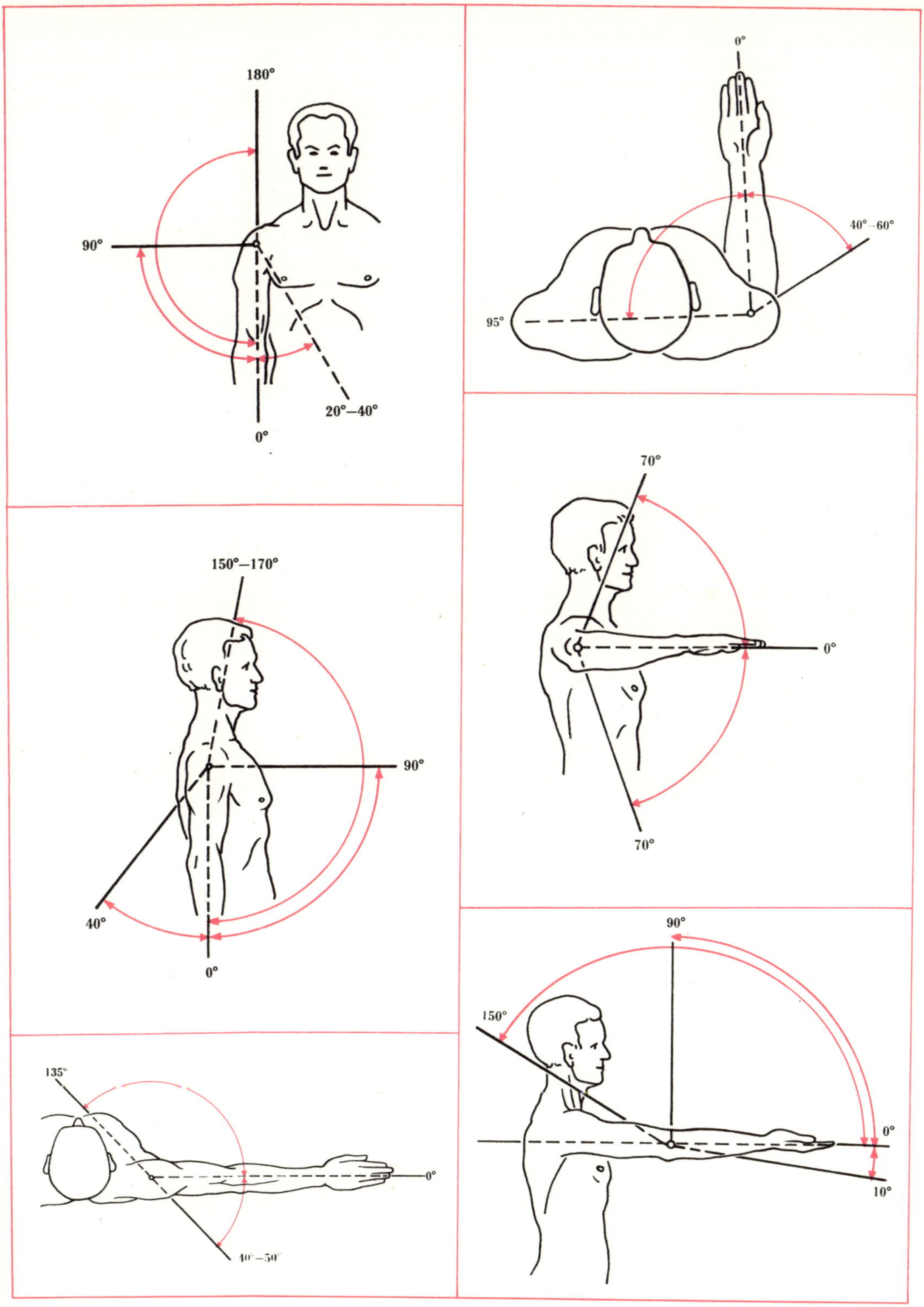

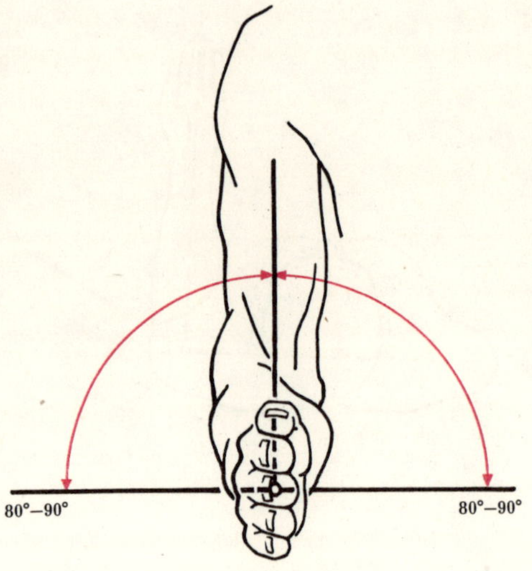

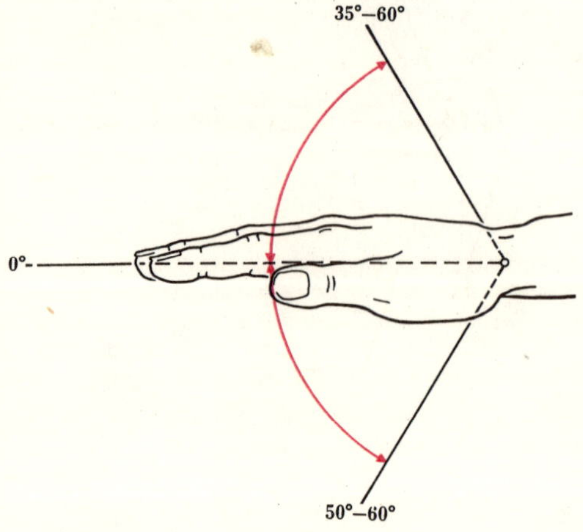

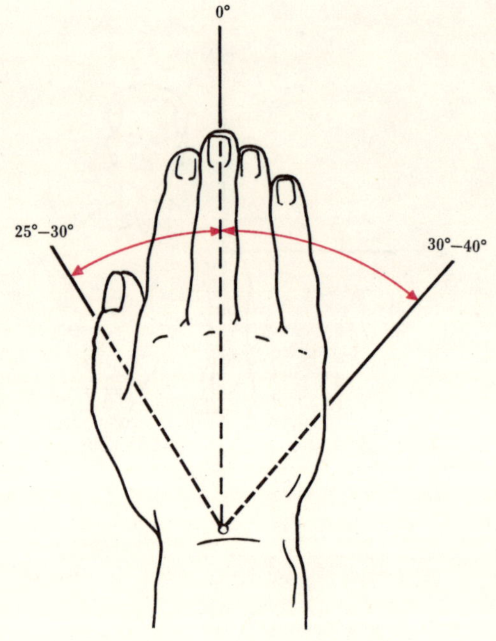

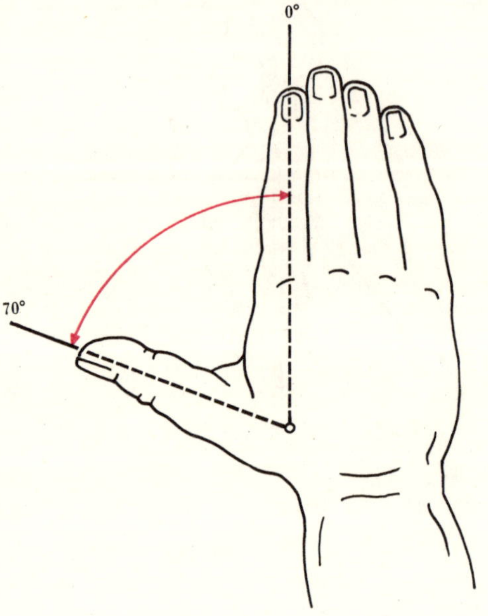

Abb. 230/1 Drehen des Unterarmes und der Hand um ihre Längsachse (Pronation: Handfläche wird nach unten gedreht, Supination: Handfläche wird nach oben gedreht)

Abb. 230/2 Beugen und Strecken im Handgelenk

Abb. 230/3 Radialabduktion und Ulnarabduktion im Handgelenk bei Pronationsstellung

Abb. 230/4 Radialabduktion des Daumens in Palmarebene

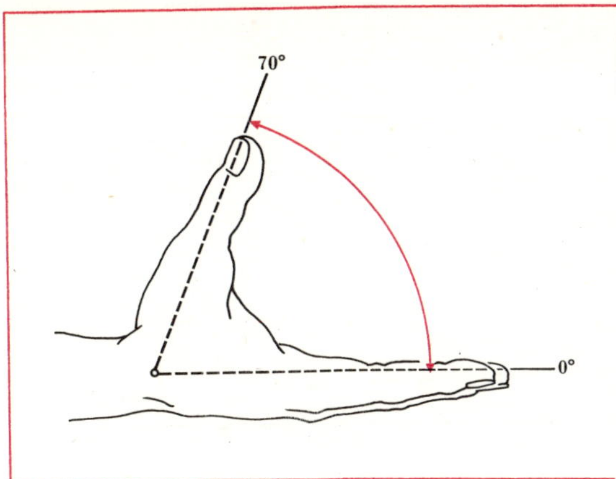

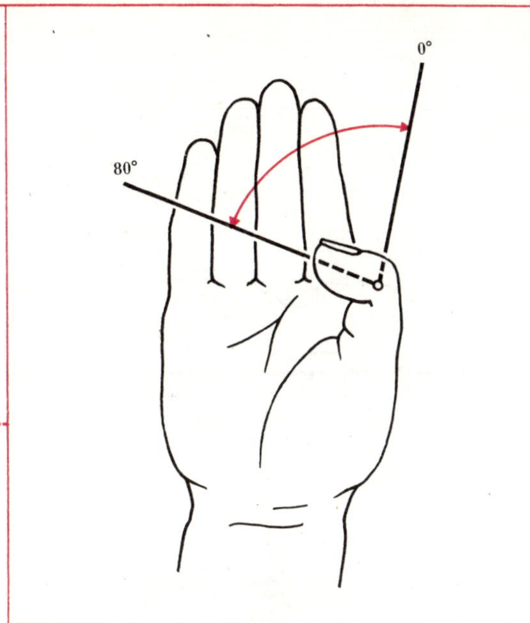

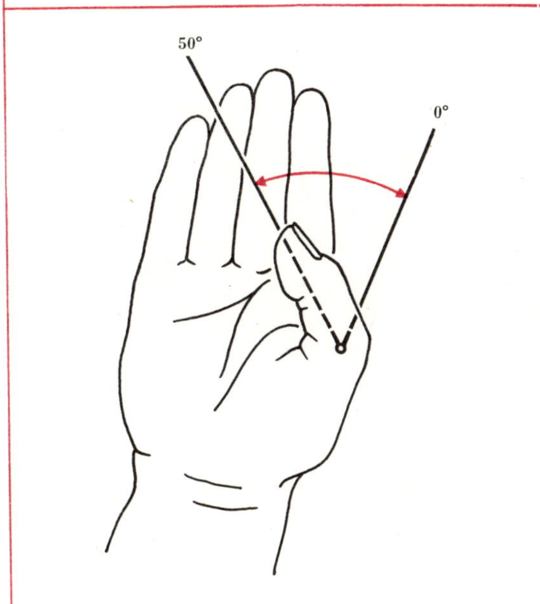

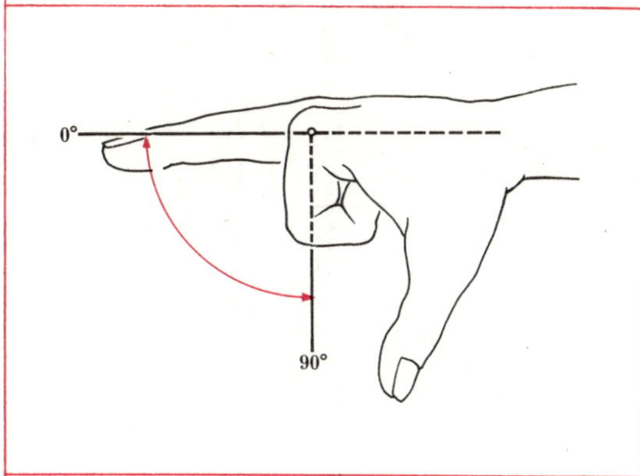

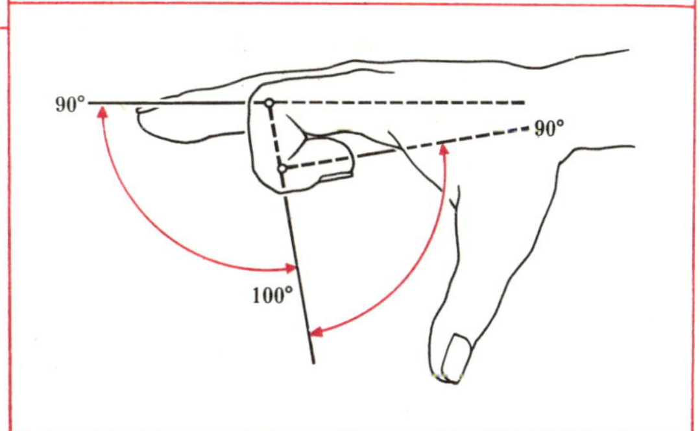

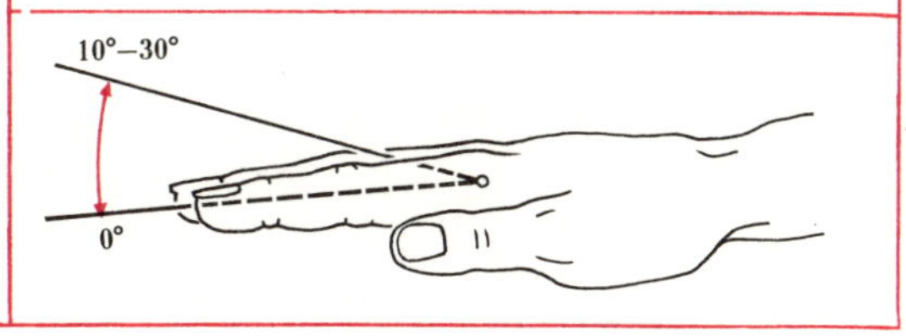

Abb. 231/1 Abduktion des Daumens senkrecht zur Palmarebene

Abb. 231/2 Beugen des Daumens im Grundgelenk

Abb. 231/3 Beugen des Daumens im Endgelenk

Abb. 231/4 Beugen der Finger im Grundgelenk

Abb. 231/5 Beugen der Finger im Mittel- und Endgelenk

Abb. 231/6 Strecken der Finger im Grundgelenk

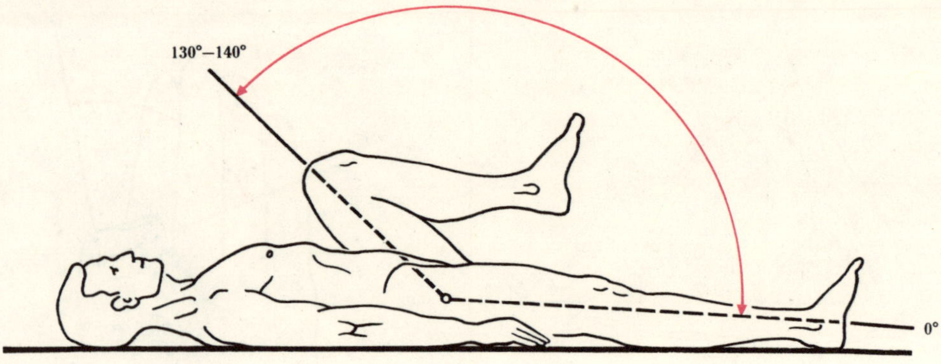

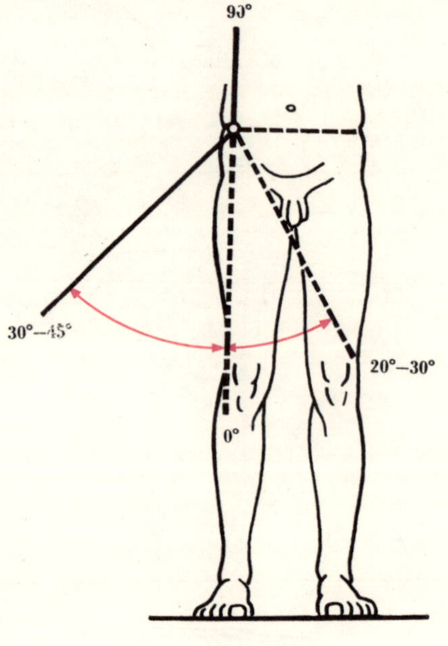

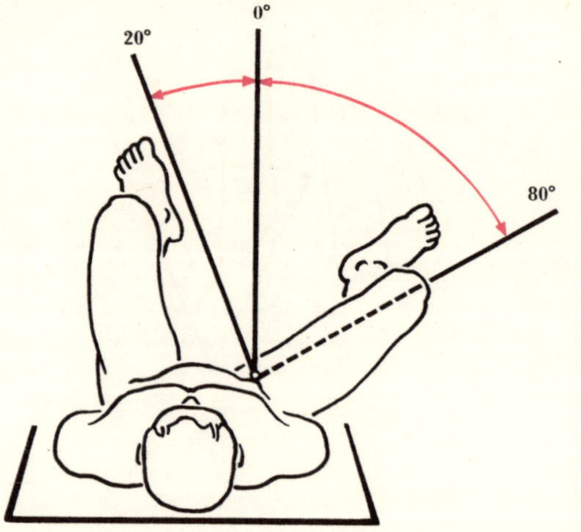

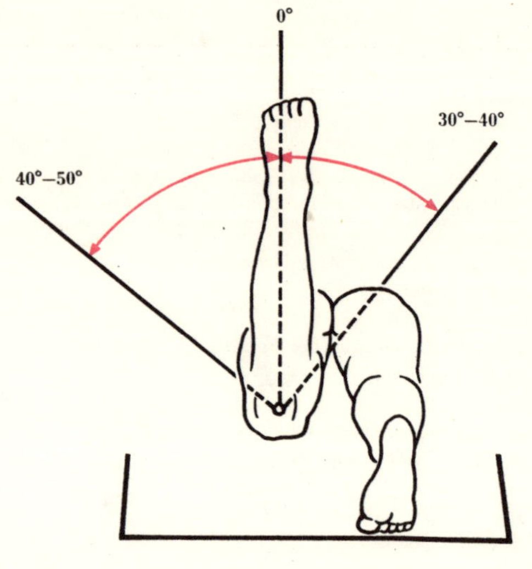

Abb. 232/1 Beugen und Strecken des Beines im Hüftgelenk

Abb. 232/2 Abduktion und Adduktion des Beines bei gestrecktem Hüftgelenk

Abb. 232/3 Abduktion und Adduktion des Beines bei gebeugtem Hüftgelenk

Abb. 232/4 Innen- und Außenrotation bei gestrecktem Hüftgelenk

6.2. Bewegungswinkel

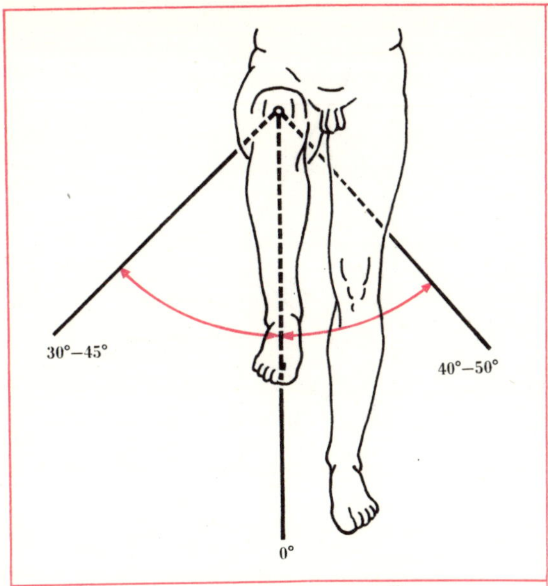

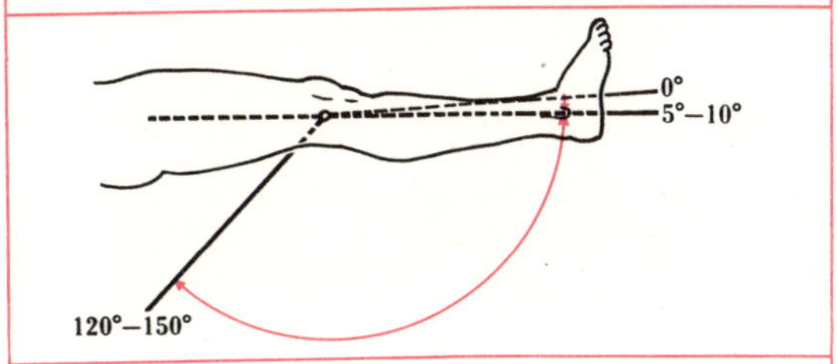

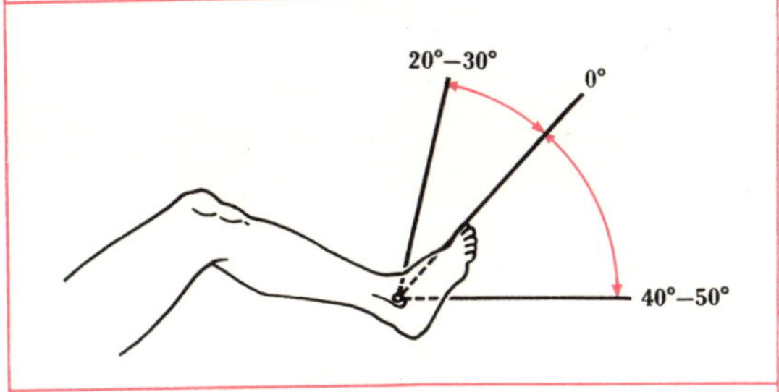

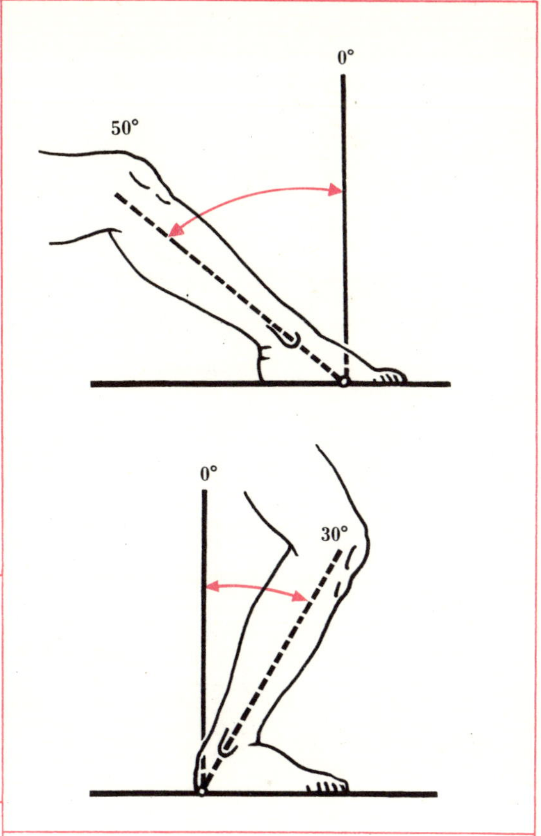

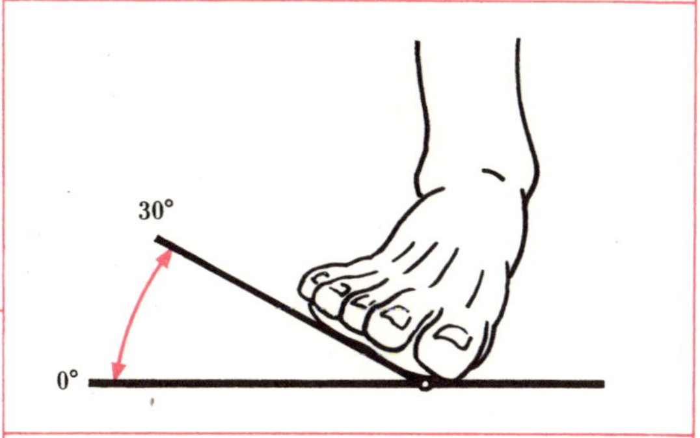

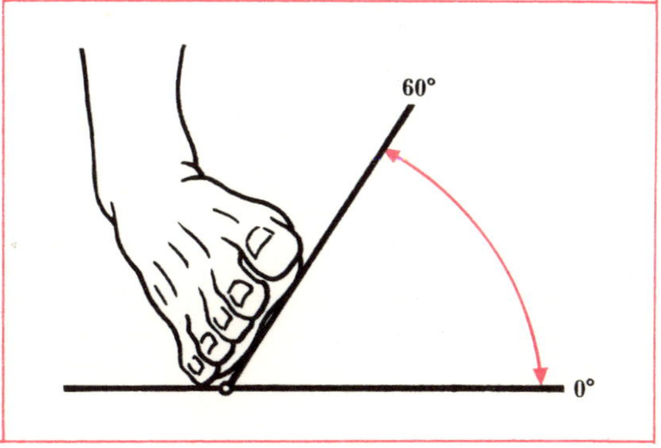

Abb. 233/1 Innen- und Außenrotation bei gebeugtem Hüftgelenk

Abb. 233/2 Beugen und Strecken im Kniegelenk

Abb. 233/3 Beugen und Strecken des frei hängenden Fußes

Abb. 233/4 Strecken und Beugen des aufgestellten Fußes

Abb. 233/5 Eversion des Fußes

Abb. 233/6 Inversion des Fußes

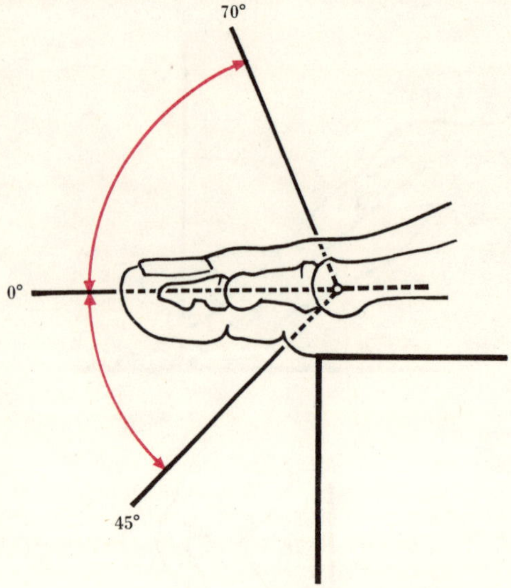

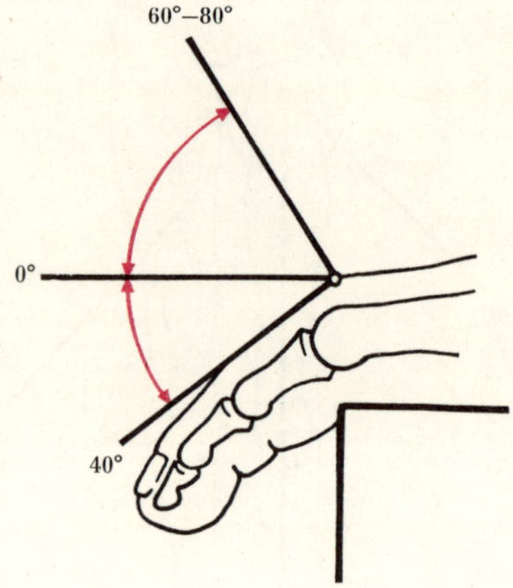

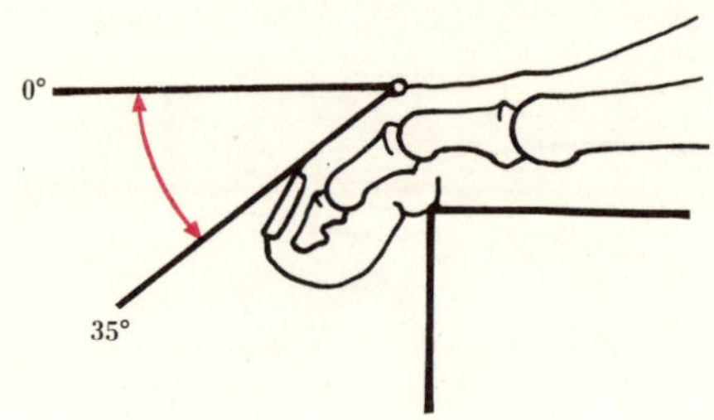

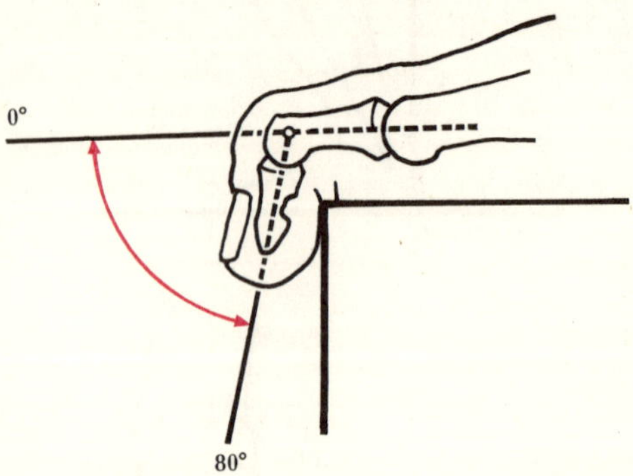

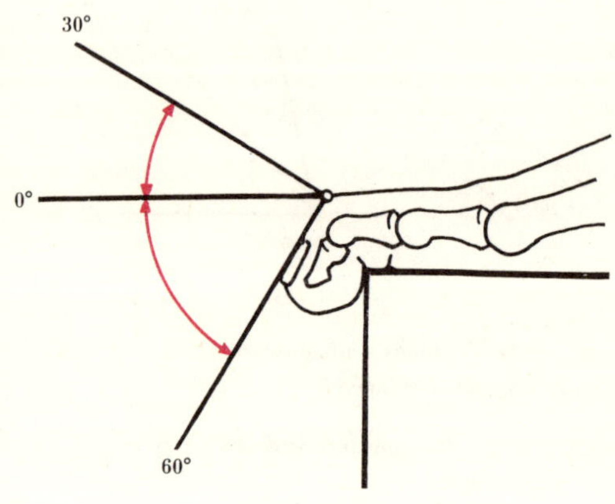

Abb. 234/1 Beugen und Strecken der Großzehe im Grundgelenk

Abb. 234/2 Beugen der Großzehe im Endgelenk

Abb. 234/3 Beugen und Strecken der Zehen II bis V im Grundgelenk

Abb. 234/4 Beugen der Zehen II bis V im Mittelgelenk

Abb. 234/5 Beugen und Strecken der Zehen II bis V im Endgelenk

6.3. Bewegungsräume

Jede Körperbewegung ist das Resultat des abgestimmten Zusammenspiels verschiedener Muskeln, in das bei den meisten Bewegungen (z. B. denen der Extremitäten) Skeletteile und Gelenke einbezogen sind. Mechanistische Auffassungen von Bewegungsabläufen, Bewegungsbahnen und Bewegungsräumen sowie daraus abgeleitete Parameter entsprechen nicht den anatomischen Gegebenheiten und biomechanischen Gesetzmäßigkeiten; sie können Ursache für Gefährdungen oder Beeinträchtigungen von Gesundheit, Wohlbefinden, Arbeitsfähigkeit und Produktivität sein und sind für die praktische Gestaltung der auf den Menschen orientierten Umwelt unbrauchbar. Die natürliche Armbewegung des Menschen beispielsweise ist nicht dem Schwenken eines starren Hebels von stets gleicher Form und Größe um einen unveränderlichen Drehpunkt gleichzusetzen, sondern das Ergebnis des koordinierten Mit- und Gegeneinanderwirkens einer Vielzahl von Knochen, Gelenken und Muskeln nicht nur des Arms, sondern auch anderer Körperbereiche.

Im folgenden sind mit dem rechten Arm zu erzielende **maximale Greifweiten** von 20- bis 24jährigen Männern und Frauen im Stehen, Sitzen, Hokken und Knien dargestellt, aus denen auch **Reichweiten** abgeleitet werden können. Die Werte sind als Richtwerte für die gesamte, im arbeitsfähigen Alter befindliche Bevölkerung zu verstehen. Die Untersuchungen werden gegenwärtig fortgesetzt. Die entsprechenden, aber weniger häufig benötigten Werte für die Beine werden durch ebenfalls noch laufende Untersuchungen erfaßt; ungefähre Anhaltspunkte können — bei gebührender Beachtung der Bewegungsabläufe — aus den unter 5. angegebenen Körpermaßen abgeleitet werden. Vergleichbare Untersuchungen von Kindern und Jugendlichen sowie von im Rentenalter befindlichen Erwachsenen stehen ebenfalls noch aus.

6.3.1. Erfassung und Darstellung

Durch eine Vielzahl anthropometrischer Untersuchungen wurden solche männlichen und weiblichen Probanden ermittelt, die in den Maßen Körperhöhe, Spannweite, Sitzhöhe sowie in der Körpermasse den P_5-, P_{50}- und P_{95}-Werten der 20- bis 24jährigen Männer und Frauen entsprachen und nicht speziell trainiert waren. Sie werden im folgenden als „kleiner Mann", „mittelgroßer Mann" und „großer Mann" beziehungsweise „kleine Frau", „mittelgroße Frau" und „große Frau" bezeichnet. Die Körperhöhe gilt als Hauptbezugsmaß, die Spannweite gibt Auskunft über Armlänge und Schulterbreite, die Sitzhöhe liefert bei Vergleich mit der Körperhöhe auch Angaben über die Länge der Beine. Damit sind die für die gegebene Problematik wichtigsten industrieanthropologisch relevanten Körpermaße mit erfaßt. Durch eine solche Probandenauswahl wird der Untersuchungsumfang wesentlich verringert; die geringe Abweichung der so gewonnenen Ergebnisse von den bei aufwendigen Untersuchungen an großen Probandenanzahlen ermittelten Werten ist praktisch ohne Bedeutung.

Die Erfassung von **Bewegungsbahnen** und daraus zu entnehmenden Maßen erfolgte photogrammetrisch mit einer 36-mm-Kamera. Die Kamera wurde 6 m vor einem Meßraster installiert, die Objektivmitte 1,25 m über der horizontalen Bezugsebene angeordnet. Das Meßraster hatte eine quadratische Rastergröße von 80 mm Kantenlänge. Der Proband stand, saß, kniete oder hockte auf einer markierten Linie 1,5 m hinter dem Raster. Durch diese Versuchsanordnung projiziert sich das Raster auf den Körper des Probanden mit einer Kantenlänge von 100 mm · 100 mm. Der Meßfehler (berechnet und mit einer Zeiss-Stereomeßkammer überprüft) ist kleiner als 1%.

Die Probanden waren während der Untersuchung barfuß. Sie beschrieben mit der rechten, einen horizontal gehaltenen Rundstab von 20 mm Durchmesser umschließenden Hand unter ständiger Kontrolle eine maximal erreichbare Bewegungsbahn. Bei Greifrichtung nach vorn blieben beide Füße, bei Greifrichtung zur Seite ein Fuß mit der ganzen Fußsohle auf dem Boden aufgesetzt (kein Zehenstand!).

Bei der Auswertung der Filme kann der gesamte Bewegungsablauf exakt metrisch erfaßt werden, indem jedes einzelne Filmbild, auf dem nun auch das 100 mm · 100 mm große, in die Bewegungsbahn projizierte Meßraster sichtbar ist, unter Beachtung der Bezugslinien auf Millimeterpapier projiziert wird. Die der Handmitte bzw. dem Mittelfingergrundgelenk des Probanden entsprechende Rundachse wird durch einen Punkt markiert, der von Bild zu Bild in der Bewegungsbahn einige Zentimeter weiterrückt, so daß eine durch zahlreiche Einzelpunkte charakterisierte Bewegungsbahn entsteht.

Die bei den Bewegungskurven von „mittelgroßem Mann" und „großer Frau" sowie bei den Kurven von „kleinem Mann" und „mittelgroßer Frau" zu findenden Differenzen zwischen einander entsprechenden Kurvenpunkten sind kleiner als 2% der jeweiligen Meßstrecke und damit nicht praxisrelevant. Für die Bedürfnisse der Praxis genügt die Angabe von vier Kurvenverläufen, und zwar für

- „großen Mann" (GM)
- „mittelgroßen Mann" (MM)/„große Frau" (GF)
- „kleinen Mann" (KM)/„mittelgroße Frau" (MF)
- „kleine Frau" (KF).

6.3.2. Verwendung von Bewegungskurven

Die dargestellten Kurven verbinden jeweils **maximale Greifweiten-Werte.**

Bei Verwendung der abgebildeten Kurven zur Bestimmung von **maximalen Reichweiten** (Weiten, die mit der Fingerkuppe des Mittelfingers gerade noch erreicht werden können) sind zu den Kurvenwerten jeweils folgende gerundete Werte zu addieren (Mittelfingerlänge nach 5.3.):

- bei GM 90 mm
- bei MM/GF 80 mm
- bei KM/MF 80 mm
- bei KF 70 mm.

Sicherheitsabstände können aus den maximalen Reichweitenwerten des „großen Mannes" durch Addition von 250 mm zu allen Richtungen berechnet werden.

Greifweiten im Stehen – Greifrichtung nach vorn

Greifen nach vorn ohne Barriere

Greifen nach vorn bei unterschiedlich hohen Barrieren

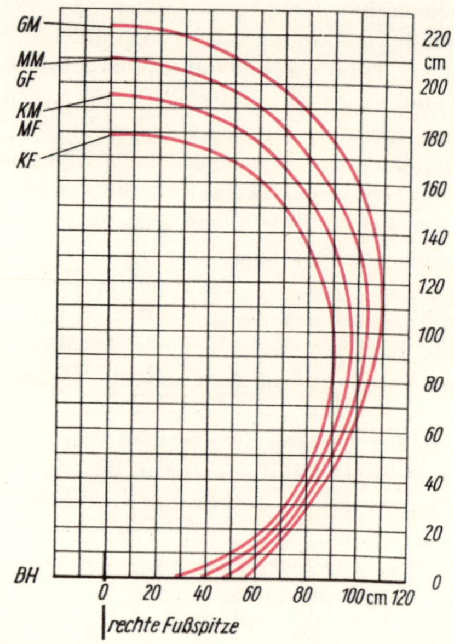

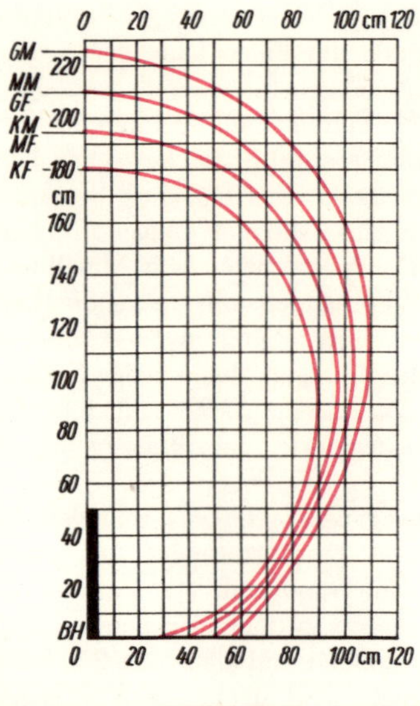

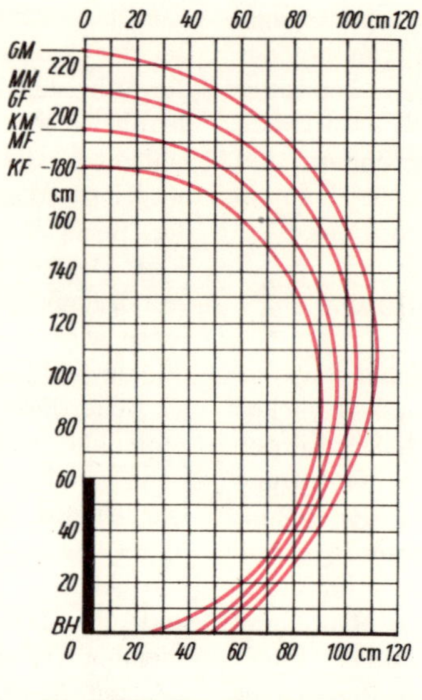

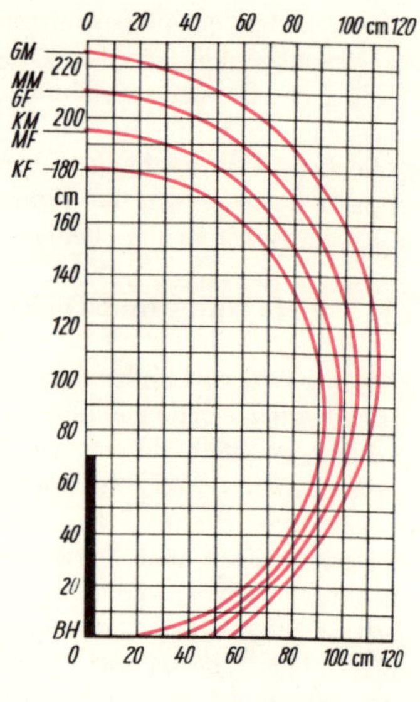

6.3. Bewegungsräume

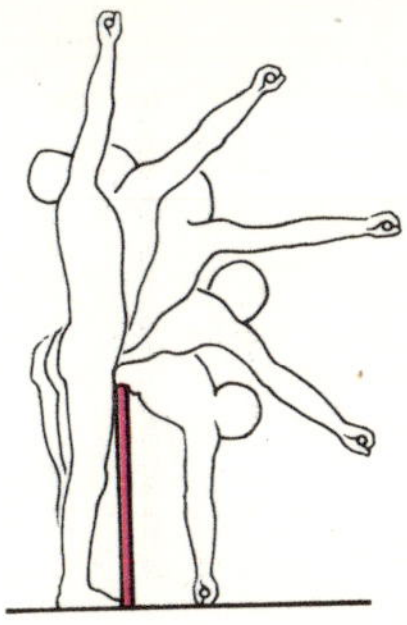

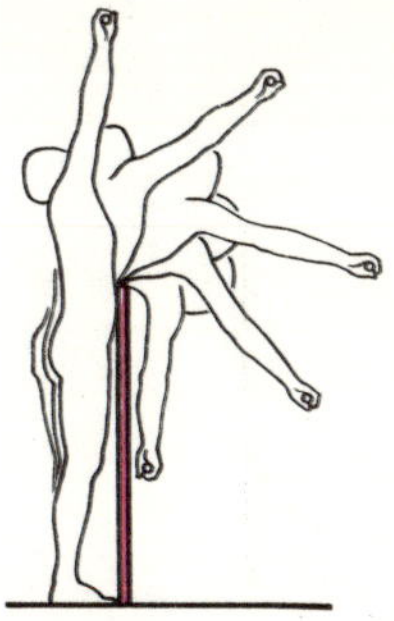

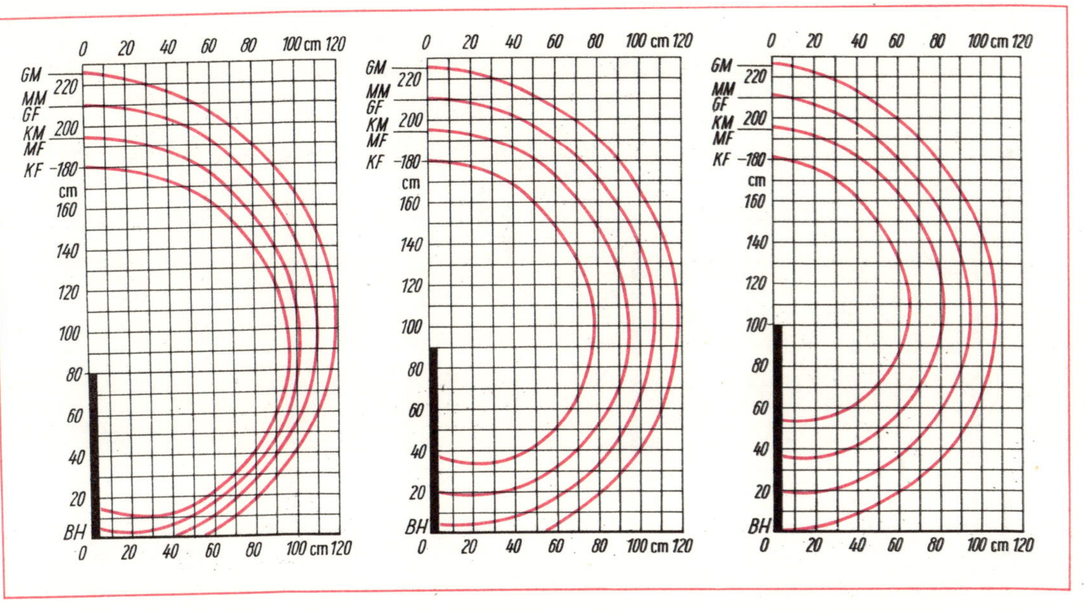

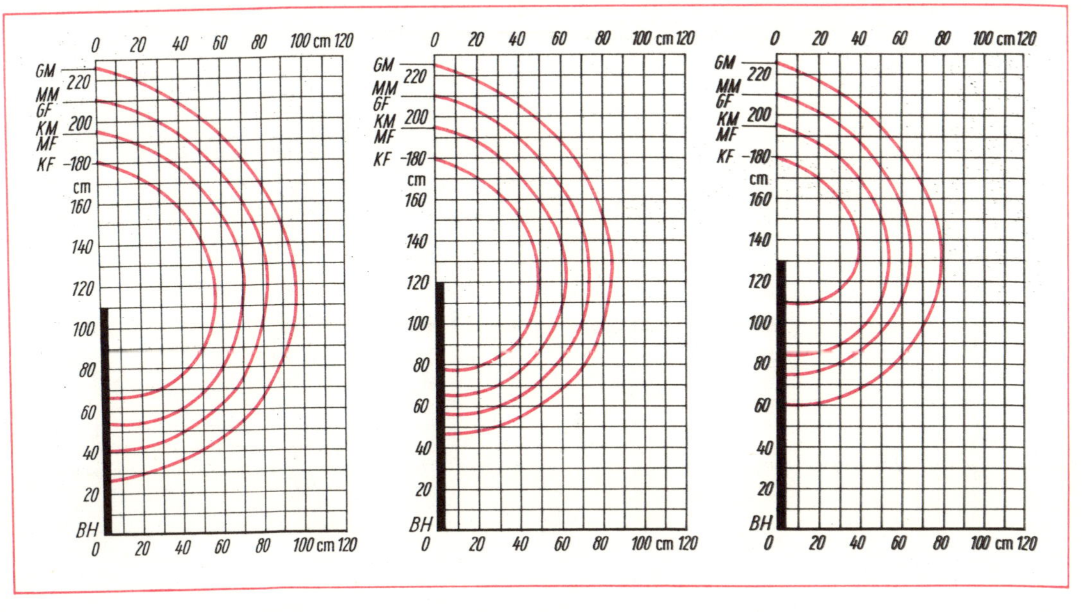

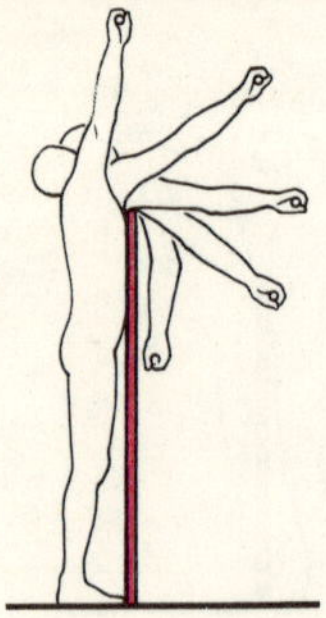

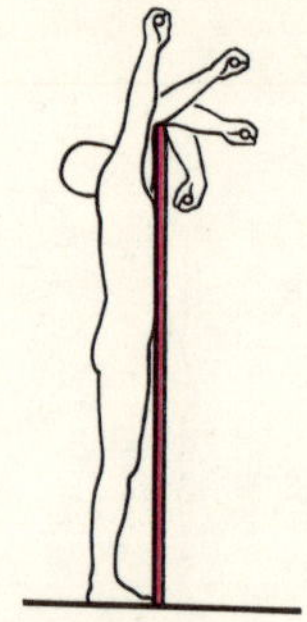

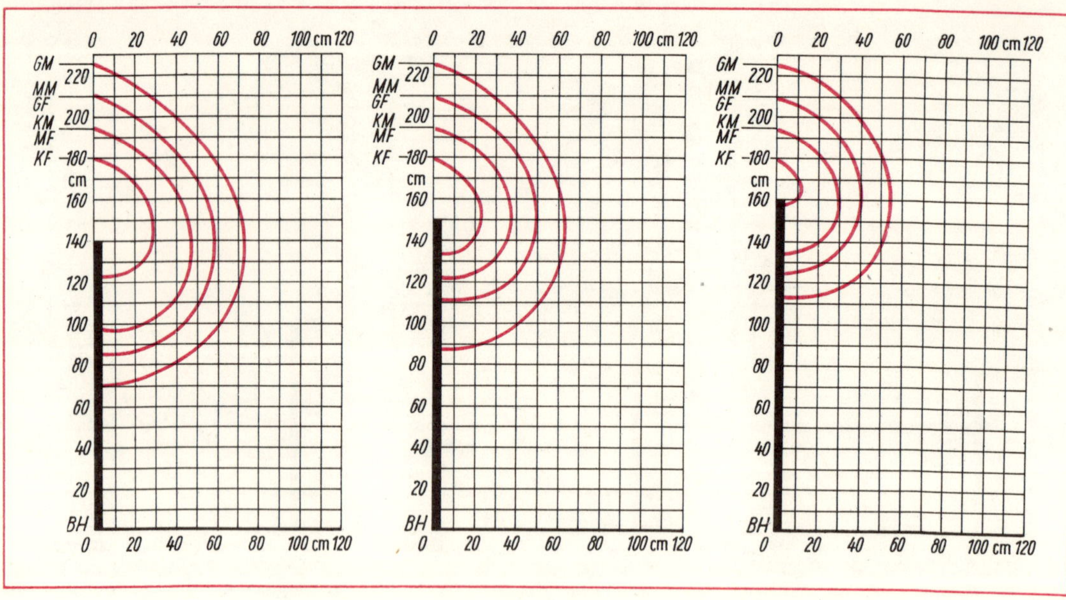
0 20 40 60 80 100 cm 120
GM
MM
GF
KM
MF
KF
220
200
180
cm
160
140
120
100
80
60
40
20
BH

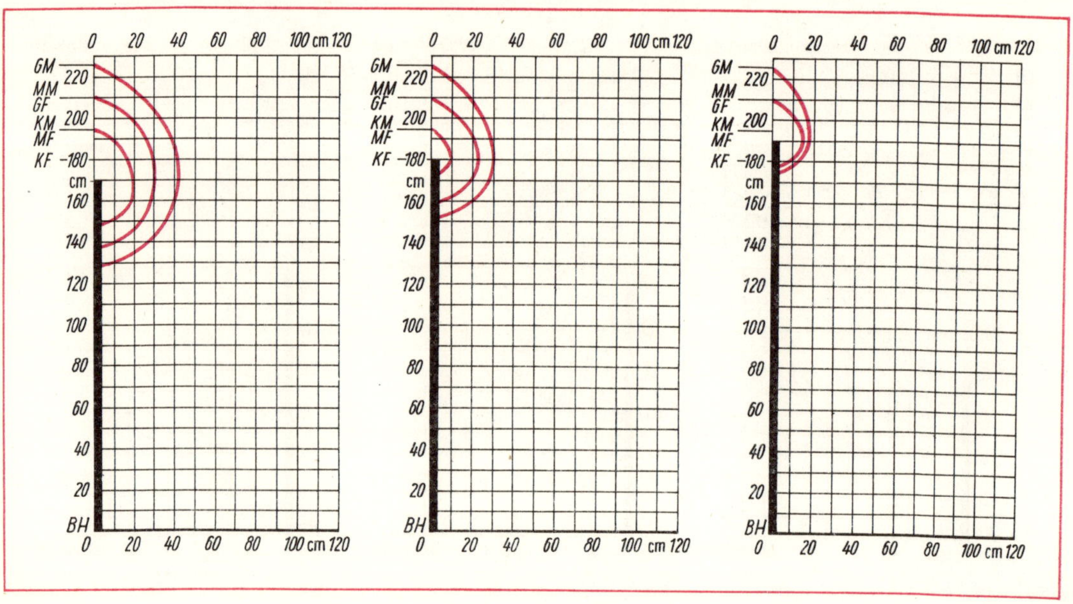
0 20 40 60 80 100 cm 120
GM
MM
GF
KM
MF
KF
220
200
180
cm
160
140
120
100
80
60
40
20
BH

6.3. Bewegungsräume

Greifweiten im Stehen –
Greifrichtung zur Seite
Greifen zur Seite ohne Barriere
Greifen zur Seite bei unterschiedlich hohen Barrieren

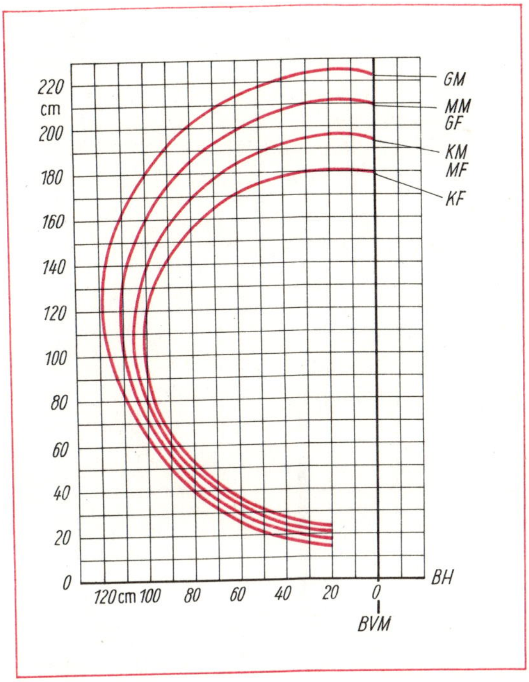

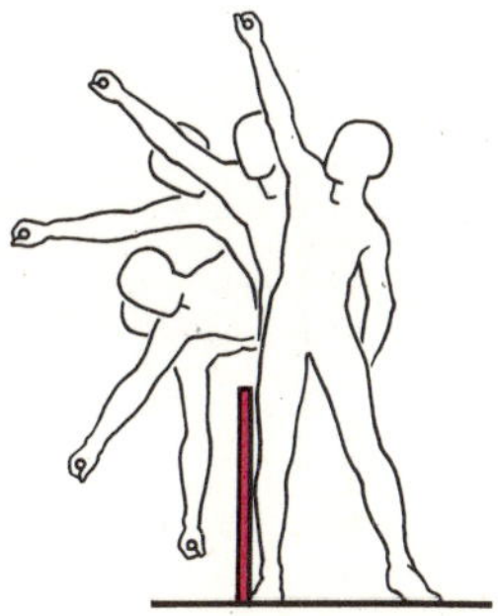

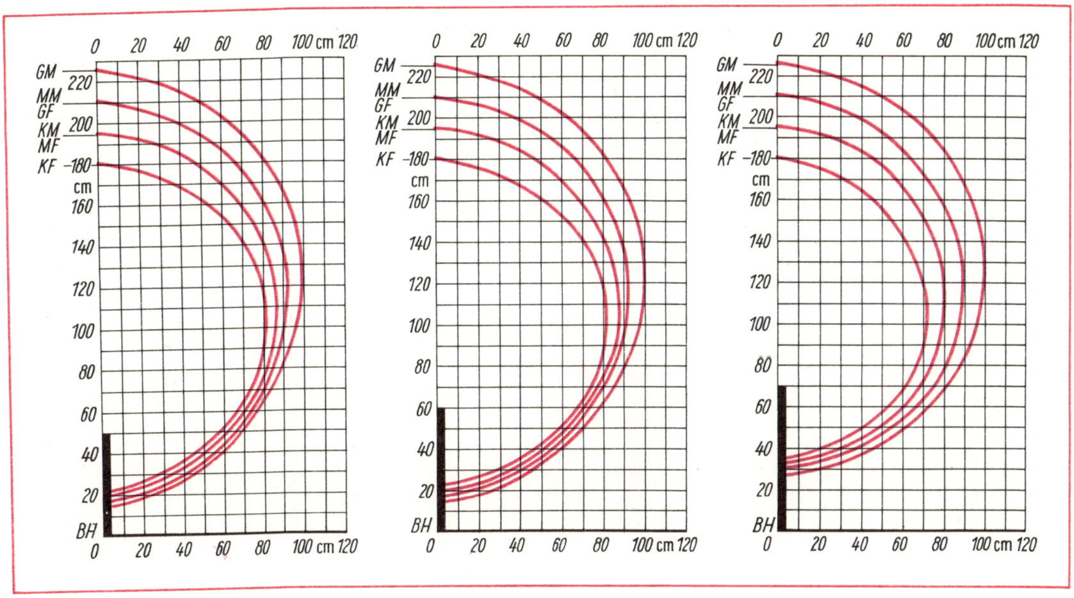

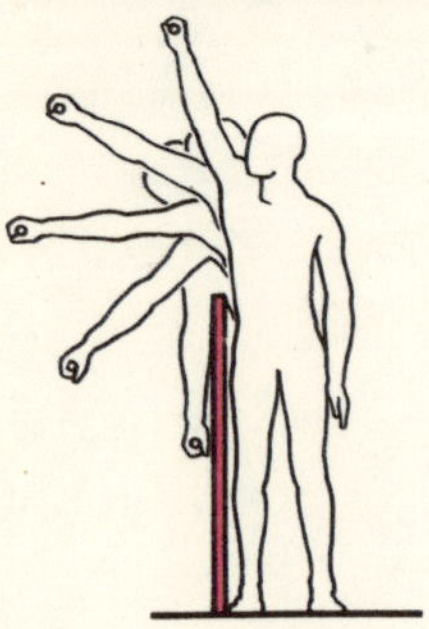

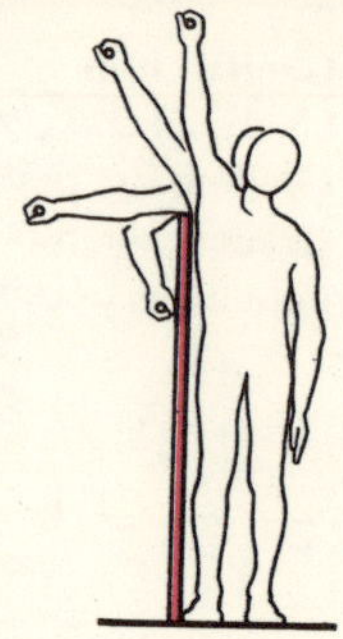

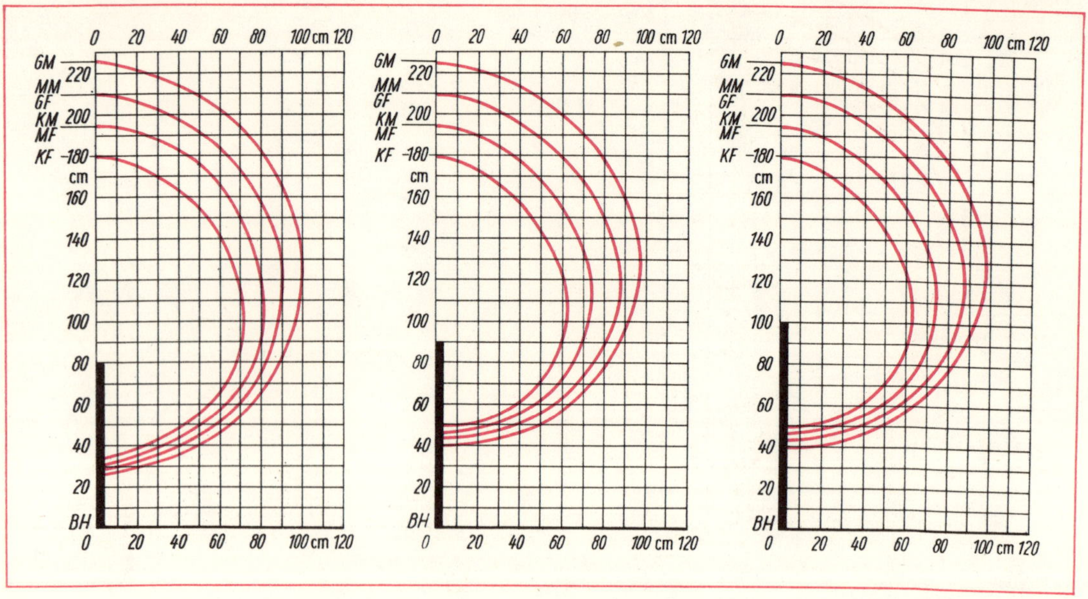
0 20 40 60 80 100 cm 120
GM
220
MM
GF
KM
200
MF
KF
180
cm
160
140
120
100
80
60
40
20
BH

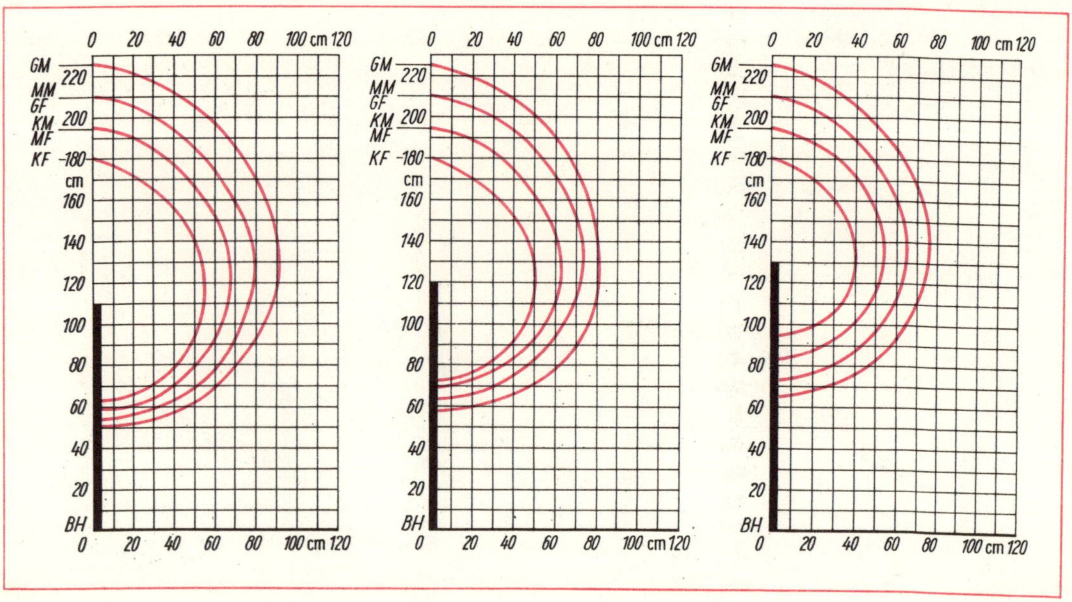
0 20 40 60 80 100 cm 120
GM
220
MM
GF
KM
200
MF
KF
180
cm
160
140
120
100
80
60
40
20
BH

6.3. Bewegungsräume

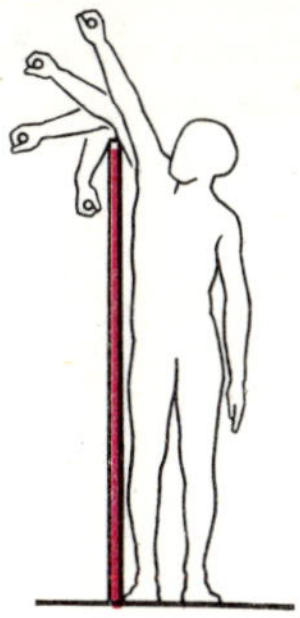

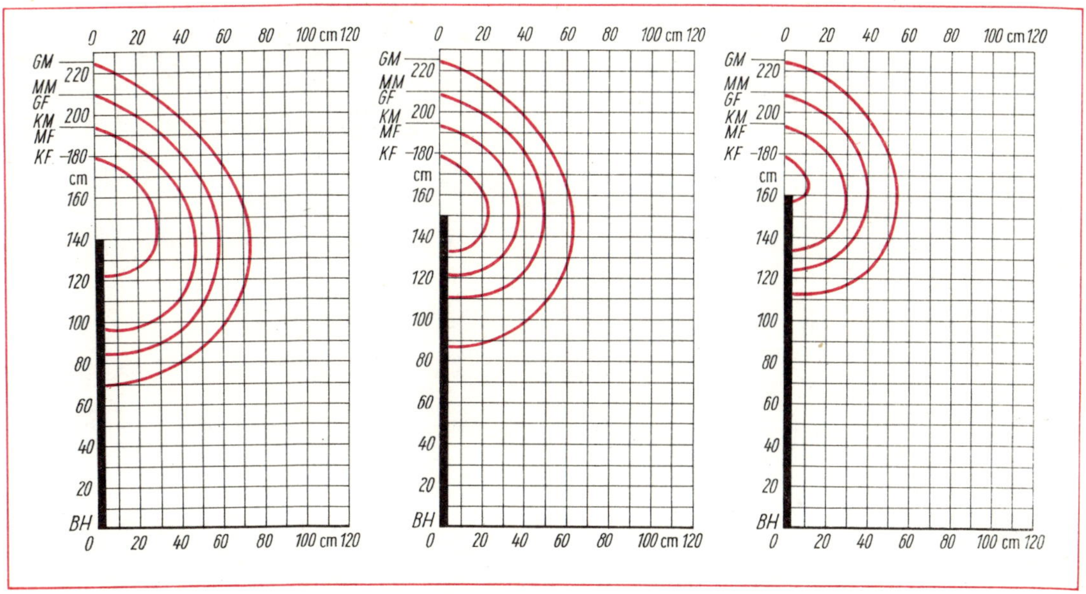

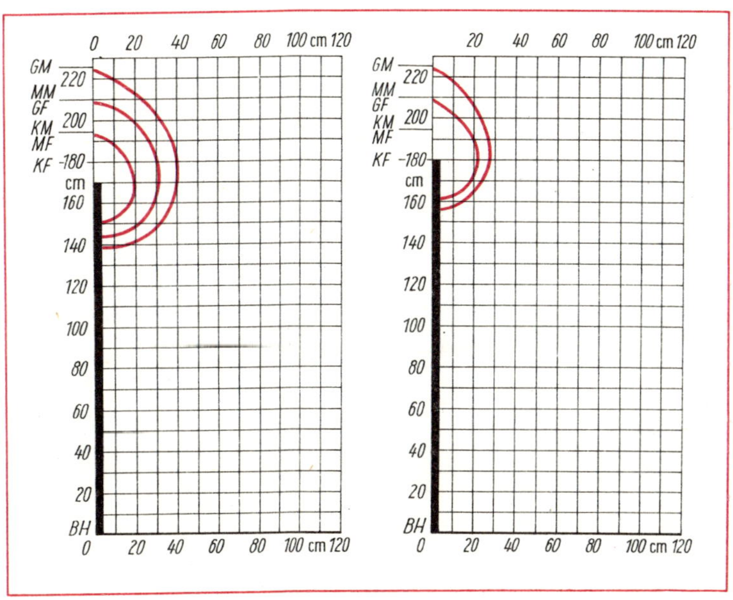

Greifweiten im Sitzen – Greifrichtung nach vorn

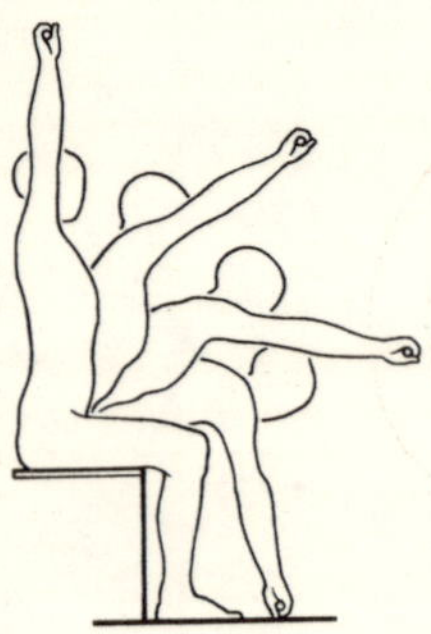

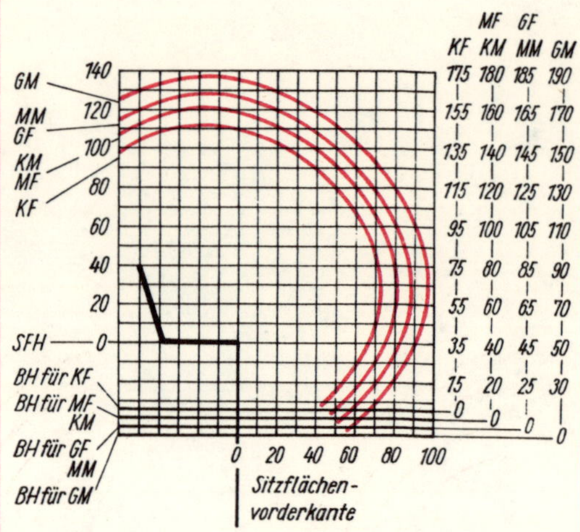

Greifweiten im Sitzen – Greifrichtung zur Seite

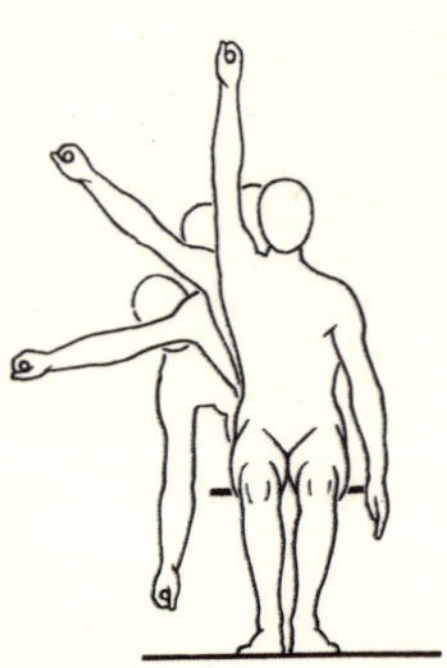

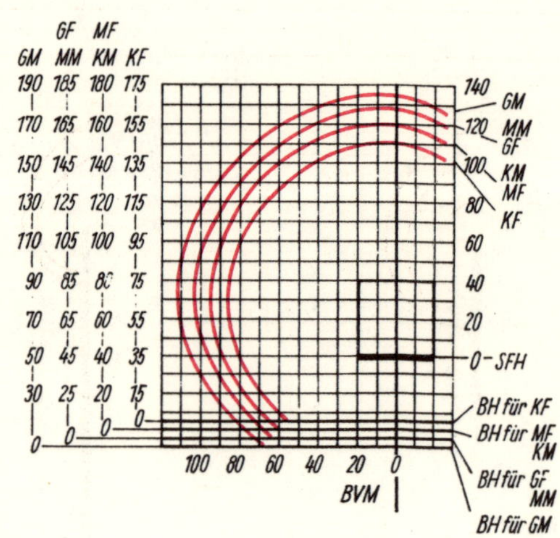

6.3. Bewegungsräume

Greifweiten im Hocken –
Greifrichtung nach vorn

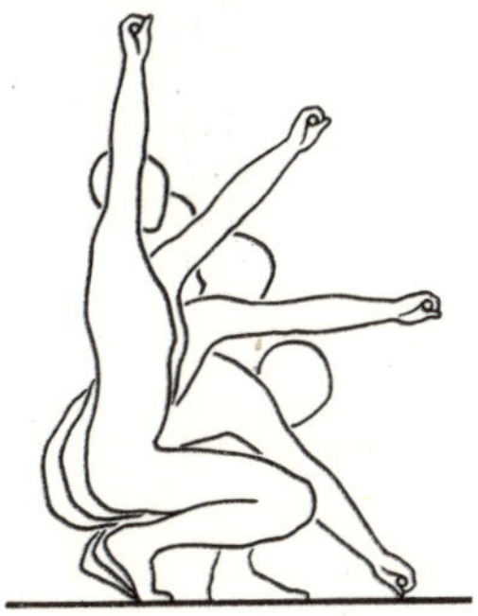

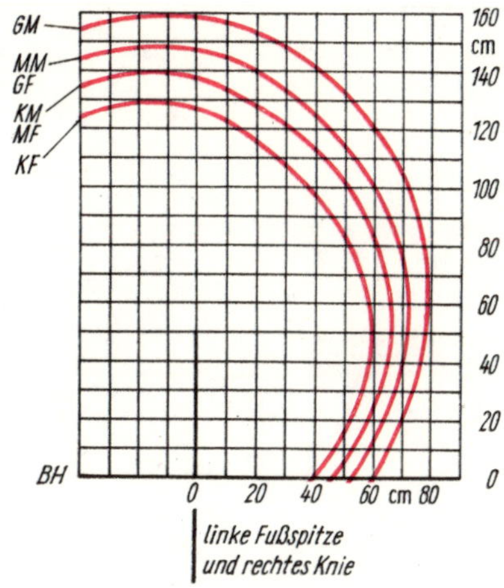

Greifweiten im Hocken –
Greifrichtung zur Seite

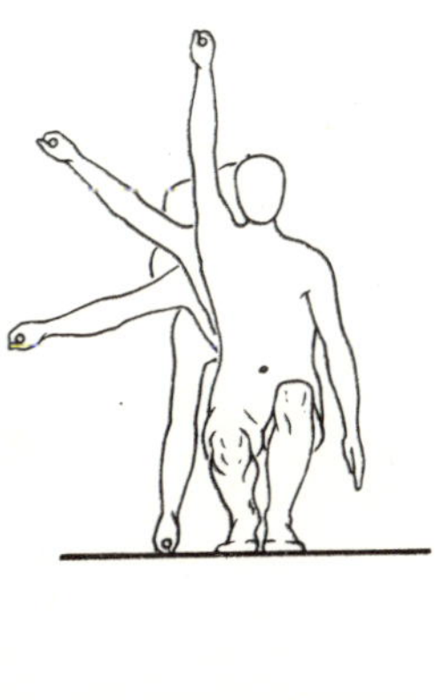

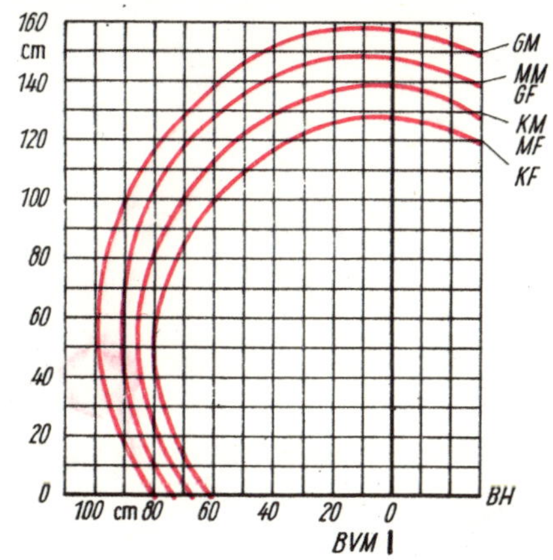

**Greifweiten im Knien –
Greifrichtung nach vorn**

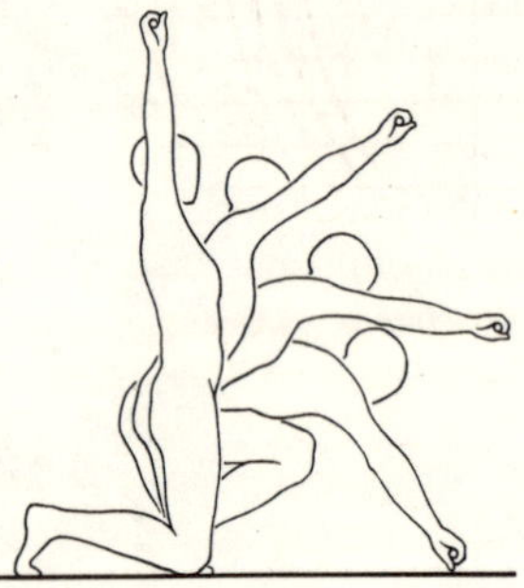

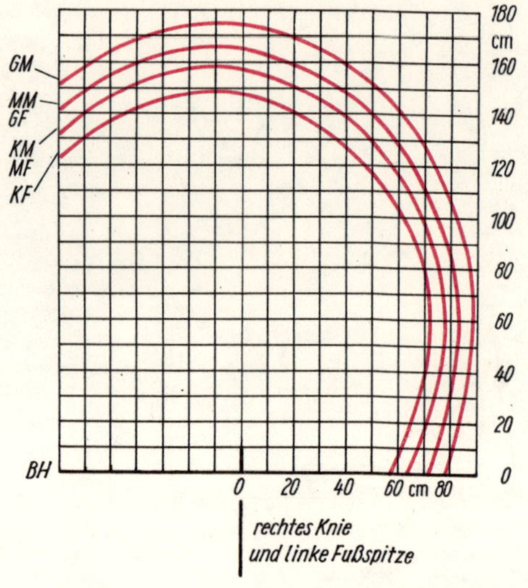

**Greifweiten im Knien –
Greifrichtung zur Seite**

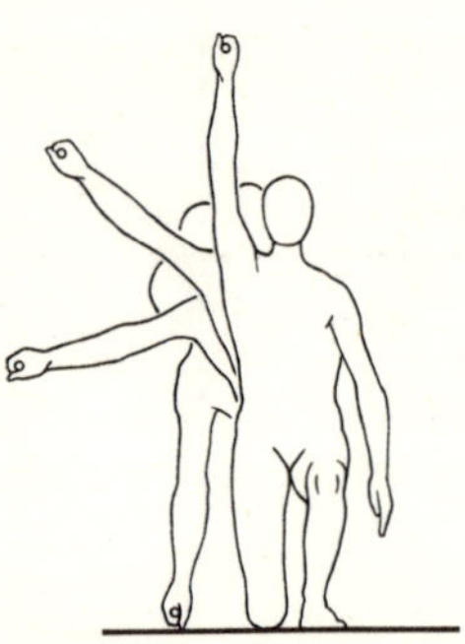

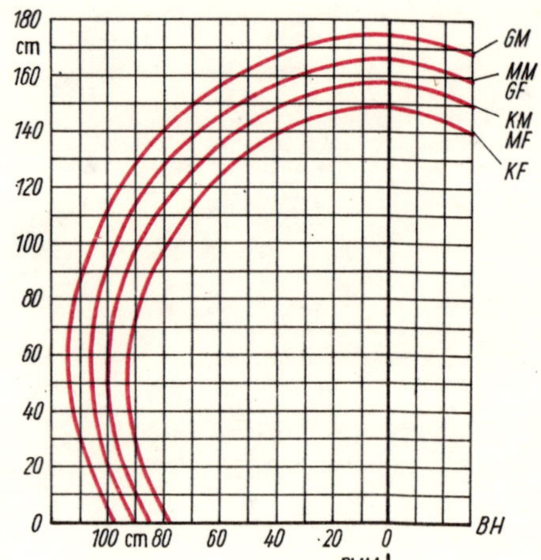

6.4. Körperkräfte

Die angeführten Meßwerte wurden von verschiedenen Autoren an unterschiedlichen Probandengruppen erhoben. Ausreichende und – das Alter betreffend – durchgehende Untersuchungen von DDR-Probanden sind noch nicht durchgeführt. Die im folgenden zusammengestellten Werte können bis zur Vorlage eigener Ergebnisse als Richtwerte Verwendung finden.

Isometrische Maximalkräfte ausgewählter Muskelgruppen: Lebensalter, Geschlecht, Trainingszustand und andere Faktoren bewirken eine hohe inter- und intraindividuelle Variabilität bei den Körperkräften. **Krafthöchstwerte** bei den Extremitätenmuskeln werden zwischen dem 20. und dem 30. Lebensjahr erreicht; im 60. Lebensjahr sind um etwa 25% geringere Werte erreichbar (Abb. 245/1).
Die durchschnittliche Maximalkraft der **Frau** beträgt bei Hand- und Armmuskeln im statistischen Mittel 56% der Kraft des Mannes, bei den Rumpfmuskeln 64% und bei den Beinmuskeln 72% (durchschnittliche Richtwerte für Frauenkräfte werden durch Multiplikation der entsprechenden Kraftwerte der Männer mit den Faktoren 0,56 bei Hand- und Armmuskeln, 0,64 bei Rumpfbeugern und -streckern sowie 0,72 bei Beinmuskeln berechnet).
Die Kraftunterschiede bei den kontralateralen Muskelgruppen beider Extremitäten im **Rechts-links-Vergleich** betragen in der Regel weniger als 10% (Abb. 246/1).
Die von einer Muskelgruppe maximal entwickelte Kraft hängt außer vom Trainingszustand, von der Motivation, der Tageszeit und anderem von ihrem Querschnitt (Muskeldicke) und der bei einer gegebenen Gelenkstellung vorhandenen Gesamtlänge der einzelnen zusammenwirkenden Muskeln ab (→ 6.1.2., 6.1.3.). **Isometrische Maximalkräfte** (→ 6.1.4.) werden daher in definierter Gelenkstellung bei maximaler Willküranspannung über 3 s bis 4 s bestimmt; bei Änderungen der biomechanischen Gegebenheiten ergeben sich andere Kraftmaxima (Abb. 246/1 u. 247/1). Bei ungünstiger Körper- oder Extremitätenstellung, zum Beispiel bei fehlender Abstützmöglichkeit, ungenügender Bodenhaftung und anderem, werden geringere Kräfte, sogenannte **Stellungskräfte**, bestimmt (Tab. 248/1 u. 250/1). Bei Mitwirkung des Körpergewichtes können Stellungskräfte die isometrischen Maximalkräfte auch übersteigen. Der **Zeitbedarf** für das Erreichen des Kraftgipfelwertes beträgt bei raschen Maximalanspannungen von Arm- und Beinmuskeln eine halbe bis eine Sekunde. **Muskelermüdung** verlängert diese Kontraktionszeit, verringert den Kraftgipfel und verlangsamt die Erschlaffung. Häufig wiederholte Muskelanspannungen erfordern zur Vermeidung von Muskelermüdung eine Begrenzung der Kontraktionsstärke in Abhängigkeit von der Betätigungshäufigkeit (Abb. 247/2). Bei ununterbrochenen **Dauerkontraktionen** besteht zwischen der aufbringbaren Kontraktionsstärke und der maximal möglichen Kontraktionsdauer eine nichtlineare (hyperbolische) Beziehung (Abb. 247/3).

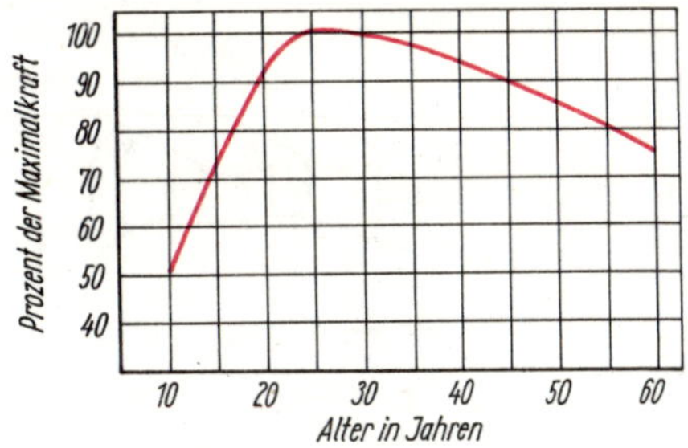

Abb. 245/1 Maximalkraft der Arme und Beine in Abhängigkeit vom Alter

Maximale Handschlußkräfte: Maximale Handschlußkräfte sind von Lebensalter und Geschlecht abhängig (Abb. 254/2). Sie können von Untersuchungsbedingungen beeinflußt sein (Abb. 246/1).

Maximale Armschlußkräfte: Die Abhängigkeit der maximalen Armschlußkräfte (Benutzung beider Hände) stehender 20- bis 24jähriger Männer von der Arbeitshöhe und der Armstellung ist in Abbildung 247/1 dargestellt. In Brusthöhe können wesentlich größere Kräfte als in Beckenhöhe entwikkelt werden.

Maximalkräfte im Bewegungsraum des Armes: Die Maximalkräfte im Bewegungsraum des Armes sind stark von der Lage des Kraftangriffspunktes zum Schultergelenk abhängig. Deshalb wird der Ort des Kraftangriffspunktes auf den Drehpunkt im Schultergelenk bezogen und durch 3 Winkel definiert:

Winkel α definiert die Höhe des Kraftangriffspunktes, bezogen auf das Schultergelenk. Für alle möglichen Kraftangriffspunkte auf einer erdbodenparallel durch das Schultergelenk laufenden Ebene ist $\alpha \doteq 0$. Oberhalb dieser Null-Ebene liegende Kraftangriffspunkte haben positive, unterhalb liegende haben negative Winkel (z. B. + 30°; − 60°).

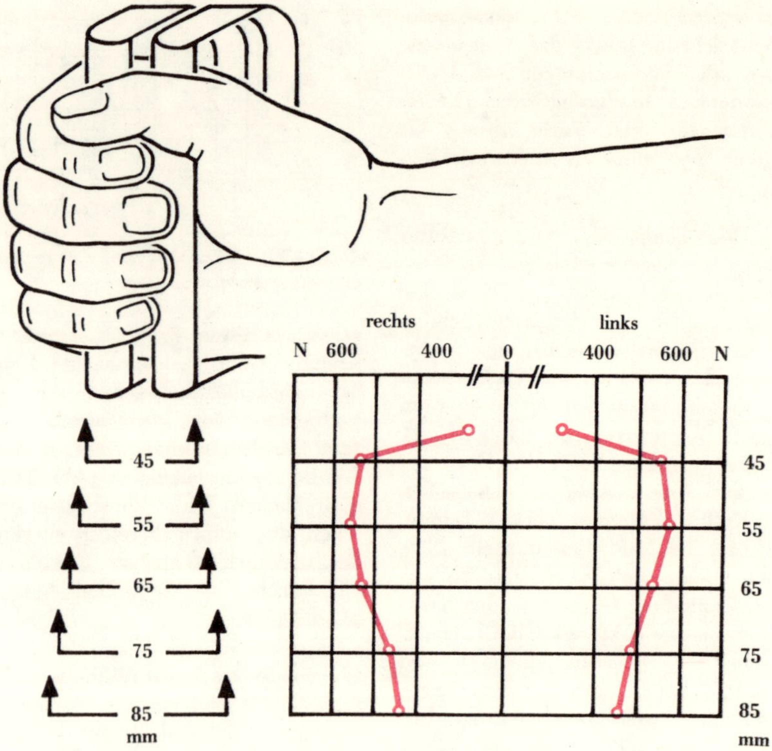

Abb. 246/1 Maximale Rechts- und Linkshandschlußkraft 20- bis 24jähriger Männer in Abhängigkeit von der Griffweite des Kraftaufnehmers (Handgriff des Dynamometers)

Tab. 246/1 Rechts- und Linkshandschlußkraft bei Knaben und Mädchen

Handschlußkraft in Newton/mm²				
Alter in Jahren	Knaben		Mädchen	
	rechte Hand	linke Hand	rechte Hand	linke Hand
3	0,024 ± 0,005	0,022 ± 0,006	0,024 ± 0,005	0,026 ± 0,009
14	0,093 ± 0,027	0,095 ± 0,024	0,083 ± 0,011	0,084 ± 0,023

Winkel β definiert die Lage des Kraftangriffspunktes, bezogen auf die Symmetrieebene des Körpers. Für alle möglichen Kraftangriffspunkte auf einer zur Symmetrieebene parallelen und durch das Schultergelenk laufenden Ebene (Sagittalebene, Abb. 302/1) ist $\beta = 0$. Beispiele:

Arm waagerecht in der Vorhalte: $\alpha = 0°$, $\beta = 0°$;
Arm waagerecht in der Seithalte: $\alpha = 0°$, $\beta = 90°$;
Arm senkrecht nach oben: $\alpha = 90°$, $\beta = 0°$;
Arm senkrecht herabhängend: $\alpha = -90°$, $\beta = 0°$.

6.4. Körperkräfte

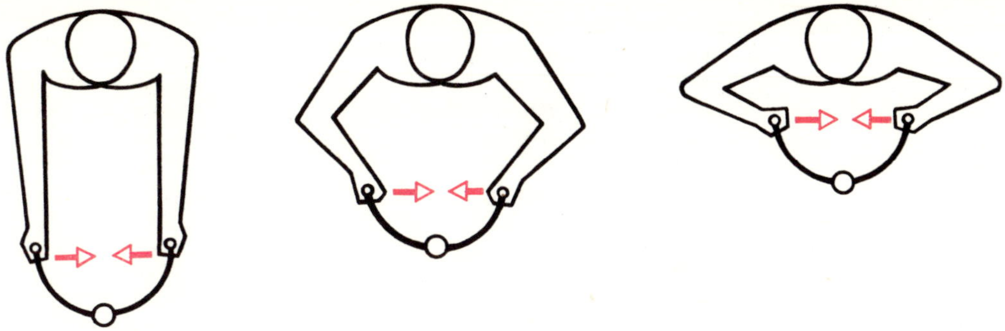

Brusthöhe	195 (52,6%)	354 (95,4%)	371 (100%)
Beckenhöhe	179 (48,3%)	299 (80,6%)	317 (85,4%)

Abb. 247/1 Maximale horizontale Armschlußkräfte 20- bis 24jähriger Männer in Newton bei variierter Armstellung in den Arbeitsebenen Brusthöhe und Beckenhöhe (Angaben in Klammern beziehen sich auf den Krafthöchstwert)

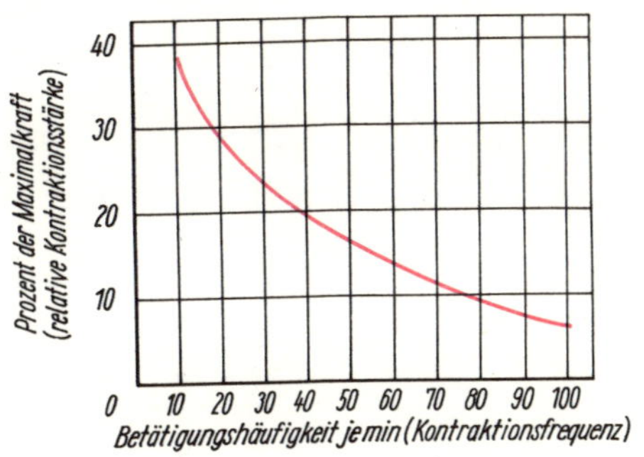

Abb. 247/2 Beziehung von aufbringbarer Kraft in Prozent der Maximalkraft und Betätigungshäufigkeit bei wiederholten, nicht ermüdenden Kontraktionen

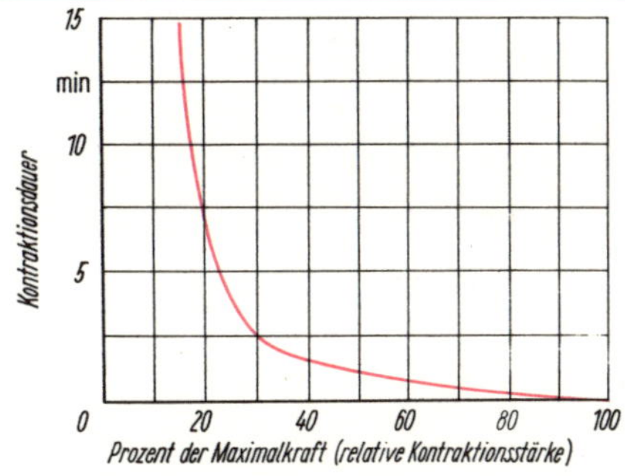

Abb. 247/3 Maximal erreichbare Kontraktionsdauer in Abhängigkeit von der relativen, das heißt auf die Maximalkraft bezogenen Kontraktionsstärke

Winkel γ definiert den Grad der Beugung im Ellenbogengelenk und damit die Armreichweite. Für alle bei gestrecktem Arm erreichbaren Kraftangriffspunkte ist $\gamma = 180°$; für alle bei halber Armreichweite erfaßbaren Angriffspunkte ist $\gamma = 90°$.
Maximale Hub-, Druck-, Zug-, Schub- und Seitwärtskräfte im Bewegungsraum des Armes bei stehenden und sitzenden Männern und Frauen wurden von Podlesak und Lebedova (Institut für Hygiene und Epidemiologie, Prag) an 600 männlichen und 700 weiblichen Industriearbeitern ermittelt. Ihre Werte sind in den Tabellen 251/1 bis 253/3 zusammengefaßt (im Stehen Abstand der leicht auswärts weisenden Fußspitzen voneinander 30 cm).

Maximale horizontale Zug- und Schubkräfte: Maximale horizontale Zug-, Schub- sowie Seitwärtskräfte junger Männer bei Miteinsatz von Rumpf- und Beinmuskeln sind in den Tabellen 251/1, 251/2 und 252/3, nichthorizontale Zug-, Schub- und Seitwärtskräfte in den Tabellen 253/1 und 253/3 zu finden. Zu beachten ist, daß bei fehlendem Fuß- oder Rückwiderlager in Abhängigkeit von der Schuh-Boden-Haftreibung beträchtlich geringere Stellungskräfte aufgebracht werden.

6. Bewegungsmaße

Tab. 248/1 Maximale horizontale Schubkräfte junger Männer gegen eine vertikale Wand in Abhängigkeit von der Körperhaltung

	Höhe des Kraftansatzpunktes in Prozent der individuellen Schulterhöhe Stehender	Abstand in Prozent der individuellen Greifweite	Horizontale Maximalkraft in Newton
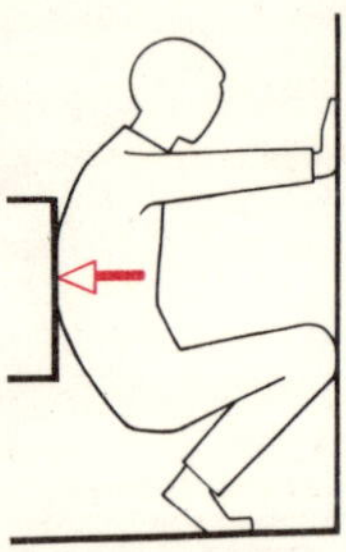	40	80 90 100 110 120 130	1904 1619 1655 1931 1962 1766
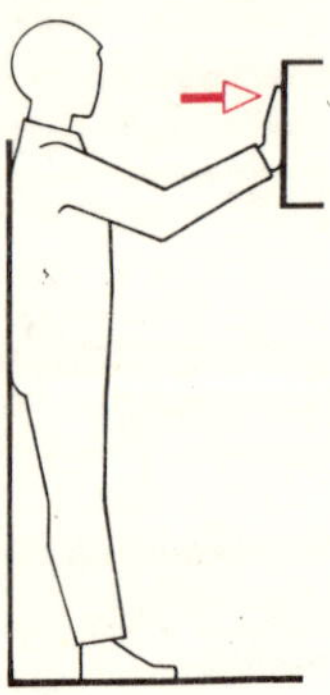	100	 50 60 70 80 90 100 50 60 70 80 90 100	Einsatz beider Hände 583 667 983 1286 979 645 Einsatz der bevorzugten Hand 262 298 360 520 494 427
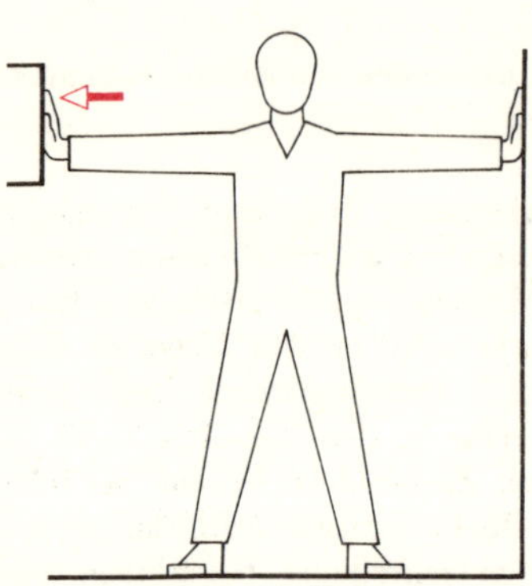	100	50 60 70 80 90	369 347 520 707 325

6.4. Körperkräfte

	Höhe des Kraftansatzpunktes in Prozent der individuellen Schulterhöhe Stehender	Abstand in Prozent der individuellen Greifweite	Horizontale Maximalkraft in Newton
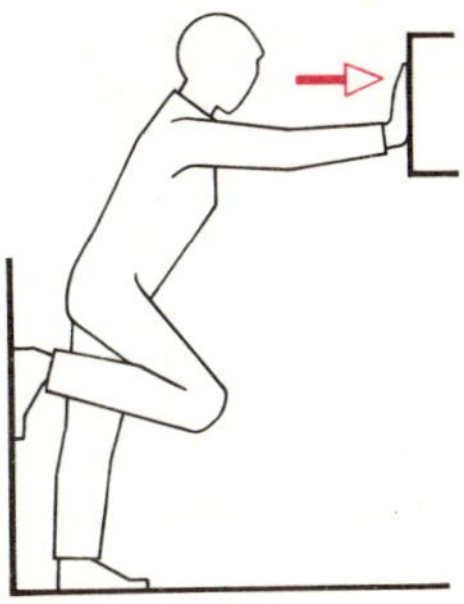	50	80	663
	50	100	774
	50	120	778
	70	80	716
	70	100	730
	70	120	818
	90	80	627
	90	100	676
	90	120	863
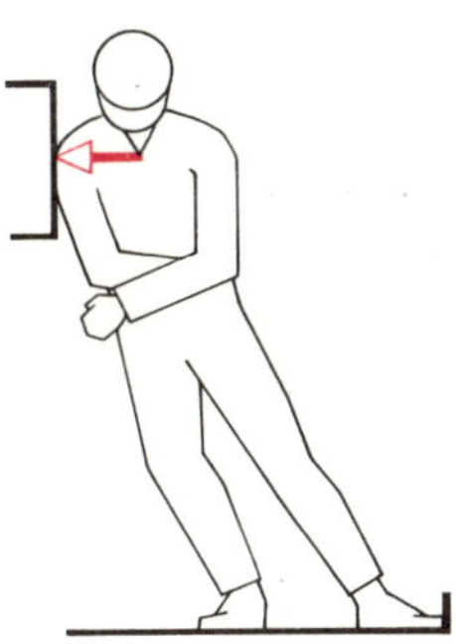	60	70	761
	60	80	854
	60	90	792
	70	60	578
	70	70	698
	70	80	725
	80	60	520
	80	70	618
	80	80	636
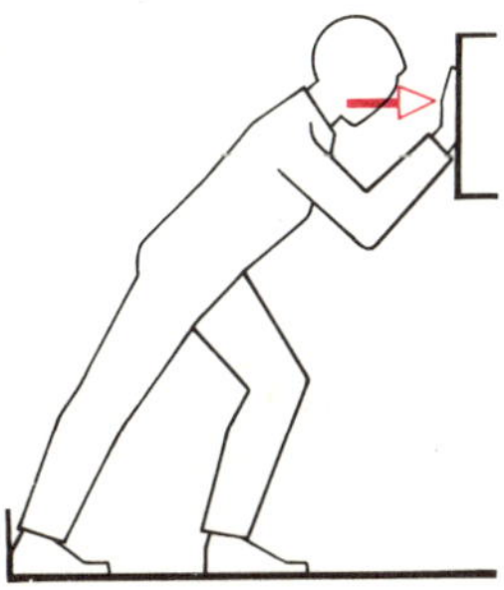	70	70	623
	70	80	689
	70	90	587
	80	70	547
	80	80	543
	80	90	534
	90	70	431
	90	80	449
	90	90	485

Maximale Tretkräfte: Junge Männer können (sitzend und angelehnt) die größten Tretkräfte entwickeln, wenn der Abstand vom Hüftgelenk zum Pedal (Pedalabstand) 95% der Entfernung Hüftgelenk – Pedal bei maximal gestrecktem Bein beträgt (Abb. 250/1). Ist dieser Abstand kleiner als 95%, sind nur geringere Kräfte möglich. Auch die vertikale Entfernung des Pedals von einer durch das Hüftgelenk des Sitzenden gedachten Horizontalebene (Pedalhöhe) hat Einfluß auf die Größe der Tretkräfte:

- Pedal in Höhe der Hüftgelenkebene: etwa 1300 N (95% der maximalen Tretkraft)
- Pedal 15 cm unter der Hüftgelenkebene: etwa 1400 N (maximale Tretkraft)
- Pedal 30 cm unter der Hüftgelenkebene: etwa 1300 N (95% der maximalen Tretkraft)
- Pedal 45 cm unter der Hüftgelenkebene: etwa 1 000 N (75% der maximalen Tretkraft).

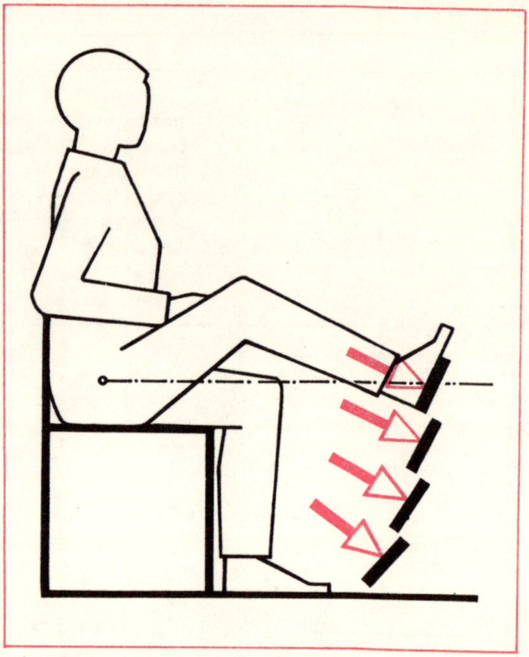

Abb. 250/1 Tretkräfte junger Männer in Abhängigkeit von Pedalabstand und Pedalhöhe

Hubkräfte im Bewegungsraum der Arme: Relative Hubkräfte stehender Männer im Bewegungsraum der Arme bei beidhändigem Heben mit maximaler Kraft sind in Abbildung 254/1 angegeben; Bezugswert ist die körpernah aufbringbare Maximalkraft.

Tab. 250/1 Horizontale Schubkräfte stehender Männer in Abhängigkeit von der Arbeitshaltung und der Standsicherheit

Mindestkraft* in Newton	Art der Kraftausübung	Standsicherheit
100	beidhändig oder mit einer Schulter oder mit dem Rücken	bei geringer Kraftreibung zwischen Schuhen und Fußboden
200	beidhändig oder mit einer Schulter oder mit dem Rücken	bei mittlerer Kraftreibung
250	mit einer Hand	gestützt gegen eine vertikale Wand parallel zur Last in 50cm bis 150cm Abstand
300	beidhändig oder mit einer Schulter oder mit dem Rücken	bei großer Haftreibung
500	beidhändig oder mit einer Schulter oder mit dem Rücken	gestützt gegen eine vertikale Wand parallel zur Last in 50cm bis 175cm Abstand oder bei absoluter Standsicherheit
750	mit dem Rücken	gelehnt gegen eine vertikale Wand parallel zur Last in 60cm bis 110cm Abstand oder bei absoluter Standsicherheit

* Verdoppelt bzw. verdreifacht sich, wenn gleichzeitig zwei oder drei Männer schieben

6.4. Körperkräfte

Tab. 251/1 Maximale horizontale Zug- und Schubkräfte stehender Männer in Newton

Koordinaten des Kraftangriffspunktes im Greifraum α	β	γ	Zug horizontal zum Körper hin	Schub horizontal vom Körper weg
0°	0°	180°	113	133
	30°		128	154
	60°		149	168
	90°		155	173
	30°	140°	111	129
	60°		147	160
	30°	90°	111	111
	60°		146	140
+30°	0°	180°	102	126
	30°		124	144
	60°		146	158
	0°	140°	92	108
	30°		111	118
	60°		129	136
	0°	90°	88	89
	30°		112	105
	60°		125	110
−30°	0°	180°	128	119
	30°		152	132
	60°		176	149
	0°	140°	121	127
	30°		142	142
	60°		164	160
	0°	90°	110	119
	30°		133	137
	60°		160	151
−60°	0°	180°	133	118
	30°		152	128
	60°		175	143
	0°	140°	134	138
	30°		146	153
	60°		172	166
	0°	90°	114	127
	30°		134	145
	60°		163	160

Tab. 251/2 Maximale horizontale Seitwärtskräfte stehender Männer in Newton

Koordinaten des Kraftangriffspunktes im Greifraum α	β	γ	Horizontal nach innen zur Symmetrieebene des Körpers hin	Horizontal nach außen von der Symmetrieebene des Körpers weg
0°	0°		77	76
	30°	180°	74	75
	60°		72	74
	90°		69	71
	30°		95	75
	60°	145°	85	74
	30°		98	80
	60°	90°	87	75
	30°		81	80
	60°	180°	76	75
+30°	30°		92	83
	60°	145°	87	77
	30°		101	89
	60°	90°	91	83
	30°		84	83
	60°	180°	79	79
−30°	30°		100	94
	60°	90°	93	88
	30°		111	97
	60°	90°	101	90
	30°		100	98
−60	60°	180°	95	90
	30°		120	106
	60°	145°	111	100
	30°		123	110
	60°	90°	111	101

6. Bewegungsmaße

Tab. 252/1 Maximale vertikale Hub- und Druckkräfte stehender Männer in Newton

Koordinaten des Kraftangriffspunktes im Greifraum			Hub nach oben	Druck nach unten
α	β	γ		
0°	0°	180°	103	163
	30°		95	151
	30°	140°	115	225
	60°		162	274
	30°	90°	159	265
	60°		186	294
+30°	30°	180°	122	199
	30°	140°	119	259
	60°		157	293
	30°	90°	131	268
	60°		166	307
−30°	30°	180°	142	153
	30°	140°	137	178
	60°		206	197
	30°	90°	187	204
	60°		211	234
−60°	30°	180°	189	176
	30°	140°	204	177
	60°		260	208
	30°	90°	206	158
	60°		229	176

Tab. 252/2 Maximale Hub- und Druckkräfte sitzender Männer mit dem unterschiedlich gebeugten Arm in Vorhalte (β = 0°) in Newton

Stellung des Armes		Maximalkräfte	
α	γ	Hub nach oben	Druck nach unten
0°	180°	196	186
−15°	150°	245	206
−30°	120°	265	255
−45°	90°	245	235

Tab. 252/3 Maximale horizontale Zug-, Schub- und Seitwärtskräfte sitzender Männer in der Arbeitsebene: Schulterhöhe (α = 0°) in Newton

γ	β			
	0°	30°	60°	90°
	Zug zum Körper hin			
90°	329	342	341	349
120°	367	383	379	370
150°	400	392	382	362
180°	431	409	398	406
	Schub vom Körper weg			
90°	333	347	383	363
120°	528	635	554	469
150°	578	639	604	503
180°	615	556	499	422
	nach innen zur Symmetrieebene hin			
90°	171	157	155	143
120°	154	147	152	134
150°	122	137	130	127
180°	114	112	110	106
	nach außen von der Symmetrieebene weg			
90°	115	94	97	94
120°	106	93	84	80
150°	89	89	84	82
180°	84	80	76	76

Tab. 252/4 Maximale vertikale Hub- und Druckkräfte sitzender Männer in der Arbeitsebene Schulterhöhe (α = 0°) in Newton

γ	β			
	0°	30°	60°	90°
	Hub nach oben			
90°	130	131	138	140
120°	116	126	127	112
150°	111	122	116	105
180°	122	108	110	92
	Schub vom Körper weg			
90°	299	330	308	280
120°	248	274	260	237
150°	203	232	210	187
180°	181	195	179	161

6.4. Körperkräfte

Tab. 253/1 Maximale Zug-, Schub- und Seitwärtskräfte sitzender Männer mit dem unterschiedlich gebeugten Arm in Vorhalte (β = 0°) in Newton

Stellung des Armes		Maximalkräfte	
α	γ		
		Zug zum Körper hin	Schub vom Körper weg
0°	180°	539	618
−15°	150°	539	549
−30°	120°	461	461
−45°	90°	392	382
		nach innen zur Symmetrieebene hin	nach außen von der Symmetrieebene weg
0°	180°	226	147
−15°	150°	245	147
−30°	120°	235	147
−45°	90°	226	167
Zur Beachtung: horizontale Kraftentwicklung nicht obligat!			

Tab. 253/2 Maximale Hub- und Druckkräfte sitzender Männer bei gestrecktem Ellenbogen (γ = 180°) in Newton in Abhängigkeit von der Lage des Kraftangriffspunktes im Bewegungsraum

α	β			
	0°	30°	60°	90°
	Hub nach oben			
−30°	162	128	128	105
0°	132	123	126	118
+30°	110	128	133	127
+60°	108	135	127	127
	Druck nach unten			
−30°	245	258	247	228
0°	299	314	266	240
+30°	255	294	271	323
+60°	222	267	259	212

Tab. 253/3 Maximale Zug-, Schub- und Seitwärtskräfte sitzender Männer bei gestrecktem Ellenbogen (γ = 180°) in Newton

α	β			
	0°	30°	60°	90°
	Zug zum Körper hin			
−30°	422	398	386	360
0°	366	357	342	327
+30°	326	346	352	353
+60°	358	378	381	392
	Schub vom Körper weg			
−30°	534	517	391	329
0°	461	506	468	425
+30°	477	531	525	469
+60°	401	427	470	404
	nach innen zur Symmetrieachse			
−30°	196	169	157	142
0°	147	149	140	140
+30°	134	141	133	130
+60°	116	127	140	133
	nach außen von der Symmetrieebene weg			
−30°	114	90	90	88
0°	106	97	84	87
+30°	101	96	88	82
+60°	97	91	94	87
Zur Beachtung: horizontale Kraftentwicklung nicht obligat!				

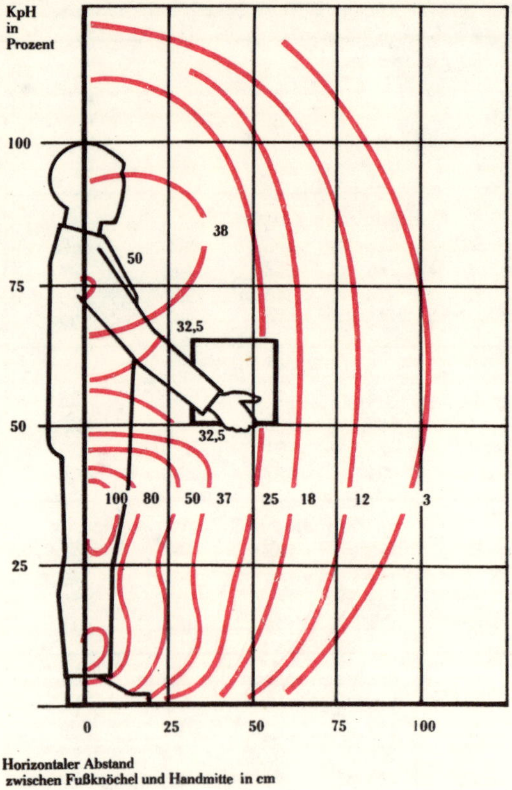

Abb. 254/1 Auf die körpernah aufbringbare Maximalkraft bezogene Kräfteverteilung im Bewegungsraum der Arme beim beidhändigen Heben mit maximaler Kraft bei stehenden Männern in Prozent

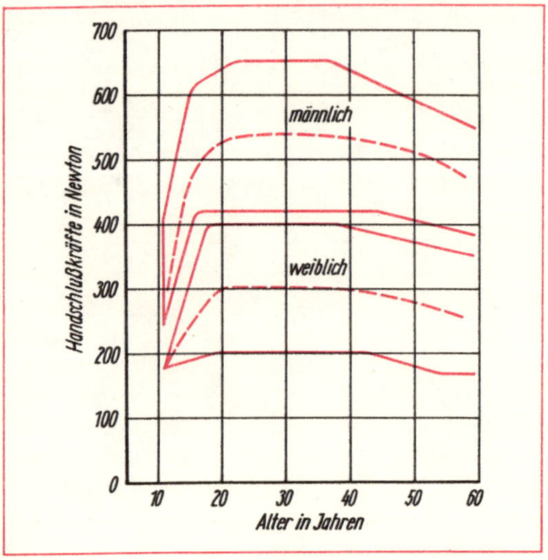

Abb. 254/2 ***Meßwertbereich der maximalen Handschlußkräfte von Männern und Frauen in Abhängigkeit vom Lebensalter***

6.5. Lateralitätsdaten

Die Lateralität oder Seitigkeit eines Menschen wird von den an ihm feststellbaren Asymmetrien oder **Rechts-links-Unterschieden** bestimmt. Sie umfaßt morphologisch-anatomische und funktionelle Asymmetrien. Zur ersten Gruppe gehören zum Beispiel Rechts-links-Unterschiede des Skeletts, des Gesichts, sogenannte innere Asymmetrien von Thorax und Abdomen sowie die in den letzten Jahren besonders intensiv untersuchten Rechts-links-Differenzen des Endhirns. Funktionsasymmetrien äußern sich unter anderem als Leistungsunterschiede der beiden Endhirnhemisphären, so in linkshemisphärieller Repräsentation der Sprache und des mathematischen Vermögens und rechtshemisphärieller Dominanz für räumliche Wahrnehmung und musikalische Leistungen. Weitere Erscheinungsformen funktioneller Asymmetrien sind am bevorzugten Gebrauch bzw. an der Leistungsüberlegenheit eines der beiden Partner paariger Organe erkennbar: an **Händigkeit, Beinigkeit, Äugigkeit** (monokulare Dominanz) und **Ohrigkeit** (monaurale Dominanz).

In angewandt-anthropologischen, speziell in ergonomischen Untersuchungen bzw. bei der Gestaltung einer menschengerechten Umwelt muß die Lateralität gebührend berücksichtigt werden. Beispielsweise ist die Anzahl von Nicht-Rechtshändern (Links- und Beidhänder) auch in unserer Bevölkerung relativ groß. Ihr Leben unter auf Rechtshänder abgestimmten Umweltbedingungen wirkt sich auf ihre Arbeitsproduktivität negativ aus, mitunter führt diese Nichtübereinstimmung von funktioneller Asymmetrie und Umwelt zu hochgradigen psychischen Belastungen. Die Häufigkeit von Fehlleistungen kann demzufolge bei Linkshändern größer sein: am Unfallgeschehen am Arbeitsplatz sind Linkshänder häufiger beteiligt als Rechtshänder.

Die Ermittlung von Lateralitätsdaten erfolgt international gegenwärtig noch nicht nach einheitlichen Methoden, so daß Angaben über die Häufigkeiten verschiedener Ausprägungsstufen zum Teil stark schwanken. In der DDR stehen gegenwärtig Angaben über die Händigkeit, die Beinigkeit und die Äugigkeit bei 1 150 6- bis 12jährigen und 732 19- bis 24jährigen beiderlei Geschlechts zur Verfügung (Tab. 255/1), die als vorläufige Richtwerte verwendet werden können.

Tab. 255/1 Händigkeit, Beinigkeit und Äugigkeit bei 6- bis 12jährigen und 19- bis 24jährigen (Angaben in Prozent)

Händigkeit						
Alter in Jahren	männlich			weiblich		
	Linkshänder	Beidhänder	Rechtshänder	Linkshänder	Beidhänder	Rechtshänder
6 bis 12	9,0	4,0	87,0	4,5	1,0	94,5
19 bis 24	7,4	5,0	87,6	3,1	2,0	94,9

Beinigkeit						
Alter in Jahren	männlich			weiblich		
	Linksbeiner	Beidbeiner	Rechtsbeiner	Linksbeiner	Beidbeiner	Rechtsbeiner
6 bis 12	17,5	4,5	78,0	10,0	8,7	81,3
19 bis 24	10,6	0,9	88,5	7,1	0,3	92,6

Äugigkeit						
Alter in Jahren	männlich			weiblich		
	Linksäuger	Beidäuger	Rechtsäuger	Linksäuger	Beidäuger	Rechtsäuger
6 bis 12	33,6	6,2	60,2	32,8	6,8	60,4
19 bis 24	24,8	0,8	74,4	28,2	1,4	70,4

6.6. Sehfunktionen

Unter **Gesichtsfeld** (Methling u. Peschke 1979) ist die Gesamtheit der vom Auge ausgehenden Richtungen im Objektraum zu verstehen. in denen Gegenstände bei ruhig gehaltenem Kopf und ruhig gehaltenem Auge gleichzeitig wahrgenommen werden können. Das Gesichtsfeld eines gesunden Auges ist sehr groß. Das praktisch brauchbare Gesichtsfeld eines Auges ist durch die vorstehende Nase sowie – unten und oben – durch die Randbegrenzungen der Augenhöhle eingeschränkt. Im beidäugigen Gesichtsfeld ergänzen sich die Gesichtsfelder beider Augen. die Begrenzung durch die Nase wird bedeutungslos. Abbildung 256/1a zeigt die Ausdehnung der Gesichtsfelder für jedes Auge sowie für beide Augen zusammen, gemessen in Winkelgraden von den Fixierlinien der Augen, deren Durchstoßungspunkte in der Mitte des Bildes liegen.

Die Ausdehnung des Gesichtsfeldes ist nicht absolut konstant; sie ist vom durchschnittlichen Leuchtdichteniveau, der Auffälligkeit der Reize und der Wellenlänge des Lichtes abhängig. Das Gesichtsfeld ist um so größer, je auffälliger die an seiner Peripherie auftretenden Reize sind. Die Auffälligkeit wird durch eine höhere Durchschnittsleuchtdichte des Gesichtsfeldes sowie durch größere Leuchtdichte und Ausdehnung der peripheren Reize gesteigert; durch Ermüdung, psychische Ablenkung, Blendung, Sauerstoffmangel usw. wird sie verringert. Bei niedrigen Leuchtdichteniveaus erlischt am Rand des Gesichtsfeldes die Fähigkeit der Farbwahrnehmung (Abb. 256/1b). Die Ausdehnung ist dann am kleinsten für Grün, etwas größer für Rot und am größten für Gelb und Blau.

Das **Blickfeld** umschließt die Gesamtheit aller Richtungen, in denen Objekte bei ruhig gehaltenem Kopf nacheinander durch Bewegungen der Augen

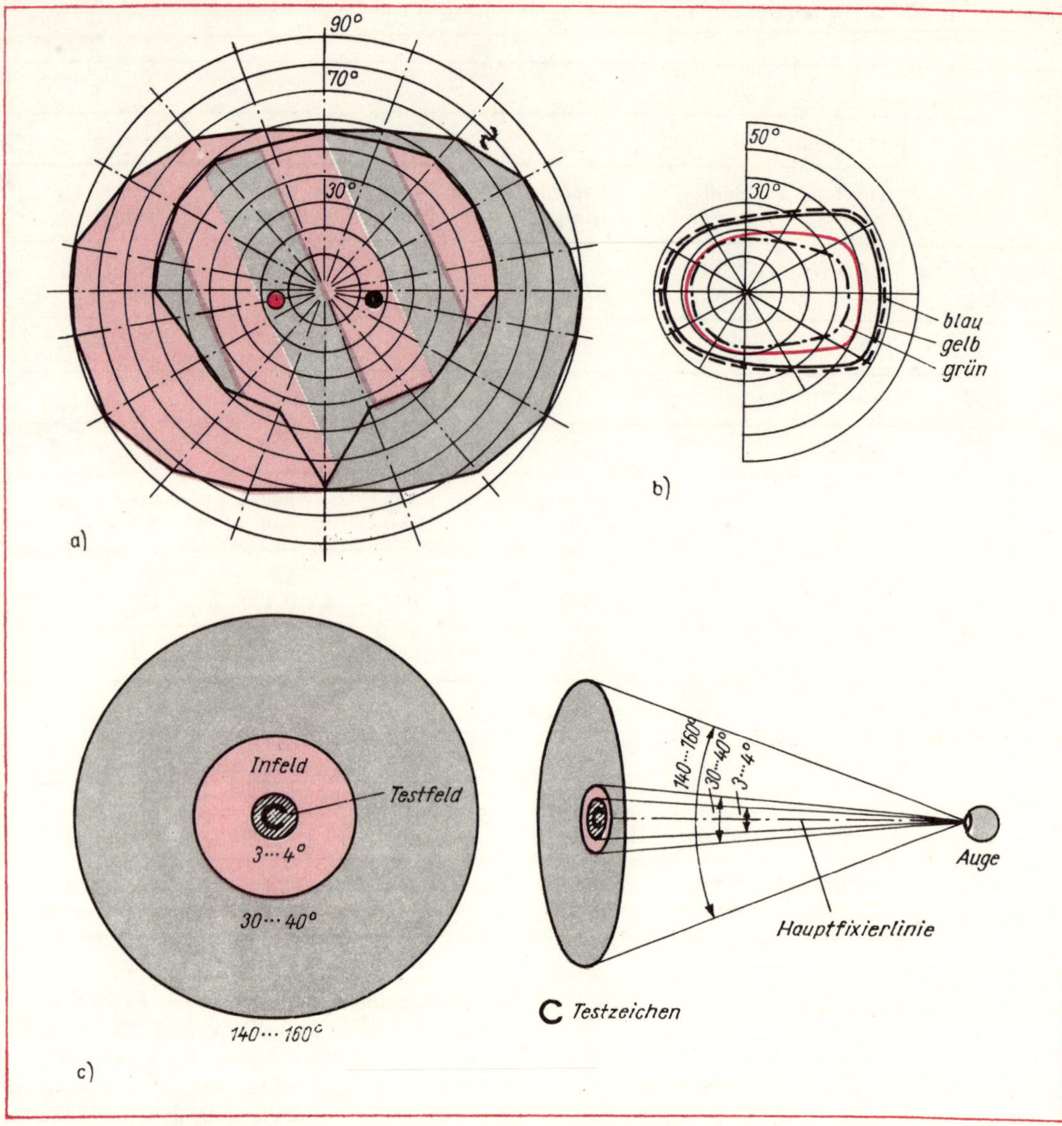

Abb. 256/1a Gesichtsfeld beider Augen bei > 200 cd/m² (rot: linkes Auge, grau: rechtes Auge)
Abb. 256/1b Gesichtsfeld des rechten Auges für verschiedenartige Lichtquellen
Abb. 256/1c Bereiche des Sehfeldes

angeblickt werden können. Im Normalfall umfassen die ausgeführten Blickbewegungen der Augen einen relativ kleinen Winkelbereich: Blickbewegungen von 18° bis 20° – gemessen von der Hauptblicklinie in alle Richtungen – stellen das Höchstmaß dar. Von den Augen können zwar noch wesentlich größere Blickbewegungen durchgeführt werden. Das ist aber auf Dauer unbequem, so daß bei der Notwendigkeit, größere Bereiche zu überblicken, unwillkürlich Kopfbewegungen mit ausgeführt werden.

Das **Sehfeld** umfaßt alle Richtungen, in denen Objekte durch Bewegen des Kopfes und der Augen nacheinander angeblickt werden können; das Sehfeld ist somit größer als das Blickfeld.
Erkenntnisse über Gesichtsfeld, Blickfeld und Sehfeld bilden eine wichtige Grundlage zum Beispiel für die richtige Arbeitsplatzgestaltung und die optimale Ausleuchtung. Als zweckmäßig hat es sich erwiesen, mindestens drei Bereiche, die auch Felder genannt werden, zu unterscheiden (Abb. 256/1c). Das sogenannte **zentrale Feld** – auch als Testfeld

bezeichnet – umfaßt dabei den Bereich, in dem sich das Sehobjekt befindet. Es hat nur eine Ausdehnung von 3° bis 4° (der Scheitelpunkt für den Winkel liegt am Auge). Um das Testfeld herum ist das sogenannte **Infeld** angeordnet, das auch als nähere Umgebung bezeichnet wird. Seine Ausdehnung umfaßt im allgemeinen 30° bis 40°. Dieser Bereich erfaßt den üblicherweise durch Blickbewegungen der Augen überschaubaren Teil des Objektraumes. Er ist in der Regel etwa mit der Arbeitsfläche identisch. Die Ausdehnung des sich daran anschließenden dritten Bereiches, des sogenannten **Umfelds**, beträgt ungefähr 140° bis 160°. Es wird durch in der Umgebung des Arbeitsplatzes sichtbare Deckenbereiche, Wandflächen und Gegenstände gebildet.

Die **Sehschärfe** im Gesichtsfeld fällt vom Zentrum zum Rand sehr schnell ab (Abb. 257/1): Liegt in 5 m Entfernung ein Objekt 25 cm seitlich vom angeblickten Fixationspunkt entfernt, beträgt die Sehschärfe nur noch 50%, liegt es in 5 m Entfernung 80 cm seitlich vom angeblickten Fixationspunkt, beträgt sie sogar nur noch 20%.

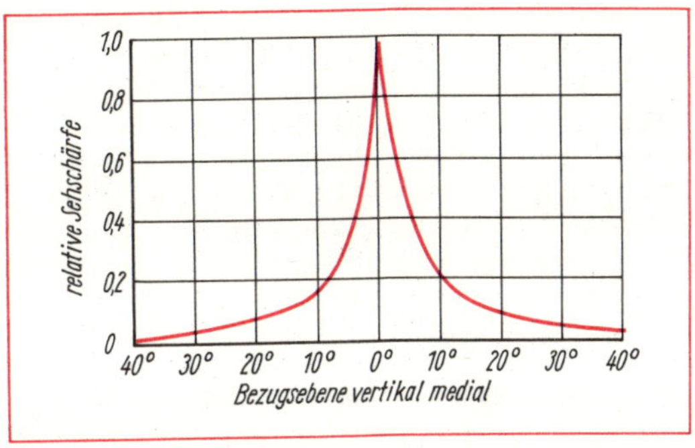

Abb. 257/1 Abhängigkeit der einfachen Trennsehschärfe vom Zentrum des Gesichtsfeldes

Die **Hellempfindlichkeit** des Auges ist wellenlängenabhängig und entspricht beim Niveau der Tageslichtbeleuchtung der spektralen Hellempfindlichkeitskurve (Abb. 257/2). Danach ist das Auge für Strahlung der Wellenlänge 555 nm (grüngelb) am empfindlichsten. Für das Dunkelsehen ist diese Kurve nach links verschoben, das stärkste Helligkeitsempfinden liegt bei 507 nm im Grün-Bereich, rote Farben werden weniger, blaue mehr wahrgenommen.

Etwa 8% aller Männer besitzen eine sogenannte **Farbfehlsichtigkeit,** die meistens in einer „Rot-Grün-Blindheit" besteht. Farbfehlsichtigkeit bei Frauen ist sehr selten.

Der Anteil an **Brillenträgern** in der Bevölkerung liegt bis zu einem Alter von 10 Jahren unter 10%, dann bis zu einem Alter von etwa 40 Jahren etwa zwischen 10% und 20%, wobei eine gewisse Abhängigkeit der prozentualen Anteile von berufsspezifischen Sehanforderungen vorhanden sein kann. Dabei handelt es sich primär um Brillen für den Fernbereich, die meistens gleichzeitig für die Nähe verwendet werden. Oberhalb eines Alters von etwa 45 Jahren nimmt der Anteil an Brillenträgern sehr stark zu (auf 20% bis 50%), wobei dies in erster Linie durch die für den Nahbereich erforderlichen Brillen verursacht wird. Wesentliche geschlechtsspezifische Unterschiede bestehen nicht.

Die Ursache für die große Zahl der Brillenträger unter den über 45jährigen ist die Alterssichtigkeit. Sie

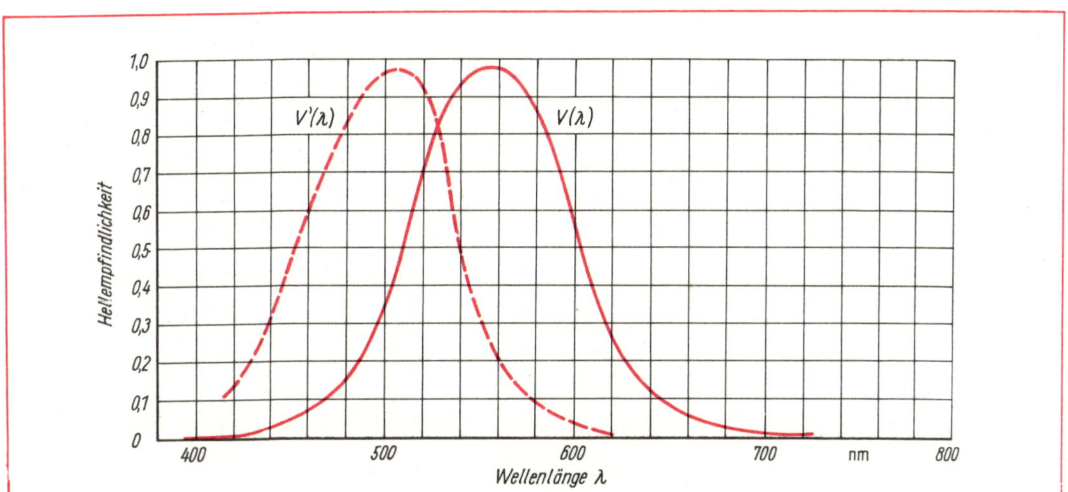

Abb. 257/2 Spektrale Hellempfindlichkeit des Auges für das Tagessehen V(λ) und für das Nachtsehen V' (λ)

Tab. 258/1 Sehprüfungen

Alter	Stimulans	Reaktion
Neugeborene (10 min alt)	Blitzlicht	Augenlidreflex (Retinafunktion)
2 bis 3 Wochen	Blitzlicht	Augenlidreflex und Konvergenzreflex (beginnende Makulafunktion)
5 bis 6 Wochen	Blitzlicht oder große Gegenstände	Die Augen folgen den Bewegungen der Gegenstände für einige Sekunden (Entwicklung der Makulafunktion und der Muskelkoordination).
6 bis 8 Wochen	kleine Gegenstände	wie oben
3 bis 4 Monate	schwarze Würfel auf weißem Hintergrund	Die Augen folgen den Bewegungen des Objekts 1/2 min lang (Sehschärfe 6/728).
6 Monate	schwarzer Würfel mit 1 cm Kantenlänge auf weißem Hintergrund	Bewegungen des Objektes werden in allen Blickwinkeln verfolgt (Sehschärfe 6/288).
9 Monate bis 2 Jahre	schwarzer Würfel graduierter Größe auf weißem Hintergrund	Objektbewegungen werden in allen Blickwinkeln erfaßt (Entwicklung und Koordination aller Augenfunktionen, Sehschärfe 6/72).
3 bis 5 Jahre	Bildkarten Karten mit dem Symbol E	Erkennen der Bilder (Sehschärfe 6/12 bis 6/9); Beurteilung der Stellung des Buchstabens.
6 Jahre und älter	Tafeln	Erkennen der Buchstaben in 5 m Entfernung; die normale Sehschärfe der Erwachsenen von 20/20 wird von vielen Kindern erst nach der Pubertät erreicht.

Voraussetzungen für die Prüfung der Sehschärfe und des Farbensinns (nach Standardprogramm für Kinder und Jugendliche)

Mindestanforderung: Sehzeichentafel; es ist darauf zu achten, daß die Tafel nicht verschmutzt oder vergilbt ist, gleichmäßig gut, ohne Schattenbildung und blendungsfrei beleuchtet wird (mindestens 500 lx vertikale Beleuchtungsstärke).
Beste Untersuchungsbedingungen werden geschaffen, wenn an Stelle der Sehprobentafeln beleuchtete Prüfkästen mit Optotypen (Landolt-Ringe oder Pflüger-Haken) verwendet werden (zu beziehen über die Versorgungsdepots für Pharmazie und Medizintechnik mit einer Leseprobentafel Modell RW684 oder mit zwei Leseprobentafeln Modell Roth RW687). Die Beleuchtungsstärke im Prüfraum soll in Höhe des Schreibtisches 500 bis 750 lx betragen. Unter diesen Bedingungen werden die erforderlichen Leuchtdichteunterschiede zwischen Sehzeichen, Prüffeld und der Umgebung des Kastens oder der Tafel gewährleistet.
Empfohlene Methode: Die Visusprüfung erfolgt mit Optotypen (Landolt-Ringe oder Pflüger-Haken) unter optimalen Beleuchtungsbedingungen. Jedes Auge wird einzeln im Abstand von 5 m geprüft. Ein Auge wird dabei jeweils mit einer Augenklappe abgedeckt. Der Visus muß beiderseits 5/5 betragen. Besteht kein voller Visus, dann Vorstellung beim Facharzt. Bei Brillenträgern wird mit Korrektion geprüft. Brillenträger, die länger als ein Jahr nicht zur Kontrolluntersuchung waren, sind ebenfalls zum Facharzt zu überweisen.
Prüfung des Farbensinns: anhand der Farbtafeln von Velhagen; die Bewertung ist der Anlage der Tafeln zu entnehmen.

Tab. 259/1 Reaktionszeit auf optische Signale in ms

Alter in Jahren	Knaben	Mädchen
4 9	812 427	908 447
Mit zunehmendem Lebensalter nehmen die Reaktionszeit-Mittelwerte ab; sie liegen im weiblichen Geschlecht höher als im männlichen.		

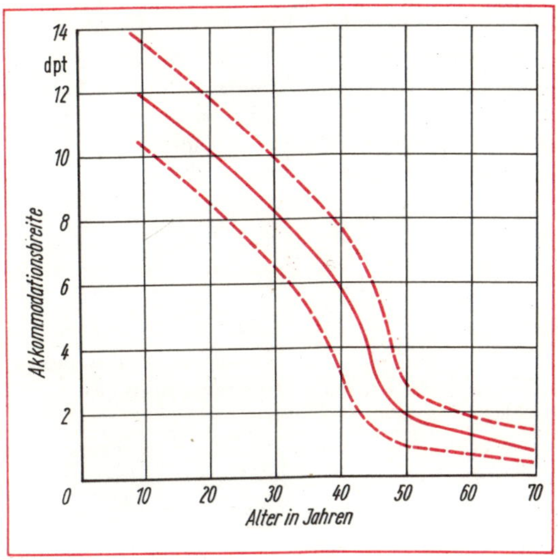

Abb. 259/1 Akkommodationsbreite in Abhängigkeit vom Alter

wird durch eine im Laufe des Lebens langsam voranschreitende Verhärtung der Augenlinse verursacht, so daß diese allmählich die Fähigkeit einbüßt, sich ausreichend zu wölben. Dadurch muß ein Objekt mit zunehmendem Alter immer weiter entfernt vor einem Auge angeordnet werden, wenn es scharf gesehen werden soll. Diese also vom Alter abhängige Entfernung dient als Grundlage für eine Meßgröße – die **Akkommodationsbreite** – zur Charakterisierung der **Alterssichtigkeit.** Die Altersabhängigkeit der Akkommodationsbreite ist in Abbildung 259/1 dargestellt. Die Akkommodationsbreite kann von Person zu Person sehr unterschiedlich sein, was aus der großen Streubreite ersichtlich ist. Der Alterssichtigkeit wird mit einer Nahbrille begegnet, deren Gläser das Defizit der Augenlinse für das Sehen in der Nähe ausgleichen. Mit einer Nahbrille können aber weit entfernte Gegenstände nicht mehr scharf gesehen werden. Mit zunehmendem Alter und somit stärkerer Nahbrille wird der Schärfenbereich für das Auge immer kleiner (Abb. 259/2).
Der komfortable Schärfenbereich ist sogar noch kleiner, da über längere Zeit nur 60% bis 70% der maximal vorhandenen Akkommodationsbreite ständig aufgebracht werden kann. Liegt der Arbeitshauptpunkt näher als 40 cm vor dem Auge, oder ist die individuell vorhandene Akkommodationsbreite geringer als in Abbildung 259/2 angenommen, so wird der Schärfenbereich noch kleiner.
Gebräuchliche **Sehprüfungen** sind in Tabelle 258/1, **Reaktionszeiten auf optische Signale** in Tabelle 259/1 angeführt.

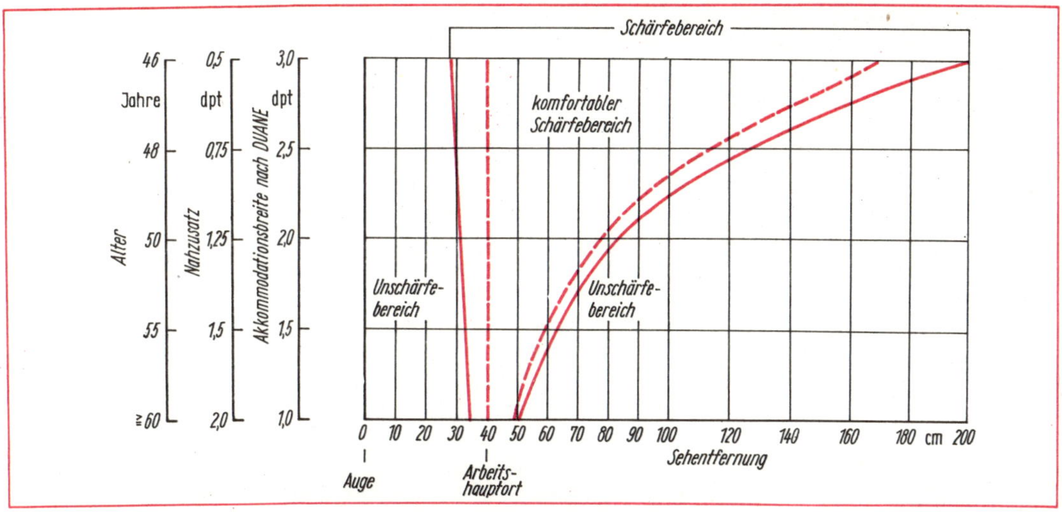

Abb. 259/2 Sehschärfenbereiche in Abhängigkeit von der Höhe des erforderlichen Nahzusatzes zwecks Ausgleich der mit dem Alter abnehmenden Akkommodationsbreite bei Zugrundelegung einer Arbeitshauptpunkt-Entfernung von 40 cm zum Auge

7. Funktionelle Atmungs- und Herz-Blutkreislauf-Parameter

Die Problematik der Zusammenstellung von Referenzwerten gerade für funktionelle Atmungs- und Herz-Kreislauf-Parameter ist den Autoren voll bewußt. Viele dieser Werte werden durch verschiedene endogene und exogene Faktoren beeinflußt. Sie sind meist geschlechts- und altersabhängig, oft durch Lebensgewohnheiten, Ernährungsfaktoren, soziale Faktoren, klimatische und geographische Einflüsse, körperliche und psychische Belastungen, Arzneimittelbehandlung und anderes verändert, so daß Normabweichungen von Meßwerten bei klinisch gesunden Patienten zu verzeichnen sind. Methodisch bedingte Abweichungen kommen hinzu. Nicht immer jedoch finden alle diese Gesichtspunkte bei der Ermittlung von Referenzbereichen und im Einzelfall bei der Interpretation eines gemessenen Laborwertes Berücksichtigung. Auch in der folgenden Darstellung sind nicht durchgängig, sondern nur dort, wo es notwendig erschien und auch bereits möglich war, solche Einflußgrößen berücksichtigt. Auf mathematisch hohe Genauigkeit ist teilweise verzichtet; sie ist oft irrelevant und würde Bedingungen vortäuschen, die in der Biologie nicht existieren.

7.1. Lungenfunktionsparameter

Im folgenden werden die gebräuchlichsten Lungenfunktionsparameter unter Berücksichtigung von Geschlecht, Alter, Körperhöhe und Körpermasse (Relativgewicht nach Broca = Körpermasse · 100/Körperhöhe − 100) bzw. auf deren Grundlage für die Verwendung in der Praxis erarbeitete Nomogramme dargestellt. Ihnen liegen Untersuchungen an 728 anamnestisch und klinisch lungengesunden Kindern (6 bis 17 Jahre) und mehreren Tausend ebenfalls lungengesunden Erwachsenen der DDR zugrunde (18 bis 80 Jahre alt; Ventilations- und Residualvolumendaten n = 5324, Bodyplethysmographie n = 2033).

Die Lungenfunktionsparameter können folgendermaßen definiert werden:

Inspiration: Einatmung

Exspiration: Ausatmung

Atemvolumen (Atemzugvolumen, AV): Luftvolumen, das während der normalen Atmung je Atemzug ein- bzw. ausgeatmet wird

Inspiratorisches Reservevolumen (IRV): maximales Luftvolumen, das zusätzlich zum Atemvolumen bis zum Erreichen der Totalkapazität (s. u.) eingeatmet werden kann

Exspiratorisches Reservevolumen (ERV): maximales Luftvolumen, das nach normaler Ausatmung noch exspiriert werden kann

Forcierte Vitalkapazität (FVC): maximales Luftvolumen, das nach maximaler Einatmung bei maximaler Ausatmungsgeschwindigkeit (s. u.) ins Meßgerät ausgeatmet werden kann (FVC = AV + IRV + ERV)

Funktionelle Residualkapazität (FRC): Gasvolumen, das sich am Ende einer normalen Exspiration noch in der Lunge befindet (FRC = ERV + RV)

Residualvolumen (RV): Gasvolumen, das sich nach einer maximalen Exspiration noch in der Lunge befindet

Totalkapazität (TLC): Summe aller Lungenvolumina oder das Gasvolumen, das sich nach maximaler Inspiration in der Lunge befindet (TLC = Totale Lungen-Kapazität = FVC + RV = AV + IRV + ERV + RV)

Thorakales Gasvolumen (TGV): Gasvolumen, das sich am Ende einer normalen Exspiration noch im Thorax befindet

Atemstoß (FEV_1): Luftvolumen, das nach maximaler Inspiration bei einer forcierten Exspiration in der 1. Sekunde ausgeatmet werden kann (FEV_1 = Forciertes Exspirations-Volumen in der 1. Sekunde)

Maximale Ausatmungsgeschwindigkeit (PEF): größte Atemstromstärke, die bei einer forcierten Exspiration nach maximaler Inspiration erreicht wird (PEF = Peak Exspiratory Flow)

Zentraler Atemwegswiderstand (R_{aw}): Druckdifferenz zwischen Alveolen und Mundöffnung, die erforderlich ist, um eine Atemstromstärke von 1 Liter je Sekunde zu bewirken (R_{aw} = Resistance air way)

Atemtraktwiderstand (R_{OSC}): Summe von Strömungswiderstand und Trägheitswiderstand von Luft und Gewebe und Dehnbarkeit von Lunge und Thorax; der oszillatorische Atemtraktwiderstand ist gleich dem Strömungswiderstand bei Resonanz von Lunge und Meßgerät.

7.1.1. Ventilations- und Volumenparameter

Spirometrische Ventilationsprüfung: Die spirometrische Ventilationsprüfung ist die älteste, einfachste und daher die international am häufigsten verwendete Methode zur orientierenden Abgrenzung der restriktiven und obstruktiven Ventilationsstörungen im klinischen und epidemiologischen Anwendungsfeld. Aus der Vielzahl der meßbaren Parameter, die die klassische Spirometrie hervorbrachte, haben sich die **Forcierte Vitalkapazität** (FVC), der **Atemstoß** (FEV_1) und die **Maximale Ausatmungsgeschwindigkeit** (PEF) als die gebräuchlichsten Screening-Parameter herauskristallisiert. Diese Parameter wurden im hier vorliegenden Material mit dem Pneumotestgerät nach MÜLLER aus der Flow-Volumen-Kurve bestimmt.

Im **Kindesalter** differieren die Meßwerte beider Geschlechter nur unwesentlich, so daß das Geschlecht im Nomogramm unberücksichtigt bleiben kann. Ebenso kann die Körpermasse unberücksichtigt bleiben, da nur bei Relativgewichten über 120% eine deutliche Beeinflussung (Verkleinerung) aller Funktionsgrößen erkennbar wird. Da zwischen Alter und Körperhöhe relativ enge Korrelationen bestehen und die Korrelationskoeffizienten beider Variablen zu den Funktionsdaten sehr ähnlich sind, genügt zur Orientierung die Berücksichtigung der Körperhöhe (Nomogramm 263/1).

Im **Erwachsenenalter** sind für die Parameter FVC und FEV_1 eindeutige Geschlechtsdifferenzen und Abhängigkeiten von Alter und Körperhöhe nachweisbar. Für die Darstellung der Beziehungen dieser beiden Ventilationsparameter zu Alter und Körperhöhe in beiden Geschlechtern können Regressionsgleichungen verwendet werden, in der Praxis aber kann die Beurteilung nach Nomogrammen erfolgen (Nomogramme 264/1 bis 265/2). Der abgeleitete Parameter FEV_1/FVC findet zum Beispiel als entscheidendes ventilatorisches Obstruktionsmaß bei Erwachsenen Verwendung und wird deshalb hier ebenfalls angegeben (Nomogramm 263/2).

Residualvolumenbestimmung: Für die Bestimmung von Residualvolumenparametern wurden bodyplethysmographische und spirographische Verfahren verwendet, die klinisch und epidemiologisch breitenwirksam einsetzbar sind. Für die ebenfalls für die Residualvolumenbestimmung einsetzbaren radiologischen Verfahren können bodyplethysmographische Normwerte als Vergleichswerte dienen, da eine Umrechnung radiologischer Meßwerte über die Regressionsgerade, die die Beziehung zum bodyplethysmographischen RV/TLC-Verhältnis charakterisiert, möglich ist.

Die **bodyplethysmographischen Residualvolumenparameter** wurden mit dem Bodyplethysmographen SIREGNOST FD 91 mit Meßschrank FD 40 untersucht. Bestimmt wurden das **Exspiratorische Reservevolumen** (ERV) und das **Thorakale Gasvolumen** (TGV) bei Kindern sowie das **Residualvolumen** (RV) bei Kindern und Erwachsenen; die **Totalkapazität** (TLC) wurde durch Addition des Residualvolumens (RV) mit der Vitalkapazität (FVC) errechnet. Multiple Regressionsgleichungen, die den bodyplethysmographischen Meßdaten am besten gerecht werden, sind Grundlage der Nomogramme 266/1 bis 270/1.

Alle gemessenen Lungenvolumina sind im **Kindesalter** in beiden Geschlechtern signifikant verschieden und von Alter und Körperhöhe, nicht vom Relativgewicht abhängig. Aufgrund der weitgehend gleichsinnigen Abhängigkeit von Alter und Körperhöhe genügt in der Praxis in der Regel die Berücksichtigung einer von beiden Einflußgrößen (Nomogramme 266/1 u. 266/2). Bei Berechnung der Verhältniswerte RV/TLC und TGV/TLC sollten jedoch neben dem Geschlecht sowohl Alter und Körperhöhe als auch Relativgewicht Berücksichtigung finden (Nomogramme 267/1 bis 268/2).

Im **Erwachsenenalter** ist in beiden Geschlechtern das Residualvolumen ebenfalls zu den Größen Alter, Körperhöhe und Relativgewicht in Beziehung zu setzen (Nomogramme 269/1 u. 269/2). Bei Verwendung des Relativwertes RV/TLC genügt in beiden Geschlechtern die Berücksichtigung des Alters (Nomogramm 270/1).

Die Bestimmung der **spirometrischen Residualvolumenparameter** erfolgte mit dem im Forschungsinstitut für Lungenkrankheiten und Tuberkulose Berlin-Buch entwickelten RV_{O_2}-Meßplatz. Bestimmt wurden die Parameter **Funktionelle Residualkapazität** (FRC), **Exspiratorisches Reservevolumen** (ERV), **Residualvolumen** (RV) und durch Addition von RV mit der Vitalkapazität (FVC) die **Totalkapazität** (TLC).

Im **Kindesalter** sind bezüglich der genannten Parameter keine Geschlechtsunterschiede nachweisbar. Für die spirographischen Residualvolumenparameter kann die doppeltlogarithmische Beziehung der FRC, ERV, RV, TLC sowie der Relativwerte FRC/TLC und RV/TLC zu Alter und Körperhöhe verwendet werden; die Beziehung zum Relativgewicht läßt sich im linearen System beschreiben (Tab. 262/1). Die im Kindesalter spirometrisch erhobenen Werte stimmen weitgehend mit entsprechenden bodyplethysmographischen Werten (Nomogramme 266/1 bis 268/2) überein.

Im **Erwachsenenalter** sind die spirographischen Residualvolumenparameter von Geschlecht, Alter und Körperhöhe, nicht vom Relativgewicht beeinflußt. Auf der Grundlage der Mittelwertdarstellungen der spirometrisch ermittelten Parameter über Alter und Körperhöhe lassen sich Referenzwertgleichungen mittels partieller Korrelationen berechnen, die Grundlage der Nomogramme 271/1 bis 275/2 sind.

Tab. 262/1 Zusammenstellung der Korrelationsergebnisse und der Regressionsgleichungen für die Parameter des RV_{02}-Verfahrens in Abhängigkeit von Körperhöhe, Alter und Relativgewicht bei Kindern

Beziehung	r	p	Regressionsgleichung
Körperhöhe			
FRC	0,87	0,001	log FRC = 3,08 · log KpH − 6,45
ERV	0,81	0,001	log ERV = 3,09 · log KpH − 6,72
RV	0,68	0,001	log RV = 3,23 · log KpH − 7,17
TLC	0,91	0,001	log TLC = 3,34 · log KpH − 6,80
FRC/TLC	−0,14	0,001	log FRC/TLC = −0,21 · log KpH + 2,24
RV/TLC	−0,03	0,05	log RV/TLC = −0,07 · log KpH + 1,56
Alter			
FRC	0,79	0,001	log FRC = 1,21 · log Alter − 1,02
ERV	0,76	0,001	log ERV = 1,22 · log Alter − 1,28
RV	0,60	0,001	log RV = 1,20 · log Alter − 1,41
TLC	0,83	0,001	log TLC = 1,26 · log Alter − 0,87
FRC/TLC	−0,16	0,001	log FRC/TLC = −0,09 · log Alter + 1,89
RV/TLC	−0,07	0,05	log RV/TLC = −0,07 · log Alter + 1,47
Relativgewicht			
FRC	−0,22	0,001	FRC = −0,0123 · BROCA + 3,03
ERV	−0,21	0,001	ERV = −0,0132 · BROCA + 1,71
RV	−0,16	0,001	RV = −0,0056 · BROCA + 1,29
TLC	−0,18	0,001	TLC = −0,0174 · BROCA + 4,61
FRC/TLC	−0,01	0,05	FRC/TLC = −0,0086 · BROCA + 62,60
RV/TLC	−0,03	0,05	RV/TLC = −0,0184 · BROCA + 27,33

7.1.2. Zentraler Atemwegswiderstand und Atemtraktwiderstand

Als Standardmethode zur Messung des Atemwegswiderstandes gilt die Bodyplethysmographie. Da diese Methode durch einen neuen apparativen und finanziellen Aufwand nur spezialisierten Lungenfunktionslaboratorien vorbehalten bleibt, wird in den letzten Jahren in der Oszillationsmethode zur Bestimmung des oszillatorischen Atemtraktwiderstandes eine Alternative gesucht.

Der zentrale Atemwegswiderstand R_{aw} wurde in Verbindung mit dem TGV gemessen. Der oszillatorische Atemtraktwiderstand, die oszillatorische Resistance R_{osc}, wurde mit dem SIREGNOST FD 5 bestimmt; die Messung erfolgte im Stehen unter normaler Atmung.

Der Atemwegswiderstand R_{aw} entspricht in der Regel der Totalen Resistance (R_T), wenn es sich um Personen ohne Lungenerkrankungen handelt. Unter Verwendung des jeweils an derselben Person gemessenen TGV wurde auch die spezifische Resistance (R_s) ermittelt ($R_s = R_{aw} \cdot TGV$) und so eine Verbindung von Lungenvolumen und Atemwegsresistance hergestellt.

Im **Kindesalter** sind sowohl die bodyplethysmographischen als auch die oszillographischen Parameter in beiden Geschlechtern von Körperhöhe, Alter und Relativgewicht beeinflußt. Für R_{aw} (auch R_s/TGV) und R_s ist dies in den Nomogrammen 266/1 und 266/2 bzw. 276/1 und 276/2 berücksichtigt. Die oszillatorischen Resistancewerte weichen von den bodyplethysmographischen Resistancewerten nur unwesentlich ab, das heißt, Atemwegswiderstand und Atemtraktwiderstand sind bei Kindern annähernd gleich.

Bei **Erwachsenen** zeigt die Resistance keine Abhängigkeit von der Körperhöhe, eine nur unwesentliche vom Alter, aber einen sichtbaren Anstieg der Werte mit zunehmendem Relativgewicht (Nomogramm 270/2).

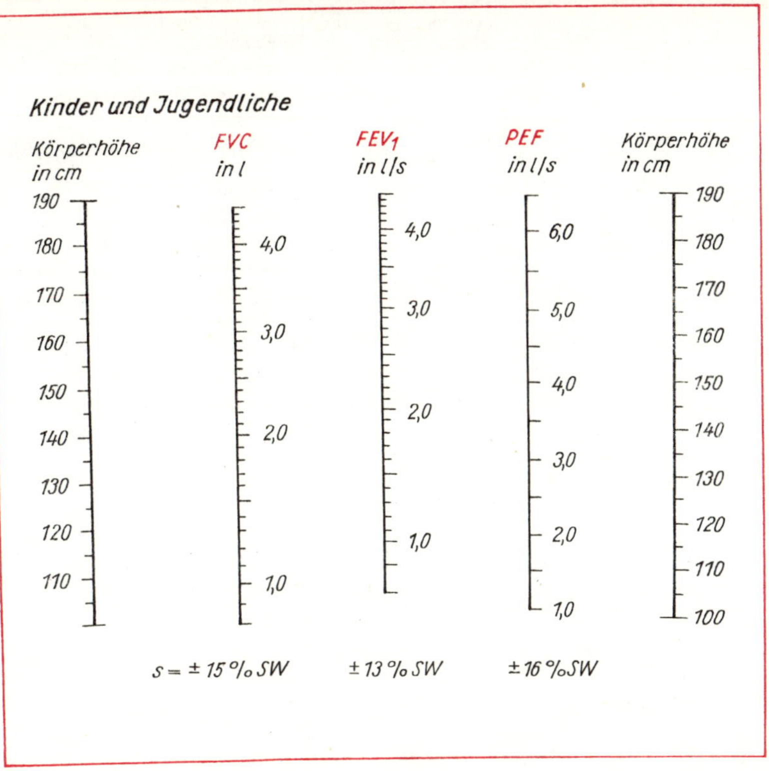

Nomogramm 263/1
*Referenzwerte der ventilatorischen Parameter **FVC, FEV$_1$ und PEF** in Abhängigkeit von der Körperhöhe bei **Kindern** und Jugendlichen von 6 bis 17 Jahren*

Ablesen des Referenzwertes (SW):
Die gleichen Körperhöhenwerte auf den äußeren Skalen miteinander verbinden und den jeweiligen Referenzwert ablesen.

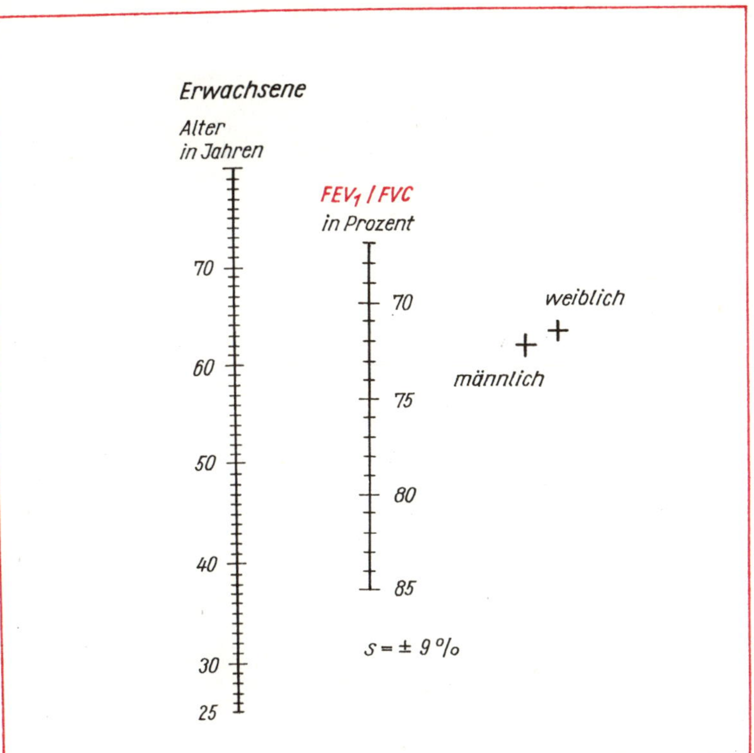

Nomogramm 263/2
*Referenzwerte des **FEV$_1$/FVC**-Verhältnisses bei **Männern und Frauen** in Abhängigkeit vom Alter*

Ablesen des Referenzwertes (SW):
Fixpunkt für das Geschlecht mit dem Alter verbinden und den Referenzwert auf der dazwischenliegenden Skala ablesen.

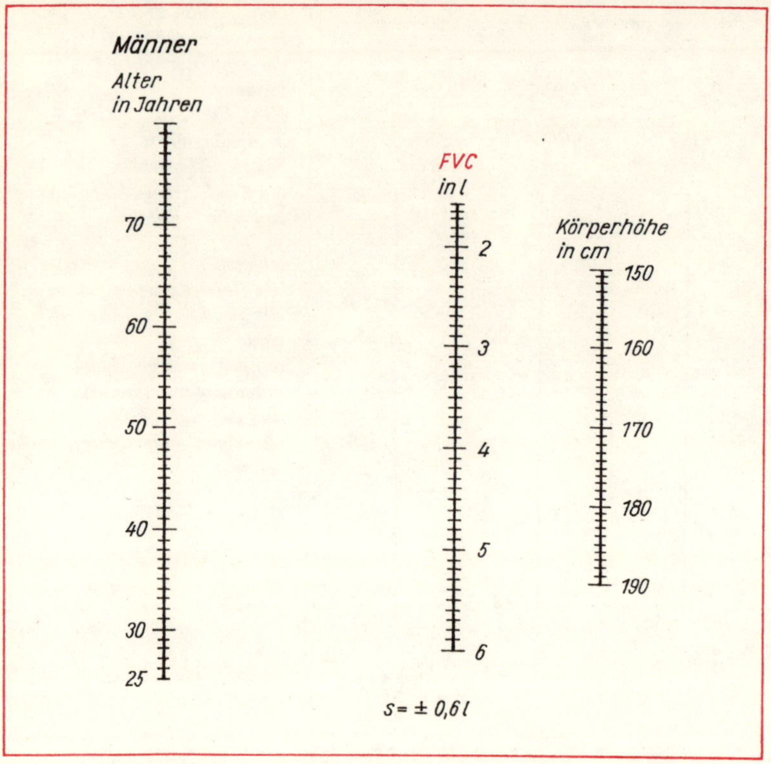

Nomogramm 264/1
Referenzwerte des ventilatorischen Parameters ***FVC bei Männern*** *in Abhängigkeit von der Körperhöhe und vom Alter*

Ablesen des Referenzwertes (SW):
Das Alter mit der Körperhöhe verbinden und den Referenzwert auf der dazwischenliegenden Skala ablesen.

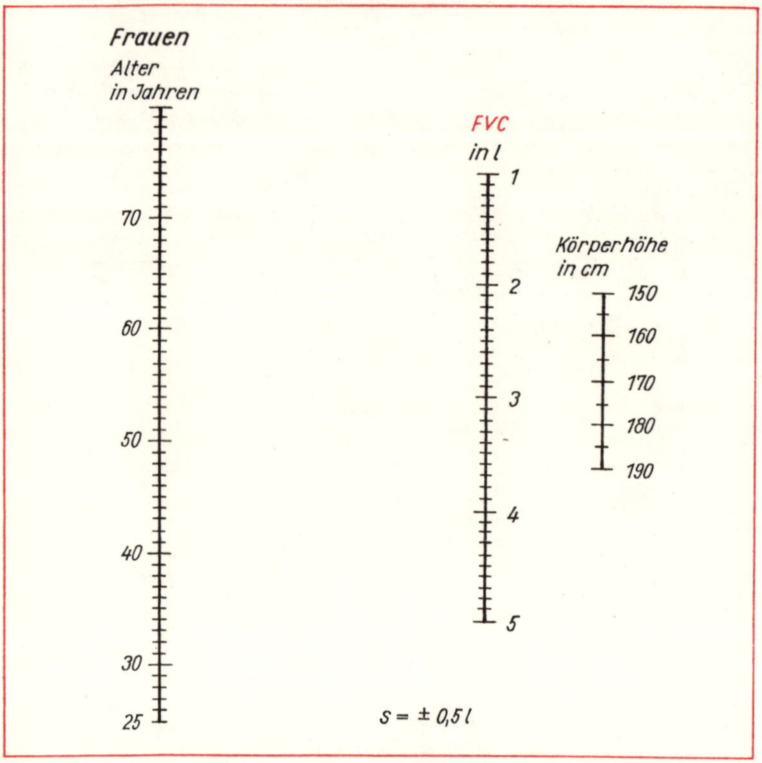

Nomogramm 264/2
Referenzwerte des ventilatorischen Parameters ***FVC bei Frauen*** *in Abhängigkeit von der Körperhöhe und vom Alter*

Ablesen des Referenzwertes (SW):
→ Nomogramm 264/1

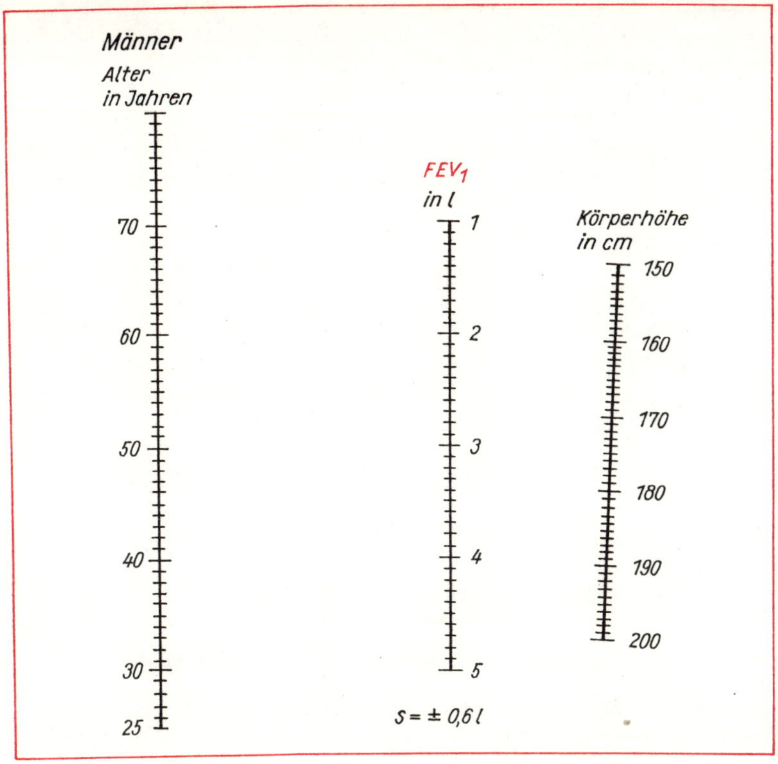

Nomogramm 265/1
Referenzwerte des ventilatorischen Parameters ***FEV_1*** *bei* ***Männern*** *in Abhängigkeit von der Körperhöhe und vom Alter*

Ablesen des Referenzwertes (SW):
→ Nomogramm 264/1

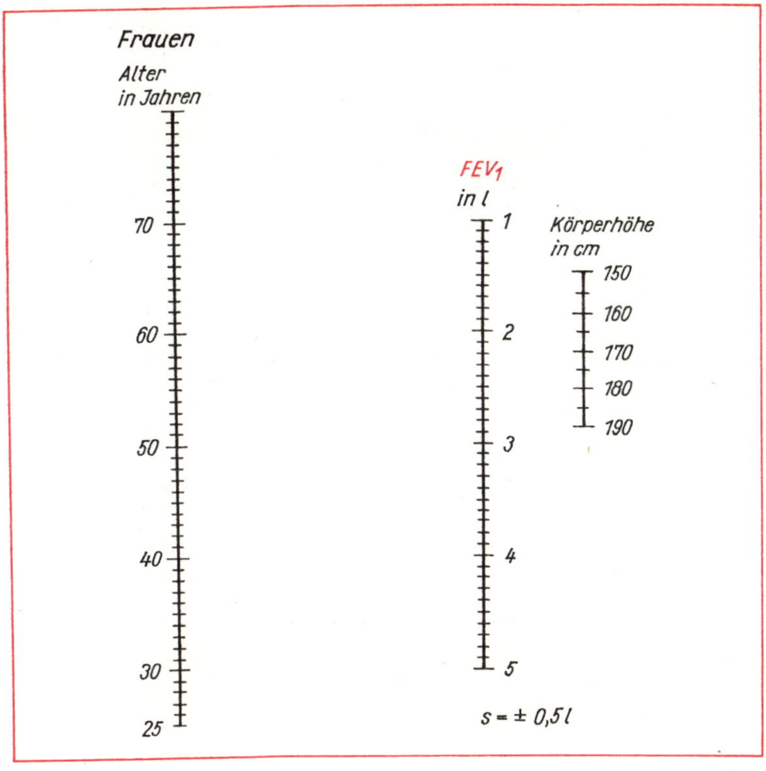

Nomogramm 265/2
Referenzwerte des ventilatorischen Parameters ***FEV_1*** *bei* ***Frauen*** *in Abhängigkeit von der Körperhöhe und vom Alter*

Ablesen des Referenzwertes (SW):
→ Nomogramm 264/1

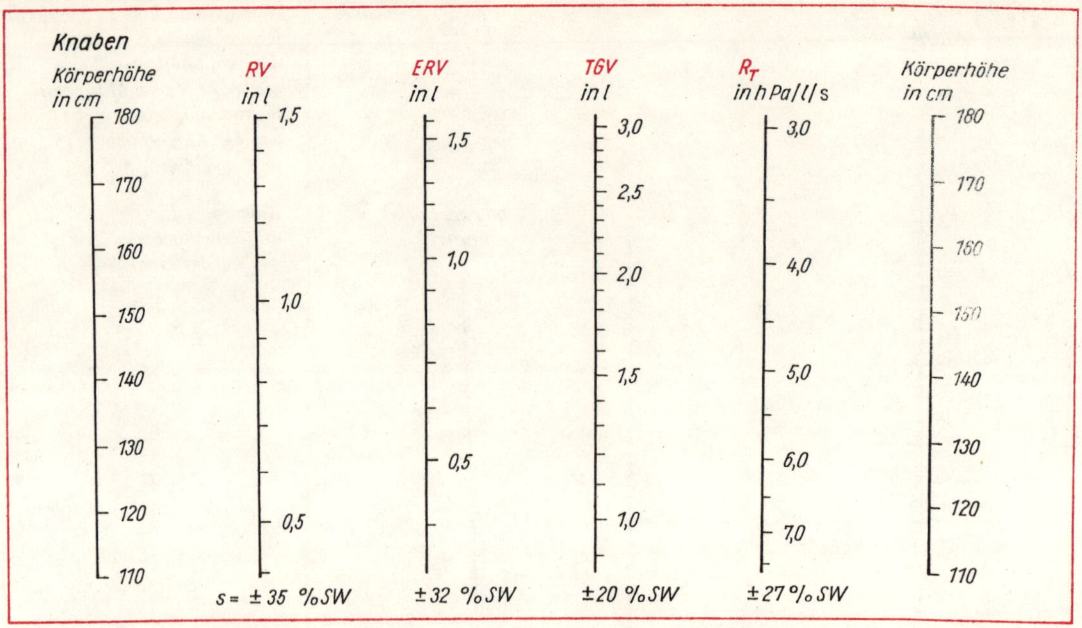

*Nomogramm 266/1 Referenzwerte der bodyplethysmographischen Parameter **RV, ERV, TGV** und $\boldsymbol{R_T}$ in Abhängigkeit von der Körperhöhe bei **Knaben***
Ablesen des Referenzwertes (SW): Die gleichen Größenwerte auf den äußeren Skalen miteinander verbinden und den jeweiligen Referenzwert ablesen.

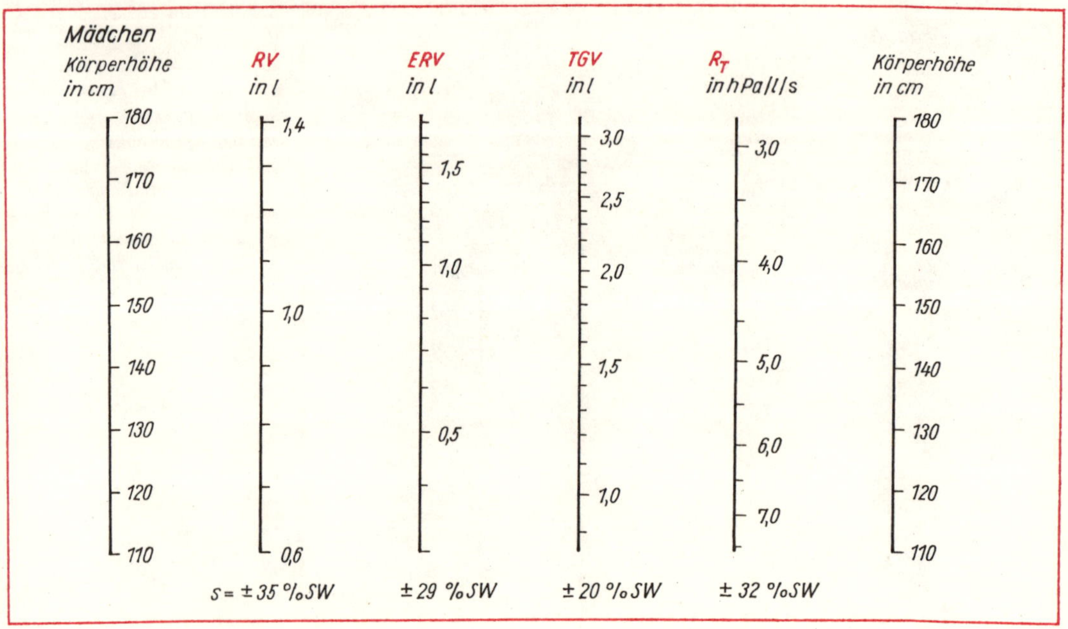

*Nomogramm 266/2 Referenzwerte der bodyplethysmographischen Parameter **RV, ERV, TGV** und $\boldsymbol{R_T}$ in Abhängigkeit von der Körperhöhe bei **Mädchen***
Ablesen des Referenzwertes (SW): → Nomogramm 266/1

7.1. Lungenfunktionsparameter

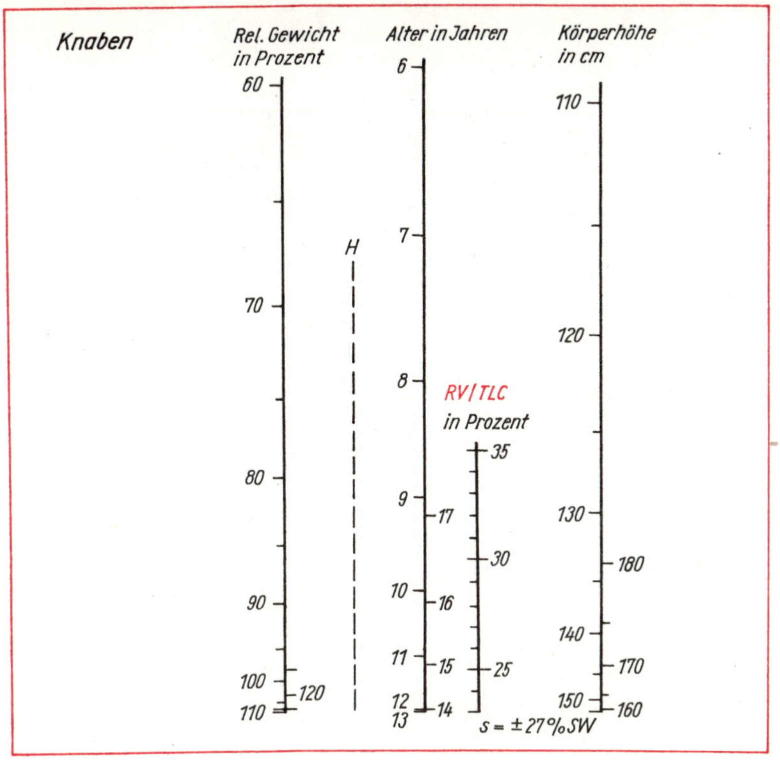

Nomogramm 267/1
*Referenzwerte für das bodyplethysmographische **RV/TLC**-Verhältnis bei **Knaben** in Abhängigkeit von Alter, Körperhöhe und Relativgewicht*

Ablesen des Referenzwertes (SW):
Alter und Relativgewicht verbinden und Punkt auf der Hilfslinie H fixieren. Anschließend den Hilfspunkt mit der Körperhöhe verbinden und auf der dazwischenliegenden Skala den Referenzwert ablesen.

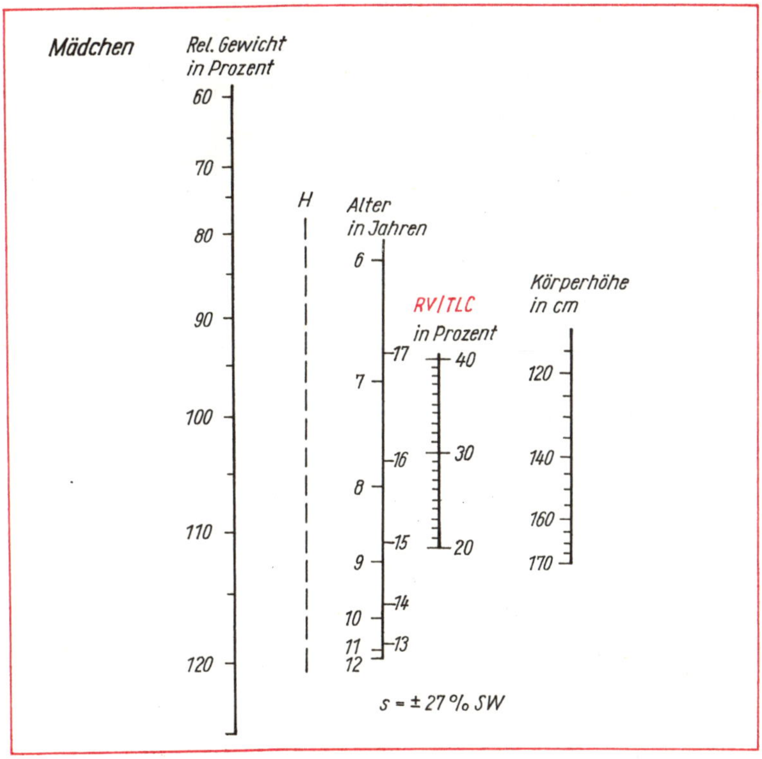

Nomogramm 267/2
*Referenzwerte für das bodyplethysmographische **RV/TLC**-Verhältnis bei **Mädchen** in Abhängigkeit von Alter, Körperhöhe und Relativgewicht*

Ablesen des Referenzwertes (SW):
→ Nomogramm 267/1

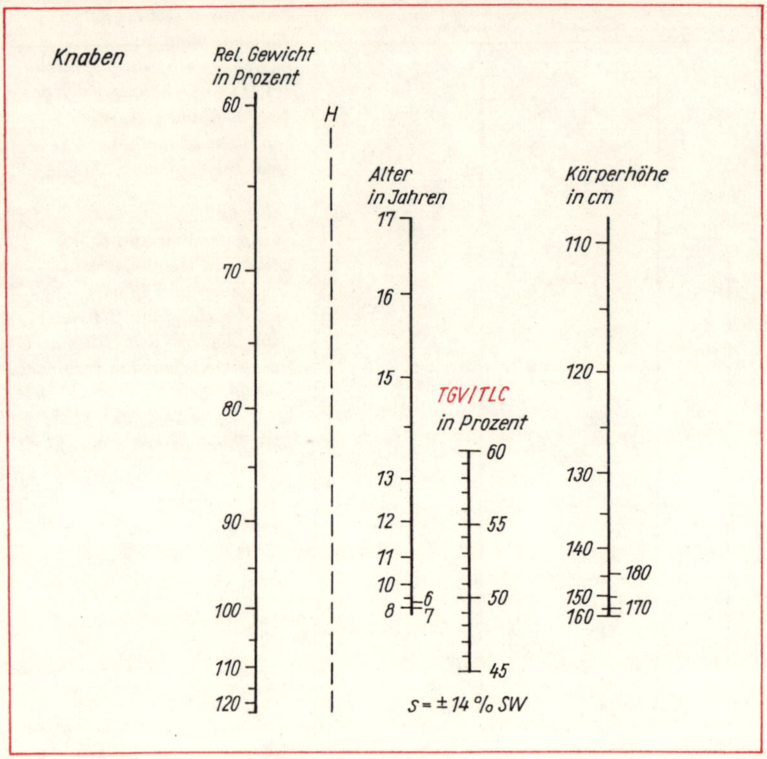

Nomogramm 268/1
Referenzwerte für das bodyplethysmographische ***TGV/TLC****-Verhältnis bei* ***Knaben*** *in Abhängigkeit von Alter, Körperhöhe und Relativgewicht*

Ablesen des Referenzwertes (SW):
→ Nomogramm 267/1

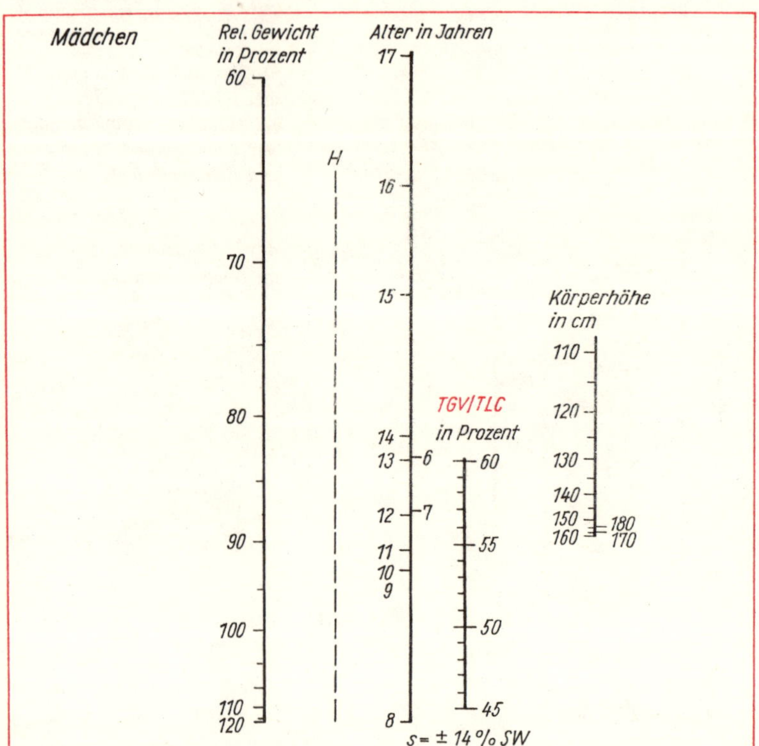

Nomogramm 268/2
Referenzwerte für das bodyplethysmographische ***TGV/TLC****-Verhältnis bei* ***Mädchen*** *in Abhängigkeit von Alter, Körperhöhe und Relativgewicht*

Ablesen des Referenzwertes (SW):
→ Nomogramm 267/1

7.1. Lungenfunktionsparameter

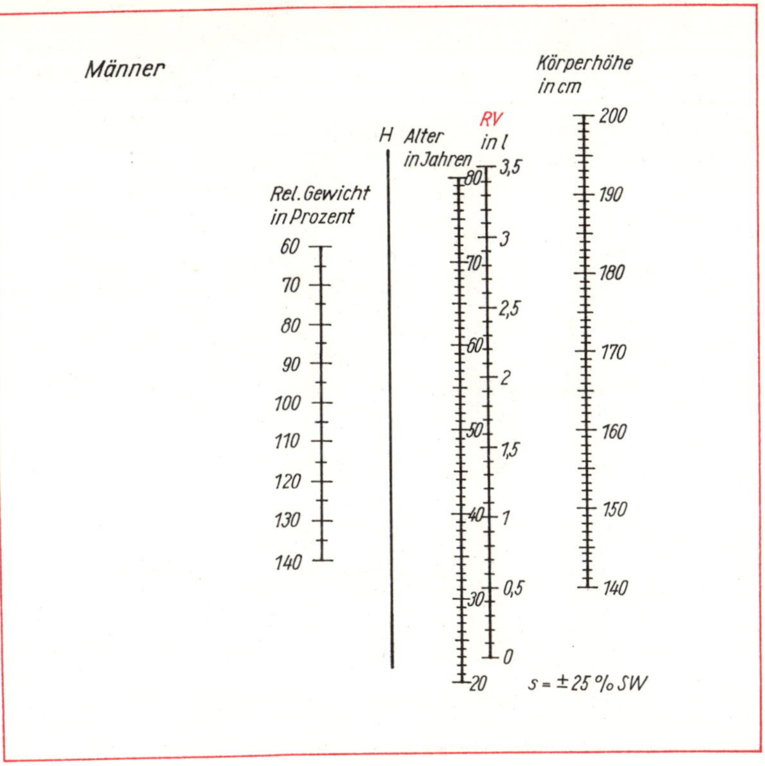

Nomogramm 269/1
Referenzwerte für das bodyplethysmographische ***RV** der **Männer***
in Abhängigkeit von Alter, Körperhöhe und Relativgewicht

Ablesen des Referenzwertes (SW):
→ Nomogramm 267/1

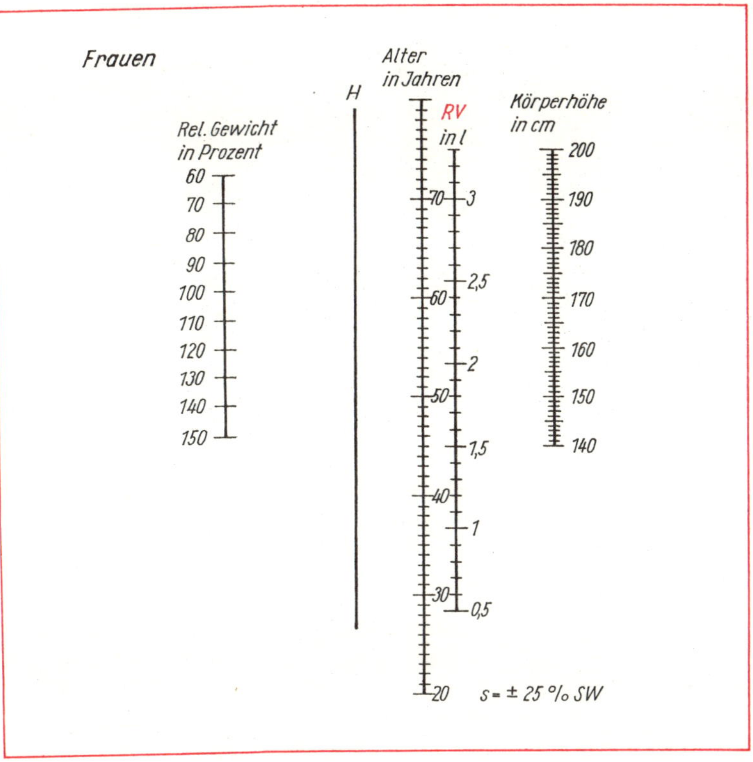

Nomogramm 269/2
Referenzwerte für das bodyplethysmographische ***RV** der **Frauen***
in Abhängigkeit von Alter, Körperhöhe und Relativgewicht

Ablesen des Referenzwertes (SW):
→ Nomogramm 267/1

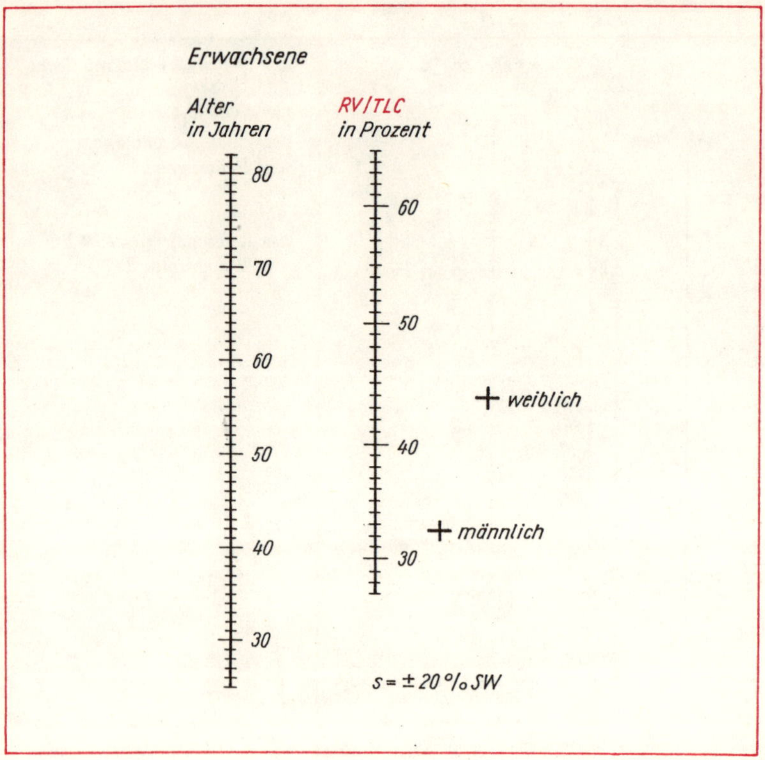

Nomogramm 270/1
Referenzwerte für das bodyplethysmographische ***RV/TLC****-Verhältnis der* ***Männer und Frauen***

Ablesen des Referenzwertes (SW): Fixpunkt für das Geschlecht mit dem Alter verbinden und den Referenzwert auf der dazwischenliegenden Skala ablesen.

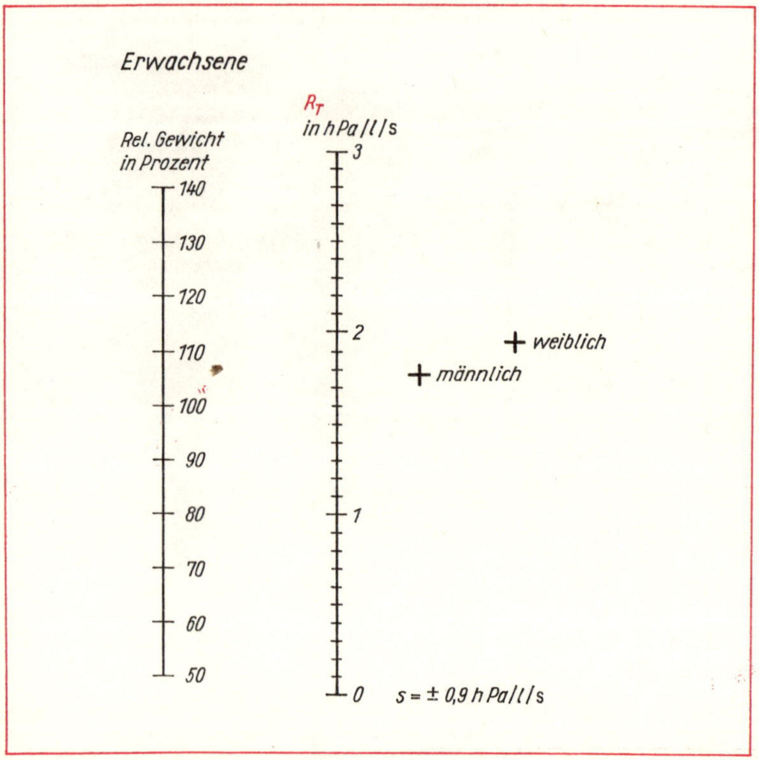

Nomogramm 270/2
Referenzwerte für die totale Resistance R_T *bei* ***Männern und Frauen*** *in Abhängigkeit vom Relativgewicht*

Ablesen des Referenzwertes (SW): Fixpunkt für das Geschlecht mit dem Relativgewicht verbinden und den Referenzwert auf der dazwischenliegenden Skala ablesen.

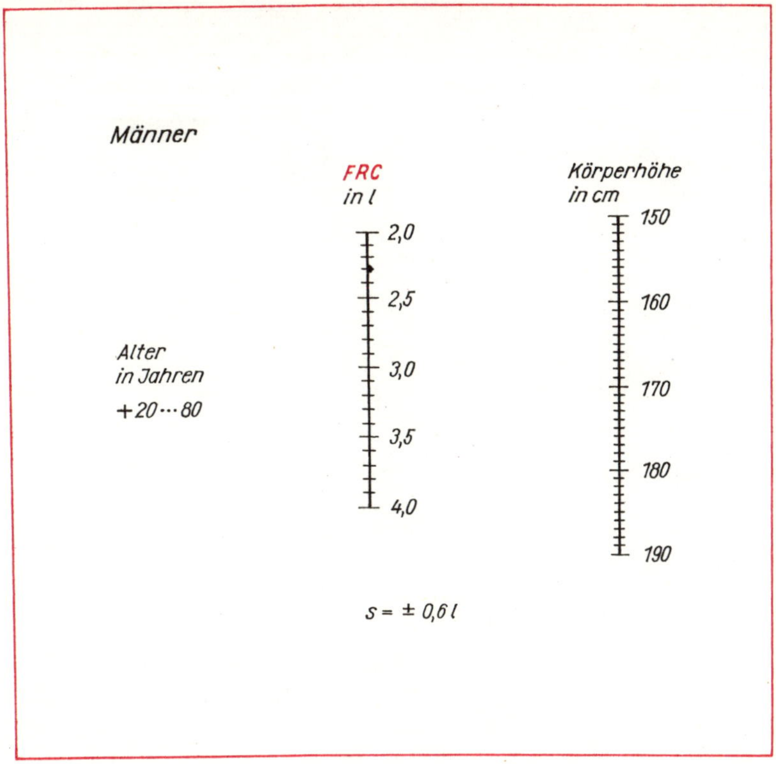

Nomogramm 271/1
Referenzwerte
*für **FRC** (RV_{O2}-Methode)*
*bei **Männern** in Abhängigkeit*
von Alter und Körperhöhe

Ablesen
des Referenzwertes (SW):
Das Alter (+)
mit der Körperhöhe verbinden
und den Referenzwert
auf der dazwischenliegenden
Skala ablesen.

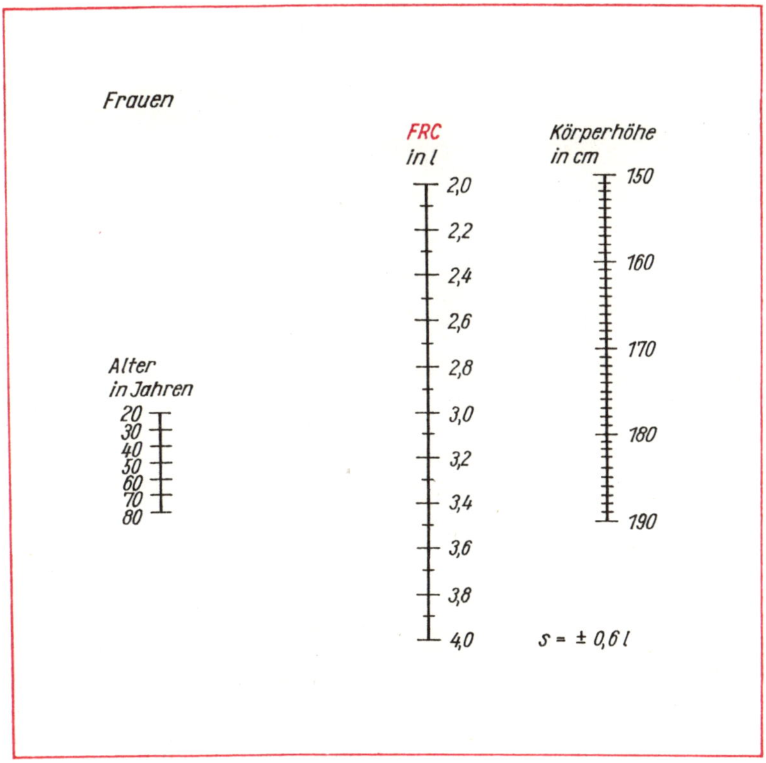

Nomogramm 271/2
Referenzwerte
*für **FRC** (RV_{O2}-Methode)*
*bei **Frauen** in Abhängigkeit*
von Alter und Körperhöhe

Ablesen
des Referenzwertes (SW):
→ Nomogramm 271/1

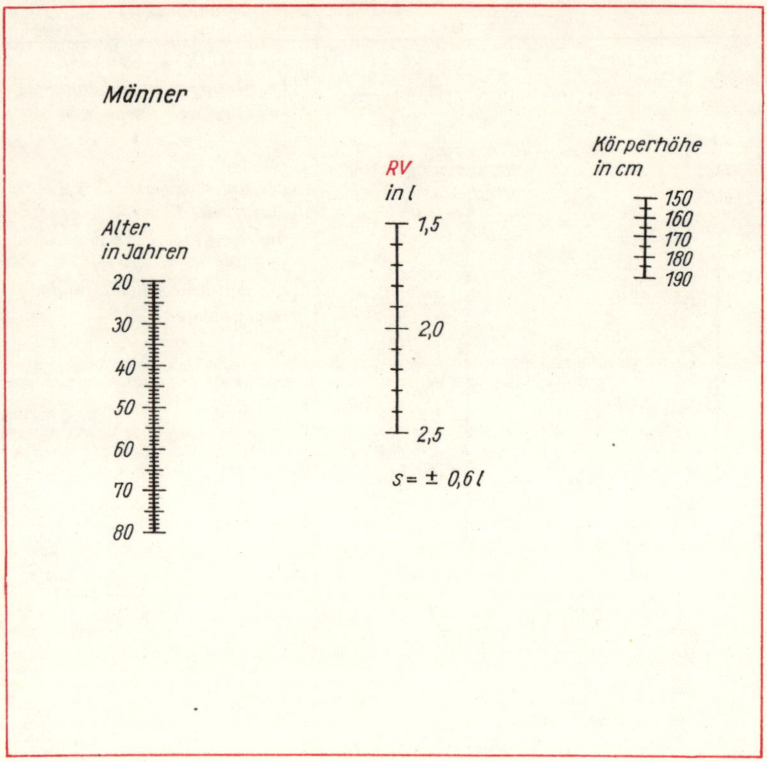

Nomogramm 272/1
Referenzwerte
*für **RV** (RV_{02}-Methode)*
*bei **Männern** in Abhängigkeit*
von Alter und Körperhöhe

Ablesen
des Referenzwertes (SW):
→ Nomogramm 271/1

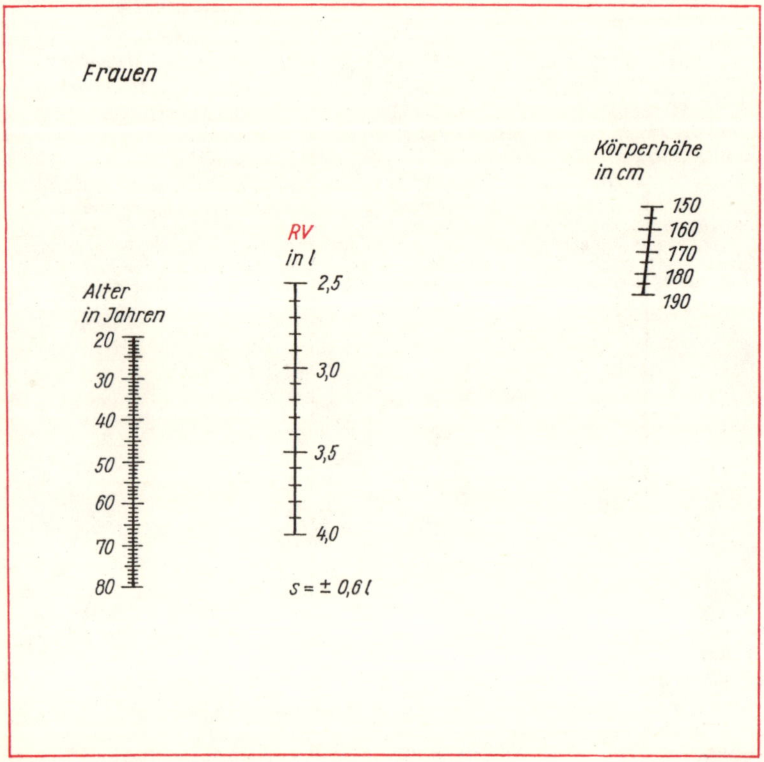

Nomogramm 272/2
Referenzwerte
*für **RV** (RV_{02}-Methode)*
*bei **Frauen** in Abhängigkeit*
von Alter und Körperhöhe

Ablesen
des Referenzwertes (SW):
→ Nomogramm 271/1

7.1. Lungenfunktionsparameter

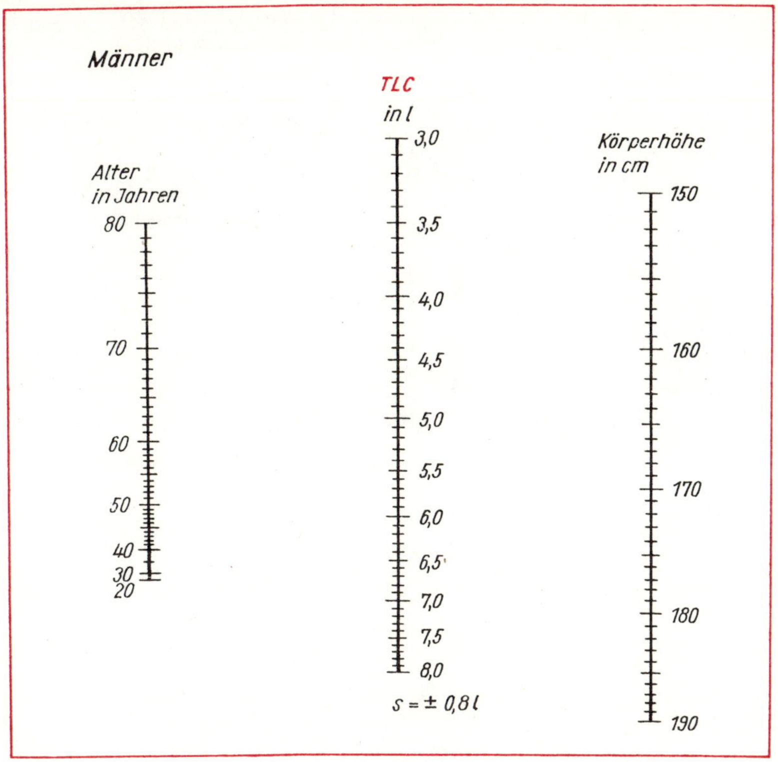

Nomogramm 273/1
Referenzwerte
für **TLC** *(RV$_{02}$-Methode)*
bei **Männern** *in Abhängigkeit*
von Alter und Körperhöhe

Ablesen
des Referenzwertes (SW):
→ Nomogramm 271/1

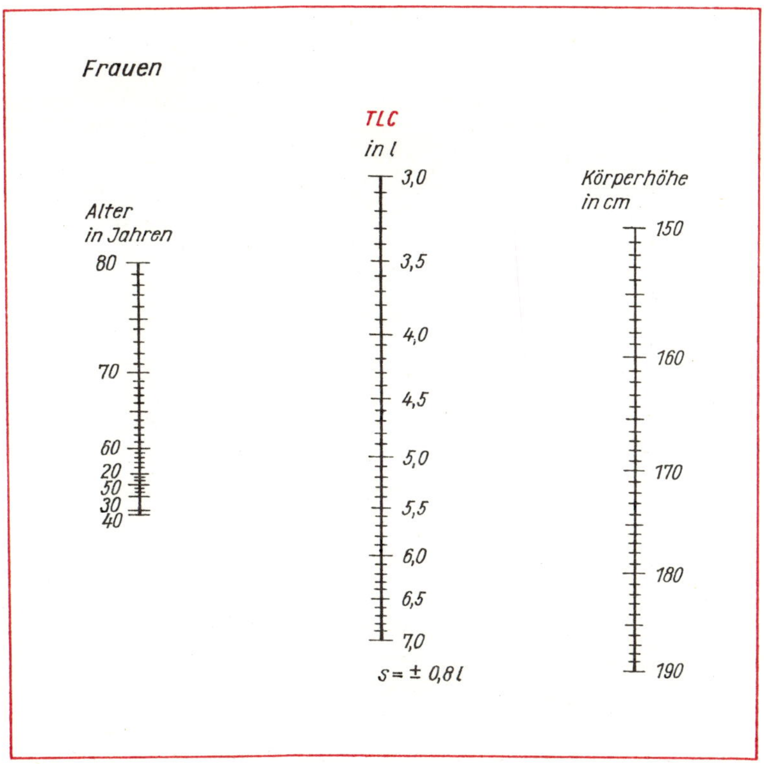

Nomogramm 273/2
Referenzwerte
für **TLC** *(RV$_{02}$-Methode)*
bei **Frauen** *in Abhängigkeit*
von Alter und Körperhöhe

Ablesen
des Referenzwertes (SW):
→ Nomogramm 271/1

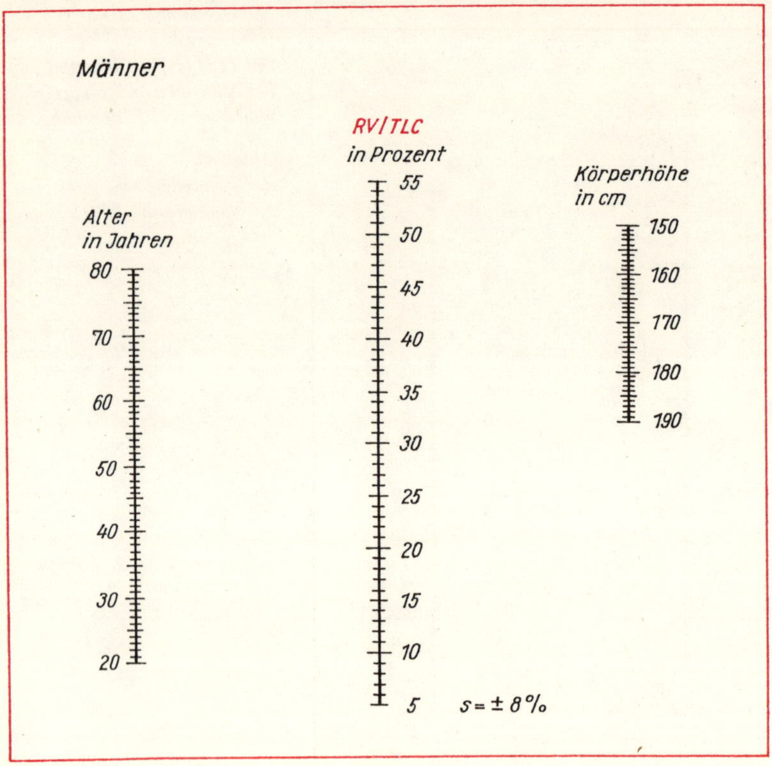

Nomogramm 274/1
Referenzwerte
für **RV/TLC** *(RV_{02}-Methode)*
bei **Männern** *in Abhängigkeit von Alter und Körperhöhe*

Ablesen des Referenzwertes (SW):
→ Nomogramm 271/1

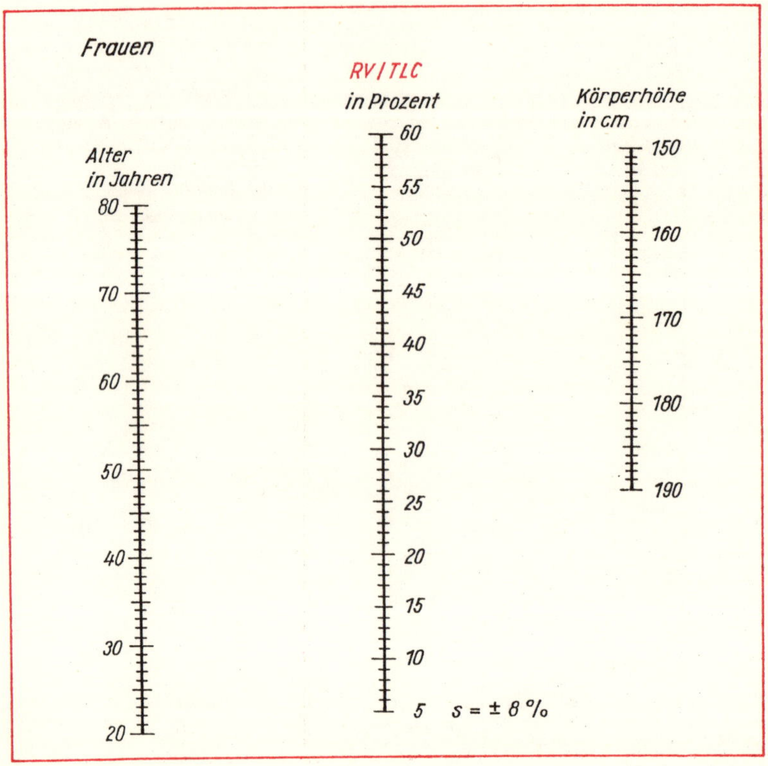

Nomogramm 274/2
Referenzwerte
für **RV/TLC** *(RV_{02}-Methode)*
bei **Frauen** *in Abhängigkeit von Alter und Körperhöhe*

Ablesen des Referenzwertes (SW):
→ Nomogramm 271/1

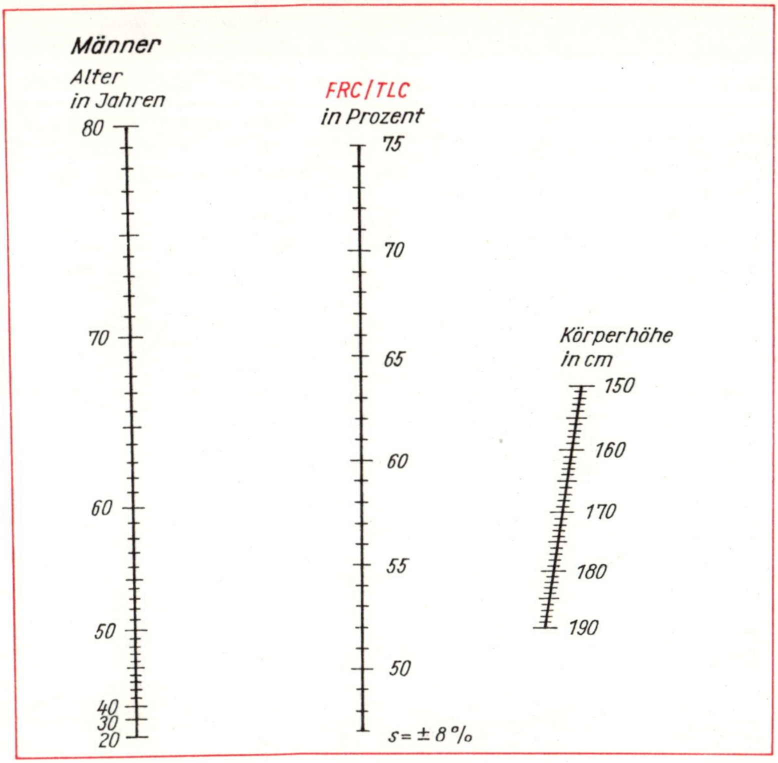

Nomogramm 275/1
Referenzwerte für
***FRC/TLC** (RV_{02}-**Methode**)*
*bei **Männern** in Abhängigkeit von Alter und Körperhöhe*

Ablesen des Referenzwertes (SW):
→Nomogramm 271/1

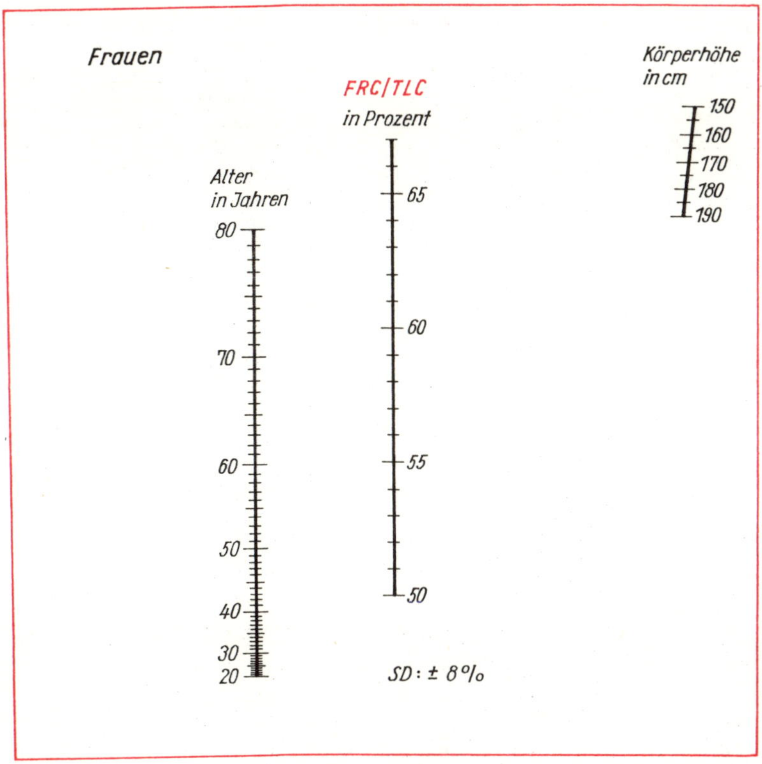

Nomogramm 275/2
Referenzwerte für
***FRC/TLC** (RV_{02}-**Methode**)*
*bei **Frauen** in Abhängigkeit von Alter und Körperhöhe*

Ablesen des Referenzwertes (SW):
→ Nomogramm 271/1

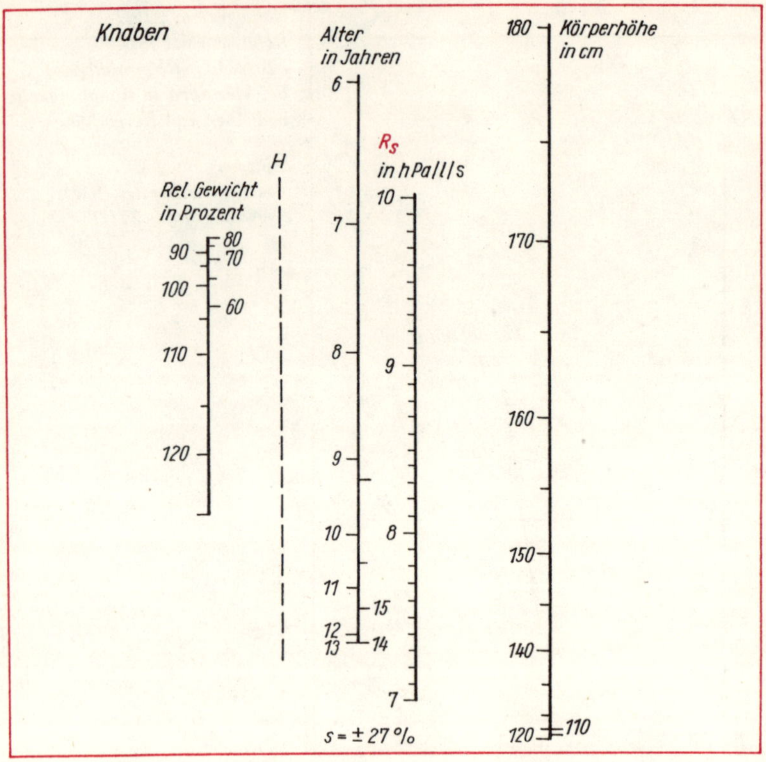

Nomogramm 276/1
Referenzwerte
für die spezifische
Resistance R_s
bei ***Knaben*** *in Abhängigkeit*
von Alter, Körperhöhe
und Relativgewicht

Ablesen
des Referenzwertes (SW):
Alter und Relativgewicht verbinden und Punkt auf der Hilfslinie H fixieren. Anschließend den Hilfspunkt mit der Körperhöhe verbinden und auf der dazwischenliegenden Skala den Referenzwert ablesen.

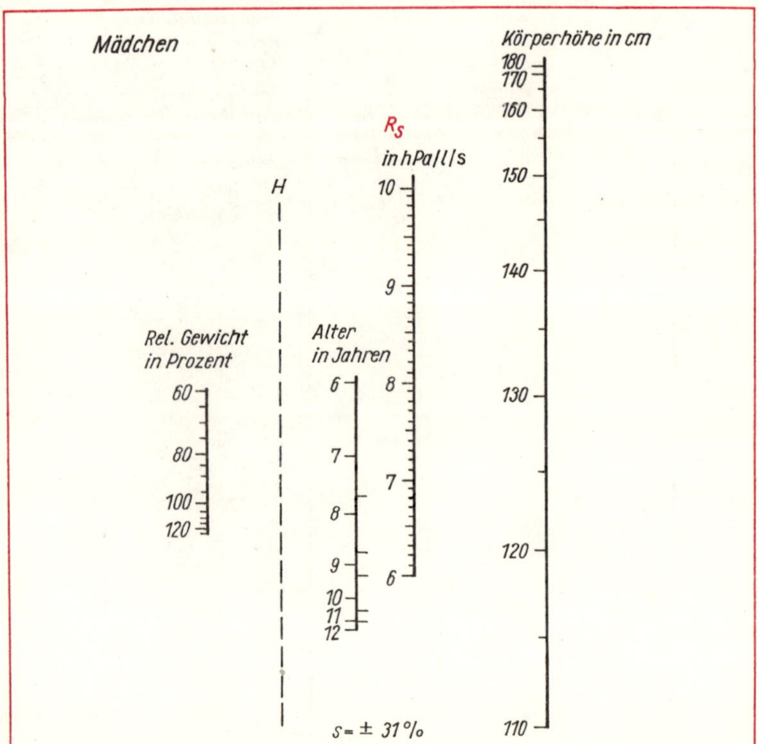

Nomogramm 276/2
Referenzwerte
für die spezifische Resistance R_s *bei* ***Mädchen*** *in Abhängigkeit*
von Alter, Körperhöhe
und Relativgewicht

Ablesen
des Referenzwertes (SW):
→Nomogramm 276/1

7.2. Ausgewählte Referenzwerte zu Atmungsfunktionen

Tab. 277/1

Atemfrequenz	
Neugeborene	30 bis 60 Atemzüge/min
Säuglinge (6 Monate)	30 bis 60 Atemzüge/min
Kleinkinder (2 bis 6 Jahre)	20 bis 30 Atemzüge/min
Erwachsene in Ruhe	5 bis 20 Atemzüge/min
Erwachsene bei Arbeit	um 30 Atemzüge/min
Atemarbeit	
In Ruhe	0,4 bis 0,5 m · kg/min
Bei schwerer Arbeit	10 bis 15 m · kg/min
Sauerstoffverbrauch je min	
In Ruhe	150 bis 300 ml
Bei leichter Arbeit (60 W)	1000 bis 1200 ml
Bei mittelschwererArbeit (120 W)	1650 bis 1950 ml
Bei schwerer Arbeit (180 W)	2000 bis 2600 ml
Bei kurzzeitigen sportlichen Spitzenleistungen (maximaler Sauerstoffverbrauch)	3000 bis 3500 ml
Sauerstoffverbrauch je kg Körpermasse	
Frühgeborene (kurz nach Geburt)	2,6 ml/min
Neugeborene (bis 7. Tag)	5,7 ml/min
3 Monate alt	6,9 ml/min
6 Monate alt	7,1 ml/min
12 Monate alt	7,0 ml/min
Erwachsene	3,4 ml/min
Atemanhaltevermögen	
Nach maximaler Inspiration	30 bis 40 s
Nach maximaler Exspiration	20 s

7.3. Ausgewählte Referenzwerte zu Herz- und Blutkreislauffunktionen

Tab. 277/2 Arterieller Blutdruck

Alter	Blutdruck in mm Hg (Manschettenbreite etwa 12 cm)	
	systolisch	diastolisch
Neugeborene	60 bis 80	40 bis 50
2. bis 8. Woche	90	40 bis 50
3. bis 12. Monat	100	50 bis 60
2 bis 3 Jahre	100 bis 110	60 bis 70
7 bis 10 Jahre	100 bis 120	60 bis 80
11 bis 14 Jahre	110 bis 120	70 bis 80
20 bis 30 Jahre	100 bis 140	60 bis 90
31 bis 40 Jahre	100 bis 140	60 bis 90
41 bis 50 Jahre	105 bis 155	65 bis 95
51 bis 60 Jahre	110 bis 170	70 bis 100
Älter als 60 Jahre	115 bis 175	70 bis 100
1 mm Hg = 133,3 Pa		

Tab. 277/3 Pathologische Grenzwerte des arteriellen Blutdrucks bei Kindern und Jugendlichen

Alter in Jahren	Systolisch	Diastolisch
6	130	85
9	135	90
12	145	90
15	150	95
18	160	95

Tab. 277/4 Blutvolumen und Schlag- und Minutenvolumen Erwachsener

Blutvolumen	
Vollblut	51 bis 87 ml/kg Körpermasse
Erythrozyten	19 bis 41 ml/kg Körpermasse
Blutplasma	28 bis 44 ml/kg Körpermasse
Schlag- und Minutenvolumen Erwachsener (Körpermasse 70 kg, Körperhöhe 170 cm, Körperoberfläche 1,8 m^2)	
Pulsfrequenz 70/min	
Minutenvolumen 5600 cm^3	
Schlagvolumen 80 cm^3	
Blutdruck 130/85 mm Hg	

7. Atmungs- und Herz-Blutkreislauf-Parameter

Tab. 278/1 Herzschlagfrequenz (· min^{-1}) vor, während und nach submaximaler Fußkurbelbelastung (1 W/kg Körpermasse) im Liegen (x ± s; obere [oVG] und untere [uVG] Vertrauensgrenze)

Knaben	Ruhe	Nach Beginn der Belastung						Nach Ende der Belastung				
		15 s	1 min	3 min	5 min	10 min	20 min	15 s	1 min	3 min	6 min	10 min
5 Jahre												
$\bar{x}$	82	109	127	132	134	126	126	121	97	91	88	84
s	9	14	13	11	11	12	9	9	11	10	9	8
oVG	87	116	134	138	140	141	140	126	102	96	92	88
uVG	77	102	121	127	129	112	111	116	91	86	84	80
6 Jahre												
$\bar{x}$	81	112	125	128	129	132	130	118	97	92	87	82
s	11	6	9	9	9	9	6	7	8	7	6	6
oVG	88	115	130	134	135	138	144	123	102	96	91	86
uVG	74	108	119	122	124	125	117	114	92	88	84	78
7 Jahre												
$\bar{x}$	76	103	116	121	122	125	127	115	91	86	81	77
s	10	9	10	9	9	8	8	9	14	13	12	13
oVG	80	106	120	124	125	128	131	119	97	91	86	82
uVG	71	99	112	117	118	122	123	112	86	81	76	71
8 Jahre												
$\bar{x}$	76	102	115	119	121	122	127	115	90	82	79	76
s	10	14	12	12	12	12	10	9	9	9	10	9
oVG	81	108	120	124	126	127	131	119	94	86	83	80
uVG	71	96	110	114	115	117	123	110	86	78	75	72
9 Jahre												
$\bar{x}$	79	107	120	123	124	127	130	117	96	89	84	80
s	10	9	7	7	7	8	8	10	13	12	11	11
oVG	82	110	122	125	127	130	132	120	100	93	87	83
uVG	75	105	118	120	122	125	128	114	92	85	81	77
10 Jahre												
$\bar{x}$	72	101	116	120	120	122	124	109	89	82	78	73
s	8	11	9	9	9	9	9	11	11	11	10	9
oVG	74	104	118	122	122	124	126	112	92	85	80	75
uVG	70	98	114	117	118	120	122	106	86	79	75	71
11 Jahre												
$\bar{x}$	71	100	114	117	117	120	122	108	86	80	75	71
s	7	8	7	6	6	6	6	9	10	8	7	8
oVG	73	102	116	119	119	122	124	111	89	83	77	73
uVG	69	98	112	115	116	119	120	105	84	78	73	69
12 Jahre												
$\bar{x}$	74	101	115	119	119	122	124	111	92	84	80	75
s	9	13	10	10	10	10	10	10	13	13	10	8
oVG	77	106	119	122	123	125	127	115	96	89	84	78
uVG	71	97	112	115	116	119	121	108	87	80	77	73
13 Jahre												
$\bar{x}$	69	97	114	118	119	121	124	110	90	82	76	71
s	9	10	8	9	8	8	9	11	12	12	12	11
oVG	71	100	116	121	121	124	126	113	93	86	80	74
uVG	66	95	112	116	117	119	121	107	86	79	73	68
14 Jahre												
$\bar{x}$	78	99	114	118	118	120	122	108	93	86	83	79
s	5	7	6	6	6	7	7	9	8	8	8	5
oVG	82	103	118	122	123	125	127	114	98	92	88	83
uVG	75	94	110	114	114	115	102	102	87	80	77	76

7.3. Herz- und Blutkreislauffunktionen

Mädchen	Ruhe	Nach Beginn der Belastung						Nach Ende der Belastung				
		15 s	1 min	3 min	5 min	10 min	20 min	15 s	1 min	3 min	6 min	10 min
5 Jahre												
$\bar{x}$	79	108	122	127	130	133	–	120	94	85	82	79
s	11	8	7	8	8	5	–	9	13	13	12	10
oVG	86	113	126	132	135	137	–	126	102	93	90	85
uVG	73	103	118	123	125	129	–	114	86	76	75	72
6 Jahre												
$\bar{x}$	77	103	117	120	121	126	130	115	95	86	81	79
s	5	3	5	7	7	5	–	10	12	7	6	6
oVG	83	107	122	127	128	131	–	125	107	94	87	85
uVG	71	99	111	113	114	121	–	105	82	78	76	72
7 Jahre												
$\bar{x}$	82	110	127	131	131	131	–	118	99	96	86	80
s	4	9	7	9	9	7	–	5	6	8	7	5
oVG	85	118	133	138	138	138	–	123	105	103	92	84
uVG	78	103	121	123	123	123	–	114	94	90	80	75
8 Jahre												
$\bar{x}$	78	106	119	123	126	128	132	119	100	92	87	79
s	6	8	6	5	6	5	7	10	13	11	11	7
oVG	80	109	121	125	129	131	134	123	105	97	91	82
uVG	76	103	117	121	124	126	129	115	95	88	83	76
9 Jahre												
$\bar{x}$	75	101	118	124	124	127	131	116	95	87	83	77
s	6	10	8	9	9	8	8	8	9	9	9	7
oVG	77	105	121	127	127	130	134	119	98	90	86	80
uVG	73	98	116	121	121	124	128	114	92	84	80	75
10 Jahre												
$\bar{x}$	78	104	118	122	124	125	123	116	97	91	85	78
s	5	8	6	6	7	7	7	10	11	9	8	6
oVG	80	107	120	124	126	128	133	120	101	95	88	80
uVG	76	101	116	120	121	123	127	113	93	88	82	76
11 Jahre												
$\bar{x}$	77	106	118	123	124	127	129	114	99	89	82	78
s	6	10	9	7	8	8	9	9	9	10	8	7
oVG	79	110	122	126	128	130	133	118	103	94	87	82
uVG	75	101	114	120	121	124	126	111	95	85	77	73
12 Jahre												
$\bar{x}$	74	101	116	121	122	124	126	112	93	86	82	74
s	9	10	7	8	8	8	9	13	14	12	11	8
oVG	76	104	118	123	124	126	128	115	97	89	85	76
uVG	71	98	114	119	120	122	123	108	89	82	79	71
13 Jahre												
$\bar{x}$	71	98	115	120	122	125	129	114	96	89	82	71
s	6	7	6	6	5	7	7	10	9	9	7	4
oVG	73	83	117	123	124	128	131	119	100	93	86	73
uVG	68	77	112	118	120	122	126	110	92	85	79	69

Tab. 280/1 Pulsfrequenz je min bei Belastung

Belastung in Watt	Kindesalter $\bar{x}$ s	Erste puberale Phase $\bar{x}$ s	Zweite puberale Phase $\bar{x}$ s	Reifungsabschluß $\bar{x}$ s
50	122 ± 14	121 ± 8	116 ± 9	106 ± 9
75	138 ± 15	135 ± 10	130 ± 11	123 ± 12
100	139 ± 9	144 ± 10	137 ± 13	129 ± 11
125		165 ± 10	155 ± 11	146 ± 20
150		171 ± 13	157 ± 11	150 ± 12
180			170 ± 10	163 ± 8
200			175 ± 6	156 ± 7
220				177 ± 4

Tab. 280/2 Pulsfrequenz je min in Ruhe

Lebensalter	Pulsfrequenz
Fetalperiode	90–180 (im Mittel 120–140)
Neugeborene	90–180 (im Mittel 120–140)
bis 6 Monate	100–140
6 bis 12 Monate	100–120
2 bis 6 Jahre	90–110
7 bis 10 Jahre	80–100
11 bis 14 Jahre	70– 90

8. Normwerte zur Beurteilung des biologischen Alters

Bedeutung und Verwendungsmöglichkeiten der im folgenden aufgeführten Kriterien zur Beurteilung des biologischen Alters sind in Abschnitt 2.7.4. dargestellt.

8.1. Reifezeichen der Neugeborenen

Die Wachstumskurven von 16 Körpermaßen von der 14. Schwangerschaftswoche bis zur Geburt, die durch Ultraschalluntersuchungen ermittelt wurden, sind in Abbildung 29/1 dargestellt. Die Reifebestimmung bei Neugeborenen nach morphologischen Merkmalen kann nach Tabelle 282/1 vorgenommen werden. Die Reifezeichen Neugeborener enthalten die Tabellen 282/2 und 283/1 (→ 2.7.6.).

8.2. Skelettalter

Aufgrund des engen Zusammenhangs von Verknöcherung (Ossifikation) und Gesamtentwicklung eines Organismus hat vor allem im Wachstumsalter die Bestimmung des Skelettalters (Knochenalters) große praktische Bedeutung erlangt. Die Ossifikation läuft in engen Variationsgrenzen gesetzmäßig ab. Diese Gesetzmäßigkeiten sind so gut bekannt, daß die Bestimmung des Skelettalters zum objektivsten Kriterium der Gesamtentwicklung geworden ist.

Das **Skelettmodell** (Abb. 281/1) entsteht während der Embryonalperiode (1. bis 2. vorgeburtlicher Entwicklungsmonat), die Knochenentwicklung beginnt im 2. Embryonalmonat mit der Ossifikation des Schlüsselbeins. Die Fetalperiode (3. vorgeburtlicher Entwicklungsmonat bis Geburt) ist vor allem durch Größenzunahme und Formgestaltung charakterisiert. Die nachgeburtliche Entwicklung ist durch das Erscheinen neuer Knochenkerne im Hand- und Fußwurzelbereich sowie durch die weitere Größenentwicklung der Knochen gekennzeichnet. Die progressive Phase schließt mit dem Verschluß der Epiphysenfugen (Wachstumsfugen) im weiblichen Geschlecht im Durchschnitt im 17., im männlichen Geschlecht etwa im 20. Lebensjahr ab. Knochenumbau- und -abbauvorgänge dauern bis ins späte Alter an.

Es werden primäre (embryonal entstehende) und sekundäre (fetal und nachgeburtlich entstehende) Ossifikationszentren unterschieden. Eine Übersicht über die **primären Ossifikationszentren** gibt Abbildung 281/1. **Sekundäre Ossifikationszentren** treten innerhalb der vorhandenen Knorpelanlagen vorwiegend in der Fetalperiode und in den ersten 12 Lebensjahren auf; nur wenige, für die Ossifikationsbeurteilung unbedeutende Knochen (z. B. Sesambeine) können noch später erscheinen.

Die während der Wachstumsphase des Körpers in Korrelation zu Alter, Geschlecht und Gesamtentwicklungszustand auftretenden neuen Ossifikationszentren sind der bisher wertvollste und sicherste Indikator für den allgemeinen Entwicklungszustand. Sie sind im wesentlichen nach drei Kriterien zu beurteilen: nach Skelettdifferenzierung, Knochengrößenentwicklung und Stand des Epiphysenschlusses.

Unter **Skelettdifferenzierung** sind Art und Zeit-

8.2. Skelettalter

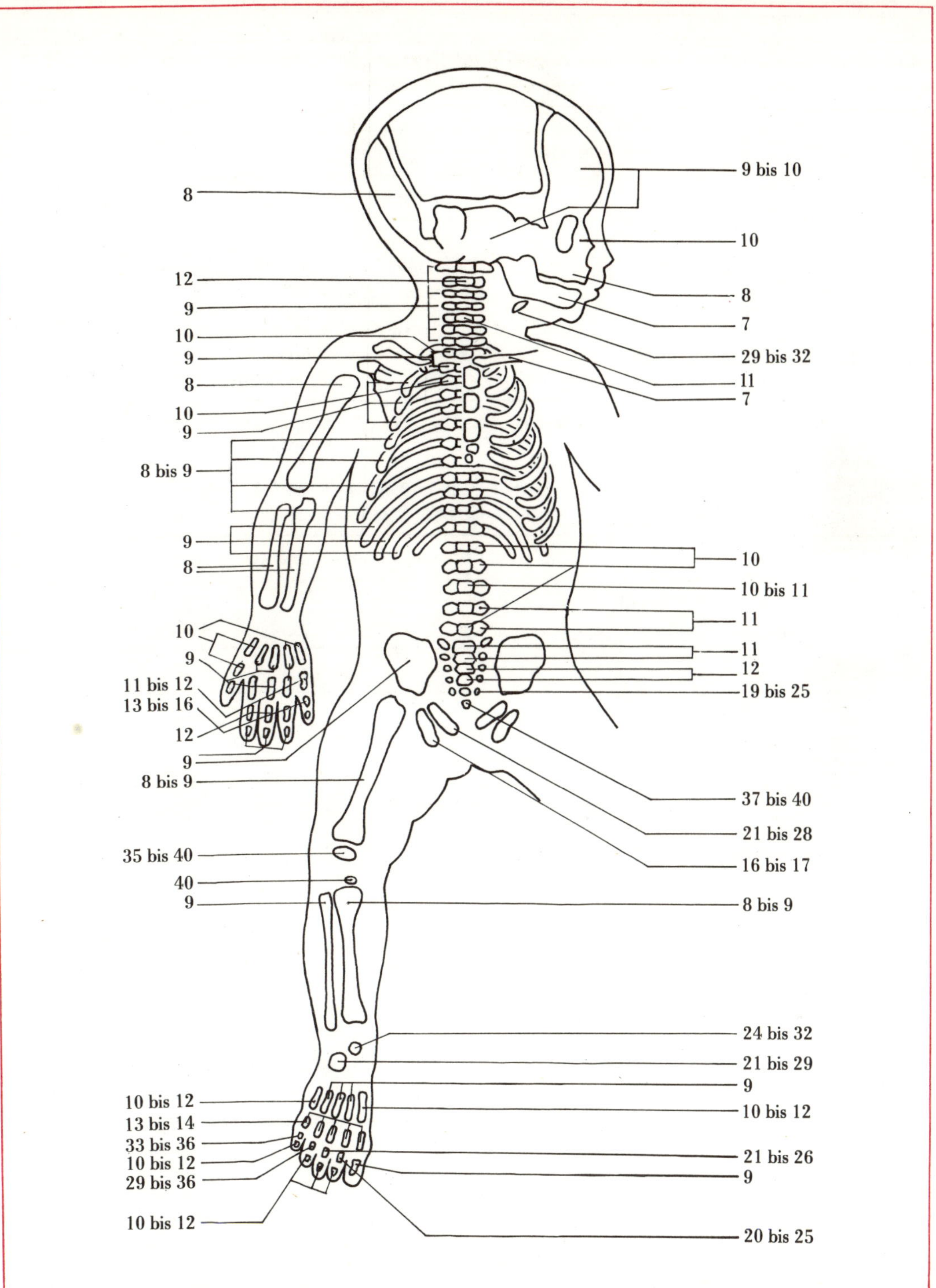

Abb. 281/1 Primäre Ossifikationszentren. Die Zahlen geben die Schwangerschaftswochen an, in denen die erste Knochenkernanlage erscheint.

8. Beurteilung des biologischen Alters

Tab. 282/1 Bestimmung des Reifealters Neugeborener

Alter in Wochen	24	26	28	30	32	34	36	38	40	42	44
Brustdrüsenkörper	fehlt					1–2 mm	4 mm	7 mm			
Brustwarzen	kaum erkennbar				gut erkennbar						
Warzenhof	fehlt				flach		erhaben				
Fußsohlenrelief	fehlt				1 Querfalte	2 Querfalten	vord. ⅔	Übergang auf die Ferse			
Ohrmuschelelastizität	fehlt					Aufrichtung langsam	schnell	bleibt aufgerichtet			
Ohrmuschelform	flach ohne Relief					beginnende Randfältelung			Helix vollständig ausgeformt		
Testes	nicht deszendiert			hoch im Leistenkanal			tiefer	deszendiert			
Skrotum	klein und glatt			Fältelung gering			stärker	ausgeprägt			
Labien	große Labien schwach entwickelt							kleine Labien unsichtbar			
Klitoris	prominent							bedeckt			
Kopfhaar	fein und wollig						kräftig, seidig				
Lanugo	überall		Gesicht frei, Schulter wenig				fehlt				

Tab. 282/2 Bestimmung des Reifeindex Neugeborener

Reifeindex	0	1	2
Haut	sehr dünn, faltig, durchsichtig	dünn und faltig	dick
Unterhautfettgewebe	fehlt	spärlich	gut ausgeprägt
Lanugo	ausgedehnt, dicht, an Rükken und Extremitäten	ausgedehnt, an Rücken und Extremitäten spärlich	spärlich an Schulter und Oberarm
Ohrknorpel	fehlend oder im Antitragus	im Anthelix	auf Helixbogen
Fingernägel	nicht an Kuppen	gerade oben an Kuppen	über Kuppen hinaus
Brustwarzen	angedeutet in Hautniveau weit auseinanderstehend	deutlich erhaben, Warzenhof angedeutet	pigment., deutlich abgegrenzter Warzenhof über Hautniveau
Genitale	fehlender Descensus test., angedeutetes Skrotum, Lab. maj. klaffen weit	Kryptorch. bzw. Leistenhoden, noch klaffende Lab. maj.	Descensus test. Lab. maj. bedecken Vulva, Fluor vag.

8.2. Skelettalter

Tab. 283/1 Bestimmung des Allgemeinzustandes Neugeborener

Zeichen	0	1	2
1. Herzaktionen	keine	unter 100	über 100
2. Atmung	keine	apnoische Anfälle, stöhnend, langsam und unregelmäßig	normal schreit
3. Muskeltonus	hypoton	leichte Beugung der Gliedmaßen	aktive Bewegung
4. Farbe	blau oder blaß	Körper rosig, Extremitäten zyanotisch	überall rosig
5. Reaktionen auf Reize, kräftiges Kneifen des Ohrläppchens	keine	Schreien	kräftiges Schreien

Auswertung:
(die Wertungsziffern 0, 1 oder 2 aus den Zeilen 1 bis 5 werden addiert)

0 bis 2	schwerste Beeinträchtigung mit wahrscheinlich letalem Ausgang
3, 4	schwere Beeinträchtigung
5 bis 7	herabgesetzter Allgemeinzustand
8 bis 10	guter Zustand

(Diese Beurteilung ist nur für Neugeborene in den ersten Lebensstunden zutreffend; danach ist die Prognose des Kindes für alle Werte unter 9 ungünstiger.)

Tab. 283/2 Beurteilung des Skelettalters nach der Halbseitenmethode – Anzahl der Ossifikationszentren einer Körperhälfte

Alter in Monaten	Anzahl der Ossifikationszentren					
	Knaben			Mädchen		
	Mittelwert	Bereich	*s*	Mittelwert	Bereich	*s*
1	**4,11**	*1,29– 6,93*	1,41	**4,58**	*1,06– 8,10*	1,76
3	**6,63**	*2,91–10,35*	1,86	**7,78**	*3,46–12,10*	2,16
6	**9,61**	*5,71–13,51*	1,95	**11,44**	*6,38–16,50*	2,53
9	**11,88**	*6,56–17,10*	2,66	**15,36**	*5,52–25,20*	4,92
12	**13,96**	*6,04–21,88*	3,96	**22,40**	*8,54–36,26*	6,93
18	**19,27**	*6,05–32,59*	6,61	**34,10**	*17,22–50,98*	8,44
24	**29,21**	*13,01–45,41*	8,10	**43,44**	*30,14–56,74*	6,65
30	**37,59**	*22,79–52,39*	7,40	**48,91**	*35,91–61,91*	6,50
36	**43,42**	*32,74–54,10*	5,34	**52,73**	*41,77–63,69*	5,48
42	**47,06**	*36,54–57,58*	5,26	**56,61**	*48,65–64,57*	3,98
48	**51,24**	*42,06–60,42*	4,59	**57,94**	*50,12–65,76*	3,91
54	**53,94**	*45,24–62,64*	4,35	**59,89**	*53,17–66,61*	3,36
60	**56,24**	*48,10–64,38*	4,07	**61,52**	*56,14–66,90*	2,69

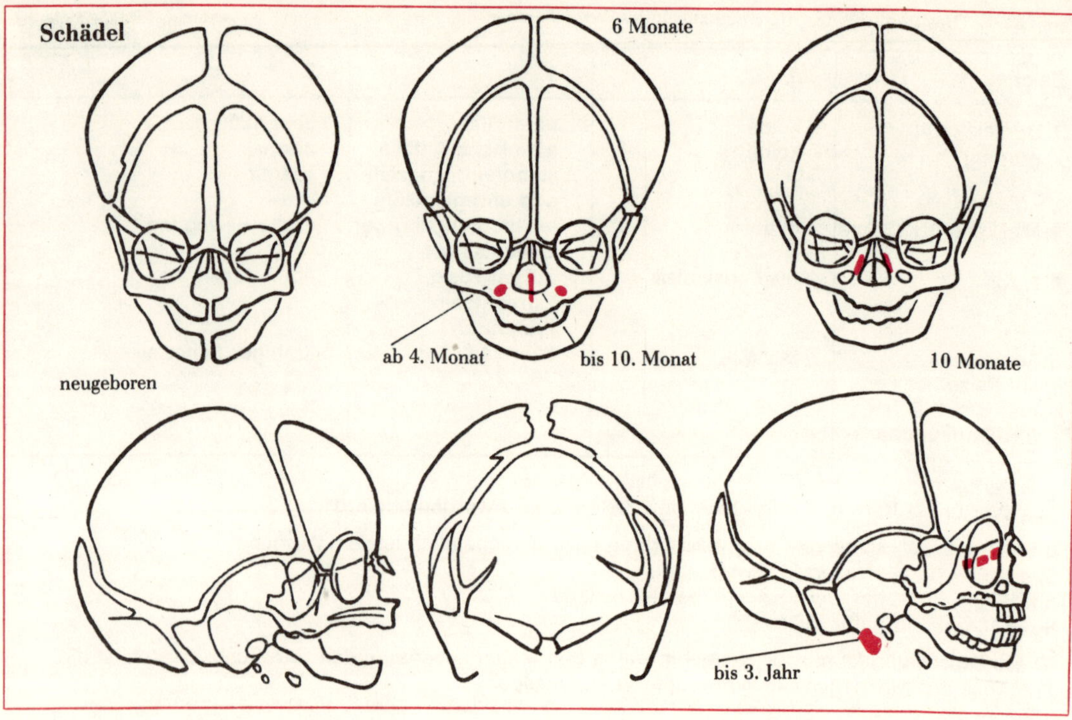

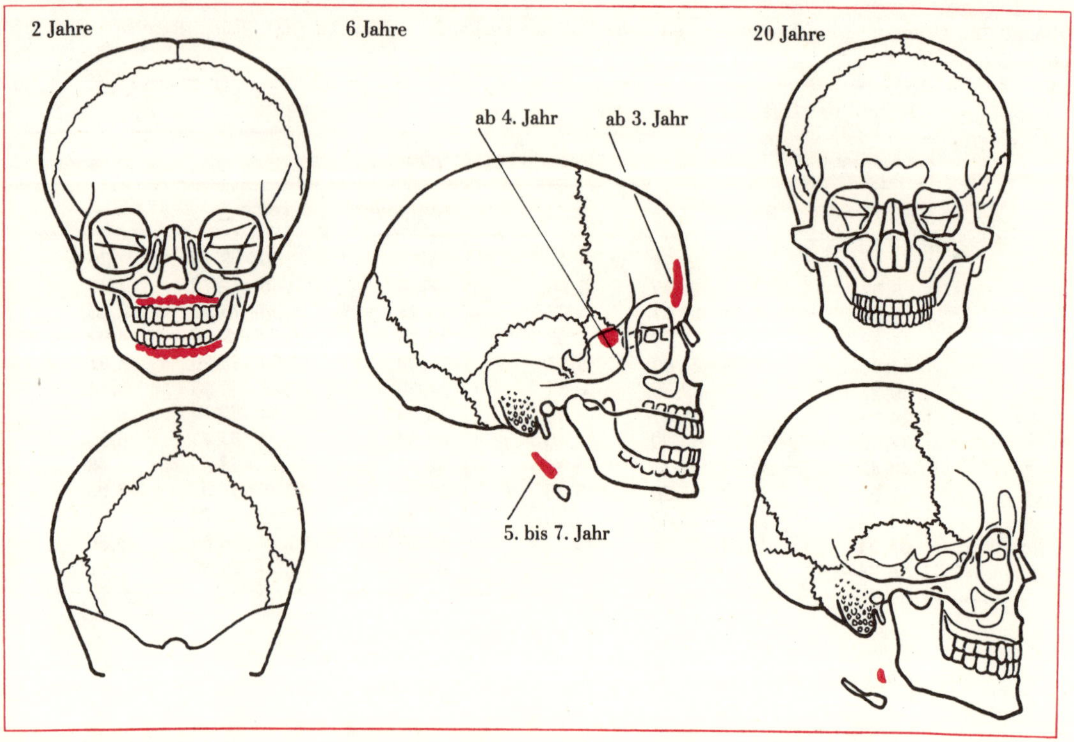

Abb. 284/1 bis 288/1 Ausgewählte Angaben zur Skelettentwicklung. Die jeweils hinzukommenden Verknöcherungszentren sind rot dargestellt. Angaben zur Verknöcherung des Handskeletts siehe „Röntgenatlas".

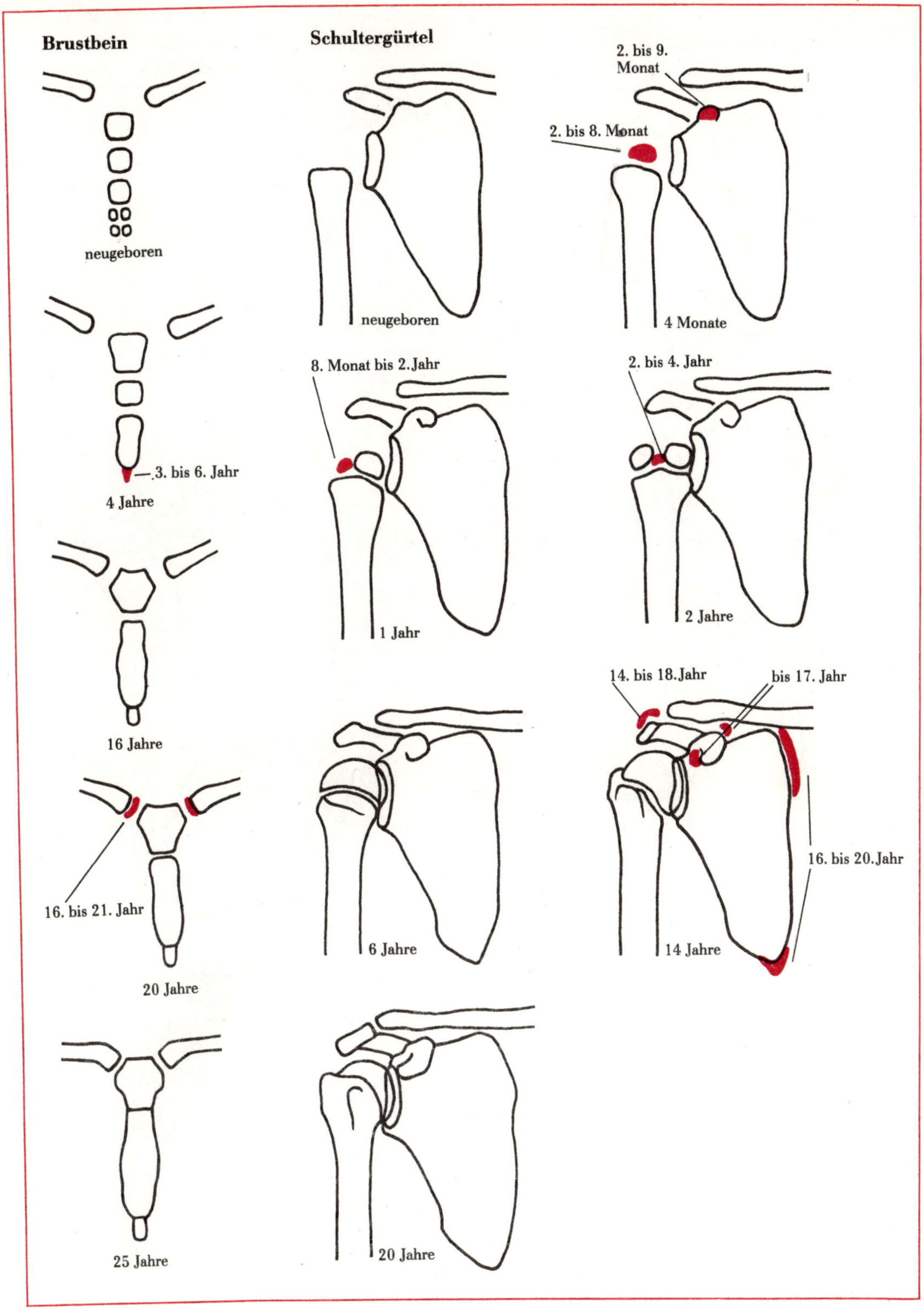
Brustbein
neugeboren
3. bis 6. Jahr
4 Jahre
16 Jahre
16. bis 21. Jahr
20 Jahre
25 Jahre
Schultergürtel
neugeboren
2. bis 9. Monat
2. bis 8. Monat
4 Monate
8. Monat bis 2. Jahr
1 Jahr
2. bis 4. Jahr
2 Jahre
6 Jahre
14. bis 18. Jahr
bis 17. Jahr
16. bis 20. Jahr
14 Jahre
20 Jahre

Ellenbogengelenk

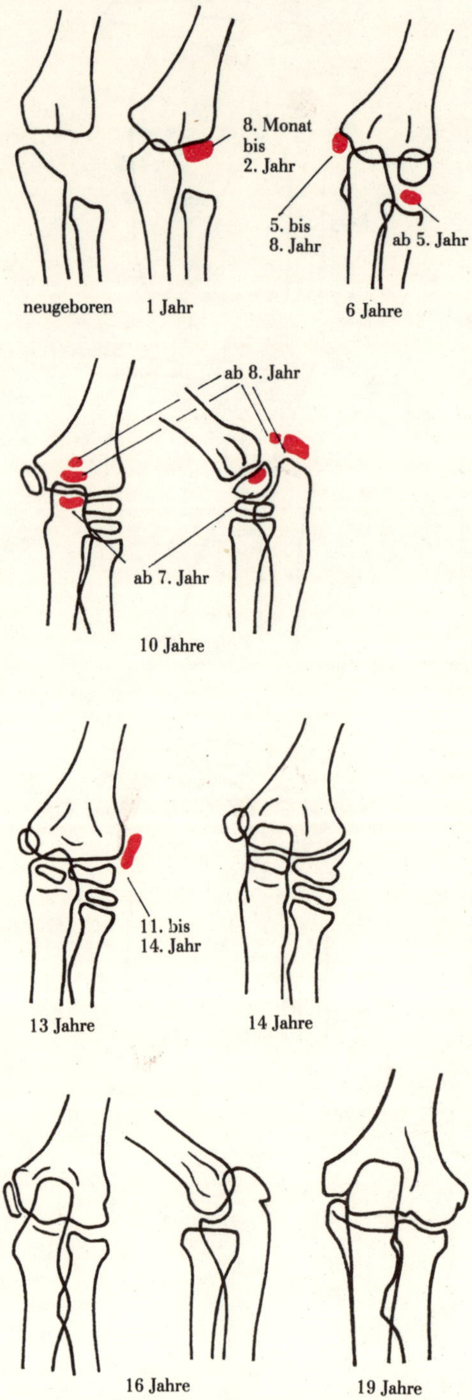

Beckengürtel

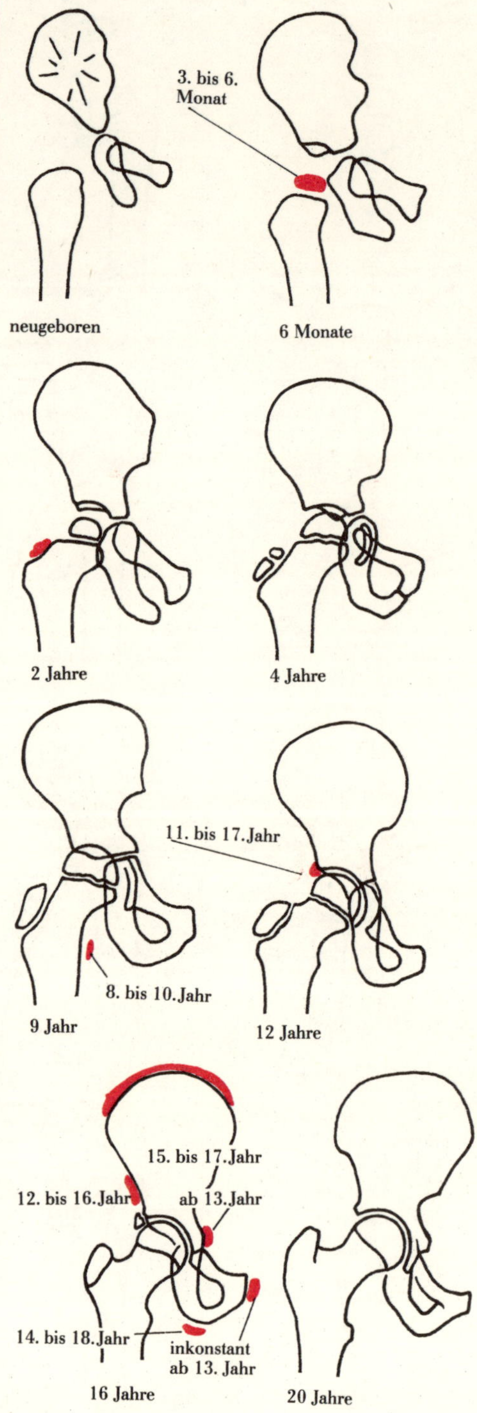

8.2. Skelettalter

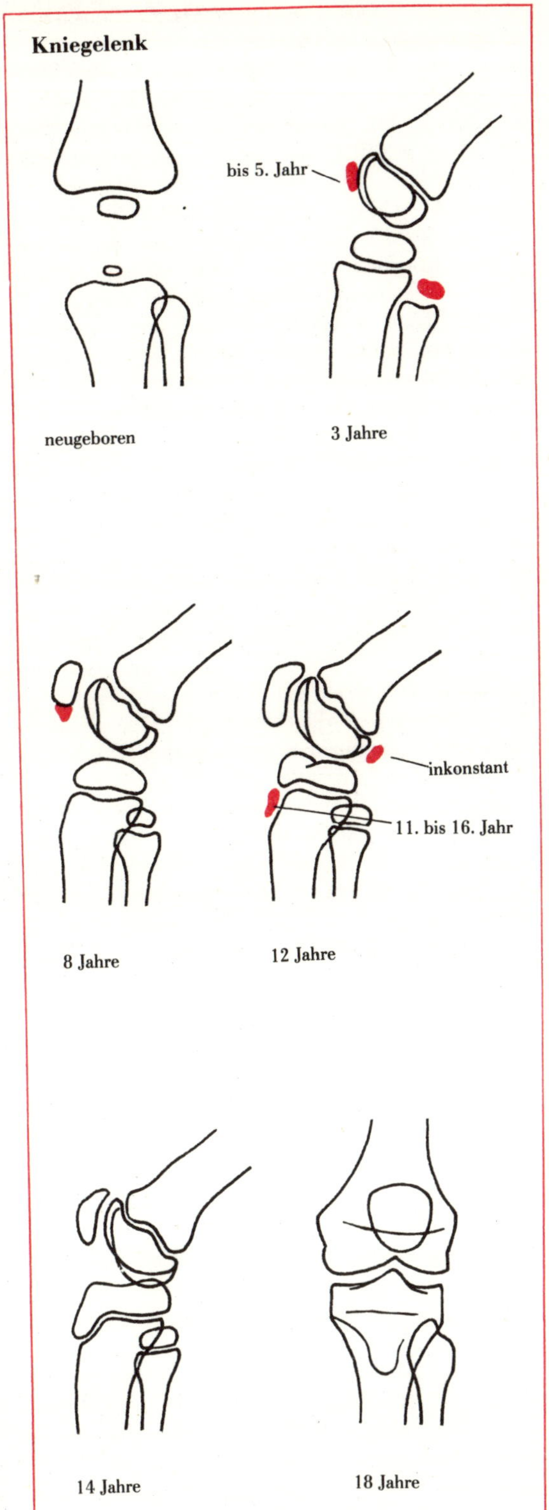

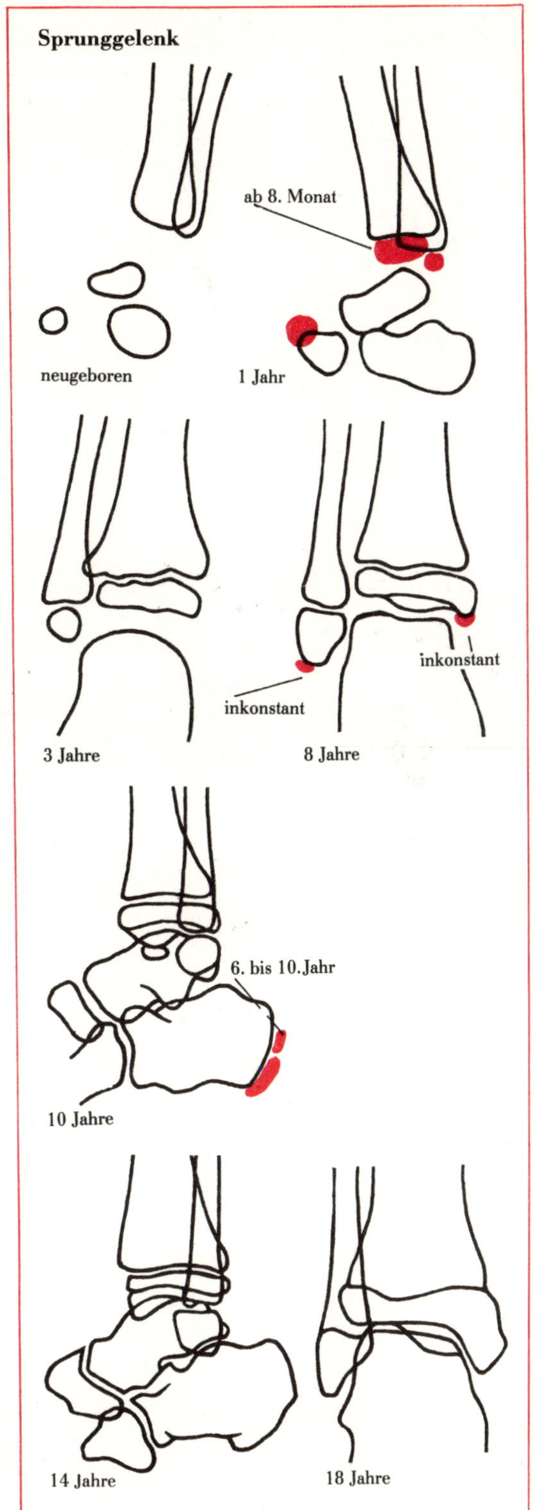

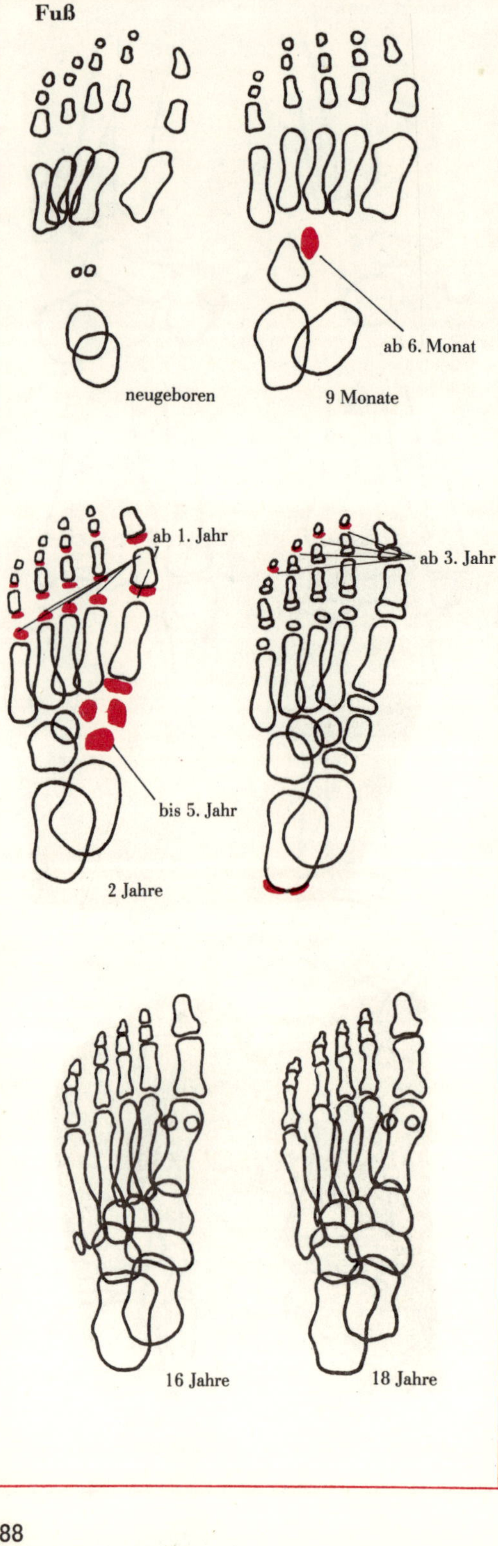

punkt des Erscheinens neuer Ossifikationszentren zu verstehen: Differenzierungsstörungen sind in Form von Beschleunigungen und Verzögerungen gegenüber der Norm zu beobachten. Die **Größenzunahme der einzelnen Knochenkerne und Knochen** vermittelt bis zum 10. Lebensjahr ergänzende, vom 11. bis zum 15. Lebensjahr entscheidende Aufschlüsse über den Ossifikationsablauf; jenseits des 15. Lebensjahres werden die Messungen der Knochenkerne wegen der teilweise bizarren Formen ungenau, verlieren auch an Wert, da die selbständigen Knochenelemente ihre endgültige Größe annähernd erreicht haben. Der Beurteilung des **Epiphysenschlusses** kommt im wesentlichen in der Pubertätsphase große Bedeutung zu, während der die einzelnen Abschnitte späterer Röhrenknochen (Diaphyse, Metaphyse, Physe und Epiphyse, Abb. 289/1) zu einem einheitlichen Knochen zusammenwachsen. Die Zeitpunkte des Auftretens und Verschmelzens der selbständigen Knochen- und Epiphysenkerne sowie die ungefähre Größenentwicklung einiger Skelettbestandteile sind in den Abbildungen 284/1 bis 288/1 angegeben. Bei **Mädchen** erscheinen die Knochenkerne durchschnittlich früher als bei **Knaben** und sind unter Gleichaltrigen bei Mädchen etwas größer. **Seitendifferenzen** kommen bei sich normal entwickelnden Individuen nur selten vor.

Voraussetzung für die Skelettbeurteilung im Wachstumsalter sind **Normtabellen.** Sie stehen allerdings – werden strenge biostatistische Maßstäbe angelegt – nicht für alle Skelettabschnitte zur Verfügung.

Für wissenschaftliche Fragestellungen ist die Erfassung des gesamten Skeletts wünschenswert. Für Fragestellungen der pädiatrischen Praxis sind aber in der Regel zwei Methodengruppen völlig ausreichend: die Halbseitendiagnostik und die Handskelettdiagnostik (durch Röntgen oder Ultraschall).

Bei Anwendung der **Halbseitendiagnostik** wird die linke Körperhälfte geröntgt. Die Anzahl der vorhandenen Ossifikationszentren der Extremitäten und des Schulterblatts wird mit Normwerten (Tabelle 283/2) verglichen. Diese Methode hat den Vorteil einer umfassenden Skelettstudie, aber den Nachteil der Aufwendigkeit hinsichtlich Zeit und Kosten, der hohen Strahlenbelastung und einer relativ großen Variationsbreite.

Die für praktische Zwecke ausreichende Beurteilung der Ossifikation des Handskeletts, die **Handskelettdiagnostik,** basiert auf Handskelettaufnahmen. Dem Nachteil der kleineren Skelettregion stehen die Vorteile der geringen Strahlenbelastung, der leichten technischen Durchführbarkeit und des

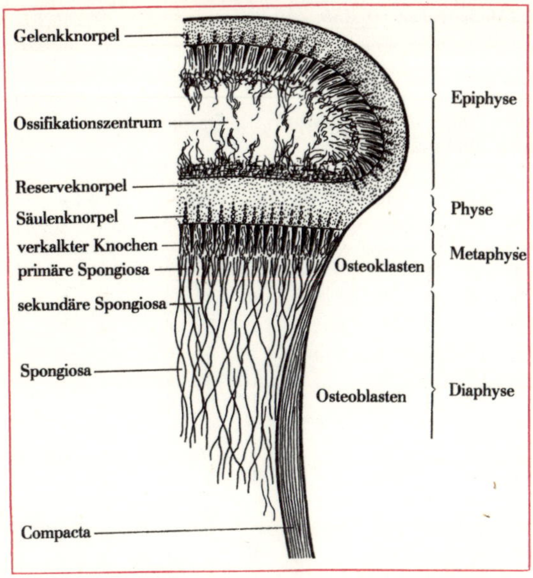

Abb. 289/1 Schematische Darstellung der Abschnitte des wachsenden Röhrenknochens

geringen Zeit- und Kostenaufwandes gegenüber. In der Hand liegen 52 Ossifikationselemente zusammen. Aus den Zeitpunkten des Auftretens der einzelnen Knochenkerne, der Größenentwicklung der Knochen und dem Stand des Epiphysenschlusses können ausreichende Schlüsse auf den Stand der Ossifikation im Verhältnis zum Alter und auf die individuell noch verbleibenden Wachstumsmöglichkeiten gezogen sowie gegebenenfalls diagnostisch wertvolle Aufschlüsse bei pathologischen Prozessen der Skelettentwicklung gewonnen werden.

Die wichtigsten Normangaben über die Entwicklung des Handskeletts bei einer DDR-repräsentativen Gruppe von 2 108 männlichen und 2 155 weiblichen Personen im Alter von der Geburt bis zum Wachstumsabschluß sind unter Verwendung der Abbildungen 289/1 und 289/2 den Tabellen 290/1 und 293/1 zu entnehmen.

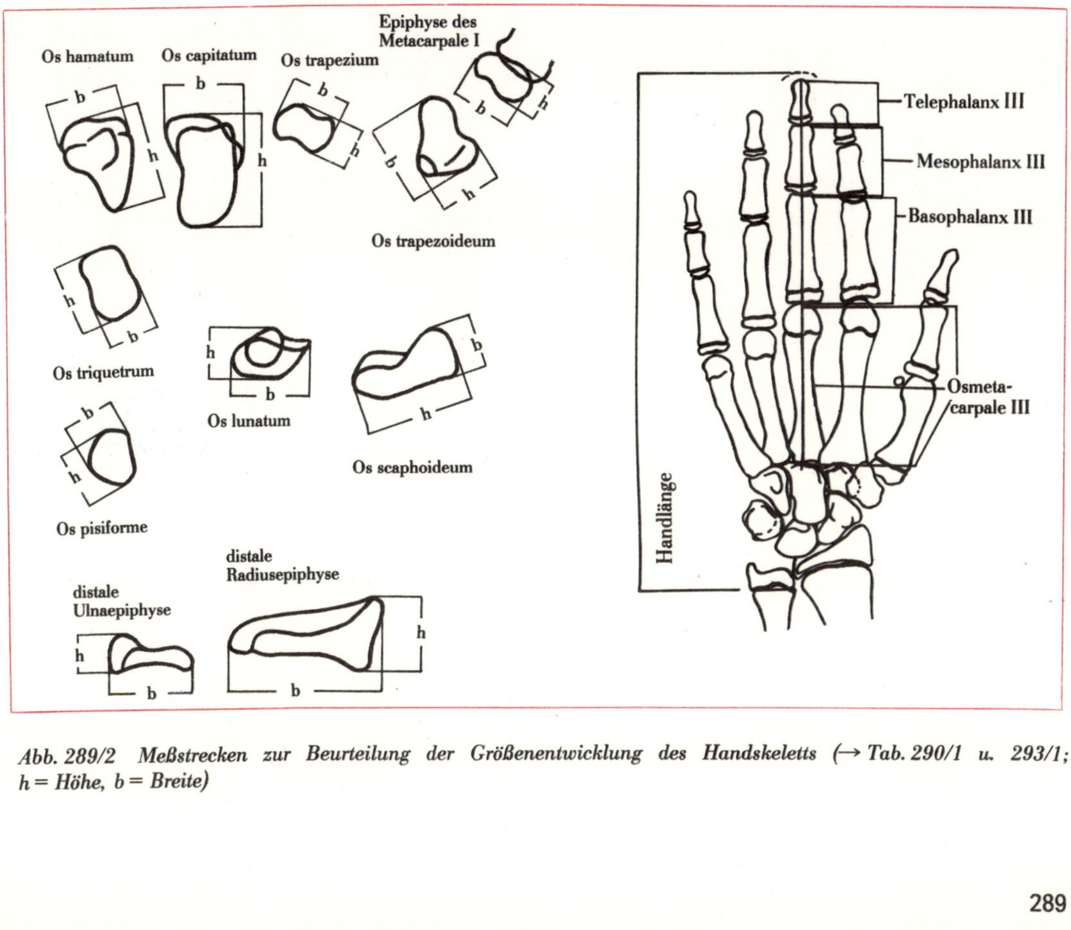

Abb. 289/2 Meßstrecken zur Beurteilung der Größenentwicklung des Handskeletts (→ Tab. 290/1 u. 293/1; h = Höhe, b = Breite)

Tab. 290/1 Größenentwicklung des Handskeletts bei Knaben (Meßstrecken → Abb. 289/2)

Knaben																		
Alter in Jahren	Handlänge		Os metacarpale III		Basophalanx III		Mesophalanx III		Telephalanx III		Os capitatum Höhe		Os capitatum Breite		Os hamatum Höhe		Os hamatum Breite	
	$\bar{x}$	s	$\bar{x}$	s	$\bar{x}$	s	$\bar{x}$	s	$\bar{x}$	s	$\bar{x}$	s	$\bar{x}$	s	$\bar{x}$	s	$\bar{x}$	s
0	71	4	15	1	12	0	8	1	5	1								
¼	82	4	17	2	13	1	9	1	6	0	2	2	2	1	1	1	1	1
½	87	5	19	1	15	1	10	1	6	1	4	3	4	1	3	4	3	1
¾	93	5	21	2	17	1	11	1	6	1	5	1	4	1	4	1	4	1
1	98	4	22	1	18	1	12	1	7	1	6	1	5	1	4	1	5	1
1½	104	6	24	2	20	2	13	1	7	0	7	2	6	1	5	1	5	1
2	110	6	27	2	22	2	14	1	8	1	8	2	6	1	6	1	6	1
2½	113	5	29	2	23	2	14	2	9	2	9	1	7	0	7	1	6	1
3	119	6	31	2	24	2	15	1	9	1	10	2	7	0	8	1	7	1
3½	123	6	33	2	25	2	16	2	9	1	11	2	8	1	8	1	7	1
4	129	7	35	2	26	1	16	1	10	1	12	2	8	0	9	1	7	1
4½	131	7	37	3	27	1	17	1	10	1	12	2	8	1	9	1	8	1
5	134	7	38	3	28	2	17	1	11	1	13	1	9	1	10	1	8	1
5½	137	7	40	2	28	2	18	1	11	1	14	1	9	0	11	1	9	1
6	140	9	41	3	29	2	18	1	11	1	15	2	9	1	11	1	9	1
6½	142	7	42	3	29	2	19	2	12	1	15	2	10	1	12	1	9	1
7	147	9	43	3	30	2	19	2	12	1	17	2	10	1	12	1	10	1
7½	149	8	44	3	31	2	19	2	12	2	17	2	11	1	13	2	10	1
8	152	9	46	3	32	2	20	1	13	2	18	3	11	2	13	2	10	1
8½	156	8	47	2	33	2	21	1	13	1	18	1	11	1	14	1	11	1
9	157	8	48	3	33	2	21	1	13	1	19	2	12	1	15	2	11	1
9½	160	9	49	3	34	2	21	1	14	1	19	2	12	1	15	2	12	1
10	162	7	51	3	35	2	22	1	14	1	20	2	12	1	15	1	12	1
10½	166	8	52	3	35	2	22	1	14	1	21	1	13	1	16	1	12	1
11	169	9	52	3	36	2	23	2	14	1	21	1	13	1	17	2	13	1
11½	172	8	54	4	37	3	23	2	15	1	22	2	13	1	18	2	13	1
12	175	10	54	7	37	3	24	2	15	1	22	2	14	1	19	2	14	1
12½	178	8	56	4	38	2	24	1	16	1	23	2	14	1	19	1	15	1
13	182	9	57	3	39	3	25	2	16	1	23	2	14	1	20	2	15	1
13½	188	10	59	9	41	3	25	1	16	1	24	2	16	1	21	1	15	1
14	192	9	60	8	42	3	26	2	17	1	24	2	16	2	21	2	16	1
15	198	10	63	5	43	5	28	2	18	1	25	2	16	2	22	2	16	1
16	205	10	63	8	45	3	28	2	18	1	26	2	17	2	23	2	17	1
17	203	9	65	3	45	3	28	2	18	1	26	2	17	2	23	2	17	1
18	201	6	66	2	45	2	28	2	18	1	27	2	17	1	24	1	18	1

8.2. Skelettalter

Knaben

Alter in Jahren	Distale Radiusepiphyse				Os triquetrum				Epiphyse des Os metacarpale I				Os lunatum				Os trapezium			
	Höhe		Breite		Höhe		Breite		Höhe		Breite		Höhe		Breite		Höhe		Breite	
	$\bar{x}$	s	$\bar{x}$	s	$\bar{x}$	s	$\bar{x}$	s	$\bar{x}$	s	$\bar{x}$	s	$\bar{x}$	s	$\bar{x}$	s	$\bar{x}$	s	$\bar{x}$	s
0																				
1/4																				
1/2																				
3/4	1	1	1	2																
1	1	1	2	2	1	2	1	2												
1½	2	2	4	4	1	3	1	1												
2	3	2	6	4	1	2	1	2												
2½	4	1	8	3	2	2	1	1	1	1	1	1	1	1	1	1				
3	4	1	10	3	3	2	2	2	1	2	2	4	1	1	1	2				
3½	5	1	11	3	3	2	3	2	2	1	3	2	1	2	2	2				
4	5	1	12	3	4	3	3	2	2	2	4	4	2	2	2	3	1	1	1	1
4½	6	1	14	2	5	2	4	2	3	0	4	1	2	2	3	3	1	1	1	1
5	6	1	15	2	6	3	5	2	4	2	5	1	3	2	4	3	1	2	1	2
5½	6	1	16	2	6	2	5	2	4	1	6	1	4	2	5	3	2	2	2	2
6	6	1	16	3	7	2	5	2	4	1	6	1	4	2	5	3	2	2	2	2
6½	7	1	18	2	7	2	6	2	4	1	7	1	5	2	6	3	2	2	3	2
7	7	1	19	2	9	2	6	1	4	1	7	1	6	2	7	2	3	3	4	3
7½	8	1	20	2	9	2	7	1	4	1	8	1	6	2	7	3	4	3	6	3
8	8	1	21	2	10	2	7	1	5	0	8	1	7	2	8	2	5	3	6	4
8½	8	1	21	2	11	1	7	1	5	0	9	1	7	2	9	2	6	3	7	3
9	8	1	22	2	11	2	8	1	5	1	9	1	8	1	10	1	7	1	8	2
9½	9	1	23	2	12	1	8	1	5	0	10	1	8	2	11	2	8	1	10	1
10	9	1	23	1	13	2	9	1	5	1	10	1	9	1	12	2	8	2	10	2
10½	9	1	24	1	13	2	9	1	6	1	10	1	9	1	12	2	9	2	11	2
11	10	1	25	2	13	1	9	1	6	1	11	1	10	2	14	2	10	2	11	2
11½	10	1	26	2	14	1	9	1	6	1	11	1	10	1	13	2	11	2	12	2
12	11	1	27	2	15	2	10	1	6	1	12	1	11	1	14	2	11	2	13	2
12½	11	2	28	2	15	2	10	1	7	1	12	1	11	2	14	2	12	2	14	2
13	12	2	29	2	15	2	10	1	7	1	13	1	12	1	16	2	13	2	14	2
13½	14	2	31	3	16	1	11	1	7	1	14	1	13	2	16	2	14	2	16	2
14	14	2	31	3	16	2	11	1	8	1	14	2	13	2	17	3	14	2	16	2
15	16	2	33	2	16	2	12	1	8	2	14	4	14	2	17	3	15	2	16	2
16	16	2	33	2	17	2	12	2	8	2	15	4	14	2	19	3	16	2	18	2
17	18	2	34	2	17	1	12	1	8	1	15	3	14	2	19	3	16	2	18	2
18	19	2	36	2	17	2	13	2	8	1	16	1	14	2	21	2	16	2	18	2

Knaben

Alter in Jahren	Os trapezoideum				Os scaphoideum				Distale Ulnaepiphyse				Os pisiforme				Sesambein am Daumengrundgelenk			
	Höhe		Breite		Höhe		Breite		Höhe		Breite		Höhe		Breite		Höhe		Breite	
	$\bar{x}$	s	$\bar{x}$	s	$\bar{x}$	s	$\bar{x}$	s	$\bar{x}$	s	$\bar{x}$	s	$\bar{x}$	s	$\bar{x}$	s	$\bar{x}$	s	$\bar{x}$	s
0																				
¼																				
½																				
¾																				
1																				
1½																				
2																				
2½																				
3																				
3½																				
4																				
4½																				
5	1	1	1	1	1	1	1	1												
5½	1	2	1	2	2	2	1	2												
6	1	2	2	2	2	3	2	2	1	1	1	1								
6½	2	3	2	3	3	3	2	2	1	1	1	2								
7	4	3	4	3	4	3	3	2	1	2	2	3								
7½	4	3	4	3	6	3	4	2	2	3	4	5								
8	6	2	6	2	8	3	6	2	2	2	4	4								
8½	6	2	6	2	8	3	6	2	3	2	6	4								
9	7	2	7	2	9	4	7	2	4	2	7	4								
9½	8	1	8	1	11	4	7	2	5	2	8	4	1	1	1	1				
10	8	1	8	1	12	3	8	1	5	2	9	3	1	1	1	1				
10½	9	1	9	1	13	3	8	2	6	2	10	3	1	2	1	2				
11	9	2	10	2	14	3	9	2	6	2	12	2	2	3	2	3				
11½	9	1	10	1	15	1	10	2	7	2	12	2	2	3	2	2				
12	10	1	10	2	17	3	10	2	8	2	13	2	3	3	3	3				
12½	10	2	11	1	18	3	11	1	8	2	13	2	5	3	5	3	1	1	1	1
13	10	1	12	1	19	3	12	2	8	2	14	2	6	4	7	4	1	2	1	1
13½	11	1	12	2	21	3	13	2	9	2	15	2	9	3	9	4	3	2	2	2
14	11	1	12	1	22	3	13	2	10	2	16	3	10	3	10	2	3	2	2	2
15	11	2	13	1	24	3	14	2	11	2	16	3	11	2	11	3	4	1	4	1
16	12	1	14	2	25	3	15	2	11	1	17	2	12	2	12	3	4	1	4	1
17	12	1	14	1	25	2	15	1	11	2	17	2	12	2	13	2	5	1	4	1
18	12	2	14	1	25	3	15	1	11	2	18	2	12	2	13	2	5	1	5	1

Tab. 293/1 Größenentwicklung des Handskeletts bei Mädchen (Meßstrecken → Abb. 289/2)

Mädchen																		
Alter in Jahren	Handlänge		Os metacarpale III		Basophalanx III		Mesophalanx III		Telephalanx III		Os capitatum				Os hamatum			
											Höhe		Breite		Höhe		Breite	
	$\bar{x}$	s	$\bar{x}$	s	$\bar{x}$	s	$\bar{x}$	s	$\bar{x}$	s	$\bar{x}$	s	$\bar{x}$	s	$\bar{x}$	s	$\bar{x}$	s
0	70	4	15	1	12	1	8	1	5	1								
¼	77	4	17	1	13	2	9	0	6	0	2	2	2	2	2	2	2	2
½	85	6	19	1	15	2	10	1	6	1	4	2	4	1	3	1	3	1
¾	97	6	21	1	17	2	11	1	7	0	5	1	5	1	4	1	4	1
1	93	6	22	1	18	2	12	1	7	1	6	1	5	1	5	1	5	1
1½	99	6	26	2	20	3	13	1	7	1	7	2	6	1	6	1	6	1
2	108	6	29	2	22	2	14	1	8	1	8	2	6	1	6	1	6	1
2½	110	7	30	2	23	2	15	1	9	2	9	2	7	1	7	1	7	1
3	118	7	33	2	24	2	15	1	9	1	11	2	8	1	8	1	7	0
3½	120	6	34	2	25	1	16	1	10	0	11	1	8	1	9	1	7	1
4	124	7	35	3	26	1	16	1	10	1	12	1	8	0	10	1	8	1
4½	127	6	37	2	26	2	17	2	10	0	13	2	8	1	10	2	8	1
5	131	6	39	3	28	2	17	1	11	1	14	1	9	1	10	1	8	1
5½	136	8	40	2	28	2	18	2	11	1	15	1	10	2	11	2	9	1
6	139	7	42	3	29	2	18	1	12	1	15	2	10	1	12	2	9	1
6½	143	8	43	2	30	2	19	2	12	1	16	2	10	1	12	1	10	1
7	145	7	44	2	31	1	19	1	12	1	17	1	10	1	13	1	10	0
7½	148	8	45	3	31	2	20	1	13	1	17	1	11	1	13	1	11	1
8	151	9	46	3	32	1	20	1	13	1	18	2	11	1	14	2	11	1
8½	155	9	48	3	32	4	21	1	13	1	18	2	11	1	14	1	11	1
9	157	8	49	3	34	2	21	2	13	1	19	2	12	1	15	2	11	1
9½	159	8	50	3	34	2	22	1	14	1	19	2	12	1	16	1	12	1
10	161	9	50	4	34	3	22	2	14	1	20	2	12	1	16	2	12	1
10½	166	7	53	4	36	3	23	2	14	1	21	2	13	2	17	2	13	1
11	169	15	54	4	37	3	23	2	15	1	21	2	13	1	18	2	13	1
11½	172	9	55	3	38	2	24	2	15	1	21	1	13	1	18	2	14	1
12	176	7	56	3	38	2	24	2	15	1	21	2	14	1	18	2	14	1
12½	177	11	56	7	39	2	25	1	16	1	22	2	14	2	19	1	15	1
13	182	10	58	4	40	3	25	2	16	1	22	2	14	1	19	1	15	1
13½	183	7	60	3	41	2	26	2	16	1	22	2	15	1	20	2	15	2
14	184	10	60	9	41	6	26	2	16	1	23	2	15	2	20	2	15	2
15	184	8	61	3	42	2	26	2	17	1	23	2	15	1	20	2	15	1
16	185	10	61	7	42	5	26	1	17	1	23	2	15	1	20	1	15	1
17	185	9	62	4	42	2	26	2	17	1	23	2	15	2	21	1	15	1
18	187	8	62	4	43	2	27	1	17	1	23	2	16	1	21	1	15	1

Mädchen																				
Alter in Jahren	Distale Radiusepiphyse				Os triquetrum				Epiphyse des Os metacarpale I				Os lunatum				Os trapezium			
	Höhe		Breite		Höhe		Breite		Höhe		Breite		Höhe		Breite		Höhe		Breite	
	$\bar{x}$	s	$\bar{x}$	s	$\bar{x}$	s	$\bar{x}$	s	$\bar{x}$	s	$\bar{x}$	s	$\bar{x}$	s	$\bar{x}$	s	$\bar{x}$	s	$\bar{x}$	s
0																				
¼																				
½																				
¾	1	2	2	4																
1	2	2	2	2	1	1	1	1												
1½	3	1	6	3	1	2	1	2	1	1	1	2	1	3	1	1				
2	4	1	8	2	1	2	1	2	1	1	2	1	1	2	1	2				
2½	5	1	10	2	3	2	2	2	2	1	3	3	1	1	1	1				
3	5	1	11	2	4	2	3	2	3	1	4	1	1	1	2	2				
3½	5	1	12	2	4	2	4	2	3	1	5	1	2	2	2	2	1	1	1	1
4	5	1	14	2	5	2	4	1	3	0	6	1	3	2	4	2	2	2	2	2
4½	6	0	14	2	6	2	4	1	3	1	6	1	3	2	4	3	2	2	2	3
5	6	1	16	1	7	1	5	1	4	1	6	2	3	2	4	2	3	2	4	2
5½	7	1	17	2	8	2	6	1	4	3	7	1	5	2	6	2	4	2	5	3
6	7	1	18	2	9	2	6	1	4	0	7	1	6	2	7	2	5	2	6	3
6½	7	1	18	1	9	1	7	0	5	1	8	0	6	2	8	2	6	2	7	2
7	7	1	19	2	10	1	7	0	5	1	8	0	7	1	9	2	7	1	7	1
7½	7	1	20	1	10	1	7	0	5	0	8	1	7	1	10	2	7	2	8	3
8	8	1	21	2	11	1	7	0	5	0	9	1	7	1	10	2	7	2	9	1
8½	8	1	21	2	11	2	8	1	5	0	9	1	8	2	11	2	8	1	10	1
9	8	1	22	2	12	1	8	1	5	1	10	1	9	1	11	2	9	1	10	1
9½	9	1	23	1	12	1	8	1	6	1	10	0	9	1	12	1	9	1	11	1
10	9	1	24	2	13	1	9	1	6	1	10	1	10	2	12	2	10	2	11	2
10½	10	2	25	2	13	1	9	1	6	1	11	1	11	1	13	2	12	2	12	1
11	11	2	26	2	14	2	9	1	6	1	12	1	10	1	14	2	12	2	13	2
11½	11	2	27	2	14	2	10	1	6	1	12	1	11	2	14	2	12	2	13	2
12	12	2	28	2	14	2	10	1	7	1	12	1	11	1	15	2	13	2	14	1
12½	14	2	29	2	14	1	10	1	7	2	12	2	12	2	15	3	13	2	14	1
13	14	2	29	3	15	1	10	1	7	1	12	2	11	1	16	2	14	2	15	1
13½	15	2	30	2	15	1	11	1	7	1	13	1	13	1	16	2	14	1	15	1
14	15	2	30	2	15	1	11	2	7	1	13	3	12	2	16	3	14	2	15	2
15	15	2	30	2	15	1	11	1	7	2	13	2	13	2	16	2	14	2	15	2
16	15	2	30	2	15	2	11	2	7	3	13	6	13	2	16	3	14	2	15	1
17	15	1	31	2	15	1	11	2	7	3	13	6	13	2	16	3	14	2	16	1
18	16	1	31	2	15	2	12	2	7	1	14	1	13	2	17	2	14	2	16	2

Mädchen																				
Alter in Jahren	Os trapezoideum				Os scaphoideum				Distale Ulnaepiphyse				Os pisiforme				Sesambein am Daumengrundgelenk			
	Höhe		Breite		Höhe		Breite		Höhe		Breite		Höhe		Breite		Höhe		Breite	
	$\bar{x}$	s	$\bar{x}$	s	$\bar{x}$	s	$\bar{x}$	s	$\bar{x}$	s	$\bar{x}$	s	$\bar{x}$	s	$\bar{x}$	s	$\bar{x}$	s	$\bar{x}$	s
0																				
¼																				
½																				
¾																				
1																				
1½																				
2																				
2½																				
3																				
3½																				
4	2	2	2	2	1	2	1	2												
4½	2	2	2	2	2	2	1	2												
5	3	2	3	2	3	3	2	2	1	1	1	1								
5½	4	2	4	2	4	3	3	2	1	1	1	2								
6	5	2	5	2	6	3	4	3	2	2	3	3								
6½	6	1	6	2	7	3	5	2	2	1	3	3								
7	7	1	7	1	8	2	6	1	3	1	6	3								
7½	7	1	7	2	10	3	7	2	4	2	7	3	1	1	1	1				
8	7	1	7	1	11	1	8	1	4	2	7	3	1	1	1	1				
8½	8	1	8	1	11	3	8	1	5	2	9	3	1	2	1	2				
9	8	1	8	1	13	2	8	2	5	2	10	3	2	2	2	2				
9½	8	1	9	1	13	2	9	1	6	2	11	2	3	3	3	3				
10	8	1	9	1	14	4	9	2	7	2	11	2	4	3	4	3				
10½	9	1	10	1	16	3	10	2	7	1	13	3	5	3	5	3	1	1	1	1
11	9	1	10	1	17	3	10	1	7	2	13	2	6	3	6	3	1	1	1	1
11½	9	1	11	1	18	3	11	1	8	2	13	2	7	3	7	3	2	1	1	1
12	10	2	11	1	19	3	11	1	9	2	14	2	8	2	8	2	2	1	2	1
12½	10	1	11	1	20	2	12	1	9	2	14	2	9	2	9	2	3	1	3	1
13	10	1	11	1	21	2	12	1	9	2	14	2	9	1	10	2	3	1	3	1
13½	10	1	12	1	21	2	12	1	9	1	15	1	10	1	10	1	4	1	3	1
14	10	1	12	1	21	3	12	2	9	2	15	2	10	2	10	3	4	1	3	1
15	10	1	12	1	21	2	13	1	9	1	15	1	10	1	11	1	4	1	4	1
16	10	2	12	1	22	2	13	1	9	2	15	2	10	1	11	3	4	1	4	1
17	10	1	12	1	22	3	13	2	9	3	15	3	10	1	11	1	4	1	4	1
18	10	1	12	1	22	3	13	1	9	3	16	1	10	1	11	2	4	0	4	1

8.3. Zahnalter

Da die Dentitionsprozesse fast über die ganze intra- und extrauterine Entwicklung des Menschen verlaufen, ist es verständlich, daß zwischen ihnen und der allgemeinen Entwicklung des Menschen Zusammenhänge bestehen. Die Zahnentwicklung kann daher als ein Maßstab für die Allgemeinentwicklung des Individuums herangezogen werden (→ 2.7.4.). Abbildung 297/1 zeigt die Chronologie der Zahnentwicklung von der Geburt bis zum 21. Lebensjahr.

Unter **Zahndurchbruch** oder Eruption der Zähne sind die Bewegung der Zahnkeime im Kieferinneren und das Durchtreten der Zähne durch die Mundschleimhaut zu verstehen. Die Eruption gilt als beendet, wenn der Zahn die Okklusionsebene, das heißt die Kontaktzone zu den Zähnen des anderen Kiefers, erreicht hat.

Die **Milchgebißperiode** erstreckt sich vom Durchbruch der unteren mittleren Milchschneidezähne bis zum Durchbruch des ersten bleibenden Zahns. Die Reihenfolge des **Milchzahndurchbruchs** ist so, daß zuerst die unteren mittleren und danach die

Tab. 296/1 Durchbruchszeiten der Milchzähne im Schweriner Raum 1956 und im Dresdner Raum 1967 in Monaten

Zähne	Schwerin			Dresden		
	frühester Durchbruch	spätester Durchbruch	Mittelwert	Knaben	Mädchen	gesamt
Oberkiefer						
i_1	2	19	9	6–13	6–13	6–13
i_2	6	25	12	6–14	8–14	6–14
c	11	30	17	13–23	14–23	13–23
m_1	8	22	14	11–17	11–17	11–17
m_2	17	35	27	20–29	19–29	19–29
Unterkiefer						
i_1	3	16	7	5–10	5–10	5–10
i_2	6	25	12	9–16	8–16	8–16
c	12	29	20	14–23	14–23	14–23
m_1	9	22	15	11–17	11–17	11–17
m_2	17	35	25	17–28	17–28	17–28

Tab. 296/2 Termine des Milchzahnverlusts in Jahren

Zähne	Verlusttermin					
	frühestens		spätestens		durchschnittlich	
	Knaben	Mädchen	Knaben	Mädchen	Knaben	Mädchen
Oberkiefer						
i_1	6,75	6,50	7,65	7,35	7,25	6,85
i_2	7,67	7,42	8,45	8,30	8,17	7,79
c	10,50	10,20	11,65	10,94	10,26	10,63
m_1	9,41	9,15	10,67	10,32	10,13	9,91
m_2	10,13	10,01	11,60	11,10	11,08	10,73
Unterkiefer						
i_1	6,18	5,95	6,88	6,55	6,51	6,29
i_2	7,12	6,47	7,99	7,59	7,52	7,16
c	9,92	8,69	11,00	10,30	10,57	9,59
m_1	8,72	8,04	10,90	10,35	10,29	9,61
m_2	9,26	9,07	11,65	11,47	10,93	10,45

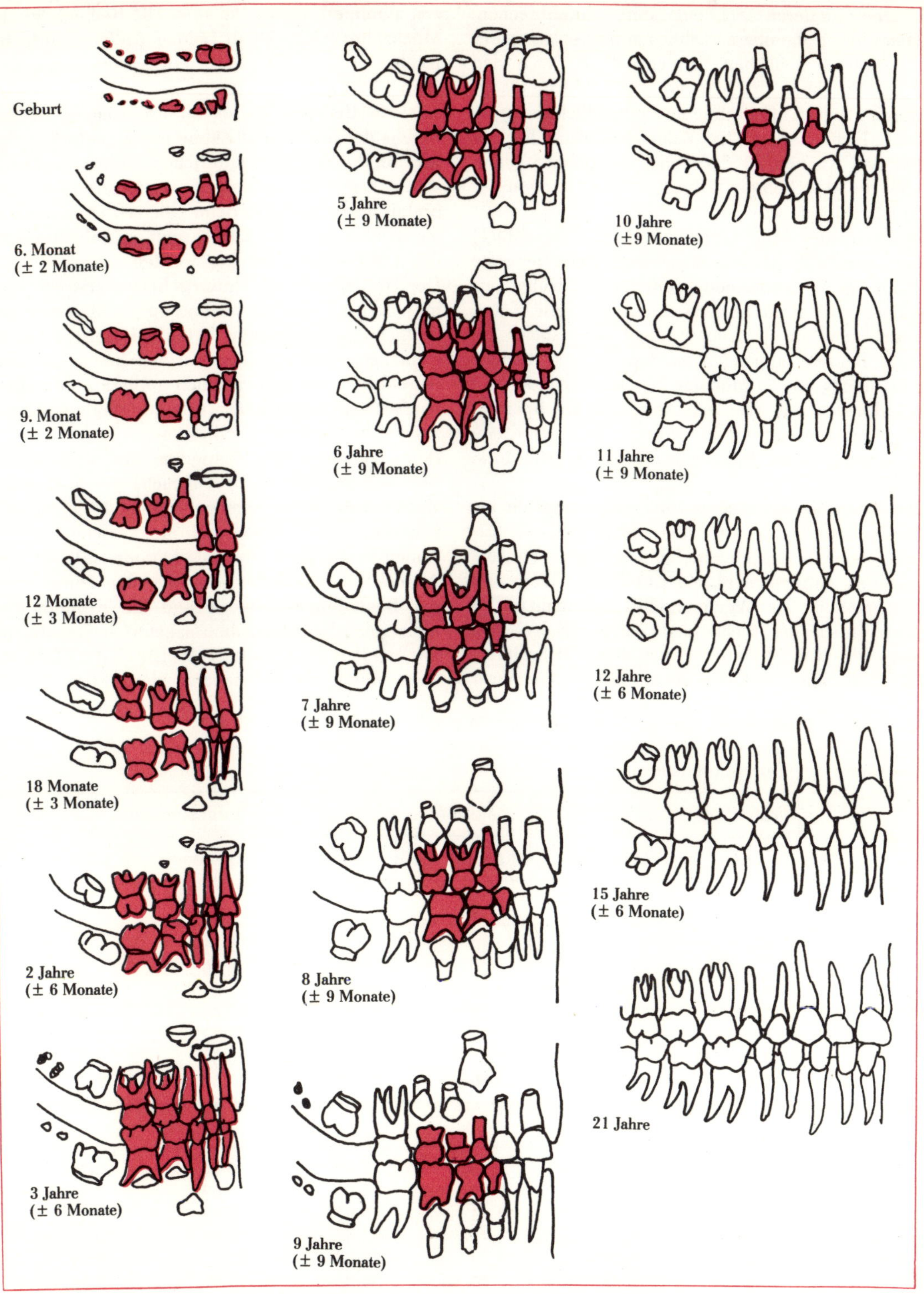

Abb. 297/1 Chronologie der Zahnentwicklung von der Geburt bis zum 21. Lebensjahr

oberen mittleren Schneidezähne durchbrechen. Dann folgen die oberen seitlichen und etwas später die unteren seitlichen Schneidezähne. Nach den Schneidezähnen brechen die ersten Milchmolaren durch, dann die Eckzähne und schließlich die zweiten Milchmolaren. Der Zahndurchbruch beginnt bei den Knaben, in der Folge übernehmen dann aber die Mädchen die Führung in der Eruption des Milchgebisses.

Während des Milchzahndurchbruchs (Tab. 296/1) wird von **Frühzahnern** gesprochen, wenn der erste Zahn im 5. Lebensmonat oder noch früher erscheint, von **Spätzahnern**, wenn der erste Zahndurchbruch im 13. Lebensmonat oder später erfolgt. Bei frühzahnenden Kindern ist das Milchgebiß bereits mit 21 Monaten bei Knaben oder mit 23 Monaten bei Mädchen komplett, bei Spätzahnern dagegen erst mit 29 Monaten. 80% der Kleinkinder sind Normalzahner, je etwa 10% Früh- bzw. Spätzahner.

Nachdem die Milchzähne ihre Aufgabe erfüllt haben, gehen sie verloren. An ihre Stelle treten die Ersatzzähne des bleibenden Gebisses. Dieser Vorgang wird als **Zahnwechsel**, ein Gebiß mit Milch- und Dauerzähnen als **Wechselgebiß** bezeichnet. Der Durchbruch der bleibenden Zähne erfolgt nach dem gleichen Modus wie bei den Milchzähnen, allerdings mit dem Unterschied, daß die Vorgänger erst eliminiert werden müssen. Die Reihenfolge des Milchzahnverlusts ist in beiden Kiefern sowie bei Knaben und Mädchen etwas unterschiedlich (Tab. 296/2).

Für die Beurteilung des zu erwartenden Durchbruchs der bleibenden Zähne ist das **zahnlose Intervall**, die Zeit vom natürlichen Verlust der Milchzähne bis zum Erscheinen der Ersatzzähne, von praktischem Interesse. Beim Überschreiten bekannter Richtwerte können Rückschlüsse auf Störungen des Zahnwechsels gezogen werden.

Der Durchbruch des **Dauergebisses** erstreckt sich im Gegensatz zur Milchzaheneruption über eine wesentlich längere Zeitperiode und erfolgt in viel unregelmäßigeren Abständen. Darüber hinaus sind die Durchbruchszeiten wesentlich größeren individuellen Schwankungen unterworfen, besonders die der zuletzt durchgebrochenen Zähne.

Beim Vergleich der Zeitpunkte des Verlusts der Milchzähne und des Durchbruchs der bleibenden Zähne (Tab. 298/1) ergeben sich deutliche zeitliche Korrelationen. Es lassen sich drei verschiedene Perioden beobachten. Die erste Periode ist durch den Ausfall der Milchschneidezähne, den Durchbruch der **Sechsjahresmolaren** und die Eruption der bleibenden Schneidezähne gekennzeichnet. In der zweiten Periode erfolgt der Austausch der Milchmolaren durch die Prämolaren, der Milcheckzähne

Tab. 298/1 Durchbruchszeiten der bleibenden Zähne in Jahren

Zähne	Durchbruchstermin					
	frühestens		spätestens		durchschnittlich	
	Knaben	Mädchen	Knaben	Mädchen	Knaben	Mädchen
Oberkiefer						
I_1	6,96	6,62	8,10	7,67	7,45	7,15
I_2	8,08	7,71	9,20	8,80	8,56	8,18
C	10,95	10,15	12,24	12,01	11,81	11,12
P_1	9,72	9,59	11,33	10,52	10,43	10,06
P_2	10,32	10,10	12,17	12,02	11,22	10,87
M_1	6,11	5,94	7,37	7,35	6,58	6,38
M_2	11,73	11,50	13,10	12,75	12,52	12,17
Unterkiefer						
I_1	6,21	5,77	7,33	7,00	6,64	6,34
I_2	7,28	7,00	8,50	8,05	7,69	7,39
C	10,42	9,31	11,41	10,67	10,80	9,81
P_1	10,02	9,81	11,40	11,43	10,90	10,32
P_2	10,53	9,81	12,32	11,63	11,61	11,06
M_1	6,04	5,72	7,64	6,83	6,48	6,18
M_2	11,30	11,03	12,52	12,21	11,98	11,61

durch ihre bleibenden Nachfolger und der Durchbruch des zweiten bleibenden Molars. Dieser Molar wird, da er im 12. Lebensjahr erscheint, auch als **Zwölfjahresmolar** bezeichnet. In der dritten Periode schließlich erfolgt der Durchbruch des dritten bleibenden Molars, der wegen seines späten Erscheinens auch **Weisheitszahn** genannt wird. Sein Durchbruch ist besonders großen Schwankungen unterworfen. Die Streubreite der Durchbruchszeiten ist in der ersten Eruptionsperiode relativ klein, vergrößert sich merklich in der zweiten und ist auffallend groß in der dritten. Im Unterkiefer brechen die Zähne – mit Ausnahme der Prämolaren – früher durch als im Oberkiefer. Mädchen zeigen einen früheren Durchbruch der bleibenden Zähne als Knaben.

Die letzte Dentitionsphase umfaßt den **Verlust der Zähne.** Dieser weist außerordentlich starke, durch verschiedenste Faktoren bedingte individuelle Schwankungen auf und ist mit regressiven Veränderungen an den Kiefern verbunden.

8.4. Alter nach den sexuellen Reifungszeichen

Die sexuelle Reifung (→ 2.7.6.) besteht aus der morphologischen und der physiologischen Reifung der Geschlechtsorgane, der Ausbildung wesentlicher sonstiger Geschlechtsunterschiede, der Entwicklung von Duftdrüsen und Terminalhaar. Die äußerlich erkennbaren Veränderungen werden **sexuelle Reifungszeichen** genannt.

Tab. 299/1 Sexuelle Reifezeichen bei Knaben und Mädchen

Knaben				
Alter (Phase)	bis 12 Jahre (infantile Phase)	12 bis 14 Jahre (erste puberale Phase)	14 bis 17 Jahre (zweite puberale Phase)	ab 17 Jahre (mature Phase)
Penis	klein, konisch geformt	vermehrtes Längenwachstum, dünn, gestreckt	gesteigertes Dickenwachstum, beginnende Pigmentierung	walzenförmig, Pigmentierung ausgeprägt, Eichel abgesetzt
Hodensack	kuppelförmig, straff, Hoden kleiner als Haselnußgröße	beutelförmig, schlaffer, Hoden bis Haselnußgröße	beutelförmig, Fältelung, Hoden bis Kirschgröße	sackförmig, starke Fältelung, Pigmentierung, Hoden bis Walnußgröße
Schambehaarung	keine Behaarung (Lanugo)	beginnende Behaarung, zunehmend dichter, Kräuselung	dichtes Haarfeld, auch seitlich	dichtes, stark gekräuseltes Haarfeld, vertikal begrenzt
Achselhöhlenbehaarung	keine Behaarung (Lanugo)	beginnende Behaarung	lichteres, leicht gekräuseltes Haarfeld	dichteres, stärker gekräuseltes Haarfeld, Pigmentation
Kehlkopf und Stimme	Ring- und Schildknorpel nicht ausgeprägt, kindliche Stimme	Ring- und Schildknorpel beginnend prominent, dunklere Stimme	Ring- und Schildknorpel zunehmend prominent, Stimmbruch	ausgeprägte Prominenz von Schild- und Ringknorpel, männliche Stimme

8. Beurteilung des biologischen Alters

Mädchen				
Alter (Phase)	bis 11 Jahre (infantile Phase)	11 bis 13 Jahre (erste puberale Phase)	13 bis 16 Jahre (zweite puberale Phase)	ab 16 Jahre (mature Phase)
Brust	Drüsengewebe fehlt (evtl. Brustknospe)	Drüsen-wachstum, Knospenbrust	Rundung, beginnende Pigmentierung der Mamille	reife Form, pigmentierte Mamille, differenzierte Papille
Scham-behaarung	keine Behaarung (Lanugo)	beginnende Behaarung, zunehmend dichter, Kräuselung	dichtes Haarfeld, auch seitlich	dichtes, stark gekräuseltes Haarfeld, horizontal begrenzt
Hüfte	kindliche Form	Übergang zur weiblichen Hüftform	Übergang zur weiblichen Hüftform	weibliche Hüftform ausgebildet
Achsel-höhlen-behaarung	keine Behaarung (Lanugo)	beginnende Behaarung	lichteres, leicht gekräuseltes Haarfeld	dichteres, stärker gekräuseltes Haarfeld, Pigmentierung
Menstruation	fehlt	Menarche-Median des Geburtsjahr-gangs 1965 13 Jahre, 2 Monate	teilweise an-ovulatorische Blutungen, zunehmend zyklisch	zyklisch

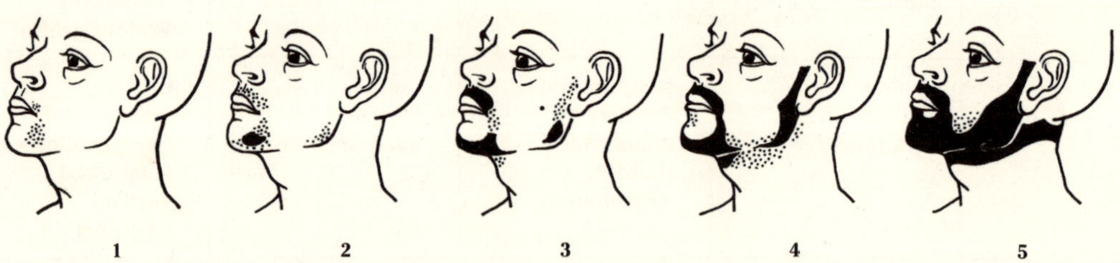

Abb. 300/1 Entwicklung des Barthaars. Jede Stufe kann individuelle Dauerform sein; höhere Stufen werden nach Durchlaufen der vorhergehenden Stufen erreicht. In mitteleuropäischen Bevölkerungen ist in der Regel eines der drei letzten Stadien Endstadium.

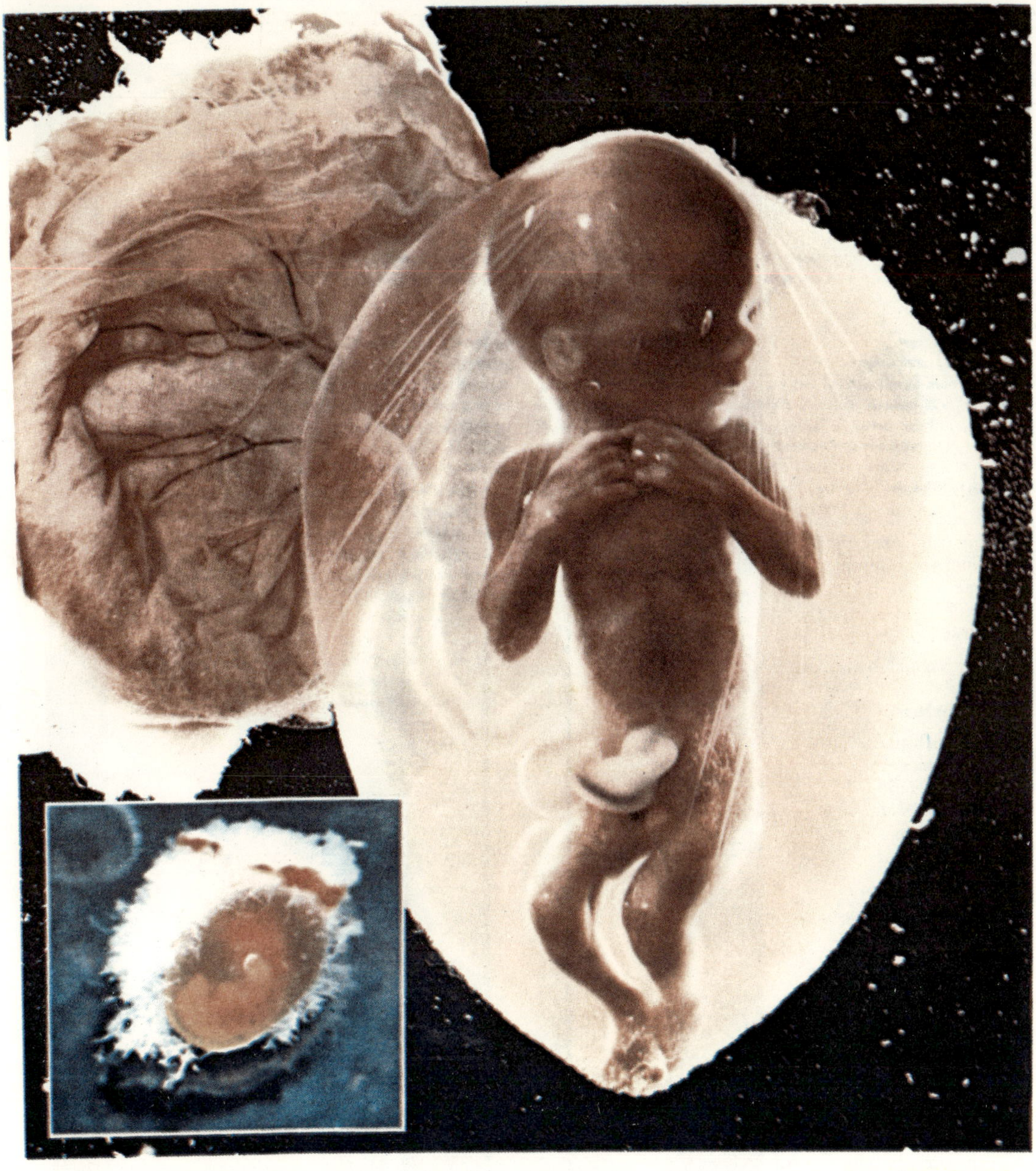

Abb. 301/1 Keimlinge in der Früh- und in der Spätschwangerschaft

Ebenen am Körper

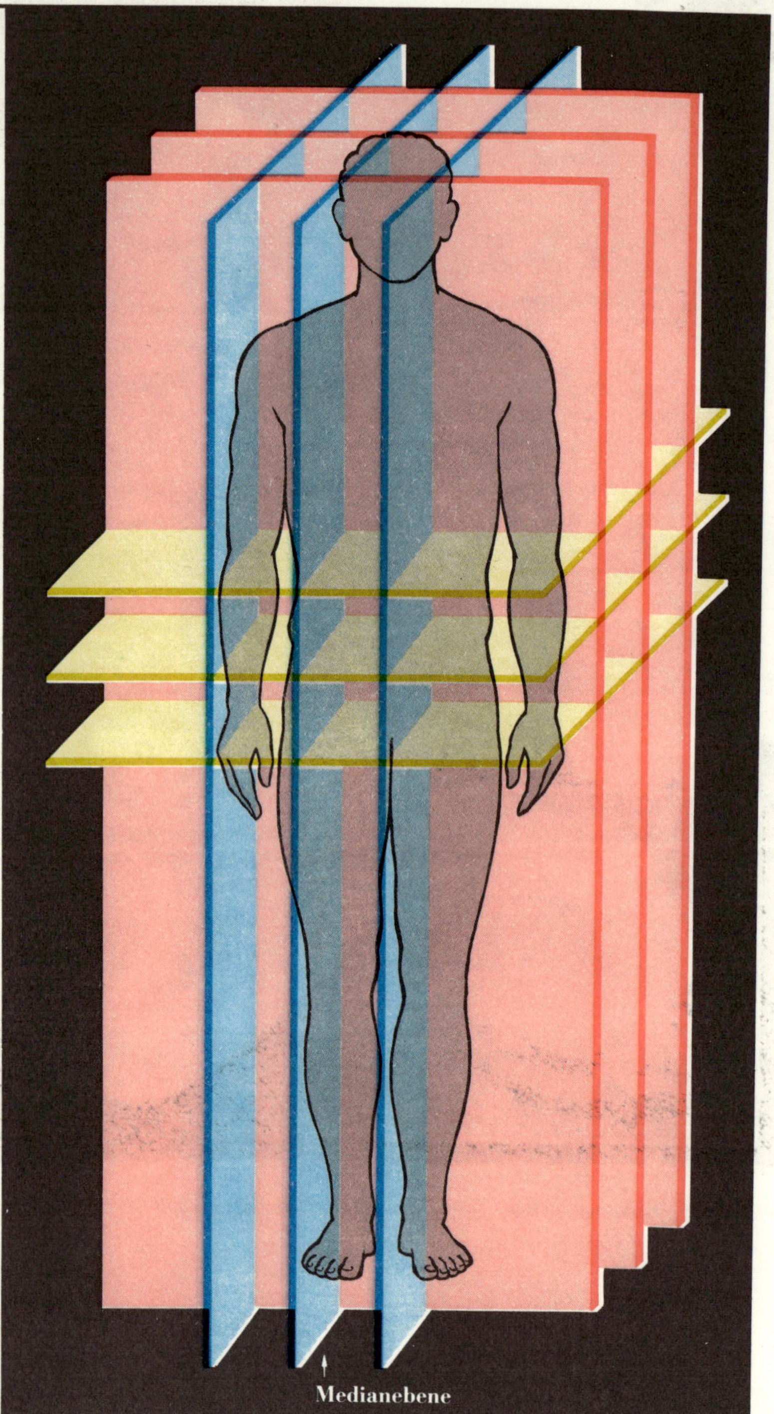

Sagittalebene

eine zur Symmetrieebene (Medianebene) parallel verlaufende Ebene

sagittal

in der Sagittalebene

Medianebene

die den Körper in zwei spiegelbildlich gleiche Hälften teilende Sagittalebene

median

in der Medianebene

Frontalebene

eine zur Stirn parallel verlaufende Ebene

frontal

in der Frontalebene

Transversalebene

eine horizontal verlaufende Ebene

transversal

in der Transversalebene

Abb. 302/1 Ebenen und Richtungen am Körper

Richtungen am Körper

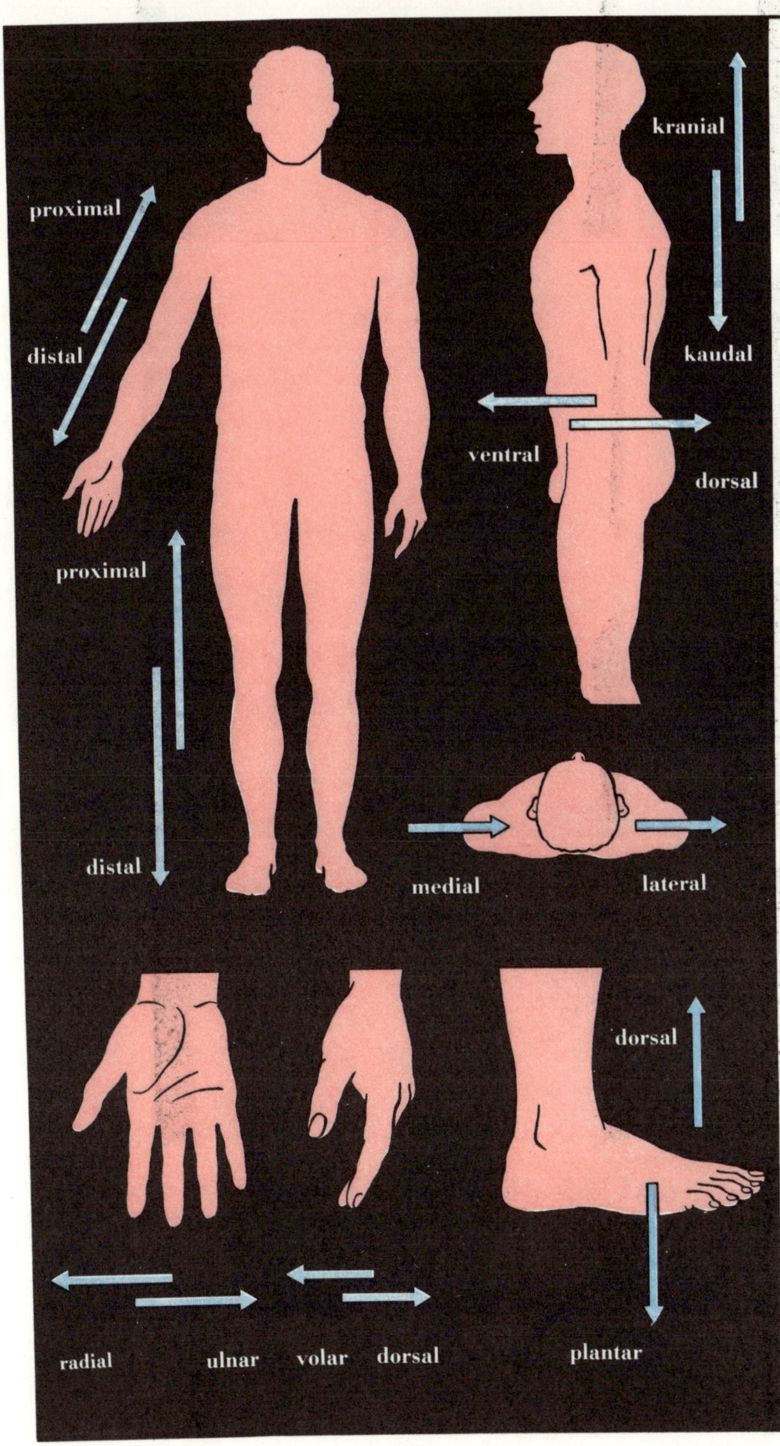

kranial
kopfwärts

kaudal
schwanz- bzw. steißwärts

dorsal
rückenwärts (hinten)
an der Hand:
handrückenwärts
am Fuß:
fußrückenwärts

ventral
bauchwärts (vorn)

medial
mittelwärts,
zur Medianebene zu

lateral
seitwärts,
von der Medianebene
entfernt

proximal
zum Rumpf hin
(näher zum Rumpf)

distal
vom Rumpf weg
(entfernter
vom Rumpf)

radial
speichenwärts
(Daumenseite
der Hand)

ulnar
ellenwärts
(Kleinfingerseite
der Hand)

palmar
hohlhandwärts

plantar
fußsohlenwärts

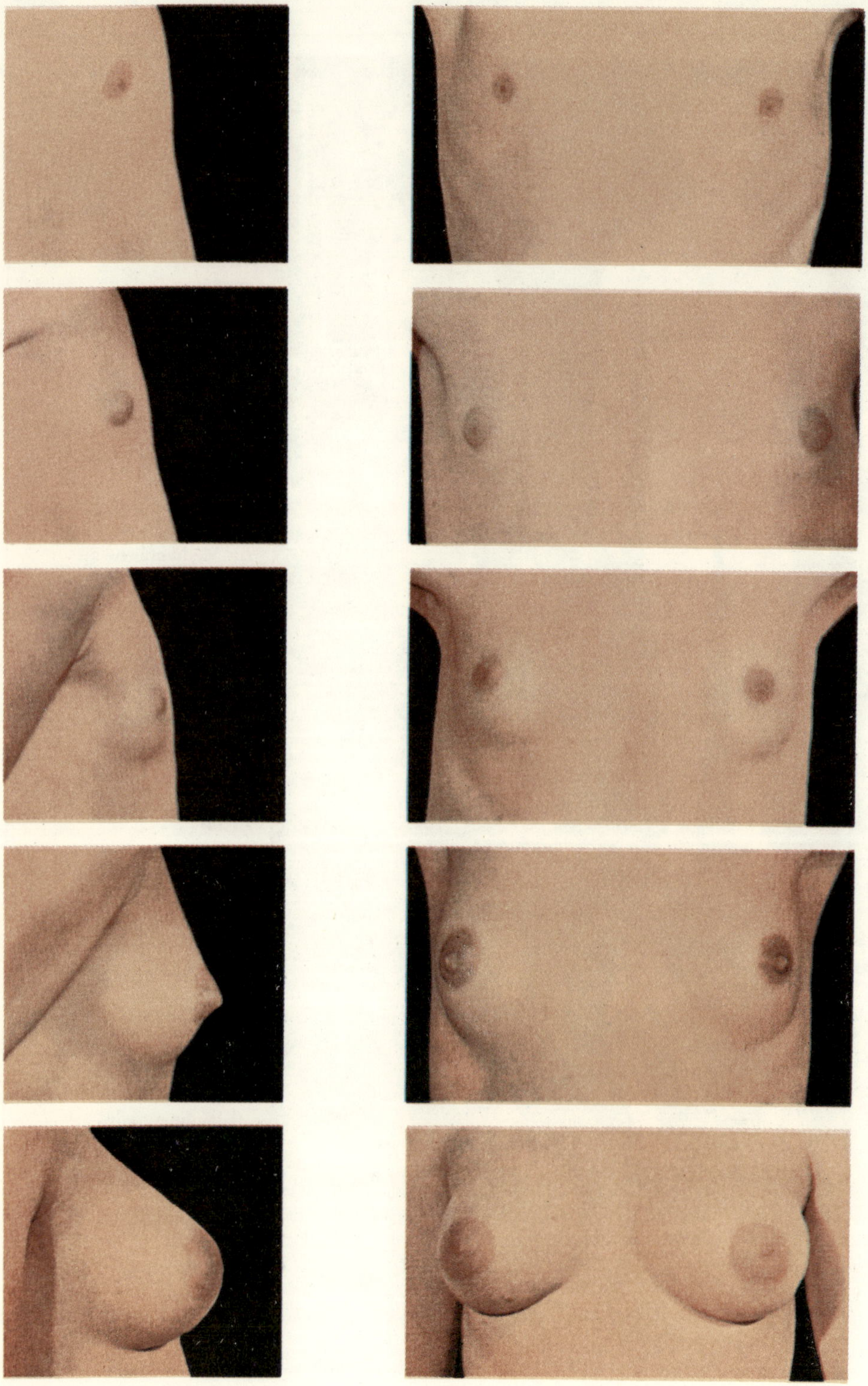

Abb. 304/1 Stadien der Brustentwicklung

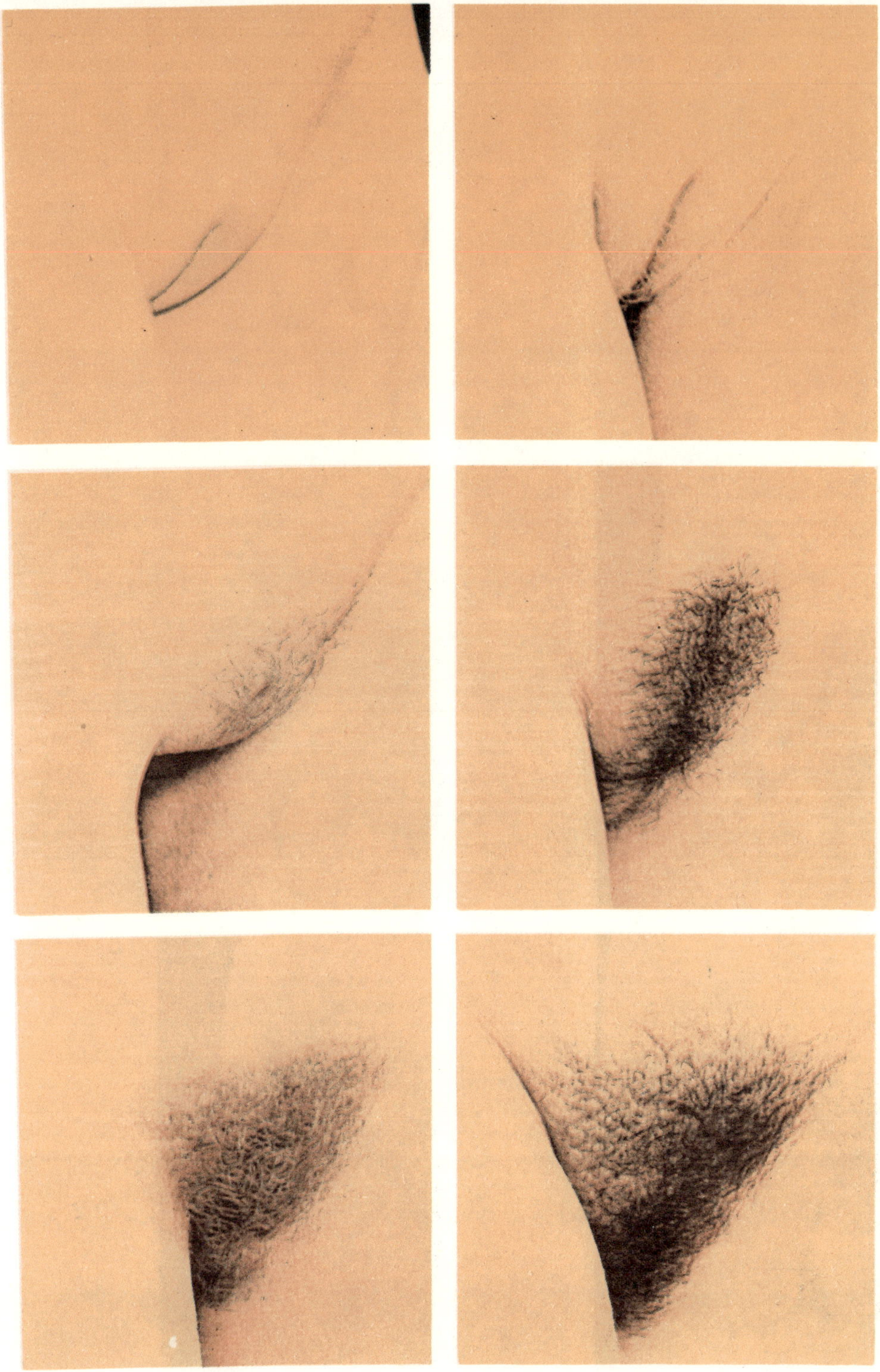

Abb. 305/1 Entwicklung der Schambehaarung im weiblichen Geschlecht

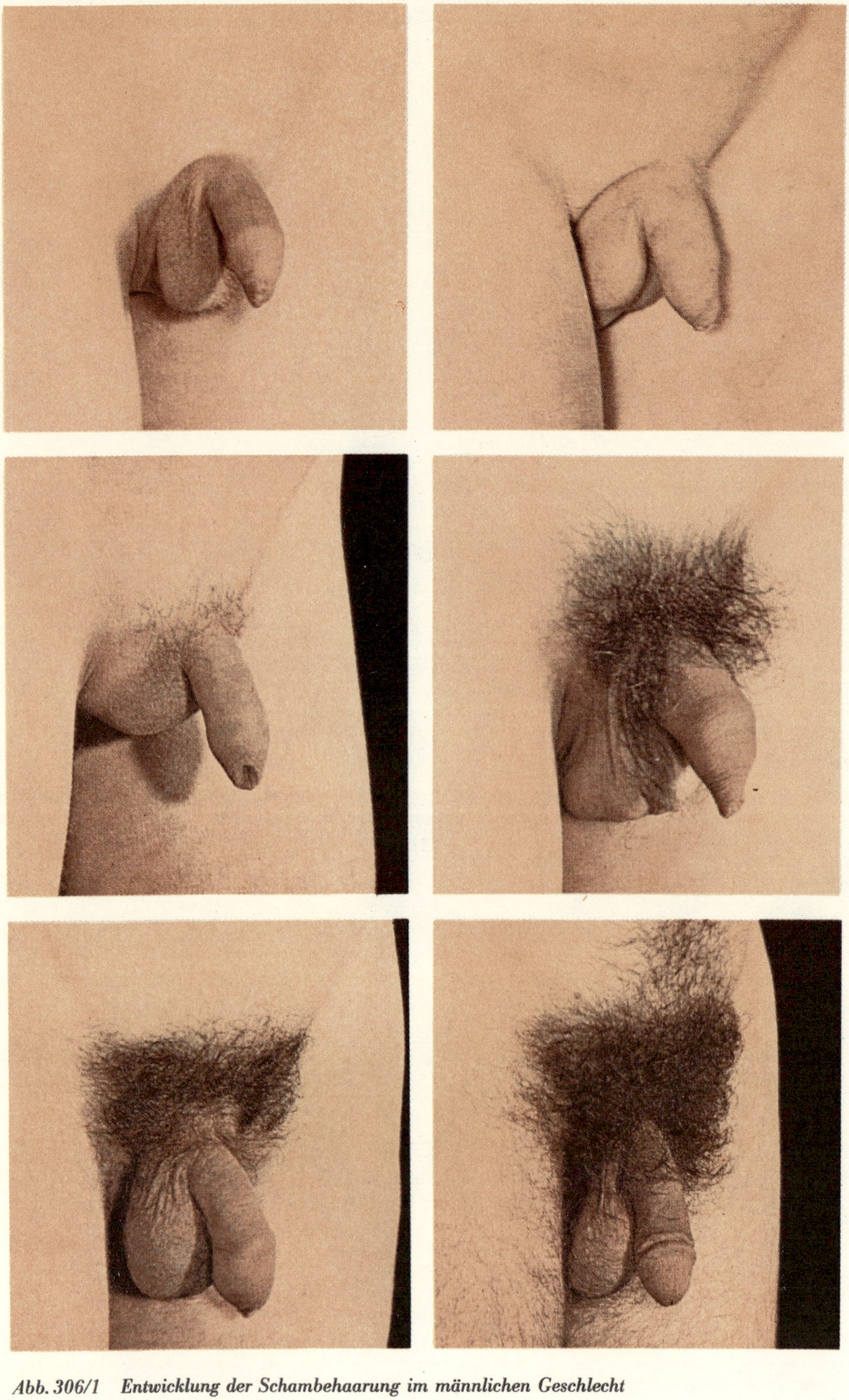

Abb. 306/1 Entwicklung der Schambehaarung im männlichen Geschlecht

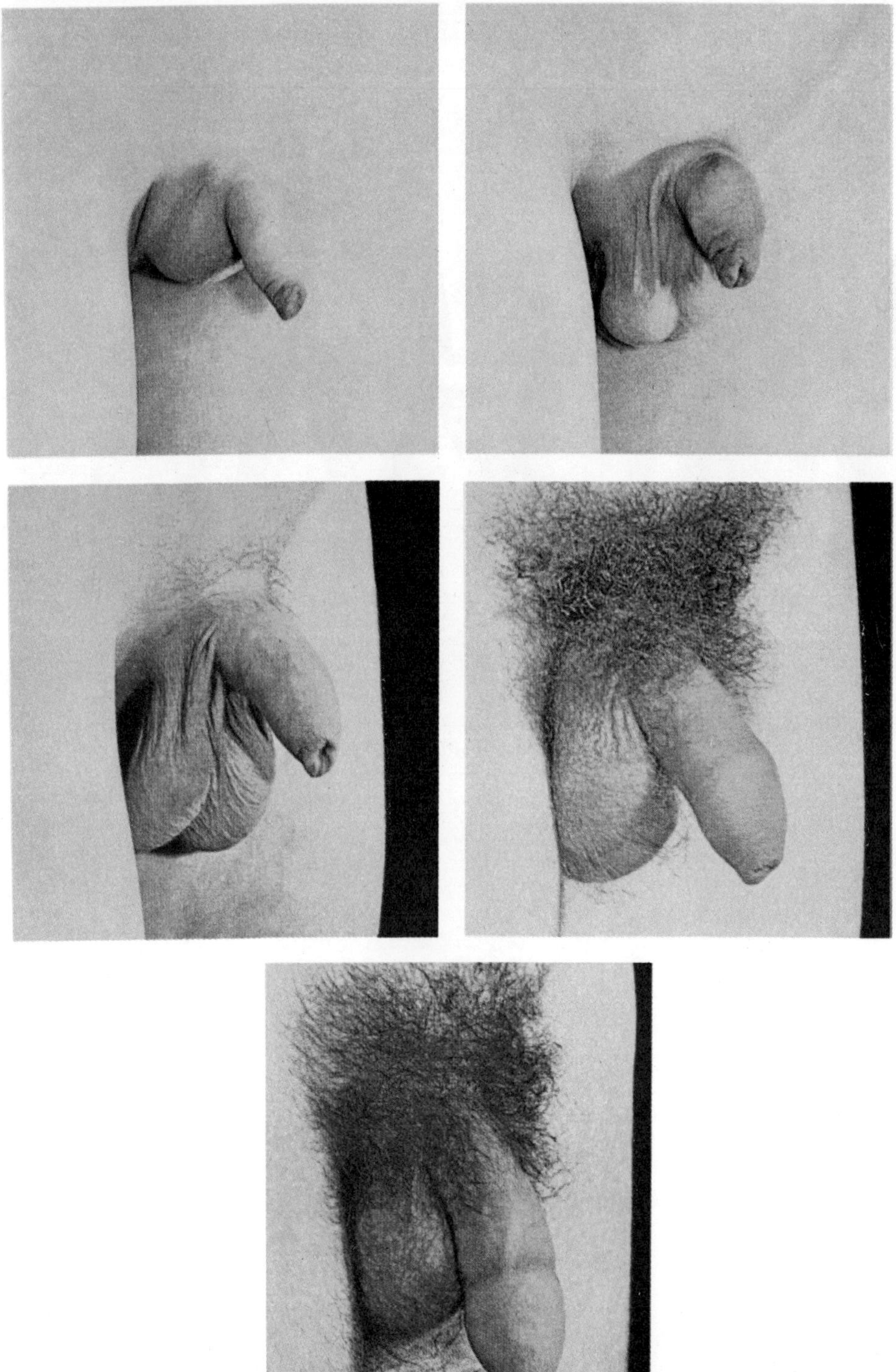

Abb. 307/1 Entwicklungsstadien der männlichen Genitalien

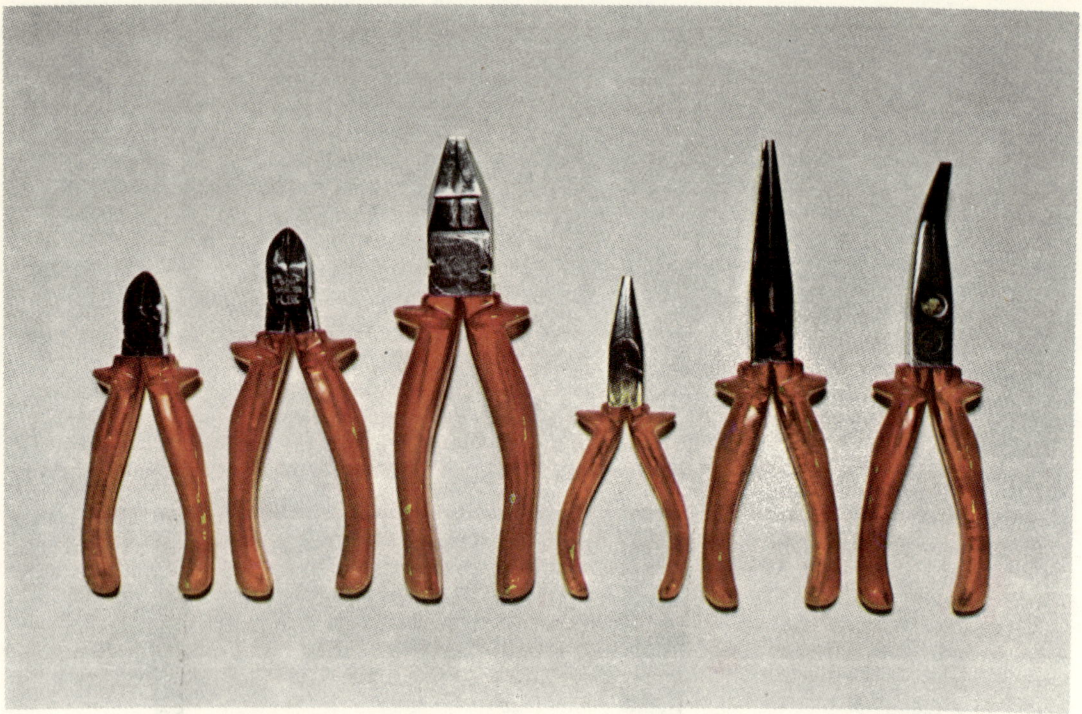

Abb. 308/1 Ergonomisch begründete Gestaltung von Zangengriffen.
Hersteller: VEB Werkzeugkombinat Schmalkalden. Ergonomie und Design: VEB Designprojekt Dresden

Die sexuellen Reifungszeichen stellen sich in einer bestimmten Reihenfolge ein; das jeweilige Durchschnittsalter ist in Tabelle 299/1 angegeben.
Die Bestimmung der Ausprägung der verschiedenen Reifungszeichen erfolgt mittels verbaler Beschreibungen und anhand von Abbildungen einzelner Stadien. Für die Einschätzung des Entwicklungsstandes der äußeren Genitalien, der Schambehaarung und der Brust werden zunehmend die in den Abbildungen 304/1 bis 307/1 gezeigten Stadien verwendet. Die Entwicklung des Barthaars und der Rumpfbehaarung beim Mann kann nach den Abbildungen 300/1 und 319/1 eingeschätzt werden.
DDR-repräsentative Untersuchungen der sexuellen Reifungszeichen werden gegenwärtig durchgeführt.

8.5. Kriterien der psychischen Entwicklung

Tabelle 309/1 stellt eine Zusammenschau von Angaben über Sensomotorik, Sozialverhalten, Sprache, Erfassen, Denken und Lernen dar. Einbezogen sind auch Angaben über Entwicklungsmerkmale aus dem Standardprogramm des Instituts für Hygiene des Kindes- und Jugendalters (Sälzler 1977). Die angegebenen Alterszuweisungen (Angaben in Monaten oder Jahren) stellen Durchschnittswerte dar, es besteht eine erhebliche individuelle Variabilität, der teils genetische, größtenteils aber Umweltfaktoren — vor allem soziale Faktoren — zugrunde liegen. Die psychische Entwicklung wird in Ablauf und Qualität wesentlich durch die Stellung des Individuums im Kreis seiner Mitmenschen, also in Familie, gesellschaftlichen Bildungs- und Erziehungseinrichtungen, gesellschaftlichem Alltag, Arbeitsumwelt usw. bedingt. Gleichzeitig wird sie durch die Tätigkeit des Menschen, die seine Beziehungen zur Wirklichkeit und damit sein Bewußtsein bestimmt, beeinflußt. Mit zunehmendem Lebensalter werden so die individuellen Unterschiede in der Ausprägung psychischer Merkmale — sowohl in quantitativer als auch in qualitativer Hinsicht — immer größer, so daß allgemeine Charakterisierungen der Entwicklungsphasen kaum noch möglich sind. Die angegebenen Kriterien sollten deshalb lediglich als ungefähre Richtwerte Verwendung finden. Individuelle Abweichungen davon — vor allem im fortgeschrittenen Kindes- und im Jugendalter — müssen zum Beispiel nicht zwingend Grund zur Besorgnis sein, sollten aber Anlaß geben, weitere Entwicklungsparameter zu untersuchen bzw. den Entwicklungsfortgang zu verfolgen.

Tab. 309/1 Psychische Entwicklung

Alter	Sensomotorik	Sozialverhalten	Sprache	Erfassen, Denken, Lernen
1 Monat	beginnt Augenmuskulatur zu beherrschen; hebt in Bauchlage Kopf kurzzeitig an; wendet in Rückenlage Kopf Lichtquellen zu; führt in Bauchlage Kriechbewegungen auf der Stelle aus; hält die Hände annähernd zu Fäusten geschlossen	läßt Kontaktstreben beim Hochnehmen erkennen	schreit differenziert bei verschiedenem Befinden (z. B. bei Hunger, Schmerz, Unbehaglichkeit)	
2 Monate	hält in Bauchlage Kopf hoch; wendet Kopf akustischen Reizquellen zu; Augen fixieren und folgen Personen; Strampelbewegungen und Fauststöße im Bad	beginnt zu lächeln; reagiert durch Mienenspiel auf menschliche Gesichter; achtet auf sprechende Stimme; fordert durch Schulterbewegungen zum Hochnehmen auf	gibt verschiedene Laute von sich	

8. Beurteilung des biologischen Alters

Alter	Sensomotorik	Sozialverhalten	Sprache	Erfassen, Denken, Lernen
3 Monate	folgt mit Augen kleinen bewegten Gegenständen; betastet mit einer Hand die andere; versucht zu greifen	reagiert freudig auf Erscheinen der Mutter; läßt sich durch Stimme oder bestimmte Musik beruhigen	lallt	
4 Monate	hält und dreht den Kopf im Sitzen; hebt Kopf und Schultern aus Rückenlage; hat Hände häufig geöffnet; greift ohne Benutzen des Daumens	lacht, jauchzt, lallt oder bewegt sich beim Ansprechen; lächelt beim Nähern; reagiert auf Kontaktabbruch	betreibt zunehmend Lautgebungen	untersucht Gegenstände und eigene Hände; spielt mit eigenen Fingern und mit Klapper; sucht Schallquelle mit Augen; Vorfreude beim Anblick des Essens; erkennt Gegenstände und Beziehungspersonen
5 Monate	beginnt sich aus Rücken- in Bauchlage zu drehen; sitzt mit leichter Hilfe	weint beim Weggehen von Menschen	drückt Mißvergnügen bei Wegnahme des Spielzeugs durch bestimmte Laute aus	holt sich in Reichweite befindliche Gegenstände; kann Farben unterscheiden
6 Monate	dreht sich aus Rücken- in Bauchlage und umgekehrt; kann kurzzeitig frei sitzen (sich aber nicht selbst aufsetzen); greift von selbst zielsicher nach einem Gegenstand, kann mit jeder Hand gleichzeitig einen Gegenstand erfassen	unterscheidet zwischen Fremden und Bekannten; ahmt Gesichtsausdrücke nach	lallt deutlich lange Lallfolgen, ohne daß es dazu provoziert wird; unter den Lallauten bilden sich einzelne erkennbare Silben (noch ohne Sinngehalt) heraus	reagiert beim Ruf seines Namens durch Zuwendung; unterscheidet Flasche und Puppe; Erwartungshaltung bei mehrmals beobachteten Vorgängen; erkennt Vertrautes wieder
7 Monate	hantiert frei durch Drehen im Handgelenk; hebt schon geschickter kleine Knöpfchen auf; versucht, sich selbst aufzurichten	zeigt Angst beim Anblick von Fremden	„spricht" mit seinem Spielzeug	betastet eigenes Spiegelbild; hebt umgedrehten Becher hoch und sieht hinein, beobachtet Dinge außerhalb seiner Reichweite
8 Monate	setzt sich manchmal selbst auf; führt Flasche zum Mund; schließt Augen bei zu großer Annäherung von Gegenständen	liebt lustige und lärmende Spielereien mit anderen (z.B. Versteckspiel)	verfügt über einzelne Ausrufe	wirft Gegenstände zu Boden, um Lärm zu verursachen

8.5. Kriterien der psychischen Entwicklung

Alter	Sensomotorik	Sozialverhalten	Sprache	Erfassen, Denken, Lernen
9 Monate	setzt und legt sich allein; versucht, sich am Gitter hochzuziehen; versucht, in Bauchlage vorwärts zu kriechen; greift mit opponiertem Daumen (Zangengriff); kann frei sitzend zwei Gegenstände greifen	beteiligt sich an rhythmischen Kinderspielen; beantwortet Gebärden sinngemäß (z. B. „Winke-Winke"); sucht Kontakt zu Erwachsenen	wiederholt Silben durch Nachahmung; sucht benannte Gegenstände; spricht erste sinnbezogene Wörter (z. B. Mama, Papa)	spielt längere Zeit mit Spielsachen; bringt zwei Spielzeuge miteinander in Verbindung
10 Mon.	zieht sich zum Stehen hoch; kriecht vorwärts	versucht, auf sich aufmerksam zu machen	ahmt Laute nach und wiederholt vorgesprochene Silben; reagiert auf sprachliche Aufforderungen und Verbote	reagiert auf mimische und gestische Aufforderungen und Verbote; sucht unter umgekehrtem Becher versteckte Gegenstände
11 Mon.	kann sich im Sitzen umdrehen	gibt Spielzeug zurück oder bietet es an, erwartet weitere Handlungen des Partners	plappert verschiedene Silbenverdoppelungen (z. B. Mama, Nana, Dada) in unterschiedlichen Tonhöhen	beobachtet aufmerksam Leute, Tiere, Fahrzeuge
1 Jahr	steht frei; geht seitwärts mit Festhalten; kann mit leichter Hilfe vorwärts gehen; greift geschickt mit Daumen und Zeigefinger; kann mit Bleistift kritzeln	führt Befehle aus; wiederholt Dinge, über die andere lachen; zeigt Zuneigung auch zu Fremden	spricht 2 Worte außer Mama und Papa, versteht Namen gebräuchlicher Gegenstände	trinkt allein aus der Tasse; kann walzenförmiges Klötzchen in seiner Form entsprechende Öffnung stecken; holt an einem Band befestigten Gegenstand heran
1¼ Jahr	geht allein; streckt beim An- und Ausziehen zielgerichtet Arme und Beine entgegen	bringt Wünsche zum Ausdruck; kann schon oft Blasen- und Darmentleerung regulieren; hilft beim An- und Ausziehen	spricht außer Mama und Papa 4 bis 6 Wörter; verwendet lautmalende Wörter (z. B. Wauwau, tut, tut!)	beginnt, mit Würfeln zu bauen; rollt Ball hin und her; kann Kästchen auf- und zumachen
1½ Jahr	geht sicher, beginnt zu klettern; steigt Treppen im Nachstellschritt; blättert Seiten um (meist mehrere zusammen); hebt aus dem Stand Gegenstände vom Fußboden auf	zeigt Mitleid oder Zärtlichkeit; ahmt Tätigkeiten nach; kann Verbote voll verstehen; schließt sich leicht Erwachsenen an; beherrscht Darmentleerung	spricht 10 bis 20 Wörter; gebraucht Einwortsätze	gebraucht selbständig Löffel; betrachtet aufmerksam Bilder; zeigt Abbildungen von Gegenständen; baut Türme aus 3 und mehr Klötzen; kann sich an Inhalt eines Hohlkörpers nach 10 min erinnern

8. Beurteilung des biologischen Alters

Alter	Sensomotorik	Sozialverhalten	Sprache	Erfassen, Denken, Lernen
1¾ Jahr	kann ein wenig rückwärtsgehen	fordert Personen zum Mitgehen auf; bittet um unerreichbare Dinge (z. B. vom Tisch)	spricht Zweiwortsätze	kann eckiges Klötzchen in seiner Form entsprechende Öffnungen stecken; faltet Papier einmal nach Vormachen
2 Jahre	kann rennen; steigt Treppen ohne Festhalten hinauf und hinunter; versucht, auf einem Bein zu stehen; kann Tür öffnen, klettert auf hüfthohen Gegenstand; zeichnet Striche nach; blättert einzelne Seiten um	stellt Fragen (was, wer, wo?); meldet sich regelmäßig zur Blasenentleerung; versucht, Erlebnisse zu erzählen und Bilder zu erklären, unterscheidet gute und schlechte Verhaltensweisen anderer Kinder; sucht die Hilfe des Erwachsenen	spricht 100 bis 200 Wörter; gebraucht Zwei- und Dreiwortsätze; verwendet Eigenschaftswörter	führt Handlungsfolgen aus; holt Gegenstände mit Stock heran; hantiert sicher mit Hohlwürfeln (Turmbau); erinnert sich über einige Monate an Begebenheiten
2½ Jahre	steht ohne Festhalten kurzzeitig auf einem Bein; hüpft mit beiden Beinen am Ort; fängt einen mittelgroßen Ball am Körper, kann kleine Perlen zu Ketten auffädeln	ißt völlig selbständig; geht ohne Hilfe zur Toilette, nimmt an Gruppen- und Rollenspielen teil; urteilt über das Verhalten anderer Kinder; „hilft" der Mutter	besitzt einen Wortschatz von 500 Wörtern; beherrscht Dreiwortsatz und beginnt zu beugen; verwendet „ich", „mich", „mir" und Artikel; erlernt Gedichte; nennt seinen vollen Namen; begleitet seine Spielhandlungen mit Worten (Selbstgespräche)	kann Kreuz zeichnen; versucht, Brücke nach Modell zu bauen, spielt gleichzeitig mit mehreren Spielsachen
3 Jahre	hüpft vorwärts mit Nachstellen eines Beins; kann Dreirad fahren; wirft gezielt nach kopfhohem, 1,5 m entferntem Ziel; knöpft Kleidungsstücke zu; malt umgrenzte Flächen aus; kann mit einer Schere umgehen	spielt mit anderen Kindern unter gemeinsamer Zielstellung; besteht auf festen sozialen Zeremonien (gebraucht z. B. regelmäßig Begrüßungsformeln); zieht sich allein aus; ist eifersüchtig gegenüber jüngeren Geschwistern	spricht einfache, grammatikalisch richtige Sätze; beherrscht Begriffspaare wie „groß" und „klein"; kann Erlebnisse bzw. kleine Geschichten wiedergeben; fragt „warum?"	benennt Vorgänge, die auf Bildern dargestellt sind; beschäftigt sich längere Zeit mit demselben Gegenstand; folgt beim Spiel eigener Phantasie; kann nachahmend bauen; sortiert Farben; malt Kreis

8.5. Kriterien der psychischen Entwicklung

Alter	Sensomotorik	Sozialverhalten	Sprache	Erfassen, Denken, Lernen
4 Jahre	hüpft mehrmals mit beiden Beinen zugleich vorwärts; trägt gefüllte Tasse, ohne etwas zu verschütten; benutzt Schere und versucht, gerade Linie zu schneiden	bevorzugt Kinder als Spielgefährten; spielt Erwachsenenrollen; ist eifersüchtig, wenn Eltern Zärtlichkeiten austauschen; gibt sein Geschlecht an	verfügt über einen Wortschatz von über 1500 Wörtern; spricht fließend, z. T. mit grammatikalischen Fehlern; benutzt Begriffe wie „länger", „größer"	ordnet Figuren richtig zum Figurenlotto; benennt Tiere und Gegenstände vom Bild; erkennt einzelne Buchstaben oder Zahlen; versucht, anschaulich zu zeichnen
5 Jahre	kann auf rechtem und linkem Bein je 5 m hüpfen; klettert; springt vom Tisch herab	starke Familienintegration; bittet bei schwierigen Aufgaben um Hilfe; zieht sich allein an und aus; ist gelegentlich jähzornig	verfügt über einen Wortschatz von mehr als 2000 Wörtern; macht nur noch wenige grammatikalische Fehler; interessiert sich für das Schreiben	kann drei gleichzeitig erteilte Aufträge hintereinander ausführen; kennt die Anzahl der Finger; definiert Worte durch Zweckangabe (z. B. wozu ein Besen gebraucht wird); zeichnet ein Quadrat nach; benennt Farben
6 Jahre	kann 10 s auf einem Bein stehen; kann Radfahren lernen	kann Sympathien zu anderen begründen; akzeptiert berechtigte Forderungen anderer; richtet sich im Rollenspiel nach den Regeln; zeigt Mitgefühl; ist bereit zu helfen und dabei eigene Bedürfnisse zurückzustellen, freut sich mit anderen; kann Neid unterdrücken; ist fürsorglich zu Kleineren; zeigt nicht mehr ausschließlich situationsabhängiges Verhalten	beherrscht annähernd vollständig die Sprache	unterscheidet Tageszeiten; kann Rhombus abzeichnen; kann einfache Zeichnung eines Menschen anfertigen; beherrscht die Grundfarben; erkennt kausale Folge von drei Bildern; erfaßt Zahlbilder (3 bis 5) simultan

8. Beurteilung des biologischen Alters

Alter	Sensomotorik	Sozialverhalten	Sprache	Erfassen, Denken, Lernen
Schulalter	Im Schulalter sind viele Körperbewegungen zunächst auch noch von überflüssigen Mitbewegungen begleitet. Allmählich – vor allem nach Abschluß des ersten Gestaltwandels – wird die Bewegungsführung zielgerichteter und flüssiger. Gegen Ende dieser Entwicklungsphase wird – entsprechende Anregungen und Bewegungsmöglichkeiten vorausgesetzt – eine sichere Beherrschung und eine große Geschicklichkeit erreicht. Nervensystem und Sinnesorgane sind hinsichtlich ihres anatomischen Aufbaus fast völlig ausgebildet, bedürfen aber weiterhin kontinuierlicher Übung.	Mit Beginn des Schulalters gelingt die Kontrolle über Impulse aus dem Trieb- und Emotionalbereich in einem Ausmaß, das die Einordnung in die soziale Gemeinschaft der Klasse gewährleistet. Die Grundstimmung des Kindes ist meist heiter und unbeschwert, die Einstellung extravertiert. Es erfolgt ein deutlicher Schritt zur Lösung von der Familie. Allmählich wird eine kritischere Haltung sich selbst und anderen gegenüber eingenommen, Gefühlsbetontheit weicht sachlich-kühler Interessiertheit, Aufgabenbewußtsein wird zu Pflichtbewußtsein.	Die Entwicklung der Sprache im Schulalter umfaßt im wesentlichen die bewußte Gestaltung und den verfeinerten Gebrauch der Sprache. Die bewußte Anwendung grammatikalischer Regeln und die Festigung sprachlicher Ausdrucksmöglichkeiten führen zu einem zunehmenden Anschluß an die Erwachsenensprache. Bei dieser Entwicklung sind alterstypische Besonderheiten zu erkennen, die in Wortwahl, Satzbildung, Verwendung von Synonymen u. a. zum Ausdruck kommen.	Mit dem Eintritt bzw. dem Abschluß des ersten Gestaltwandels im Alter von etwa 6 Jahren hat das Kind in der Regel die Schulreife erlangt. Es kann kausale Zusammenhänge auf anschaulicher Grundlage erfassen, besitzt die Fähigkeit der Analogienbildung und kann Oberbegriffe finden. Mit fortschreitendem Alter nehmen Beweglichkeit im denkenden Erfassen und Flexibilität des Denkens zu, zur zunächst vorherrschenden konkret-realistischen Denkform tritt – allmählich gleichberechtigt – das abstrakt-logische Denken hinzu, es wird zwischen dem 8. und 10. Lebensjahr von allen Kindern erreicht.
	Die Aufmerksamkeitshaltung des Kindes wird zunehmend stabiler. Die im Vorschulalter gleichberechtigt neben die reizabhängige, unwillkürliche Aufmerksamkeit des frühen Kleinkindalters getretene gerichtete willkürliche Aufmerksamkeit – eine wichtige Voraussetzung für die Einschulung – wird allmählich vorherrschend. Bezüglich der Konzentrationsfähigkeit lassen sich im Schulalter voneinander abgrenzbare Stufen feststellen. In den ersten drei Schuljahren ist die Fähigkeit zur willentlichen Steuerung der Vorstellungsabläufe deutlich geringer als in den folgenden; eine dem Erwachsenenalter vergleichbare Konzentrationsfähigkeit ist im Alter von 10 bis 12 Jahren erreicht.			

8.5. Kriterien der psychischen Entwicklung

<table>
<tr><th>Alter</th><th>Sensomotorik</th><th>Sozialverhalten</th><th>Sprache</th><th>Erfassen, Denken, Lernen</th></tr>
<tr><td>Erste puberale Phase</td><td>Während im Schulalter die Körperbewegungen natürlich und anmutig waren, sind sie jetzt plump, unbeholfen, linkisch. Diese zeitweilige Verschlechterung der motorischen Koordination ist andererseits oft mit starker Kraftentfaltung gepaart, wodurch Knaben häufig ungebärdig („Flegeljahre"), Mädchen burschikos („Backfischalter") werden.</td><td>Zu beobachten sind Stimmungslabilität, Introversion, aber auch Begeisterungsfähigkeit für ideelle Werte, Drang zu schöpferischer Betätigung. Häufig erfolgt eine stärkere Distanzierung vom Elternhaus. Es finden sich Schwierigkeiten, Unsicherheiten im unmittelbaren sozialen Kontakt. Probleme bei der Bewältigung der reifenden Sexualität sind zu beobachten.</td><td></td><td></td></tr>
<tr><td></td><td colspan="4">Das abstrakt-logische Denken umfaßt jetzt eine höhere Form im Erkennen kausaler Beziehungen. Das bloße Erfassen der Wenn-dann-Beziehungen, das für das Vorschul- und Schulalter charakteristisch war, wird zunehmend von einem Grund-Folge-Denken abgelöst. Bei einem Großteil der Kinder ist während der Pubertät eine auffallende Verminderung der Aufmerksamkeitshaltung zu beobachten. Schwankungen im Konzentrationsverhalten erstrecken sich nicht auf alle Kinder gleichermaßen bzw. nicht über die ganze Pubertät hinweg. Zwischen körperlich akzelerierten und retardierten Kindern sind deutliche Unterschiede nachweisbar.</td></tr>
<tr><td>Zweite puberale Phase</td><td>Die Disharmonie der Körperform und der Motorik geht wieder verloren. Die individuellen physischen und psychischen Merkmale werden deutlicher, sie werden nicht mehr von allgemeinen Kennzeichen der Entwicklungsphasen überdeckt.</td><td>Die Pubertätsschwierigkeiten nehmen ab. Selbstdisziplin und Selbsterziehung nehmen zu. Die Fähigkeit zu sicherem sozialem Kontakt in neuer Qualität wird erlangt. Das Sexualverhalten festigt sich. Die eigene Persönlichkeit hat sich herausgebildet. Eine generelle Charakterisierung für diese Entwicklungsphase ist nicht mehr möglich, die individuellen Unterschiede sind schon sehr groß.</td><td></td><td>Während dieser Entwicklungszeit wird im Alter von 13 bis 15 Jahren im Erreichen höherer Niveaustufen des Denkens insofern ein gewisser Abschluß erreicht, als jetzt alle für den Erwachsenen charakteristischen Denkformen vorhanden sind und wechselseitig angewendet werden. In diesem Alter erkennbare Unterschiede im Denkverhalten sind nicht mehr wie bisher in erster Linie entwicklungsbedingt, sondern durch die individuelle geistige Struktur gegeben.</td></tr>
</table>

8. Beurteilung des biologischen Alters

Tab. 316/1 Körperhöhenprognose auf der Basis von chronologischem Alter und Körperhöhenmessung (nach Längsschnittuntersuchungen in der ČSSR 1978)

Knaben

Tatsächliche Körperhöhe in cm	Alter in Jahren 5	6	7	8	9	10	11	12	13	14	15	16	17	18
	geschätzte Körperhöhe in cm													
121	189,1	181,7	175,2	170,4	165,8	161,6	158,8							
123	191,4	183,3	177,5	172,2	167,5	163,3	160,3	158,9						
125	193,6	185,8	179,9	173,9	169,3	165,0	161,9	160,3						
127	195,9	187,9	182,3	175,7	171,0	166,7	163,5	161,7						
129	198,1	189,9	184,6	177,5	172,8	168,5	165,1	163,1	163,0					
131		192,0	187,0	179,3	174,5	170,2	166,7	164,5	164,1					
133		194,0	189,4	181,0	176,3	171,9	168,3	165,8	165,2	163,3				
135		196,1	191,8	182,8	178,0	173,6	169,9	167,2	166,2	164,2				
137			194,1	184,6	179,8	175,3	171,5	168,6	167,3	165,1				
139			196,5	186,3	181,5	177,0	173,1	170,0	168,4	166,1				
141			198,9	188,1	183,3	178,7	174,7	171,4	169,4	167,0	160,5			
143			201,2	189,9	185,0	180,4	176,3	172,8	170,5	167,9	161,6			
145			203,6	191,6	186,8	182,1	177,9	174,2	171,5	168,9	162,8	155,7		
147				193,4	188,5	183,8	179,5	175,6	172,6	169,8	164,0	157,2		
149				195,2	190,3	185,5	181,1	176,9	173,7	170,7	165,2	158,7		
151					192,0	187,2	182,7	178,9	174,7	171,6	166,4	160,2	155,8	
153					193,8	188,9	184,3	179,7	175,8	172,6	167,6	161,7	157,5	153,3
155					195,5	190,7	185,9	181,1	176,9	173,5	168,7	163,3	159,3	155,4
157						192,4	187,5	182,5	177,9	174,4	169,9	164,8	161,0	157,4
159						194,1	189,1	183,9	179,0	175,3	171,1	166,3	162,8	159,4
161							190,7	185,3	180,0	176,3	172,3	167,8	164,6	161,4
163							192,3	186,7	181,1	177,2	173,5	169,3	166,3	163,4
165							193,9	188,0	182,2	178,1	174,6	170,8	168,1	165,4
167								189,4	183,2	179,1	175,8	172,3	169,8	167,4
169								190,8	184,3	180,0	177,0	173,8	171,6	169,4
171								192,2	185,3	180,9	178,2	175,4	173,3	171,5
173								193,6	186,4	181,8	179,4	176,9	175,1	173,5
175								195,0	187,5	182,8	180,6	178,4	176,9	175,5
177									188,5	183,7	181,7	179,9	178,6	177,5
179									189,6	184,6	182,9	181,4	180,4	179,5
181									190,7	185,6	184,1	182,9	182,1	181,5
183									191,7	186,5	185,3	184,4	183,9	183,5
185									192,8	187,4	186,5	185,9	185,7	185,5
187										188,3	187,7	187,4	187,4	187,6
189												189,3	189,2	189,6
191														191,6
193														193,6
195														195,6
197														197,6

8.6. Körperhöhenprognose

Mädchen

Tatsächliche Körperhöhe in cm	Alter in Jahren 5	6	7	8	9	10	11	12	13	14	15	16	17
	geschätzte Körperhöhe in cm												
121	180,6	171,9	163,8	157,3	151,5	150,2	149,4						
123	183,3	174,4	166,4	159,6	153,7	151,8	150,7	147,8					
125	185,9	176,9	169,0	161,9	155,9	153,5	152,1	149,1					
127	188,6	179,3	171,6	164,3	158,1	155,2	153,4	150,4					
129	191,2	181,8	174,3	166,6	160,3	156,9	154,8	151,6					
131		184,3	176,9	168,9	162,5	158,6	156,1	152,9	144,7				
133		186,8	179,5	171,3	164,7	160,3	157,5	154,1	146,3				
135		189,3	182,1	173,6	166,9	162,0	158,8	155,4	147,9	139,6			
137			184,7	176,0	169,0	163,7	160,1	156,6	149,5	141,6			
139			187,3	178,3	171,2	165,4	161,5	157,9	151,1	143,6			
141			189,9	180,6	173,4	167,1	162,8	159,2	152,7	145,5	142,5		
143			192,5	183,0	175,6	168,8	164,1	160,4	154,3	147,5	144,5	143,6	
145			195,2	185,3	177,8	170,5	165,5	161,7	155,9	149,4	146,5	145,6	145,2
147				187,6	180,0	172,2	166,8	162,9	157,4	151,4	148,5	147,6	147,2
149				190,0	182,2	173,9	168,2	164,2	159,0	153,4	150,5	149,7	149,2
151					184,4	175,6	169,5	165,5	160,6	155,3	152,5	151,7	151,3
153					186,5	177,3	170,9	166,7	162,2	157,3	154,5	153,7	153,3
155					188,7	179,0	172,2	168,0	163,8	159,3	156,5	155,8	155,3
157						180,7	173,5	169,2	165,4	161,2	158,5	157,8	157,3
159						182,4	174,9	170,5	167,0	163,2	160,5	159,9	159,3
161						184,1	176,2	171,7	168,6	165,1	162,5	161,9	161,3
163						185,8	177,5	173,0	170,1	167,1	164,5	163,9	163,3
165						187,5	178,9	174,3	171,7	169,1	166,5	166,0	165,3
167							180,2	175,5	173,3	171,0	168,5	168,0	167,4
169							181,6	176,8	174,9	173,0	170,5	170,0	169,4
171								178,0	176,5	175,0	172,5	172,1	171,4
173								179,3	178,1	176,9	174,6	174,1	173,4
175								180,6	179,7	178,9	176,6	176,1	175,4
177									181,3	180,8	178,6	178,2	177,4
179										182,8	180,6	180,2	179,4
181											182,6	182,2	181,4
183											184,6	184,3	183,4
185											186,6	186,3	185,5
187												188,3	187,5
189												190,4	189,5

8. Beurteilung des biologischen Alters

Tab. 318/1 Körperhöhenprognose nach OPITZ und SCHMID auf der Basis einer Skelettalteruntersuchung

Skelett-alter in Jahren	Knaben			Mädchen		
	akzeleriert	normal	retardiert	akzeleriert	normal	retardiert
6	–	–	68,0	–	72,0	73,3
6,5	–	–	70,0	–	73,8	75,1
7	67,0	69,5	71,8	71,2	75,1	77,0
7,5	68,5	70,9	73,8	73,2	77,2	78,8
8	69,6	72,3	75,6	75,0	79,0	80,4
8,5	70,9	73,9	77,3	77,1	81,0	82,3
9	72,0	75,2	78,6	79,0	82,7	84,1
9,5	73,4	76,9	80,0	80,9	84,4	85,8
10	74,7	78,4	81,2	82,8	86,2	87,4
10,5	75,8	79,5	81,9	85,6	88,4	89,6
11	76,7	80,4	82,3	88,3	90,6	91,8
11,5	78,6	81,8	83,2	89,1	91,4	92,6
12	80,9	83,4	84,5	90,1	92,2	93,2
12,5	82,8	85,3	86,0	92,4	94,1	94,6
13	85,0	87,6	88,0	94,5	95,8	96,4
13,5	87,5	90,2		96,3	97,4	97,7
14	90,5	92,7		97,2	98,0	98,3
14,5	93,0	94,8		98,0	98,6	98,9
15	95,8	96,8		98,6	99,0	99,4
15,5	97,1	97,6		99,0	99,3	99,6
16	98,0	98,2		99,3	99,6	99,8
16,5	98,5	98,7		99,5	99,7	99,9
17	99,0	99,1		99,8	99,9	100,0
17,5		99,4		99,9	99,9	
18		99,6		100,0	100,0	
18,5		100,0				

Verfahren: Chronologisches Alter, Körperhöhe und Skelettalter des Probanden (→ 8.2.) werden erfaßt. „Normal" bedeutet, daß das Skelettalter nicht mehr als 1 Jahr vom chronologischen Alter abweicht; „akzeleriert" bedeutet, daß das Skelettalter mehr als 1 Jahr höher als das chronologische Alter ist; „retardiert" bedeutet, daß das Skelettalter mehr als 1 Jahr niedriger als das chronologische Alter ist.

Der in der zutreffenden Spalte zu findende, dem jeweils erreichten Skelettalter entsprechende Wert gibt an, wieviel Prozent der endgültigen Körperhöhe mit der gegenwärtig gemessenen Körperhöhe erreicht sind. Die Standardabweichung des vorausgesagten Wertes von der tatsächlich erreichten Erwachsenengröße beträgt bei Mädchen bis zu 12 Jahren und bei Knaben bis zu 14 Jahren ±2,5 cm, bei älteren Kindern weniger als 1 cm. Für Knaben mit einem akzelerierten Skelettalter über 17 Jahre oder einem retardierten Skelettalter über 13 Jahre sind die Werte für Knaben mit normalem Skelettalter zu verwenden.

Beispiel: Knabe

Chronologisches Alter	11 Jahre
Skelettalter	9 Jahre
gemessene Körperhöhe	126 cm
abzulesender Tabellenwert (bei 9,0 und retardiert)	78,6
Erwachsenenkörperhöhe (126 : 78,6 · 100)	160 cm ± 2,5 cm

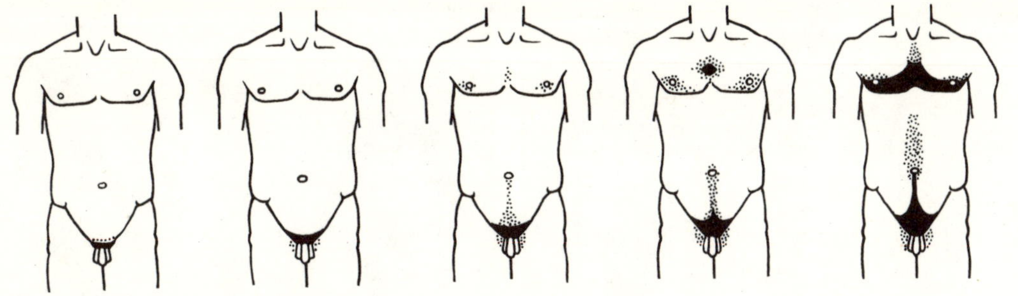

Abb. 319/1 Entwicklung der Rumpfbehaarung beim Mann.
Jede Stufe kann individuelle Dauerform sein; höhere Stufen werden nach Durchlaufen der vorhergehenden Stufen erreicht. In mitteleuropäischen Bevölkerungen erreicht die Schambehaarung in der Regel eines der drei letzten Stadien; strenge Kopplung mit der Brustbehaarung besteht nicht.

8.6. Körperhöhenprognose

Zuverlässige Methoden zur Schätzung der endgültigen Körperhöhe im Erwachsenenalter werden zunehmend von verschiedensten Praxisbereichen gefordert. Beispielsweise gilt die Körperhöhe des Sportlers als leistungssportlich prädestinierendes Merkmal, für das in einigen Sportarten (z. B. im Rudern, in den Wurf- und Stoßdisziplinen der Leichtathletik, im Volleyball und Basketball) Minimal-, in anderen wiederum (z. B. im Turnen, Eiskunstlauf, Wasserspringen, in Gewichtsklassen-Sportarten) Maximalgrenzen gefordert werden. Recht frühzeitig den Endwert dieses Körpermaßes bei einem jungen Sportler zu erkennen ist deshalb nicht selten die Absicht der betreuenden Ärzte und Trainer. Diesen Wunsch zu verwirklichen stellt aber ein methodisch noch nicht abschließend gelöstes Problem dar.

Eine relativ einfache Möglichkeit, im Kindes- und Jugendalter auf die terminale Körperhöhe zu schließen, ist in Abschnitt 2.7.1. dargestellt. In Tabelle 316/1 wird ein weiteres praktikables Verfahren angeboten, dem nur das chronologische Alter und die gemessene Körperhöhe zugrunde liegen.

Solche Verfahren werden vor allem deshalb empfohlen, weil zum Beispiel Körperhöhenprognosen auf der Basis von Skelettalterbestimmungen (→ 8.2. und Tab. 318/1) in größerem Ausmaß aus Kapazitätsgründen (und bei Röntgenverfahren auch aus gesundheitlichen Gründen) nicht relevant sind, obwohl gerade aus der Bestimmung des Skelettalters im Vergleich zum chronologischen Alter das Erfassen einer temporären individuellen Akzeleration oder Retardation möglich ist. Bei allen anzubietenden Verfahren ist die Abweichung des Schätzwertes vom tatsächlich erreichten Wert nicht viel größer als 3 cm.

9. Ernährungszustand

Der Ernährungszustand als Teil des Gesundheitszustandes des Menschen ist das Ergebnis des Zusammenwirkens einer Vielzahl sozialer und biologischer Faktoren. Er ist aus biologischer Sicht das Ergebnis des Grades der Bedarfsdeckung an Nahrungsenergie und essentiellen Nährstoffen innerhalb eines bestimmten Zeitraumes und spiegelt sich – bei Beachtung der biologischen Variabilität – in der Zusammensetzung des Körpers (Muskel- und Fettgewebe, Körperwasser, Skelettmasse), im Verhältnis der Körpermasse zur Körperhöhe, im altersbedingten Wachstums- und Entwicklungsstand sowie in stoffwechselphysiologischen und biochemischen Parametern wider. Entspricht die Energie- und Nährstoffaufnahme dem Bedarf, dann besteht eine ausgeglichene Stoffwechselbilanz, und es ist auch ein ausgeglichenes Verhältnis von Struktur und Funktion des Körpers zu erwarten.

Schon seit langem ist es selbstverständlich, daß bei der Beurteilung des Ernährungszustandes gleichaltriger Personen die – genetisch bedingte – Geschlechtszugehörigkeit berücksichtigt werden muß. Daß aber ebenso **Körperbautyp, Körperzusammensetzung** und **biologischer Entwicklungsstand** der Individuen zu berücksichtigen sind, wird vielfach im internationalen Rahmen noch nicht beachtet. Körperbautyp, Körperzusammensetzung und biologischer Entwicklungsstand eines Individu-

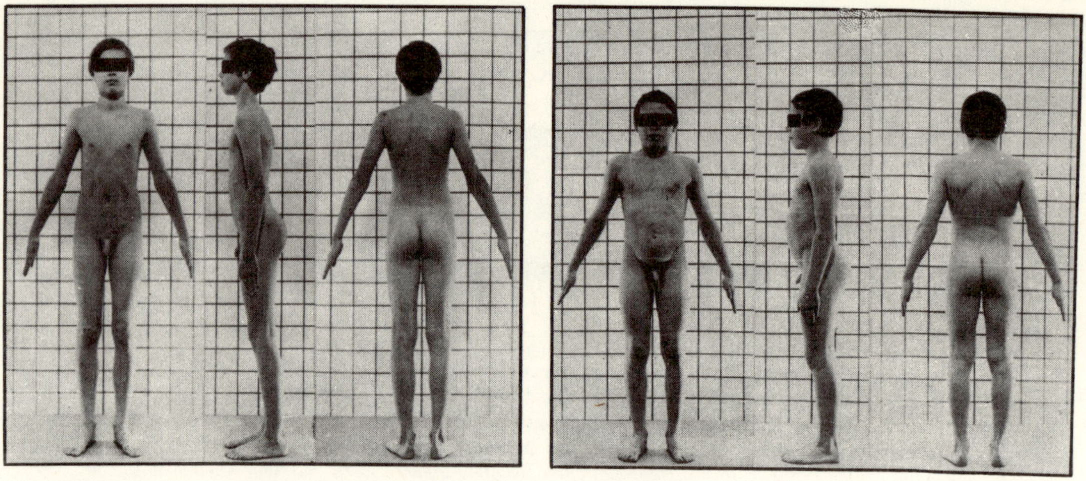

Abb. 320/1 Abweichung vom „Normgewicht" nach OEHMISCH *(1970) von zwei somatoskopisch normalproportionierten Knaben bei unterschiedlichem Körperbautyp und gleichem Reifealter (*JOHNSEN *1983).*
Links: Wuchstendenz leptomorph, Differenz zum „Normgewicht" −8,9 kg;
rechts: Wuchstendenz pyknomorph, Differenz zum „Normgewicht" +3,4 kg.

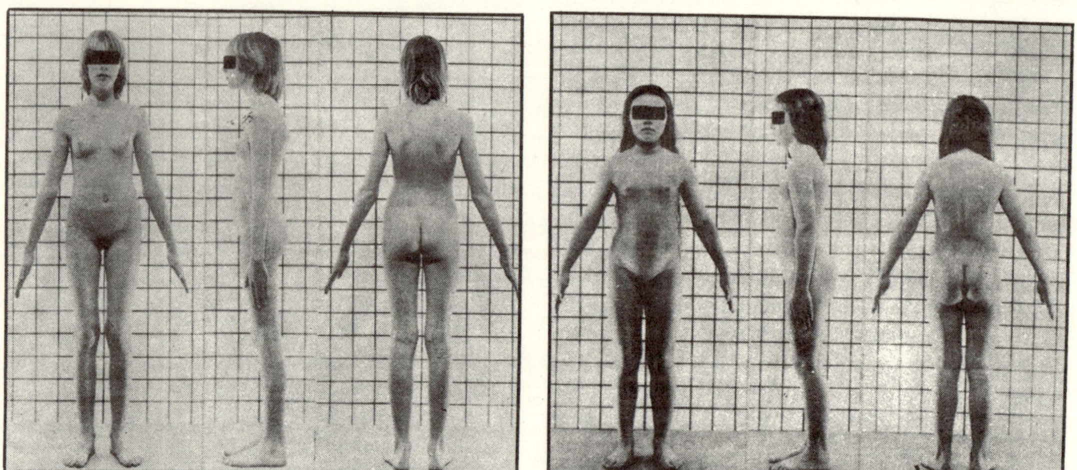

Abb. 320/2 Abweichung vom „Normgewicht" nach OEHMISCH *(1970) von zwei somatoskopisch normalproportionierten Mädchen bei unterschiedlichem Körperbautyp und gleichem Reifealter (*JOHNSEN *1983).*
Links: Wuchstendenz leptomorph, Differenz zum „Normgewicht" −14,6 kg;
rechts: Wuchstendenz pyknomorph. Differenz zum „Normgewicht" +4,5 kg.

ums sind aber bis zu einem gewissen Grad ebenfalls genetisch bedingt; gleiches Ernährungsverhalten, gleichartige Energie- und Nährstoffaufnahme werden daher bei kalendarisch gleichaltrigen, aber genetisch und damit in der Regel hinsichtlich der genannten Merkmalskomplexe voneinander verschiedenen Individuen zu unterschiedlichen Resultaten führen. Beim Versuch der Einschätzung eines Individuums oder bei Vergleichen von Gruppen mit diesbezüglich unterschiedlicher Zusammensetzung kann das Nichtberücksichtigen dieses Zusammenhangs schwerwiegende Trugschlüsse nach sich ziehen (Abb. 320/1 u. 320/2).

Die Erfassung von Körperbautyp, Körperzusammensetzung und biologischem Entwicklungsstand ist mit **anthropometrischen Verfahren** möglich. Im Gegensatz zu biochemischen, physiologischen oder klinischen Parametern zur objektiven Einschätzung des Ernährungszustandes sind anthropometrische Parameter auch und insbesondere für epidemiologische Studien gut geeignet. Anthropometrische Daten sind relativ leicht zu erlangen, objektiv bestimmbar und vergleichbar, einfach und eindeutig interpretierbar und bei entsprechender Auswahl spezifisch für die Fragestellung. Natürlich genügt es nicht, etwa nur gebräuchliche Parameter, wie Körperhöhe und Körpermasse, zu erfassen; es muß ein Komplex sinnvoll ausgewählter Maße und Merkmalseinschätzungen in die Untersuchungen einbezogen werden. Nur so ist es unter anderem möglich, Körperbautyp, Körperzusammensetzung und Entwicklungsstand eines untersuchten Individuums zu erkennen, ohne deren Kenntnis die Erforschung der Bedeutung exogener Einflüsse auf den menschlichen Organismus wenig sinnvoll ist.

Untersuchungen über den **Ernährungszustand der DDR-Bevölkerung** sind im wesentlichen durch das Zentralinstitut für Ernährung der Akademie der Wissenschaften der DDR in Rehbrücke vorgenommen worden. Im folgenden sind bisher vorliegende Ergebnisse der Untersuchung des Ernährungszustandes bzw. der Körperzusammensetzung und der Körpermasse in Abhängigkeit von verschiedenen Parametern zusammengestellt. Sie müssen bis zur Vorlage von Ergebnissen komplexer Analysen – im oben genannten Sinn – als Richtwerte genügen.

9.1. Körperzusammensetzung

Die vorliegenden Untersuchungsergebnisse stammen von verschiedenen Autoren. Sie sind teils nicht nach Geschlechtern unterschieden, teils nicht für alle Altersklassen vorhanden. Miteinander können sie nur bedingt in Zusammenhang gebracht werden.

Die **Methodik** zur Erfassung anthropometrischer Daten, die für die Einschätzung der Körperzusammensetzung benötigt werden, ist in Abschnitt 5. ausreichend beschrieben. Einige darüber hinaus benötigte Verfahren seien im folgenden kurz dargestellt:

Berechnung der Körperoberfläche: Die Berechnung der Körperoberfläche kann nach verschiedenen Verfahren vorgenommen werden. Häufig wird eine Formel nach du Bois und du Bois (1916) verwendet:

$$\text{Körperoberfläche (in m}^2\text{)} = \frac{71{,}84 \cdot \text{KM}^{0{,}425} \cdot \text{KpH}^{0{,}725}}{10\,000}$$

KM Körpermasse in kg
KpH Körperhöhe in cm.

Hautfaltendickenmessung: Die Messung des Unterhautfettgewebes erfolgt nach der vom *Committee on Nutritional Anthropometry* der WHO (1956) standardisierten Methode der Hautfaltendickenmessung. Als Meßgerät kann der Lange-Skinfold-Caliper verwendet werden; er ist wie der Harpenden-Caliper einer der am meisten benutzten Hautfaltendickenmesser. Alle Hautfalten werden auf der rechten Körperseite gemessen. Zur Messung wird die Haut und das darunterliegende Fettgewebe mit Daumen und Zeigefinger der linken Hand fest gegriffen und abgehoben. Der Hautfaltendickenmesser wird so angesetzt, daß die Hautfaltendicke an den Meßpunkten nicht durch den Druck der Finger beeinflußt wird. Die Meßpunkte liegen in dem Bereich, wo die Seitenflächen der Falte annähernd parallel zueinander verlaufen (Abb. 322/1). Die Maßangabe erfolgt in Millimetern.

Hautfaltendickenmessungen an größeren Probandengruppen wurden in der DDR in Berlin (1 358 Knaben, 1 366 Mädchen im Alter von 6 bis 18 Jahren, Grimm 1970), in Karl-Marx-Stadt (972 Knaben, 967 Mädchen im Alter von 6 bis 17 Jahren, Grimm 1970), in Potsdam (296 Knaben, 290 Mädchen im Alter von 12 bis 13 Jahren, Johnsen 1983), in Schwedt (Längsschnittstudie bei 0- bis 3jährigen ab 1979), in Jena (Querschnittstudie bei 7- bis 15jährigen 1975) sowie an 980 Industriearbeitern 1965/66 (602 Männer, 378 Frauen) vorgenommen. Die Ergebnisse aus Schwedt (80 Knaben, 80 Mädchen; Tab. 328/3 bis 332/1) und Jena (1 062 Knaben und 1 053 Mädchen aus Jena-Stadt, 339 Knaben und 312 Mädchen aus Jena-Land; Tab. 332/2 u. 333/1) sowie die der Industriearbeiter (Tab. 335/1) können als vorläufige Richtwerte für Kinder im Alter von 0 bis 3 und 7 bis 15 Jahren sowie für Erwachsene verwendet werden.

Meßstellen zur Hautfaltendickenmessung

„Tragus": Hautfalte an der Wange, unterhalb der *Orbita* in Höhe des *Tragus* der Ohrmuschel; Hautfaltenabhebung längs der Körperachse

„Kinn": Hautfalte in der Mitte unterhalb des Mundbodens; Hautfaltenabhebung längs der Körperachse

„Achsel": Hautfalte unmittelbar vor der Achselhöhle, an der vorderen Axillarlinie; Hautfaltenabhebung schräg zur Längsachse des Körpers

„Trizeps“: Hautfalte auf der dorsalen Seite des Oberarmes über dem *Musculus triceps brachii* in der Mitte zwischen *Acromion* und *Olecranon*; Hautfaltenabhebung parallel zur Längsachse des Oberarmes
„Bizeps“: Hautfalte auf der ventralen Seite des Oberarmes über dem *Musculus biceps brachii*; Hautfaltenabhebung parallel zur Längsachse des Oberarmes
„Brust“: Hautfalte an der vorderen Axillarlinie in Höhe der 7. Rippe; Hautfaltenabhebung parallel zum Rippenverlauf
„Rücken“: Hautfalte unmittelbar unter der unteren Spitze der *Scapula*; Hautfaltenabhebung schräg zur Längsachse des Körpers
„Bauch“: Hautfalte in der Mitte der Verbindungslinie *Umbilicus–Crista iliaca*; Hautfaltenabhebung im Verlauf der genannten Linie
„Hüfte“: Hautfalte auf der seitlichen Axillarlinie unmittelbar oberhalb des Beckenkammes; Hautfaltenabhebung parallel zur Längsachse des Körpers
„Femur“: Hautfalte auf der Mitte des Oberschenkels über dem *Musculus rectus femoris*; die Messung erfolgt am sitzenden Probanden; lockeres, leicht gebeugtes Bein; Hautfaltenabhebung parallel zur Längsachse des Beines
„Knie“: Hautfalte dicht vor der *Patella*; die Messung erfolgt am sitzenden Probanden, das Bein ist locker, gebeugt; Hautfaltenabhebung parallel zur Längsachse des Beines
„Wade“: Hautfalte etwa 5 cm unterhalb der Kniekehle über dem *Musculus gastrocnemius*; die Messung erfolgt am sitzenden Probanden; das Bein ist locker, gebeugt; Hautfaltenabhebung parallel zur Längsachse des Beines.

Bestimmung des Gesamtkörperfetts von Kindern aus Hautfaltendickenmessungen (nach JOHNSEN 1983): Die in den Tabellen 334/1 und 336/1 angegebene Gesamtkörperfettmenge in Prozent der Körpermasse ist durch Hautfaltendickenmessungen ermittelt worden. Sind 12 Hautfalten gemessen, werden folgende Regressionsgleichungen benutzt:

Knaben
GKF in Prozent =
$-42{,}41 + 13{,}35 \cdot \ln \Sigma\ 12\,\mathrm{HF}$

Mädchen
GKF in Prozent =
$-42{,}99 + 13{,}75 \cdot \ln \Sigma\ 12\,\mathrm{HF}$

GKF in Prozent: Gesamtkörperfett in Prozent der Körpermasse
Σ 12 HF: Summe aller 12 gemessenen Hautfaltendicken.

Sind nur die Hautfalten „Trizeps“, „Rücken“ und „Hüfte“ gemessen, werden folgende Gleichungen verwendet:

Knaben
GKF in Prozent =
$-19{,}62 + 11{,}71 \cdot \ln \Sigma\ \mathrm{HFTri,Rü,Hü}$

Mädchen
GKF in Prozent =
$-18{,}57 + 11{,}85 \cdot \ln \Sigma\ \mathrm{HFTri,Rü,Hü}$

GKF in Prozent: Gesamtkörperfett in Prozent der Körpermasse
Σ HFTri,Rü,Hü: Summe der drei Hautfaltendicken.

Bestimmung des Gesamtkörperfetts von Männern und Frauen aus den Hautfalten „Trizeps“, „Rücken“, „Brust“ und „Bauch“ (nach MÖHR und JOHNSEN 1972): Die Gesamtkörperfettmenge von Männern und Frauen (Tab. 337/1) wird nach folgenden Formeln ermittelt:

Männer
Gesamtkörperfett =
$-16{,}2 + 9{,}367 \cdot \lg x_1 + 13{,}462 \cdot \lg x_2 + 5{,}298 \cdot \lg x_3$

Frauen
Gesamtkörperfett =
$-20{,}9 + 17{,}305 \cdot \lg x_1 + 12{,}012 \cdot \lg x_2 + 6{,}293 \cdot \lg x_3$

x_1 Hautfaltendicke „Trizeps“ in mm
x_2 Summe der Hautfaltendicken „Rücken“ und „Brust“ in mm
x_3 Hautfaltendicke „Bauch“ in mm.

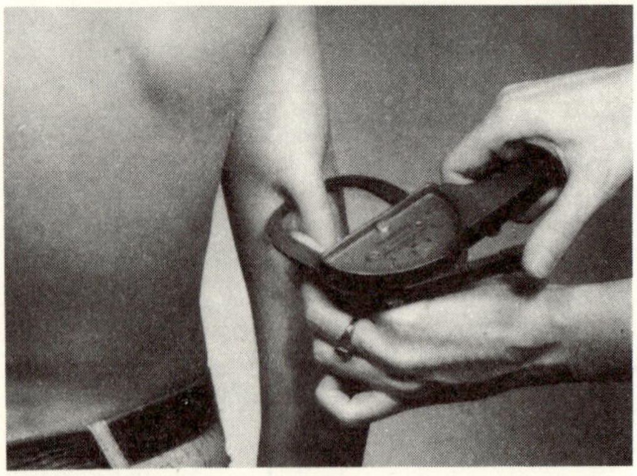

Abb. 322/1 Hautfaltendickenmessung über dem Trizeps

9.1. Körperzusammensetzung

Bestimmung des Lean-body-Fülle-Index (nach Möhr): Für die Einteilung der Körperbautypen bei Verwenden der Optimalgewichtstabellen von Möhr ist der Lean-body-Fülle-Index zu bestimmen.

$$\text{Lean-body-Fülle-Index} = \frac{(\text{Körperhöhe in m})^3 \cdot 10^2}{\textit{lean body mass} \text{ in kg}}$$

lean body mass = Körpermasse − Gesamtkörperfett

Körperdichtebestimmung: Die Körperdichte hat sich als relevantes Maß zur Bestimmung der Körperzusammensetzung (Gesamtkörperfett, *lean body mass*) bewährt. Für die Ermittlung des Volumens des lebenden Menschen werden in der Praxis zwei Verfahren angewendet:

- Volumenbestimmung durch Wasserverdrängung bzw. Unterwasserwägung in Anwendung des Prinzips von Archimedes
- Volumenbestimmung durch Gasverdrängung (Heliumverdrängungsverfahren bzw. Druckmessung).

Den in Tabelle 338/1 verzeichneten Werten liegt die Volumenbestimmung mittels Unterwasserwägung unter Berücksichtigung des Restluftanteiles in der Lunge und der Atemwege zugrunde. Die Berechnung der Körperdichte erfolgte nach folgender Gleichung:

$$D = \frac{KM_{Luft} \cdot D_{H_2O}}{(KM_{Luft} - KM_{H_2O}) - (RV - D_{H_2O})}$$

D	Dichte des Körpers
KM_{Luft}	Körpermasse an der Luft
KM_{H_2O}	Körpermasse im Wasser
D_{H_2O}	Dichte des Wassers entsprechend der Wassertemperatur
RV	Residualvolumen (→ 7.1.).

Bestimmung des Metrik-Index: Die Berechnung des in den Tabellen 334/1 und 336/1 zur Charakterisierung der körperbaulichen Wuchstendenz von Kindern verwendeten Metrik-Index erfolgte nach den von Möhr und Johnsen (1972) erarbeiteten multiplen Regressionsgleichungen:

Jungen
Metrix-Index = −0,464 − 0,042 · KpH + 0,134 · BB + 0,162 · BT

Mädchen
Metrix-Index = −2,177 − 0,037 · KpH + 0,161 · BB + 0,177 · BT.

KpH	Körperhöhe in cm
BB	Brustbreite (transversaler Brustdurchmesser) in cm
BT	Brusttiefe (sagittaler Brustdurchmesser) in cm.

Körperhöhe, transversaler und sagittaler Brustdurchmesser wurden nach der in Abschnitt 5.3. dargestellten Methodik ermittelt.

Bestimmung der Skelettmasse: Die in Tabelle 338/2 angegebenen Skelettmasse-Werte wurden nach Matiegka (1921) wie folgt berechnet:

$$\text{Skelettmasse} = \frac{\left(\frac{EBr + HBr + KnBr + KnöBr}{4}\right)^2 \cdot KpH}{1\,000} \cdot K_{1,2,3}$$

EBr	„Ellenbogenbreite“ (Epikondylenbreite am Humerus) in cm
HBr	Handgelenkbreite in cm
KnBr	„Kniebreite“ (Epikondylenbreite am Femur) in cm
KnöBr	Knöchelbreite in cm
KpH	Körperhöhe in cm
K	Konstante.

Matiegka schlug für die Konstante drei Werte vor, um körperbaulichen Aspekten gerecht zu werden: K_1 = 1,0, K_2 = 1,1 und K_3 = 1,2 (K_1 kann für leptomorphe, K_2 für metromorphe, K_3 für pyknomorphe Individuen verwendet werden).

9. Ernährungszustand

Tab. 324/1 *Körpermasse bei 0- bis 3jährigen in der DDR in kg*

Alter in Tagen bzw. Monaten	Männlich							Weiblich						
	$\bar{x}$	s	Minimum	Maximum	P_5	P_{50}	P_{95}	$\bar{x}$	s	Minimum	Maximum	P_5	P_{50}	P_{95}
5	3,40	0,4	2,63	4,40	2,74	3,39	4,13	3,22	0,4	2,58	4,00	2,70	3,15	3,84
14	3,63	0,4	2,87	4,82	3,06	3,62	4,32	3,41	0,3	2, 66	4,15	2,90	3,45	3,97
1	4,24	0,5	3,16	5,49	3,54	4,18	5,02	3,96	0,4	3,05	4,77	3,32	4,00	4,63
2	5,49	0,6	4,25	7,23	4,53	5,46	6,54	4,97	0,5	3,92	6,10	4,15	5,00	5,65
3	6,39	0,7	4,58	8,19	5,20	6,40	7,69	5,85	0,5	4,64	6,88	4,95	5,86	6,63
4	7,07	0,8	5,14	8,94	5,95	7,00	8,33	6,56	0,6	5,19	7,70	5,55	6,55	7,50
5	7,65	0,8	5,66	9,82	6,43	7,61	9,08	7,18	0,6	5,37	8,66	6,14	7,13	8,15
6	8,14	0,8	6,10	10,33	6,90	8,15	9,70	7,67	0,6	5,40	9,15	6,67	7,78	8,55
7	8,50	0,9	6,30	10,80	7,06	8,52	10,04	8,07	0,7	6,03	9,65	6,91	8,15	8,94
8	8,88	0,9	6,42	11,16	7,42	8,92	10,63	8,39	0,7	6,11	10,00	7,24	8,46	9,40
9	9,15	1,0	6,50	11,76	7,72	9,20	11,00	8,59	0,7	6,51	10,30	7,43	8,65	9,65
10	9,36	1,0	6,65	12,24	7,88	9,45	11,23	8,76	0,7	6,80	10,66	7,54	8,70	9,98
11	9,57	1,0	6,88	12,20	8,11	9,55	11,60	9,03	0,8	6,97	11,04	7,66	9,06	10,26
12	9,80	1,2	7,47	12,64	8,32	9,80	11,95	9,28	0,8	7,23	11,35	7,91	9,25	10,80
15	10,71	1,2	8,30	14,30	8,85	10,70	12,09	10,18	1,0	7,45	12,15	8,62	10,10	11,70
18	11,45	1,3	8,95	14,79	9,59	11,40	14,20	10,95	1,0	8,94	12,84	9,14	10,90	12,52
21	12,17	1,3	9,22	15,76	10,33	12,08	15,00	11,61	1,2	8,93	14,90	9,41	11,60	13,70
24	12,70	1,4	10,15	13,34	10,55	12,46	15,70	12,17	1,2	9,47	14,80	9,58	12,19	14,20
30	13,68	1,5	11,22	17,76	11,30	13,46	16,92	13,34	1,3	10,49	16,24	10,94	13,29	15,07
36	15,05	1,3	13,50	17,78	13,50	14,87	17,78	13,82	1,2	12,14	15,13	12,14	13,74	15,13

Tab. 324/2 *Körperoberfläche der Erwachsenen in m^2*

Körperhöhe in cm	Körpermasse in kg																
	20	30	40	50	60	70	80	90	100	110	120	130	140	150	160	170	180
200	1,20	1,40	1,60	1,76	1,90	2,02	2,15	2,26	2,37	2,46	2,56	2,66	2,74	2,80	2,88	2,96	3,04
195	1,16	1,39	1,57	1,73	1,85	1,99	2,10	2,20	2,32	2,40	2,50	2,60	2,68	2,76	2,82	2,88	2,96
190	1,15	1,35	1,55	1,70	1,83	1,95	2,06	2,18	2,28	2,36	2,46	2,55	2,62	2,70	2,78	2,85	2,90
185	1,14	1,34	1,50	1,63	1,80	1,91	2,04	2,12	2,22	2,32	2,40	2,48	2,58	2,65	2,70	2,78	2,84
180	1,10	1,30	1,49	1,61	1,78	1,88	1,99	2,08	2,18	2,28	2,36	2,45	2,52	2,60	2,68	2,72	2,80
175	1,07	1,29	1,45	1,60	1,75	1,84	1,95	2,05	2,14	2,24	2,32	2,40	2,48	2,56	2,62	2,70	2,76
170	1,05	1,25	1,42	1,56	1,68	1,81	1,91	2,00	2,10	2,20	2,28	2,36	2,42	2,50	2,58	2,65	2,70
165	1,03	1,24	1,39	1,53	1,65	1,76	1,86	1,96	2,05	2,12	2,22	2,30	2,38	2,44	2,50	2,58	2,62
160	1,00	1,20	1,35	1,50	1,61	1,73	1,83	1,92	2,00	2,10	2,18	2,25	2,32	2,38	2,46	2,50	2,58
155	0,99	1,19	1,33	1,46	1,58	1,69	1,79	1,88	1,97	2,04	2,12	2,20	2,28	2,34	2,40	2,46	2,50
150	0,96	1,15	1,30	1,44	1,55	1,65	1,75	1,84	1,93	2,00	2,08	2,14	2,22	2,30	2,35	2,40	2,46
145	0,94	1,11	1,26	1,39	1,50	1,60	1,70	1,79	1,88	1,95	2,02	2,08	2,16	2,22	2,28	2,34	2,40
140	0,91	1,08	1,24	1,35	1,45	1,56	1,65	1,75	1,84	1,90	1,97	2,02	2,10	2,16	2,22	2,28	2,33
135	0,90	1,05	1,21	1,32	1,42	1,52	1,62	1,70	1,78	1,85	1,91	1,98	2,05	2,10	2,18	2,22	2,30
130	0,86	1,03	1,18	1,28	1,38	1,48	1,56	1,65	1,73	1,80	1,86	1,93	1,99	2,05	2,10	2,15	2,20
125	0,85	1,00	1,14	1,25	1,34	1,44	1,53	1,60	1,68	1,75	1,82	1,88	1,95	2,00	2,05	2,10	2,15
120	0,82	0,98	1,10	1,22	1,30	1,40	1,48	1,55	1,63	1,70	1,77	1,83	1,88	1,95	2,00	2,05	2,10
115	0,80	0,94	1,07	1,19	1,27	1,35	1,44	1,51	1,59	1,65	1,71	1,77	1,82	1,87	1,95	1,99	2,02
110	0,77	0,91	1,04	1,15	1,24	1,31	1,40	1,48	1,54	1,60	1,65	1,70	1,75	1,80	1,85	1,90	1,95
105	0,74	0,88	1,00	1,10	1,20	1,28	1,35	1,41	1,49	1,55	1,60	1,75	1,70	1,75	1,80	1,85	1,90
100	0,72	0,85	0,97	1,06	1,15	1,23	1,30	1,36	1,43	1,50	1,55	1,60	1,65	1,70	1,75	1,80	1,85
95	0,69	0,83	0,93	1,03	1,10	1,19	1,25	1,31	1,39	1,45	1,50	1,55	1,60	1,65	1,70	1,75	1,80

9.1. Körperzusammensetzung

Tab. 325/1 Körpermasse bei 3- bis 65jährigen in der DDR in kg

Alter in Jahren	Männlich						Weiblich					
	$\bar{x}$	s	%KpH	P_5	P_{50}	P_{95}	$\bar{x}$	s	%KpH	P_5	P_{50}	P_{95}
3	17,0	2,3	16,6	13,7	16,9	20,9	16,3	2,0	16,1	13,3	16,0	19,9
4	18,5	2,4	17,1	15,3	18,2	21,8	17,7	2,5	16,5	14,2	17,4	21,6
5	20,6	2,9	17,7	16,3	20,0	25,8	20,9	2,7	18,2	17,0	20,4	25,9
6	22,4	2,9	18,7	17,6	21,6	28,1	22,8	3,9	18,8	17,3	22,0	31,7
7	26,0	3,9	20,4	20,2	25,6	31,7	25,5	4,0	20,2	20,1	24,9	34,1
8	26,8	3,5	20,4	22,1	25,9	33,1	26,8	4,3	20,6	20,9	26,5	36,7
9	31,3	4,5	22,7	24,7	30,0	39,9	31,1	5,4	22,7	23,5	30,4	41,3
10	34,8	5,2	24,2	27,4	33,5	44,8	36,9	7,1	25,9	26,4	36,0	50,1
11	36,9	6,2	25,3	28,9	35,1	49,6	39,1	7,2	26,4	29,5	37,2	51,7
12	42,5	7,5	27,7	32,4	40,6	56,1	44,4	7,7	28,7	32,3	43,3	57,7
13	48,8	8,8	30,2	34,9	47,4	64,7	51,9	7,8	32,4	40,3	50,0	64,9
14	55,1	9,9	33,1	38,8	55,6	73,2	52,5	7,6	32,4	41,2	51,5	67,1
15	61,3	9,5	35,7	55,6	60,1	75,7	54,9	7,8	33,7	42,0	54,9	68,5
16	63,4	9,1	36,5	59,8	62,4	81,2	56,6	7,6	34,6	43,9	56,2	69,3
17	65,4	9,2	37,2	53,5	66,3	85,3	58,0	9,2	35,4	43,7	56,1	71,7
18–19	70,3	9,9	39,7	52,0	69,0	105,0	59,2	10,2	36,2	43,5	57,0	89,0
20–24	73,2	12,0	41,3	54,0	73,6	94,0	58,3	7,9	35,5	43,7	57,4	76,5
25–29	76,6	10,6	43,6	58,3	77,8	92,0	59,5	10,3	37,2	45,8	58,5	78,0
30–34	76,0	10,2	44,0	59,9	75,5	92,5	63,1	12,3	39,1	46,2	61,5	90,5
35–39	77,5	11,5	45,0	62,3	77,0	100,0	63,1	10,1	39,2	50,0	61,0	86,1
40–44	80,8	10,3	46,0	64,5	81,0	97,5	65,5	10,4	40,4	50,5	64,5	84,0
45–49	79,1	10,5	46,1	62,0	78,2	96,0	67,7	11,0	42,1	52,0	67,0	90,5
50–54	78,9	10,7	46,2	61,3	79,4	96,5	69,9	10,0	43,8	54,0	69,1	87,5
55–59	76,8	10,5	45,1	58,0	76,5	93,8	68,7	10,8	43,2	53,0	68,0	86,7
60–64	76,7	10,1	45,4	59,5	77,3	95,0						
18–59	78,2	11,0	45,6	61,0	78,0	96,0	66,4	11,0	41,2	50,0	65,4	86,7

Tab. 325/2 Körperoberfläche der Kinder in m^2

Körperhöhe in cm	Körpermasse in kg													
	1,5	2	3	4	5	6	7	8	9	10	15	20	25	30
95	0,23	0,27	0,32	0,36	0,38	0,42	0,44	0,47	0,49	0,52	0,61	0,69	0,76	0,82
90	0,22	0,26	0,30	0,34	0,37	0,40	0,43	0,46	0,48	0,50	0,60	0,67	0,75	0,80
85	0,21	0,24	0,29	0,32	0,36	0,38	0,40	0,44	0,46	0,48	0,56	0,64	0,70	0,76
80	0,20	0,23	0,27	0,31	0,34	0,36	0,39	0,42	0,44	0,46	0,54	0,61	0,68	0,72
75	0,19	0,22	0,26	0,30	0,32	0,35	0,37	0,40	0,42	0,44	0,52	0,58	0,64	0,70
70	0,18	0,21	0,25	0,28	0,31	0,34	0,36	0,38	0,40	0,42	0,49	0,56	0,61	0,66
65	0,17	0,20	0,24	0,27	0,29	0,32	0,34	0,36	0,37	0,39	0,47	0,53	0,58	0,62
60	0,16	0,18	0,24	0,26	0,28	0,30	0,32	0,34	0,35	0,37	0,44	0,50	0,55	0,60
55	0,15	0,18	0,21	0,24	0,26	0,28	0,30	0,31	0,33	0,35	0,42	0,46	0,52	0,56
50	0,14	0,17	0,19	0,22	0,24	0,26	0,28	0,30	0,31	0,33	0,38	0,44	0,48	0,52
45	0,13	0,15	0,18	0,20	0,22	0,24	0,26	0,27	0,29	0,30	0,36	0,40	0,44	0,48
40	0,12	0,14	0,17	0,19	0,21	0,22	0,24	0,25	0,26	0,28	0,33	0,37	0,40	0,44
35	0,11	0,13	0,15	0,17	0,18	0,20	0,22	0,23	0,24	0,26	0,30	0,34	0,37	0,40
30	0,10	0,12	0,13	0,15	0,17	0,18	0,19	0,20	0,21	0,22	0,27	0,30	0,34	0,36

9. Ernährungszustand

Tab. 326/1 Körperzusammensetzung Erwachsener

Alter in Jahren	Körpermaße				Körperbestandteile			
	Körperhöhe	Körpermasse	Standardkörpermasse	Körperoberfläche	fettfreie Körpermasse		Körperfett	
	in cm	in kg	in Prozent	in m^2	in kg	in Prozent der Körpermasse	in kg	in Prozent der Körpermasse
Männer								
21,8 (17–28)	173	64,3	95	1,78	53,9 ±5,94	83,9 ±6,66	10,4 ±5,54	16,1 ±6,65
34,2 (30–39)	173	69,5	102	1,83	57,7 ±8,39	83,5 ±7,35	11,6 ±5,89	16,5 ±7,16
44,1 (40–49)	171	68,5	104	1,79	56,4 ±6,08	83,0 ±5,65	12,1 ±5,34	17,0 ±5,68
55,1 (50–59)	171	69,9	106	1,82	54,1 ±6,36	77,5 ±7,00	15,9 ±5,64	22,5 ±6,84
65,6 (60–72)	172	65,7	98	1,79	48,8 ±4,68	74,7 ±7,68	16,9 ±5,58	25,3 ±7,46
Frauen								
21,0 (16–27)	163	58,6	98	1,63	42,8 ±5,21	73,5 ±6,27	15,8 ±5,34	26,5 ±6,27
40,3 (30–40)	160	61,5	106	1,63	43,7 ±6,61	71,9 ±6,91	17,8 ±6,77	28,0 ±6,77
52,7 (45–60)	158	58,3	103	1,59	40,5 ±6,64	69,7 ±5,64	17,8 ±5,25	30,3 ±5,71
67,6 (61–77)	155	61,0	114	1,60	39,5 ±4,06	65,1 ±6,08	21,5 ±5,44	34,9 ±6,08

Tab. 326/2 Körperzusammensetzung bei Neugeborenen, Jugendlichen und Erwachsenen in Prozent

	Neugeborene	Jugendliche	Erwachsene
Wasser	82,3	65,9	60,0
Eiweiße	14,1	16,8	19,0
Fette	16,0	10,5	15,0
Kohlenhydrate		1,2	1,0
Mineralstoffe		5,6	5,0

Tab. 326/3 Elementare Zusammensetzung des menschlichen Körpers

Element	Gehalt in Prozent
Sauerstoff	63,0
Kohlenstoff	20,0
Wasserstoff	10,0
Stickstoff	3,0
Calcium	1,5
Phosphor	1,0
Kalium	0,25
Schwefel	0,2
Natrium	0,15
Chlor	0,1
Magnesium	0,05
Eisen	0,008
Mangan	0,000 13
Kupfer	0,000 15
Jod, Kobalt	Spuren
Zink, Fluor	Spuren

Zellmasse		Mineralien	
in kg	in Prozent der Körpermasse	in kg	in Prozent der Körpermasse
35,6 ±4,83	55,3 ±6,15	3,8 ±0,38	5,9 ±0,47
39,4 ±7,08	56,9 ±7,00	4,1 ±0,55	5,8 ±0,51
38,9 ±5,37	56,5 ±4,71	3,9 ±0,43	5,8 ±0,41
36,7 ±6,04	52,5 ±5,08	3,8 ±0,52	5,4 ±0,48
31,2 ±4,16	47,6 ±6,00	3,4 ±0,34	5,2 ±0,52
28,1 ±3,55	48,4 ±5,98	3,0 ±0,37	5,1 ±0,43
28,3 ±4,22	46,9 ±6,44	3,1 ±0,43	5,1 ±0,46
25,9 ±4,48	44,8 ±5,11	2,8 ±0,46	4,9 ±0,40
24,5 ±3,32	40,5 ±5,88	2,8 ±0,25	4,6 ±0,7

Tab. 327/1 Wassergehalt des menschlichen Körpers in Prozent der Körpermasse

Alter	Gesamtwasser	Extrazelluläres Wasser	Intrazelluläres Wasser
0– 1 Tag	79,0	43,9	34,7
1–10 Tage	74,0	39,7	31,8
1– 3 Monate	72,3	32,2	43,3
3– 6 Monate	70,1	30,1	42,1
6–12 Monate	60,4	27,4	35,2
1– 2 Jahre	58,7	25,6	33,8
2– 3 Jahre	63,5	26,7	38,3
3– 5 Jahre	62,2	21,4	45,7
5–10 Jahre	61,5	22,0	42,3
10–16 Jahre	58,0	18,7	46,7
Erwachsene	62,2–71,9		
sehr mager	69,0–71,0		
sehr adipös	42,0		

Die Summe von extrazellulärem und intrazellulärem Wasser ist in dieser Tabelle nicht gleich dem Gesamtwasser, da das Gesamtwasser aus Beobachtungen errechnet wurde, bei denen nicht in allen Fällen extra- und intrazelluläres Wasser gemessen werden konnten.

Tab. 328/1 Normaler täglicher Wasserverlust in ml

Alter und Körpermasse	Verlust durch Harn	Verlust durch Stuhl
Säuglinge 2–10 kg	200– 500	25– 40
Kinder 10–40 kg	500– 800	40–100
Erwachsene 60 kg	1300–1600	100
Alter und Körpermasse	**Verlust durch Hautabsonderung**	**Summe**
Säuglinge 2–10 kg	75–300	300– 840
Kinder 10–40 kg	300–600	840–1500
Erwachsene 60 kg	500–800	1800–2500

Tab. 328/2 Normaler täglicher Wasserbedarf

Alter	ml/Person	ml/kg
Frühgeborene		150
Reife Neugeborene	180 bis 350	50 bis 150
Säuglinge	350 bis 1000	100 bis 165
Kinder	1000 bis 1800	
1 bis 3 Jahre		125
4 bis 6 Jahre		100
7 bis 9 Jahre		75
10 bis 12 Jahre		75
13 bis 15 Jahre		50
15 bis 18 Jahre		50
Erwachsene	1800 bis 2500	50 bis 30

Tab. 328/3 Hautfalte „Kinn“

Alter in Tagen bzw. Monaten	Männlich							Weiblich						
	$\bar{x}$	s	Minimum	Maximum	P_5	P_{50}	P_{95}	$\bar{x}$	s	Minimum	Maximum	P_5	P_{50}	P_{95}
5	2,4	0,7	1,2	4,5	1,5	2,2	4,0	2,5	0,8	1,0	5,0	1,5	2,2	4,0
14	2,6	0,7	1,0	5,2	1,8	2,5	4,0	2,7	0,7	1,5	5,0	2,0	2,5	4,0
1	3,0	0,8	1,8	5,2	2,0	3,0	4,5	3,3	0,9	2,0	6,5	2,0	3,0	5,0
2	3,8	1,2	2,0	8,0	2,2	4,0	6,0	3,7	1,0	2,0	8,0	2,2	3,5	5,2
3	4,2	1,2	2,0	8,0	2,5	4,0	6,0	4,3	1,0	2,0	7,5	2,9	4,0	6,5
4	4,6	1,2	2,0	7,5	3,0	4,5	6,5	4,3	1,1	2,0	7,0	2,5	4,2	6,5
5	4,5	1,3	2,2	8,0	2,8	4,2	6,8	4,7	1,5	1,8	10,0	2,5	4,5	7,0
6	4,6	1,3	2,0	8,0	2,3	4,8	7,0	4,6	1,2	2,2	7,0	3,0	4,5	6,5
7	4,8	1,4	1,2	10,0	2,8	4,8	7,0	4,8	1,4	2,0	9,5	3,0	4,8	7,0
8	4,8	1,1	2,8	8,0	3,0	5,0	7,0	4,7	1,2	2,2	8,0	2,8	4,8	7,3
9	4,6	1,5	2,2	9,0	2,5	4,5	7,0	4,7	1,3	2,5	9,0	3,0	4,5	7,0
10	4,7	1,4	2,2	10,0	2,5	4,5	7,0	4,5	1,3	2,0	8,0	2,8	4,5	7,0
11	4,6	1,3	2,2	7,2	2,8	4,2	7,0	4,6	1,1	2,2	7,5	3,0	4,8	6,2
12	4,6	1,3	1,8	8,2	2,5	4,2	7,0	4,5	1,2	2,2	9,0	3,0	4,2	7,0
15	4,7	1,4	1,5	8,0	2,5	4,5	6,8	4,6	1,3	2,0	8,5	2,5	4,8	7,0
18	4,9	1,2	2,5	8,0	3,0	5,0	7,0	5,2	1,4	2,2	7,8	3,2	5,2	7,5
21	4,9	1,3	2,8	7,5	3,0	5,0	7,2	4,9	1,3	2,5	8,0	3,0	5,0	7,0
24	5,3	1,3	2,5	9,0	3,0	5,5	7,2	5,2	1,3	2,8	7,8	3,0	5,0	7,5
30	5,2	1,3	3,0	8,5	3,2	5,0	7,0	5,6	1,5	2,3	9,0	3,3	5,3	8,5
36	5,7	1,6	3,2	7,8	3,2	5,5	7,8	4,8	0,9	4,2	6,2	4,2	4,2	6,2

9.1. Körperzusammensetzung

Tab. 329/1 Hautfalte „Achsel"

Alter in Tagen bzw. Monaten	Männlich							Weiblich						
	$\bar{x}$	s	Minimum	Maximum	P_5	P_{50}	P_{95}	$\bar{x}$	s	Minimum	Maximum	P_5	P_{50}	P_{95}
5	3,8	0,9	2,0	6,0	2,2	4,0	5,2	3,7	0,9	2,0	7,0	2,2	4,0	5,0
14	4,1	1,1	2,0	8,0	2,5	4,0	6,0	4,2	1,1	2,0	7,0	2,5	4,0	6,0
1	5,2	1,6	2,5	9,0	3,0	5,0	8,0	5,4	1,4	2,0	9,8	3,2	5,0	8,0
2	8,0	2,8	3,0	16,0	4,0	7,5	12,4	7,7	2,2	2,0	14,0	5,0	7,0	12,0
3	8,5	2,8	2,0	15,0	4,8	8,0	14,0	9,3	2,8	4,0	16,0	5,0	9,0	14,0
4	9,0	2,7	3,8	16,0	5,0	9,0	13,0	9,5	3,0	4,0	19,0	5,2	9,0	14,2
5	8,4	2,9	3,0	16,8	5,0	8,0	13,5	9,5	2,8	3,8	16,0	5,2	9,0	15,0
6	8,0	2,6	3,5	17,0	4,5	7,9	12,2	9,1	2,8	3,8	17,0	5,0	8,5	14,0
7	7,4	2,6	3,0	17,5	4,2	7,0	12,0	8,4	2,7	3,5	16,0	4,5	8,0	13,5
8	6,6	2,4	2,2	15,0	3,5	6,5	10,0	7,8	2,3	3,5	14,0	4,2	7,2	12,2
9	6,0	2,4	2,2	14,0	3,0	5,8	10,5	6,9	2,4	2,8	14,0	4,0	6,5	12,0
10	5,5	2,2	2,2	13,0	2,5	5,0	10,0	6,4	2,3	2,8	14,0	3,0	6,3	10,0
11	5,1	1,9	2,0	12,0	2,5	5,0	8,0	5,9	2,0	2,5	11,5	3,2	5,5	10,0
12	4,7	1,6	1,8	9,2	2,2	4,5	7,5	5,7	2,2	2,8	13,0	3,0	5,0	10,5
15	4,6	1,6	1,8	11,5	2,5	4,2	7,5	5,4	2,0	2,0	13,0	3,0	5,0	9,0
18	4,5	1,3	1,5	7,8	2,2	4,5	6,5	5,3	1,8	2,2	10,0	2,8	5,0	8,5
21	4,9	1,7	2,2	9,8	2,5	4,5	9,0	5,7	1,9	2,2	13,0	3,8	5,2	9,0
24	4,7	1,3	2,0	9,0	2,8	4,5	7,0	5,3	1,7	2,8	11,2	3,0	5,0	7,5
30	5,0	1,4	3,0	9,0	3,2	5,0	7,0	6,2	1,9	3,2	10,2	3,2	6,2	9,5
36	5,7	1,8	3,2	8,5	3,2	5,0	8,5	6,3	1,6	5,0	8,8	5,0	5,5	8,8

Tab. 329/2 Hautfalte „Trizeps"

Alter in Tagen bzw. Monaten	Männlich							Weiblich						
	$\bar{x}$	s	Minimum	Maximum	P_5	P_{50}	P_{95}	$\bar{x}$	s	Minimum	Maximum	P_5	P_{50}	P_{95}
5	3,8	1,0	2,2	6,5	2,5	3,8	5,8	3,6	0,9	2,0	5,8	2,2	3,5	5,0
14	4,3	1,3	2,5	8,0	2,8	4,0	7,0	4,2	1,0	2,0	7,0	3,0	4,0	6,0
1	5,8	1,7	3,0	11,0	3,5	5,3	9,0	5,4	1,6	2,8	11,0	3,0	5,4	8,0
2	8,1	2,5	3,8	16,0	5,0	7,5	13,0	7,3	2,3	1,3	14,0	4,0	7,2	12,0
3	9,1	2,3	4,5	18,0	6,2	9,0	13,0	8,7	2,3	4,8	15,0	6,0	8,0	13,0
4	9,8	2,6	4,5	19,0	6,2	9,5	15,0	9,5	2,3	5,5	17,0	6,0	9,2	13,0
5	9,6	2,3	4,8	17,0	6,5	9,3	14,0	9,7	2,5	5,0	18,0	6,0	9,0	14,0
6	9,5	2,2	4,0	15,0	6,0	9,5	13,5	9,6	1,9	5,0	13,8	6,5	9,5	13,0
7	9,5	2,1	5,0	15,5	6,0	9,5	12,5	9,7	2,2	5,5	15,0	6,8	9,5	13,2
8	8,9	2,2	4,5	15,8	5,2	8,5	13,0	9,6	2,2	5,0	15,0	6,0	9,5	13,0
9	9,1	2,4	3,2	17,0	6,0	9,0	13,0	9,4	2,2	5,0	14,0	5,8	9,0	13,0
10	8,9	2,6	3,2	18,0	4,8	9,0	13,0	9,4	2,2	5,5	15,0	6,2	9,5	13,5
11	9,1	2,6	3,8	18,0	5,0	8,8	14,0	9,9	2,4	5,8	15,5	6,2	9,8	14,0
12	9,1	2,7	4,0	19,5	5,0	8,5	13,8	9,8	2,5	4,8	16,0	6,2	9,2	15,0
15	9,0	2,4	4,0	15,5	5,0	8,8	12,5	10,1	2,3	6,2	16,0	7,2	10,0	15,0
18	9,3	2,2	4,6	17,0	6,2	9,0	13,0	10,4	2,4	6,8	17,5	7,0	9,5	14,0
21	10,2	2,7	5,0	17,0	7,0	10,0	15,0	10,7	2,3	5,0	17,5	7,2	10,8	14,5
24	10,3	2,3	5,0	15,5	6,2	10,0	15,0	11,2	2,6	5,2	20,0	7,2	11,0	15,5
30	10,7	2,3	6,2	16,8	7,0	10,5	14,2	12,1	2,0	8,0	18,0	8,8	12,2	15,3
36	9,9	1,7	7,5	13,2	7,5	10,0	13,2	11,0	1,7	8,5	12,5	8,5	11,5	12,5

Tab. 330/1 Hautfalte „Bizeps“

Alter in Tagen bzw. Monaten	Männlich							Weiblich						
	$\bar{x}$	s	Minimum	Maximum	P_5	P_{50}	P_{95}	$\bar{x}$	s	Minimum	Maximum	P_5	P_{50}	P_{95}
5	2,8	0,8	1,8	4,9	2,0	2,8	4,3	2,7	0,8	1,5	5,5	1,8	2,5	4,2
14	3,2	0,7	2,0	5,2	2,0	3,0	4,5	3,0	0,8	1,8	5,5	2,0	3,0	4,0
1	3,8	1,2	1,8	7,5	2,5	3,5	6,0	3,9	1,2	1,5	8,0	2,0	3,8	6,9
2	5,1	1,5	2,8	9,0	3,2	5,0	8,0	4,8	1,3	1,5	9,0	3,0	4,8	8,0
3	6,0	1,8	3,0	11,2	3,8	5,5	9,5	5,8	1,6	2,5	9,8	3,2	5,2	8,0
4	6,2	1,5	3,2	10,0	4,0	6,2	8,5	6,3	1,9	2,8	13,0	3,5	6,0	10,0
5	6,4	1,9	2,5	12,2	4,0	6,2	9,8	6,7	2,0	2,8	12,2	3,8	6,5	10,0
6	6,1	1,3	3,0	9,0	4,0	6,0	8,5	6,5	1,9	3,2	12,2	4,0	6,0	9,8
7	6,1	1,6	2,5	9,5	3,5	6,2	8,8	6,5	1,9	3,0	12,0	4,0	6,5	9,2
8	5,9	1,9	2,0	11,5	3,0	5,8	9,2	6,2	1,8	3,0	10,5	3,2	6,0	9,5
9	5,5	1,4	3,0	9,8	3,5	5,5	8,0	6,1	1,9	2,5	12,5	3,5	6,0	9,5
10	5,6	1,9	2,2	11,0	3,0	5,0	9,0	5,9	1,7	2,8	10,0	3,5	6,0	8,5
11	5,0	1,6	2,3	9,5	3,0	4,8	8,8	5,5	1,8	2,0	10,2	2,5	5,2	8,5
12	4,9	1,5	2,0	9,0	3,0	4,5	8,0	5,3	2,0	2,2	15,0	2,8	5,0	8,0
15	4,8	1,4	2,2	8,0	3,0	4,8	7,2	5,2	1,6	0,5	9,5	3,0	5,0	8,2
18	5,2	1,3	2,5	8,0	3,2	5,0	8,0	5,7	1,6	3,5	11,0	3,8	5,5	8,2
21	5,4	1,6	2,8	12,0	3,2	5,0	8,0	5,5	1,4	3,0	10,5	4,0	5,2	7,5
24	5,1	1,4	3,0	10,0	3,5	5,0	8,0	5,3	1,3	3,0	9,8	3,2	5,2	8,0
30	5,1	1,5	3,2	10,5	3,5	4,8	7,5	5,4	1,3	3,2	9,0	3,8	5,2	7,5
36	5,5	1,3	3,8	7,8	3,8	5,5	7,8	4,5	0,4	4,0	5,0	4,0	4,5	5,0

Tab. 330/2 Hautfalte „Rücken“

Alter in Tagen bzw. Monaten	Männlich							Weiblich						
	$\bar{x}$	s	Minimum	Maximum	P_5	P_{50}	P_{95}	$\bar{x}$	s	Minimum	Maximum	P_5	P_{50}	P_{95}
5	4,3	1,1	2,0	8,0	3,0	4,1	6,0	4,3	1,0	2,0	7,0	3,0	4,2	6,0
14	4,6	1,1	2,2	7,5	3,0	4,5	6,9	4,7	1,2	3,0	9,8	3,2	5,0	7,0
1	5,4	1,4	3,0	11,0	3,5	5,0	7,5	5,4	1,3	3,0	9,8	4,0	5,0	8,0
2	7,1	1,8	3,0	12,0	4,5	7,0	10,8	6,8	1,8	2,8	10,8	4,2	6,5	10,0
3	7,3	1,4	5,0	11,5	5,2	7,0	10,0	7,5	1,9	3,5	13,0	5,0	7,2	11,0
4	7,4	1,7	3,8	15,5	5,0	7,0	10,0	7,6	2,2	4,0	15,5	4,5	7,3	12,2
5	6,9	1,7	4,8	14,2	5,0	6,5	11,0	7,3	2,0	4,0	13,2	4,2	7,0	11,0
6	6,3	1,6	3,8	12,0	4,2	6,0	9,8	7,0	1,9	4,0	12,2	4,5	6,8	11,0
7	6,0	1,5	3,5	12,5	4,0	6,0	8,5	6,5	1,7	3,8	11,5	4,0	6,5	10,0
8	6,0	1,5	3,2	11,0	3,8	5,8	9,5	6,3	1,7	3,5	12,0	4,0	6,0	9,0
9	5,7	1,2	3,2	9,0	4,0	5,5	8,0	6,0	1,5	3,2	11,0	4,0	5,8	8,9
10	5,7	1,5	3,2	12,0	3,5	5,2	8,5	6,0	1,6	2,5	11,0	4,0	5,8	9,0
11	5,6	1,4	3,0	12,0	3,2	5,5	8,0	5,9	1,6	3,0	11,0	3,8	5,8	8,8
12	5,9	1,6	3,0	10,0	3,5	5,8	9,5	6,0	1,7	3,2	11,0	4,0	6,0	10,0
15	5,6	1,5	2,2	9,5	3,5	5,0	8,8	6,3	1,6	4,0	12,0	4,2	6,0	9,7
18	5,6	1,3	3,2	10,2	4,0	5,2	8,0	6,3	1,3	4,0	9,7	4,2	6,0	8,8
21	5,6	1,3	3,5	9,5	4,0	5,2	8,2	6,1	1,4	4,0	10,5	4,2	6,0	8,0
24	5,5	1,3	3,2	9,5	3,5	5,3	8,2	5,9	1,4	4,0	10,0	4,2	5,8	9,2
30	5,1	1,1	3,5	8,0	3,8	5,0	7,2	6,0	1,5	3,5	11,0	4,2	6,0	7,8
36	5,6	1,3	3,8	8,0	3,8	6,0	8,0	5,7	0,7	4,5	6,2	4,5	6,0	6,2

9.1. Körperzusammensetzung

Tab. 331/1 Hautfalte „Bauch“

Alter in Tagen bzw. Monaten	Männlich							Weiblich						
	$\bar{x}$	s	Minimum	Maximum	P_5	P_{50}	P_{95}	$\bar{x}$	s	Minimum	Maximum	P_5	P_{50}	P_{95}
5	3,5	0,9	1,8	7,0	2,0	3,5	5,2	3,6	1,0	2,0	6,2	2,2	3,5	5,5
14	3,7	0,8	2,0	6,0	2,8	3,5	5,2	3,9	1,0	2,0	6,2	2,5	4,0	6,0
1	5,0	1,4	2,8	8,5	3,0	5,0	7,5	5,3	1,4	2,5	8,5	3,2	5,0	8,0
2	7,7	2,5	4,0	15,0	4,2	7,0	12,2	8,1	2,6	3,2	16,0	4,8	8,0	14,0
3	8,4	2,8	3,5	15,5	4,5	8,0	14,0	9,6	2,8	4,0	19,0	5,0	10,0	13,5
4	8,8	3,1	3,2	17,5	4,5	8,0	15,0	9,9	3,2	4,0	19,5	5,0	9,6	15,0
5	8,1	2,8	3,0	15,0	3,8	7,5	13,8	9,6	3,4	3,8	19,0	4,5	9,0	15,2
6	7,6	2,7	2,5	17,5	4,0	7,5	13,0	9,4	3,4	3,0	20,0	4,0	9,2	15,5
7	6,8	2,5	3,0	16,0	3,2	6,3	12,5	8,7	3,2	3,5	17,0	4,0	8,5	15,0
8	6,3	2,2	2,5	15,0	3,2	6,0	10,0	7,6	2,7	3,5	17,0	4,0	7,2	12,0
9	5,7	1,8	2,2	11,5	2,7	5,2	8,5	6,9	2,4	3,0	16,5	3,8	6,8	11,5
10	5,5	1,9	2,2	12,0	2,8	5,2	9,0	6,5	2,1	3,0	13,5	3,5	6,2	10,5
11	5,3	1,7	2,1	10,5	2,8	5,2	8,5	6,2	2,5	3,0	14,2	3,5	5,5	12,0
12	5,6	2,1	2,0	10,8	2,5	5,0	10,0	6,0	2,3	2,8	13,5	3,0	5,5	11,0
15	4,9	1,7	2,0	10,0	2,5	4,8	8,0	6,2	2,2	3,0	13,0	3,5	5,8	11,0
18	5,6	2,1	2,0	12,2	2,8	5,0	9,5	6,4	2,1	2,5	12,0	3,8	6,2	10,0
21	5,6	2,3	2,2	13,5	3,0	5,0	10,5	6,7	2,6	2,0	15,0	3,0	6,1	10,5
24	5,8	2,3	2,2	12,0	2,5	5,2	10,5	6,7	2,5	3,0	12,5	3,0	6,2	11,8
30	5,5	2,2	2,5	14,5	3,0	5,0	8,8	7,0	2,6	3,0	14,5	4,0	6,3	12,2
36	6,2	2,0	3,0	9,2	3,0	6,2	9,2	6,6	3,3	3,8	12,0	3,8	6,2	12,0

Tab. 331/2 Hautfalte „Hüfte“

Alter in Tagen bzw. Monaten	Männlich							Weiblich						
	$\bar{x}$	s	Minimum	Maximum	P_5	P_{50}	P_{95}	$\bar{x}$	s	Minimum	Maximum	P_5	P_{50}	P_{95}
5	3,7	1,0	1,8	6,0	2,2	3,5	5,8	3,9	1,1	2,0	7,2	2,5	4,0	6,0
14	3,8	0,9	2,0	6,5	2,2	3,8	5,5	4,1	1,0	2,2	7,0	2,8	4,0	6,0
1	4,7	1,3	2,2	9,5	3,0	4,5	7,2	5,3	1,5	2,8	9,5	3,0	5,0	8,2
2	7,5	2,8	3,0	16,0	4,0	7,0	14,0	7,7	2,6	3,0	17,0	4,0	7,2	12,0
3	8,6	3,3	3,0	20,0	4,2	8,0	14,0	9,0	2,9	3,1	18,5	5,0	9,0	13,8
4	8,6	3,0	3,8	18,0	4,2	8,0	14,5	9,9	3,2	4,2	20,5	5,0	10,0	15,2
5	8,5	3,2	3,0	19,6	5,0	7,8	15,5	10,1	3,3	4,0	18,8	5,0	10,0	15,5
6	7,9	2,8	3,0	18,5	4,0	7,2	14,0	10,1	3,5	3,8	20,5	5,0	9,5	16,5
7	7,6	2,8	2,5	18,5	3,5	7,0	13,2	9,4	3,2	4,0	17,5	4,5	9,0	15,5
8	7,1	2,5	3,0	16,0	3,2	6,8	11,0	8,5	2,8	3,2	15,8	4,5	8,2	13,0
9	6,6	2,7	2,0	18,5	2,2	6,2	11,0	7,8	2,5	3,8	15,0	4,0	7,5	12,0
10	6,3	2,3	2,2	14,0	2,8	6,0	11,0	7,2	2,5	2,8	14,2	3,8	7,0	12,0
11	6,0	1,9	2,0	12,0	3,0	5,8	10,0	7,1	2,7	2,0	16,2	4,2	6,5	12,5
12	5,9	2,2	2,2	11,5	2,5	5,5	10,0	7,5	3,1	1,8	18,0	3,8	6,8	13,5
15	6,4	2,3	2,2	14,0	3,0	6,0	10,2	7,3	2,5	3,0	15,0	3,5	7,0	11,8
18	6,7	2,5	2,2	14,2	3,0	6,5	11,2	7,9	2,4	3,0	13,2	3,2	7,5	11,8
21	7,1	2,5	2,5	16,5	3,5	7,0	11,5	8,1	3,3	3,0	18,5	3,8	7,5	14,5
24	6,8	2,6	2,5	13,0	2,8	6,2	12,0	7,8	2,6	2,8	14,2	4,2	7,0	12,5
30	6,4	2,3	4,0	14,5	4,3	5,8	11,0	8,0	2,6	2,8	15,5	5,0	7,8	13,5
36	6,8	2,5	4,5	12,5	4,5	6,0	12,5	5,8	1,6	4,0	8,2	4,0	6,0	8,2

9. Ernährungszustand

Tab. 332/1 Hautfalte „Knie"

Alter in Tagen bzw. Monaten	Männlich							Weiblich						
	$\bar{x}$	s	Minimum	Maximum	P_5	P_{50}	P_{95}	$\bar{x}$	s	Minimum	Maximum	P_5	P_{50}	P_{95}
5	7,2	1,6	3,5	10,8	5,0	6,8	10,5	6,4	1,7	4,0	10,0	4,0	6,0	9,8
14	6,9	1,4	5,0	10,0	5,0	6,5	10,0	7,2	1,9	3,0	14,0	5,0	7,0	11,0
1	9,0	2,4	4,0	13,0	5,0	9,0	12,5	9,5	2,7	4,5	14,0	5,0	9,5	13,0
2	13,4	4,0	6,0	21,0	7,3	13,5	21,0	14,3	3,5	6,8	21,0	9,0	14,5	19,5
3	16,1	3,8	8,5	25,0	9,5	16,5	22,0	17,3	3,7	10,8	28,0	11,5	16,5	25,0
4	16,6	4,2	5,8	24,5	8,8	16,2	23,5	18,3	3,6	10,5	25,5	12,0	18,5	23,5
5	17,3	4,0	6,2	24,2	8,4	17,5	22,6	19,1	4,1	6,2	29,0	12,0	19,5	24,3
6	17,7	3,9	7,0	25,0	12,0	17,5	23,0	19,3	4,1	10,0	28,0	13,0	19,0	26,0
7	18,1	4,2	7,5	26,0	10,5	18,2	25,0	19,7	4,0	11,5	30,0	12,5	20,0	26,0
8	18,0	4,2	7,2	28,0	9,5	18,5	24,2	19,5	3,9	11,5	31,5	14,0	18,5	25,0
9	17,7	4,2	5,8	28,0	10,0	17,5	25,0	19,0	4,4	5,2	31,0	12,5	18,2	26,0
10	17,9	5,2	5,0	32,0	7,0	17,8	27,5	18,5	4,1	8,5	27,0	11,0	18,5	26,0
11	17,1	5,0	5,3	31,0	6,5	17,2	24,0	18,0	4,5	7,5	28,0	9,5	18,0	24,0
12	17,0	5,3	4,8	29,0	7,8	17,0	27,0	18,0	5,4	8,2	35,5	10,0	17,7	28,0
15	17,2	5,7	5,5	31,0	8,2	17,0	28,5	19,2	4,9	8,5	31,0	10,5	19,0	27,0
18	18,5	5,9	6,5	32,0	9,0	18,2	27,2	20,0	4,7	10,0	32,2	13,0	19,5	27,0
21	18,7	5,8	7,2	35,5	8,5	19,0	30,0	19,6	4,6	10,0	29,4	11,8	19,5	27,5
24	16,6	3,9	8,5	25,0	10,0	16,5	23,0	18,0	4,1	11,0	28,8	13,0	17,5	26,0
30	14,8	3,6	8,8	22,0	9,0	14,2	20,5	16,7	3,9	7,0	29,0	11,1	16,8	23,2
36	15,5	3,4	9,0	20,5	9,0	17,0	20,5	15,6	4,4	9,5	21,5	9,5	16,0	21,5

Tab. 332/2 Dicken der Hautfalten „Bizeps", „Trizeps", „Rücken" und „Hüfte" in mm bei 7- bis 15jährigen Knaben

Alter in Jahren	„Bizeps"		„Trizeps"		„Rücken"		„Hüfte"	
	$\bar{x}$	s	$\bar{x}$	s	$\bar{x}$	s	$\bar{x}$	s
Stadt								
7,0	6,0	4,5	9,6	5,0	6,8	6,0	9,3	8,1
7,5	5,5	3,2	9,1	3,9	5,9	3,6	8,2	6,8
8,0	4,9	2,2	8,6	3,1	5,5	1,5	8,1	5,4
8,5	5,6	2,8	9,6	4,3	6,0	2,7	9,7	6,7
9,0	5,6	3,0	9,6	4,4	6,1	3,0	10,6	7,9
9,5	5,7	3,1	9,6	4,5	6,2	2,6	10,7	8,0
10,0	5,6	3,2	9,7	4,8	7,0	4,4	10,1	7,6
10,5	5,7	3,6	10,4	4,9	7,8	5,2	11,5	9,5
11,0	6,9	5,3	11,7	6,0	8,0	6,0	14,4	12,2
11,5	6,4	3,9	10,7	5,0	7,2	4,8	11,6	7,1
12,0	7,1	5,0	11,7	6,7	9,0	7,4	14,1	10,9
12,5	6,1	3,7	10,5	5,1	8,3	5,5	13,4	8,9
13,0	6,4	4,4	11,2	5,3	8,6	6,2	13,8	9,1
13,5	5,8	3,2	10,6	5,2	8,6	5,6	13,5	9,1
14,0	5,3	3,4	9,1	4,4	8,1	5,0	12,9	7,4
14,5	6,1	4,4	10,2	4,8	8,7	3,9	15,1	9,6
15,0	4,7	2,7	8,8	4,6	7,9	3,2	13,2	9,8

Alter in Jahren	„Bizeps" $\bar{x}$	s	„Trizeps" $\bar{x}$	s	„Rücken" $\bar{x}$	s	„Hüfte" $\bar{x}$	s
Land								
12,0	6,4	3,5	11,0	5,1	8,4	5,5	11,8	8,5
12,5	5,5	3,1	9,4	3,7	6,7	4,0	11,2	7,6
13,0	6,4	4,1	10,1	5,7	8,5	8,1	13,4	11,1
13,5	5,4	3,4	9,3	5,0	7,6	5,4	12,6	9,5
14,0	5,2	3,3	10,1	4,7	8,3	6,1	13,0	9,8
14,5	5,5	4,0	9,5	5,1	8,3	6,3	14,2	12,1
15,0	6,5	5,3	10,6	7,1	10,2	7,4	17,9	14,3

Tab. 333/1 Dicken der Hautfalten „Bizeps", „Trizeps", „Rücken" und „Hüfte" in mm bei 7- bis 15jährigen Mädchen

Alter in Jahren	„Bizeps" $\bar{x}$	s	„Trizeps" $\bar{x}$	s	„Rücken" $\bar{x}$	s	„Hüfte" $\bar{x}$	s
Stadt								
7,0	6,0	3,0	10,0	4,5	6,6	4,0	9,2	6,3
7,5	5,7	2,5	9,5	3,0	6,2	2,6	8,2	4,9
8,0	6,5	3,2	10,1	3,7	6,9	4,2	10,0	6,3
8,5	6,9	3,1	11,0	3,9	7,1	3,5	11,2	6,5
9,0	7,4	2,6	12,0	3,9	7,5	3,4	12,9	7,9
9,5	7,0	2,9	11,6	4,6	7,6	4,1	13,3	8,8
10,0	8,2	4,4	13,0	6,1	9,2	5,8	14,2	9,7
10,5	7,7	4,3	12,4	5,2	9,3	5,9	12,9	8,2
11,0	7,4	3,3	12,2	4,9	8,4	4,8	12,9	7,6
11,5	7,3	3,7	12,8	5,0	9,0	5,1	15,1	7,7
12,0	8,2	4,7	13,7	6,1	10,0	5,9	16,0	9,8
12,5	7,6	3,2	12,0	4,2	8,7	3,2	15,1	7,6
13,0	7,4	3,4	13,1	5,6	9,9	4,2	15,4	8,0
13,5	8,1	3,7	13,7	5,6	10,4	4,7	17,5	7,8
14,0	8,2	4,2	15,1	6,6	10,6	6,5	17,7	9,0
14,5	9,9	4,5	15,8	6,4	13,0	6,2	20,6	9,8
15,0	8,0	3,7	15,0	6,7	12,4	6,1	21,9	10,8
Land								
12,0	6,1	3,2	9,7	3,5	6,5	2,3	10,7	5,4
12,5	7,9	4,8	12,6	6,2	10,0	8,1	14,9	9,7
13,0	8,0	4,6	12,7	5,7	10,0	6,3	16,5	9,5
13,5	8,2	4,3	13,9	6,3	10,9	6,0	17,2	8,4
14,0	7,5	4,7	13,1	6,0	10,3	5,0	16,8	9,6
14,5	8,3	5,1	13,8	5,4	10,6	5,5	17,8	9,2
15,0	8,0	4,2	13,8	5,9	11,3	6,2	18,3	10,3

9. Ernährungszustand

Tab. 334/1 Beurteilung der Körpermasse und des Ernährungszustandes 11- bis 13jähriger Knaben in Abhängigkeit von der Körperhöhe unter Berücksichtigung von Körperbau und Körperzusammensetzung

Körperhöhe in cm	Leptomorph Metrik-Index: < −1,649		Metromorph Metrik-Index: −1,649 bis −1,050		Pyknomorph Metrik-Index: > −1,050	
	Körpermasse in kg	GKF in Prozent ∑12 HF in mm ∑ 3 HF in mm	Körpermasse in kg	GKF in Prozent ∑12 HF in mm ∑ 3 HF in mm	Körpermasse in kg	GKF in Prozent ∑12 HF in mm ∑ 3 HF in mm
165	46,5		52,7		58,9	
164	45,6		51,8		58,0	
163	44,8		50,9		57,0	
162	43,9		50,0		56,1	
161	43,1		49,1		55,1	
160	42,2	16,8 89 23	48,2	22,2 134 37	54,2	(26,5) (170) (50)
159	41,4		47,3		53,2	
158	40,5		46,5		52,5	
157	39,7		45,6		51,5	
156	38,8		44,7		50,6	
155	38,0	16,0 82 21	43,8	20,1 117 32	49,6	(24,5) (150) (45)
154	37,1		42,9		48,7	
153	36,3		42,0		47,7	
152	35,4		41,1		46,8	
151	34,6		40,2		45,8	
150	33,7	15,2 75 20	39,4	18,1 100 28	45,1	(23,0) (130) (40)
149	32,9		38,5		44,1	
148	32,0		37,6		43,2	
147	31,1		36,7		42,3	
146	30,3		35,8		41,3	
145	29,4	14,4 68 19	34,9	16,1 84 23	40,4	(21,0) (115) (35)
144	28,6		34,0		39,4	
143	27,7		33,1		38,5	
142	26,9		32,3		37,7	
141	26,0		31,4		36,8	
140	25,2	13,5 61 18	30,5	14,1 67 19	35,8	(19,0) (95) (30)
139	24,3		29,6		34,9	
138	23,5		28,7		33,9	
137	22,6		27,8		33,0	
136	21,8		26,9		32,0	
135	20,9		26,0		31,1	

GKF Gesamtkörperfett, HF Hautfalte, ( ) empirisch ermittelte Werte

Fortsetzung Tab. 334/1

Durchschnittswerte normalgewichtiger Jungen (Normwerte)							
Gesamtkörperfett und Hautfalten		Leptomorph $\bar{x}$	s	Metromorph $\bar{x}$	s	Pyknomorph $\bar{x}$	s
Gesamtkörperfett in Prozent		15,9	3,58	18,2	4,78	24,3	6,10
$\sum$ 12 Hautfalten	in mm	81,3	21,14	100,2	39,07	163,7	66,76
$\sum$ 3 Hautfalten	in mm	21,1	6,23	27,4	11,93	47,6	21,86
HF „Trizeps"	in mm	9,2	3,16	11,2	3,99	16,4	6,58
HF „Rücken"	in mm	4,6	1,21	5,9	2,59	11,0	5,97
HF „Hüfte"	in mm	7,3	3,00	10,3	6,45	20,2	11,33
HF „Kinn"	in mm	5,8	2,24	6,6	2,30	9,9	3,73
HF „Brust"	in mm	3,6	1,01	4,9	3,10	9,2	5,63
HF „Knie"	in mm	6,4	2,40	7,4	3,23	11,2	4,61
HF „Femur"	in mm	14,1	4,49	16,6	5,91	22,5	7,65

Tab. 335/1 Hautfaltendicken bei Industriearbeitern in der DDR in mm

Alter in Jahren	„Oberarm" $\bar{x}$	s	„Brust" $\bar{x}$	s	„Rücken" $\bar{x}$	s	„Bauch" $\bar{x}$	s
Männer								
16–19	10,3	7,13	9,4	8,42	11,1	8,66	13,5	13,25
20–24	12,8	7,67	13,7	10,29	15,2	9,24	18,0	12,46
25–29	13,6	5,81	15,6	8,80	18,1	8,47	20,2	10,89
30–34	14,0	6,10	17,3	9,36	19,0	8,71	23,1	12,69
35–39	13,6	6,22	17,0	8,83	18,8	7,66	23,8	10,61
40–44	13,2	5,26	17,0	9,37	19,8	8,78	23,2	10,94
45–49	13,7	4,99	18,8	7,70	20,5	6,21	23,9	11,19
50–54	12,1	6,24	18,7	9,86	20,5	8,64	22,8	11,19
55–59	13,5	7,05	17,8	10,02	22,0	10,70	26,4	14,82
60–64	12,4	5,40	17,7	8,15	20,0	8,79	26,2	13,39
Frauen								
16–19	21,1	5,81	21,2	6,63	21,8	7,62	28,8	11,74
20–24	21,5	7,79	20,4	8,75	21,9	10,55	29,1	12,54
25–29	25,1	6,75	23,6	10,36	26,2	10,83	36,1	15,60
30–34	24,7	8,18	23,9	11,34	27,1	13,76	37,3	16,89
35–39	27,6	10,01	28,2	11,30	33,5	13,62	43,5	17,64
40–44	25,9	8,03	28,2	11,48	31,2	12,57	41,5	18,01
45–49	27,3	7,45	30,5	9,13	33,1	11,96	46,5	15,01
50–54	25,9	5,81	26,9	9,17	29,7	10,22	42,8	13,56
55–59	26,5	6,88	29,9	9,71	32,4	9,15	48,0	13,86

9. Ernährungszustand

Tab. 336/1 Beurteilung der Körpermasse und des Ernährungszustandes 11- bis 13jähriger Mädchen in Abhängigkeit von der Körperhöhe unter Berücksichtigung von Körperbau und Körperzusammensetzung

Körperhöhe in cm	Leptomorph Metrik-Index: < −1,849		Metromorph Metrik-Index: −1,849 bis −1,250		Pyknomorph Metrik-Index: > −1,250	
	Körpermasse in kg	GKF in Prozent ∑12HF in mm ∑ 3HF in mm	Körpermasse in kg	GKF in Prozent ∑12HF in mm ∑ 3HF in mm	Körpermasse in kg	GKF in Prozent ∑12HF in mm ∑ 3HF in mm
165	45,7		50,6		55,5	
164	45,0		49,9		54,8	
163	44,4		49,2		54,0	
162	43,7		48,5		53,3	
161	43,0		47,8		52,6	
160	42,4	20,7 106 29	47,1	24,2 141 41	51,8	27,9 187 57
159	41,7		46,4		51,1	
158	41,7		45,7		50,3	
157	40,4		45,0		49,6	
156	39,8		44,3		48,8	
155	39,1	19,7 98 27	43,6	23,4 134 38	48,1	26,9 176 53
154	38,4		43,0		47,6	
153	37,8		42,3		46,8	
152	37,1		41,6		46,1	
151	36,5		40,9		45,3	
150	35,8	18,6 90 24	40,2	22,7 126 35	44,6	26,0 165 49
149	35,2		39,5		43,8	
148	34,5		38,8		43,1	
147	33,9		38,1		42,3	
146	33,2		37,4		41,6	
145	32,5	17,5 83 22	36,7	22,0 120 32	40,9	25,0 154 45
144	31,9		36,0		40,1	
143	31,2		35,3		39,4	
142	30,6		34,6		38,6	
141	29,9		33,9		37,9	
140	29,3	16,4 75 20	33,2	21,3 113 29	37,1	24,1 143 40
139	28,6		32,5		36,4	
138	27,9		31,8		35,7	
137	27,3		31,1		34,9	
136	26,6		30,4		34,2	
135	26,0		29,7		33,4	

GKF Gesamtkörperfett, HF Hautfalte

Fortsetzung Tab. 336/1

Durchschnittswerte normalgewichtiger Mädchen (Normwerte)							
Gesamtkörperfett und Hautfalten		Leptomorph		Metromorph		Pyknomorph	
		$\bar{x}$	s	$\bar{x}$	s	$\bar{x}$	s
Gesamtkörperfett	in Prozent	19,9	3,63	22,9	3,59	26,4	4,31
$\sum$ 12 Hautfalten	in mm	100,2	25,61	128,7	36,16	170,6	54,23
$\sum$ 3 Hautfalten	in mm	27,2	8,71	35,8	11,90	50,9	17,88
HF „Trizeps"	in mm	11,5	3,52	13,1	3,52	17,0	5,21
HF „Rücken"	in mm	5,7	1,27	8,3	3,01	12,2	5,86
HF „Hüfte"	in mm	10,0	5,42	14,4	6,80	21,7	8,67
HF „Kinn"	in mm	6,6	1,91	7,5	2,60	9,3	2,98
HF „Brust"	in mm	4,6	1,70	7,0	3,77	11,1	5,70
HF „Knie"	in mm	7,1	2,32	9,2	2,73	11,4	4,17
HF „Femur"	in mm	17,4	4,34	21,5	5,31	24,3	6,57

Tab. 337/1 Gesamtkörperfett in kg, Gesamtkörperfett in Prozent der Körpermasse und lean body mass in kg bei Industriearbeitern in der DDR

Alter in Jahren	Gesamtkörperfett in kg		Gesamtkörperfett in Prozent		lean body mass in kg	
	$\bar{x}$	s	$\bar{x}$	s	$\bar{x}$	s
Männer						
16–19	10,1	6,41	14,3	6,88	57,0	4,32
20–24	13,6	7,12	18,3	6,77	57,5	6,50
25–29	15,2	6,16	20,4	5,98	57,4	6,51
30–34	16,1	6,35	21,1	6,50	58,0	6,02
35–39	15,8	5,86	21,2	6,06	56,6	6,19
40–44	15,9	5,84	21,2	6,01	57,4	6,64
45–49	16,6	4,98	22,1	4,93	57,1	4,30
50–54	16,0	6,46	20,8	7,11	58,3	5,29
55–59	16,0	7,33	21,5	7,03	55,3	5,74
60–64	15,1	5,36	21,4	6,20	53,8	4,85
Frauen						
16–19	18,7	5,08	30,0	4,77	42,8	5,24
20–24	18,3	5,86	29,6	5,88	42,5	4,29
25–29	21,8	6,09	32,5	5,24	44,3	4,76
30–34	21,9	8,14	32,0	7,27	44,3	4,88
35–39	25,4	9,07	34,5	6,61	46,0	6,18
40–44	24,1	8,17	33,7	6,92	45,7	6,21
45–49	25,9	8,46	35,4	4,54	45,6	7,07
50–54	24,4	6,79	34,2	4,52	45,7	6,29
55–59	25,6	6,58	35,3	3,78	45,8	5,58

9. Ernährungszustand

Tab. 338/1 Durchschnittliche Körperdichte 11- bis 13jähriger Knaben und Mädchen aus dem Bezirk Potsdam

Geschlecht	Alter in Jahren	Körperdichte			
		$\bar{x}$	s	Minimum	Maximum
Knaben	11	1,059	–	–	–
	12	1,055	0,013	1,014	1,078
	13	1,055	0,015	1,022	1,077
	11–13	1,055	0,014	1.014	1,078
Mädchen	11	1,042	0,012	1,028	1,065
	12	1,043	0,014	0,992	1,071
	13	1,047	0,013	1,018	1,082
	11–13	1,044	0,014	0,992	1,082

Tab. 338/2 Durchschnittliche Skelettmasse in kg 11- bis 13jähriger Knaben und Mädchen aus dem Bezirk Potsdam

Geschlecht	Alter in Jahren	Skelettmasse			
		$\bar{x}$	s	Minimum	Maximum
Knaben	11	6,8	–	6,4	7,2
	12	7,2	1,08	4,7	11,2
	13	7,8	1,21	5,4	11,0
	11–13	7,4	1,14	4,7	11,2
Mädchen	11	7,5	1,11	6,1	9,5
	12	6,9	1,03	4,2	10,4
	13	6,9	1,09	4,7	11,0
	11–13	6,9	1,05	4,2	11,0

Tab. 338/3 Grundumsatz in kJ/h · m²

Alter in Jahren	Knaben	Mädchen
2	238,2	221,5
2¼	235,3	219,4
2½	232,8	217,7
2¾	230,3	216,0
3	228,2	214,8
3¼	225,7	213,1
3½	223,6	211,9
3¾	221,9	210,2
4	220,2	208,9
4¼	218,6	207,2
4½	216,9	205,6
4¾	215,2	203,9
5	213,5	202,6
5¼	211,9	201,0
5½	210,6	199,3
5¾	209,3	197,6
6	207,7	196,4
6¼	206,0	194,7
6½	204,7	192,6
6¾	203,5	191,8
7	201,8	190,5
7¼	200,1	188,8
7½	198,5	187,2
7¾	196,8	185,5

Fortsetzung Tab. 338/3

Alter in Jahren	Knaben	Mädchen
8	195,1	184,2
8¼	193,4	182,5
8½	191,8	181,3
8¾	190,0	180,0
9	188,4	178,8
9¼	186,7	177,5
9½	185,5	176,3
9¾	184,2	174,6
10	182,5	173,3
10¼	180,9	172,1
10½	179,2	170,8
10¾	177,9	170,0
11	176,7	169,1
11¼	175,4	168,7
11½	174,6	168,3
11¾	174,2	167,1
12	173,8	166,2
12¼	173,8	165,0

Alter in Jahren	Knaben	Mädchen
12½	173,3	163,7
12¾	173,3	162,0
13	173,3	160,8
13¼	172,9	159,1
13½	172,5	157,4
13¾	172,5	155,7
14	172,1	154,1
14¼	171,7	152,4
14½	171,2	150,7
14¾	170,4	149,1
15	169,6	147,4
15¼	168,3	145,7
15½	166,6	144,4
15¾	165,4	142,8
16	172,1	143,3
16½	171,5	144,9
17	171,5	140,0
17½	170,1	140,0

9.2. Optimalgewichtstabelle

Das Optimalgewicht ist diejenige Körpermasse, der die größte Lebenserwartung zugeschrieben wird. Vereinfacht läßt es sich nach folgenden Formeln berechnen (Möhr 1976):

Optimalgewicht für Männer = $A - \frac{1}{5}(A - 52)$
Optimalgewicht für Frauen = $A - \frac{2}{5}(A - 52)$
A Körperhöhe in cm − 100.

Bessere Richtwerte sind zu erhalten, wenn neben dem Geschlecht die Körperzusammensetzung bzw. der Körperwuchs berücksichtigt werden. Individuen mit viel „aktiver" Masse (muskulöse Athletiker) und kleinwüchsige Gedrungene benötigen Zuschläge zu den genannten Formeln, Schlankwüchsige und Personen mit wenig Muskelmasse Abzüge. Die Formeln sind – entsprechend der individuellen Körperzusammensetzung bzw. dem Körperbau – um einen individuellen Korrekturfaktor C zu erweitern:

Optimalgewicht für Männer =
$A - \frac{1}{5}(A - 52) + C$
Optimalgewicht für Frauen =
$A - \frac{2}{5}(A - 52) + C.$

Entsprechend der von Möhr (1967, 1969) gegebenen Stufenskala nimmt der Korrekturfaktor Werte zwischen − 12% und + 14% an.
Nach diesem Verfahren kann das individuelle Optimalgewicht recht gut eingeschätzt werden. Zur Bestimmung der individuellen Körperzusammensetzung sind nur **Hautfaltendickenmessungen** an mindestens 3 Meßstellen sowie die daraus erfolgende Berechnung des **Lean-body-Fülle-Index** notwendig (→ 9.1.). Zur Bestimmung des individuellen Körperbautyps sind lediglich das Messen der **Körperhöhe,** des **transversalen** und des **sagittalen Brustdurchmessers** (→ 5.3.) sowie die Berechnung des sogenannten **Metrik-Index** nach Strömgren erforderlich (→ 9.1.):

Metrik-Index für Männer
$-0{,}464 - 0{,}042 \cdot KpH + 0{,}134 \cdot BB$
$+ 0{,}162 \cdot BT$

Metrik-Index für Frauen
$-2{,}177 - 0{,}037 \cdot KpH + 0{,}161 \cdot BB$
$+ 0{,}177 \cdot BT$

KpH Körperhöhe in cm
BB transversaler Brustdurchmesser in cm
BT sagittaler Brustdurchmesser in cm.

9. Ernährungszustand

Tab. 340/1 Lean-body-Fülle-Index

Lean-body-Fülle-Index	Männer	Frauen
Sehr wenig aktive Masse	10,25 und mehr	10,75 und mehr
Wenig aktive Masse	9,25 bis 10,24	9,75 bis 10,74
Mittlere Körperzusammensetzung	8,25 bis 9,24	8,75 bis 9,74
Viel aktive Masse	7,25 bis 8,24	7,75 bis 8,74
Sehr viel aktive Masse	7,24 und weniger	7,74 und weniger

Tab. 340/2 Metrik-Index

Metrik-Index	Männer	Frauen
Stark schlankwüchsig	−1,3 und weniger	−1,5 und weniger
Mäßig schlankwüchsig	−1,2 bis −0,7	−1,4 bis −0,9
Mittlerer Körperbau	−0,6 bis ±0,0	−0,8 bis −0,2
Mäßig gedrungen	+0,1 bis +0,6	−0,1 bis +0,4
Stark gedrungen oder athletisch	+0,7 und mehr	+0,5 und mehr

Aus der Tabelle auf der hinteren Einbandinnenseite kann das Optimalgewicht Erwachsener relativ leicht abgelesen werden. Sie gibt für 5 verschiedene Körperstrukturen und unter Berücksichtigung der jeweils zutreffenden Körperhöhe das individuelle Optimalgewicht getrennt für Männer und für Frauen an. Die Zuordnung eines Individuums zu einer der 5 Körperstrukturklassen erfolgt auf der Grundlage des Lean-body-Fülle-Index und des Metrik-Index.
Wie der Umgang mit diesem Verfahren zur Bestimmung des Optimalgewichts gezeigt hat, besteht zwischen den beiden Variablen (Körperzusammensetzung nach Lean-body-Fülle-Index und Wuchstendenz nach Metrik-Index) eine sehr hohe Korrelation, so daß in der Praxis die leichtere und schnellere Erfassung bzw. Berechnung des Metrik-Index zur Klassenzuordnung ausreicht (→ 9.1., Tab. 340/1 u. 340/2).
Personen, die entsprechend ihrem Geschlecht, ihrer Körperhöhe und ihrer Körperzusammensetzung bzw. ihrem Körperbautyp im ± 10%-Bereich des Optimalgewichtes liegen, gelten als „normalgewichtig". Unterschreiten bzw. Überschreiten des jeweiligen **Normalgewichtsbereiches** werden als **Untergewicht** bzw. **Übergewicht** bezeichnet. Von **Adipositas** (Fettsucht) wird bei Überbieten des Optimalgewichtes um 20 % und mehr gesprochen.

9.3. Empfehlungen für die tägliche Nährstoffaufnahme für die Bevölkerung der DDR

Die Empfehlungen in Tabelle 340/3 wurden herausgegeben vom Zentralinstitut für Ernährung Potsdam-Rehbrücke der Akademie der Wissenschaften der DDR und der Gesellschaft für Ernährung der DDR.

Tab. 340/3 Empfehlungen für die tägliche Energie- und Nährstoffaufnahme

Alter in Monaten	Nahrungsenergie in kJ	Grundnährstoffe in g			Mineralstoffe in mg			Vitamine			
		Eiweiß	Fett	Kohlenhydrate	Kalzium	Phosphor	Eisen	A in µg	B_1 in mg	B_2 in mg	C in mg
Säuglinge											
0– 1	170–460*	0,8–2,1*	2–7*	4–10*	600	500	6	300	0,4	0,5	35
1– 3	480*	2,2*	5–7*	10–15*	600	500	6	300	0,4	0,5	35
3– 6	460*	2,1*	5–7*	10–15*	600	500	6	300	0,4	0,5	35
6– 9	420*	1,75*	3–4*	10–15*	600	500	6	300	0,5	0,6	35
9–12	400*	1,4*	3–4*	10–15*	600	500	6	300	0,5	0,6	35

* je kg Körpermasse

9.3. Nährstoffaufnahme

Alter in Jahren	Nahrungsenergie	Grundnährstoffe						Mineralstoffe			Vitamine			
		Eiweiß		Fett		Kohlenhydrate		Kalzium	Phosphor	Eisen	A	B_1	B_2	C
	in kJ	g	Energie %	g	Energie %	g	Energie %	mg	mg	mg	in µg	in mg	in mg	in mg
Kleinkinder														
1–3	5 000	38	13	43	33	160	54	600	600	8	350	0,6	0,7	40
Vorschulkinder														
3–6	6 700	50	13	55	33	220	54	600	800	10	400	0,8	1,0	40
Schulkinder und Jugendliche														
Jungen														
6–9	7 900	60	13	65	33	250	54	800	800	10	500	1,0	1,1	40
9–12	9 600	75	13	80	33	300	54	800	800	10	600	1,2	1,4	45
12–15	11 700	90	13	100	33	370	54	800	800	10	725	1,4	1,7	45
15–18	13 000	100	13	110	33	410	54	800	800	10	800	1,6	1,9	45
Mädchen														
9–12	8 800	70	13	75	33	280	54	800	800	15	550	1,1	1,3	45
12–15	10 500	80	13	90	33	330	54	800	800	15	640	1,3	1,5	45
15–18	10 500	80	13	90	33	330	54	800	800	15	750	1,3	1,5	45
Leichte körperliche Arbeit														
Männer														
18–35	11 300	80	12	95	33	360	55	600	800	10	800	1,4	1,6	45
35–50	10 500	75	12	90	33	340	55	600	800	10	800	1,3	1,5	45
50–65	9 600	70	13	80	33	310	54	600	800	10	800	1,2	1,4	45
über 65	8 400	65	13	65	30	280	57	600	800	10	800	1,0	1,2	45
Frauen														
18–35	9 200	70	13	80	33	290	54	600	800	15	750	1,1	1,3	45
35–50	8 800	70	13	75	33	280	54	600	800	15	750	1,1	1,3	45
50–65	7 900	65	14	65	33	250	53	600	800	10	750	1,0	1,1	45
über 65	7 100	60	14	55	30	230	56	600	800	10	750	0,9	1,0	45
Mittelschwere körperliche Arbeit														
Männer														
18–35	12 600	85	12	105	33	400	55	600	800	10	800	1,5	1,8	45
35–50	11 700	80	12	100	33	380	55	600	800	10	800	1,4	1,7	45
50–65	10 900	75	12	90	33	350	55	600	800	10	800	1,3	1,6	45
über 65	9 200	70	13	70	30	310	57	600	800	10	800	1,1	1,3	45
Frauen														
18–35	10 000	75	13	85	33	320	54	600	800	15	750	1,2	1,4	45
35–50	9 600	70	13	80	33	310	54	600	800	15	750	1,2	1,4	45
50–65	8 800	70	13	75	33	280	54	600	800	10	750	1,1	1,3	45
über 65	7 500	60	14	60	30	250	56	600	800	10	750	0,9	1,1	45

Fortsetzung Tab. 340/3

Schwere körperliche Arbeit														
Männer														
18–35	15 100	105	12	135	35	470	53	600	800	10	800	1,8	2,2	55
35–50	14 200	100	12	125	35	440	53	600	800	10	800	1,7	2,0	55
50–65	13 000	90	12	115	35	400	53	600	800	10	800	1,6	1,9	55
Frauen														
18–35	11 700	80	12	100	33	380	55	600	800	15	750	1,4	1,7	45
35–50	10 900	75	12	90	33	350	55	600	800	15	750	1,3	1,6	45
50–65	10 000	75	13	85	33	320	54	600	800	10	750	1,2	1,4	45
Schwerste körperliche Arbeit														
Männer														
18–35	17 600	125	12	160	35	540	53	600	800	10	800	2,1	2,5	65
35–50	16 700	115	12	150	35	520	53	600	800	10	800	2,0	2,4	65
50–65	15 100	105	12	135	35	470	53	600	800	10	800	1,8	2,2	65
Frauen														
18–35	13 800	95	12	125	35	430	53	600	800	15	750	1,7	2,0	55
35–50	13 000	90	12	115	35	400	53	600	800	15	750	1,6	1,9	55
50–65	11 700	80	12	100	33	380	53	600	800	10	750	1,4	1,7	50
Schwangere														
(6.–9. Monat)	10 500	85	14	80	30	340	56	1 000	1 000	20	800	1,3	1,5	65
Stillende														
	12 600	110	15	95	30	400	55	1 100	1 300	20	1 200	1,5	2,1	65

10. Hautleisten und Hautfurchen

Das Hautleisten- und Hautfurchensystem des Menschen umfaßt polygen bedingte Merkmale, die sich durch variable Musterkonfigurationen, zum Beispiel auf den **Handinnenflächen** und den **Fingerbeeren,** den **Fußsohlen** und den **Zehenbeeren,** ausprägen. Die wesentlichsten Merkmale sind bereits im 3. und 4. vorgeburtlichen Entwicklungsmonat so weit festgelegt, daß später auf das sich entwickelnde Individuum einwirkende Faktoren die Musterbildung allenfalls noch unwesentlich beeinflussen können. Das Hautleisten- und Hautfurchensystem weist damit große **Umwelt- und Altersstabilität** auf.
Die Ausbildung der Hautleistenmuster und der Furchenverläufe ist ein komplizierter Vorgang, der von vielen über das gesamte Genom verstreuten Genen gesteuert wird, aber auch auf bestimmte Störungen empfindlich reagiert. So führen viele Entwicklungsstörungen in der Frühschwangerschaft zu Veränderungen in diesem Merkmalskomplex. Eine häufige Ursache für eine gestörte Frühentwicklung sind Chromosomenaberrationen, wodurch so typische Musterkombinationen auftreten können, daß allein auf dieser Basis die Diagnose gestellt werden kann. Ebenso führen zahlreiche Genmutationen, aber auch bestimmte exogene Einwirkungen zu auffälligen Hautleisten- und Furchenveränderungen.
Das Hautleisten- und Hautfurchensystem ist nicht nur von **klinisch-diagnostischem Wert**; große Bedeutung hat seine Beurteilung in der **erbbiologischen Vaterschaftsbegutachtung,** in der **Zwillingsdiagnose** und nicht zuletzt in der **Gerichtsmedizin** und **Kriminalistik** erlangt.

10.1. Fingerbeeren- und Handflächenmuster

Auf den **Fingerbeeren** werden drei Hauptmusterformen unterschieden: Bogen, Schleife und Wirbel (Abb. 345/1 u. 347/1). Beim **Bogen** verlaufen die Papillarleisten von einer Seite des Fingers zur anderen. Kehren Leisten zur Seite, von der sie gekommen sind, wieder zurück, liegt eine **Schleife** vor. Abhängig davon, nach welcher Fingerseite die

Schleife geöffnet ist, werden ulnare und radiale Schleifen unterschieden. Am Trennpunkt der quer über den Finger verlaufenden und der zur Schleifenbildung aufsteigenden Leisten entsteht ein sogenannter **Triradius** (Abb. 345/1). Durch kreisförmig, elliptisch oder spiralig verlaufende Leisten werden **Wirbel** gebildet, die zwei Triradien aufweisen; Wirbel können sehr unterschiedliche Gestalt besitzen.

Ein Schleifen-Wirbel-Übergangsmuster ist die Muschelschleife; ihr fehlt ein regelgerecht ausgebildeter zweiter Triradius, die Leistenzüge laufen gebündelt aufeinander zu und enden blind.

Auf den **Handflächen** werden mehrere Felder unterschieden (Abb. 345/2): **Kleinfingerballen** (Hypothenar), **Daumenballen** (Thenar), **Zwischenfingerraum** I, II, III und IV (Interdigitalfelder). Auf den Handflächenfeldern kommen die **Musterformen** Bogen (B), distale Schleife (Ld), carpale Schleife (Lc), ulnare Schleife (Lu), radiale Schleife (Lr), Wirbelmuster (W), Musterspur (V) und musterloses Feld (0) vor (Abb. 346/1). Von Bedeutung, zum Beispiel in der klinischen Diagnostik, ist die Lage des handgelenknahen oder **axialen Triradius.** Dieser kann mehr oder weniger nach distal verschoben sein (t Normallage, t′ geringe Verschiebung nach distal, t″ starke Verschiebung nach distal). Unter dem 2. bis 5. Finger findet sich in der Regel je ein Triradius, der mit a, b, c bzw. d bezeichnet wird. Die davon ausgehenden **Hauptlinien** A bis D enden in Feldern der Hand, die — beginnend beim Daumenballen und endend unter dem 2. Finger — in die **Felder** 1 bis 13 unterteilt werden. Endet eine der Hauptlinien blind, wird dies mit X bezeichnet. Fehlt unter einem Finger der Triradius, wird 0 geschrieben. Der häufigste Hauptlinienverlauf ist 11 — 9 — 7 — 5, das heißt, Hauptlinie D endet in Feld 11, C endet in Feld 9, B in Feld 7 und A in Feld 5. Aus der Verbindung der Triradien a und t sowie d und t wird der **adt-Winkel** gebildet (Abb. 345/2); die Größe des Winkels ist altersabhängig (bei Erwachsenen kleiner als bei Kindern infolge der Veränderung des Längen-Breiten-Verhältnisses der Hand).

Aufschluß über die Kompliziertheit der Bemusterung auf den Fingern einer Person gibt der **Kompliziertheitsindex:** Ein Bogenmuster erhält den Wert 1, ein Bogen-Schleifen-Übergangsmuster 2, ein Schleifenmuster geht mit dem Wert 3 in die Berechnung ein, ein Schleifen-Wirbel-Übergangsmuster mit 4, ein Wirbelmuster mit 5 (im Höchstfall kann der Index also 50 sein, wenn jeder Finger einen Wirbel aufweist).

Die Leistenzahl eines Musters — ausgezählt vom

Tab. 343/1 Prozentuale Häufigkeit der Interdigitalfeldbemusterung (ohne Musterspur)

Geschlecht	Feld II	Feld III	Feld IV
Männer			
links	2,5	23,2	41,8
rechts	4,2	46,7	30,4
Frauen			
links	1,4	22,0	46,7
rechts	3,5	39,0	38,8

Tab. 343/2 Prozentuale Verteilung des axialen Triradius

Geschlecht	t	t′	t″	0
Männer				
links	80,0	13,1	6,5	0,4
rechts	81,5	10,7	6,8	1,0
Frauen				
links	75,0	17,0	7,2	0,8
rechts	76,0	17,7	5,1	1,2

Tab. 343/3 Gesamtverteilung der Grundmustertypen auf den Zehenbeeren bei Erwachsenen in Prozent; Geschlechts- und Seitendifferenzen

Muster	Männer		Frauen	
	links	rechts	links	rechts
Bogenmuster	19,4	16,2	24,1	19,8
Schleifenmuster	56,2	60,2	54,9	61,0
Schleifen-Wirbel-Übergangsmuster	1,6	1,2	0,8	0,5
Wirbelmuster	22,8	22,4	20,2	18,7

Triradius bis zum Musterzentrum — wird als **quantitativer Wert** bezeichnet (Abb. 345/1). Bögen sind aufgrund des Fehlens eines Triradius nicht auszuzählen. Bei Wirbeln können zwei quantitative Werte ermittelt werden. Der zur quantitativen Erfassung der Fingerbeerenmuster heute am häufigsten verwendete Wert ist der *Total Finger Ridge Count* (TFRC). Er ist definiert als die Summe der quantitativen Leistenwerte aller 10 Fingerbeerenmuster eines Individuums (werden an einem Finger zwei Leistenwerte ermittelt, geht nur der höhere Wert in die Berechnung ein). Der TFRC steht in einem gewissen, wenn auch nicht exakten Zusammenhang mit den Mustertypen. Es gilt die Faustre-

Tab. 344/1 Prozentuale Häufigkeit der Hauptmusterformen auf den Fingerbeeren, getrennt nach Geschlecht, Seite und Finger

Finger Seite	Bogen		Ulnarschleifen		Radialschleifen		Schleifen-Wirbel-Übergangsmuster		Wirbel	
	Männer	Frauen	Männer	Frauen	Männer	Frauen	Männer	Frauen	Männer	Frauen
1 links	3,6	6,3	57,5	60,0	0,4	0,0	2,1	2,6	36,4	31,1
rechts	1,9	3,3	49,7	55,0	0,4	0,2	1,5	3,3	46,5	38,2
2 links	9,4	13,9	36,1	32,0	16,1	16,7	4,7	4,9	33,7	32,5
rechts	7,5	11,6	30,0	40,0	23,0	15,3	4,5	4,5	35,0	28,6
3 links	5,8	11,9	69,0	67,0	2,8	3,3	3,7	2,8	18,7	15,0
rechts	4,5	5,7	68,0	74,5	5,0	2,5	3,9	3,1	18,6	14,3
4 links	2,9	3,6	53,5	51,5	0,2	1,0	7,2	11,8	36,2	30,5
rechts	1,2	2,7	41,0	47,0	0,2	1,0	7,7	8,9	49,9	40,4
5 links	1,0	4,6	81,5	78,0	0,0	0,2	6,2	6,7	11,3	10,5
rechts	0,5	2,9	79,0	81,0	0,0	1,4	4,6	3,9	15,9	10,8

Tab. 344/2 Prozentuale Häufigkeitsverteilung der Hypothenarmuster

Geschlecht Seite	L^r	L^u	L^c	L^d	L/L	W oder DS	V	L^r/W	Gesamtsumme
Männer									
links	17,3	7,3	0,2	1,4	0,2	2,6	1,8	0,2	31,5
rechts	18,3	7,4	0,5	1,4	0,9	4,6	1,2	–	34,6
Frauen									
links	18,5	7,1	1,4	–	2,2	2,6	0,2	–	33,2
rechts	19,0	5,7	1,7	0,4	1,2	3,1	–	–	33,6

Tab. 344/3 Prozentuale Häufigkeitsverteilung der Thenarmuster

Geschlecht Seite	L^r	L^c	L^d	L/L	W oder DS	V	L^r/W	Gesamtsumme
Männer								
links	2,4	2,1	0,5	1,8	2,6	–	0,2	10,3
rechts	1,4	0,2	0,5	0,4	1,0	–	–	4,2
Frauen								
links	1,9	0,2	0,2	2,1	0,4	0,2	–	5,8
rechts	0,4	0,8	0,4	1,2	0,4	0,2	0,2	3,8

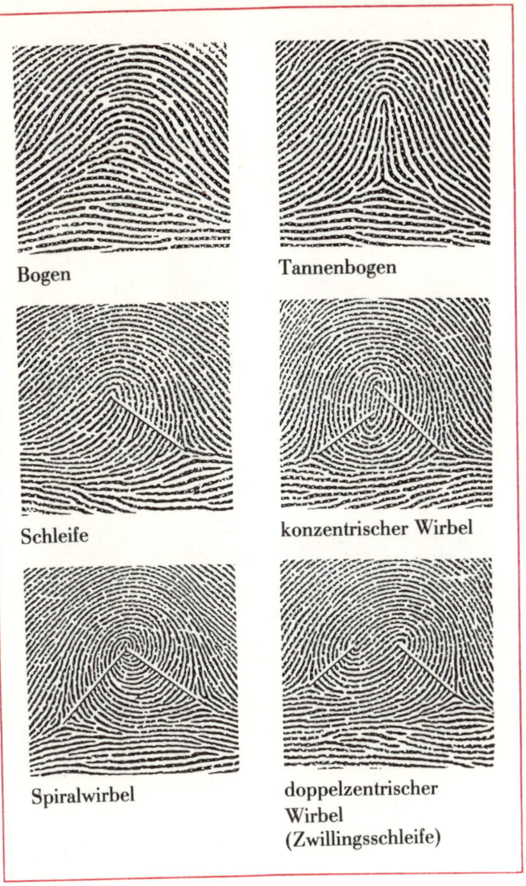

Abb. 345/1 Erfassung quantitativer Leistenwerte

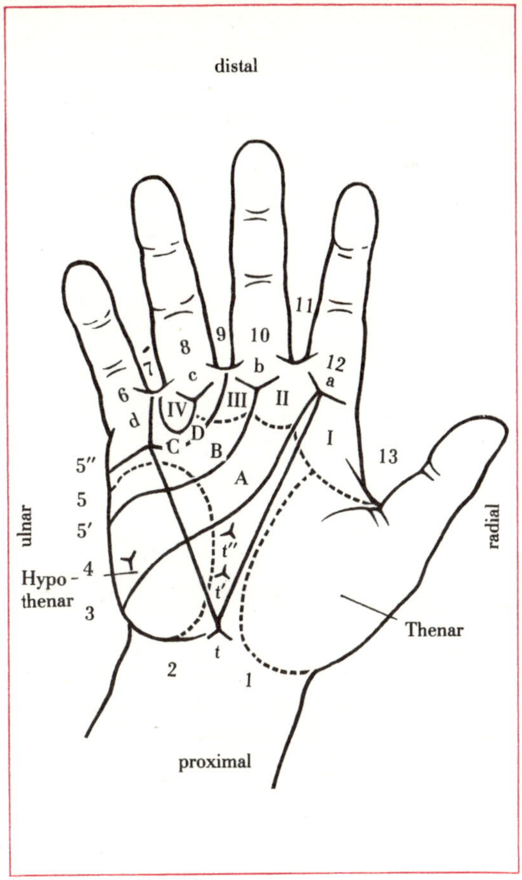

Abb. 345/2 Schematische Darstellung einer rechten Handfläche mit der Topographie der palmaren Musterfelder, axialen (t, t' und t") und distalen (a, b, c, d) Triradien mit den Werten zur Bestimmung der Hauptlinien-(A, B, C, D-) Endigungen sowie Kennzeichnung des adt-Winkels

gel: hoher Bogenanteil unter den Fingern – niedriger TFRC, hoher Anteil an Wirbeln oder sonstigen komplizierten Mustern – hoher TFRC.

In einer Reihe von Ländern wird häufig noch der **Individuelle Quantitative Wert** (IQW) verwendet. Er ist als Summe der höheren quantitativen Leistenwerte aller Finger dividiert durch 10 definiert (Mittelwert). IQW ist also $\frac{1}{10}$ TFRC.

Bei der Ermittlung des weniger gebräuchlichen **AFRC** *(Absolute Finger Ridge Count)* werden bei Auftreten von Wirbeln beide quantitativen Werte verwendet.

Die in den Tabellen 343/1, 343/2, 344/1 bis 344/3 aufgeführten Merkmalshäufigkeiten wurden durch Untersuchungen der Erbbiologischen Abteilung des Instituts für Gerichtliche Medizin und Kriminalistik der Karl-Marx-Universität Leipzig an 579 Männern und 489 Frauen (vorwiegend aus südlichen Bezirken der DDR) ermittelt.

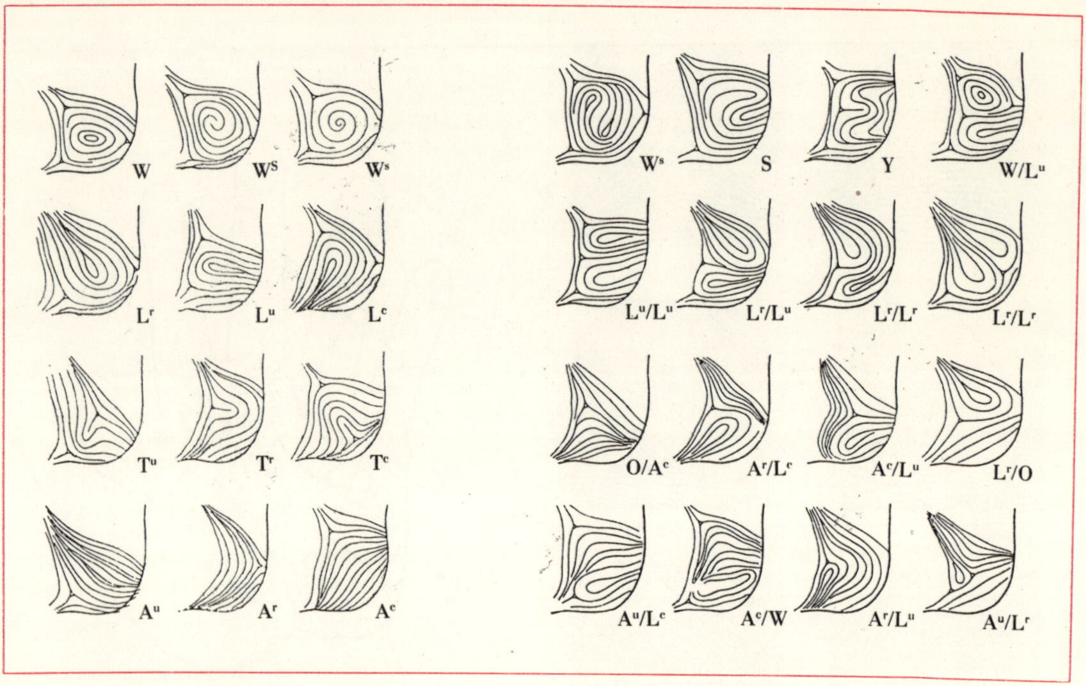

Abb. 346/1 Einige Haupttypen von Hypothenarmustern der rechten Handfläche (links) und verschiedene Varietäten (rechts)

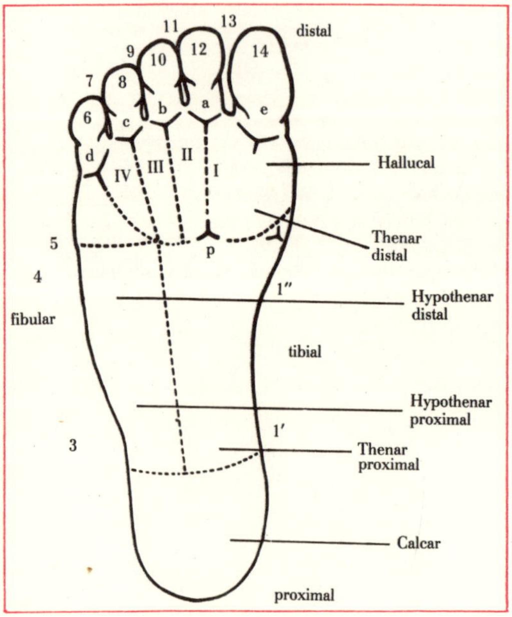

Abb. 346/2 Schematische Darstellung einer rechten Fußsohle mit der Topographie der plantaren Musterfelder, Triradiusbezeichnungen und Ziffern für die Hauptlinienausläufe

10.2. Zehenbeeren- und Fußflächenmuster

Auf den Zehenbeeren sind gleiche Musterformen wie auf den Fingerbeeren zu finden. Schleifen werden in tibiale und fibulare Schleifen unterteilt. Auch der Kompliziertheitsindex und quantitative Werte werden zur Beurteilung herangezogen.
Auf den Fußflächen sind folgende Felder zu unterscheiden (Abb. 346/2): **Feld I** (Großzehenballen, Abb. 347/2), **Felder II bis IV** (wie Interdigitalräume II bis IV), **distaler und proximaler Hypothenar** (Fußsohlenaußenrand), **distaler und proximaler Thenar** (Fußsohleninnenrand) und **Calcaneus.**
Die in den Tabellen 343/3, 348/1 und 349/1 aufgeführten Merkmalshäufigkeiten wurden ebenfalls durch Untersuchungen der Erbbiologischen Abteilung des Instituts für Gerichtliche Medizin und Kriminalistik Leipzig ermittelt. Untersucht wurden 577 männliche und 490 weibliche Erwachsene (vorwiegend aus den südlichen Bezirken der DDR).

10.2. Zehenbeeren- und Fußflächenmuster

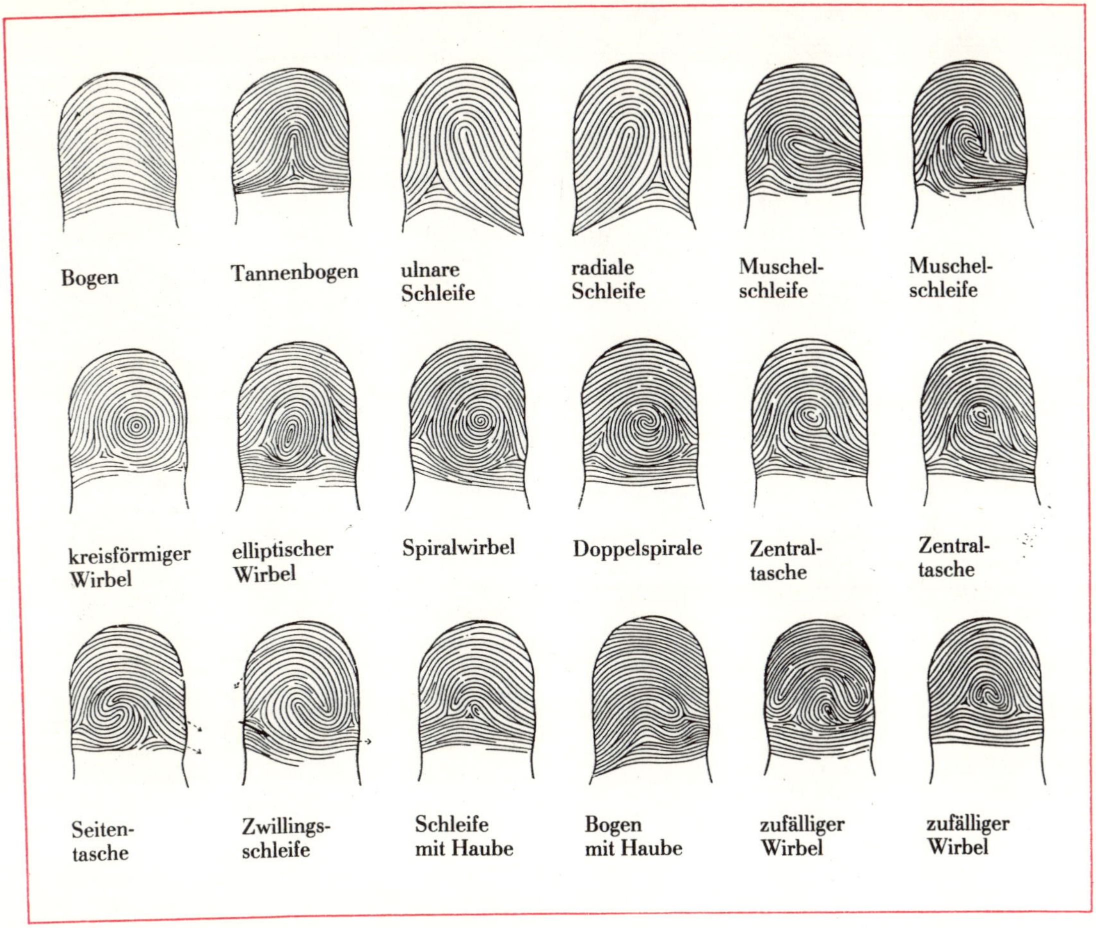

Abb. 347/1 Schematische Darstellung der häufigsten Fingerbeerenmuster

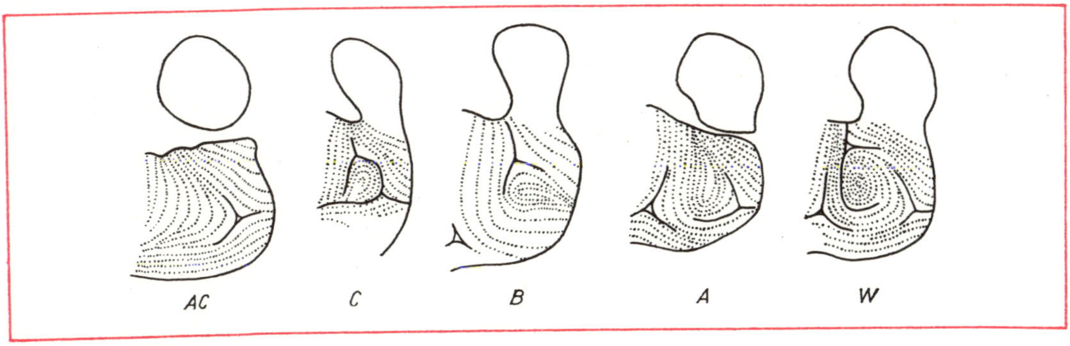

Abb. 347/2 Typen der Leistenfiguren des Großzehenballens (W Wirbel, A Leistenfigur gegen den äußeren, B gegen den inneren, C gegen den unteren, AC gegen den äußeren und unteren Triradius offen)

Tab. 348/1 Musterhäufigkeit auf den Fußflächen bei Erwachsenen in Prozent

Muster	Männer		Frauen	
	links	rechts	links	rechts
Feld I:				
Wirbel	37,96	32,60	28,78	24,62
Bogen/0	3,82	4,88	7,56	7,35
Schleifen	57,54	62,01	63,46	68,03
davon Ld	48,53	54,21	55,70	62,52
Lp	0,17	0,52	0,20	–
Lt	8,15	7,11	7,36	5,31
Lf	0,69	0,17	0,20	0,20
Sonstige Muster	0,51	0,51	–	–
Musterspur	0,17	–	0,20	–
Feld II:				
Wirbel	5,37	3,80	3,05	2,48
Bogen/0	62,72	65,68	69,00	70,21
Schleifen	31,22	29,48	27,95	27,34
davon Ld	3,64	3,29	7,75	5,72
Lp	27,58	26,19	20,20	21,62
Lt	–	–	–	–
Lf	–	–	–	–
Sonstige Muster	0,69	0,52	–	–
Musterspur	–	0,52	–	–
Feld III:				
Wirbel	11,96	15,77	8,79	10,43
Bogen/0	32,91	27,03	44,27	38,55
Schleifen	53,23	56,69	45,94	50,62
davon Ld	47,13	50,78	39,80	44,10
Lp	6,10	5,91	6,14	6,32
Lt	–	–	–	0,40
Lf	–	–	–	–
Sonstige Muster	1,73	0,34	0,60	0,40
Musterspur	0,17	0,17	0,40	–
Feld IV:				
Wirbel	0,70	1,38	0,40	–
Bogen/0	85,44	77,50	88,18	83,25
Schleifen	13,52	20,78	10,82	16,75
davon Ld	10,57	17,15	6,74	12,67
Lp	2,26	2,94	2,04	2,86
Lt	0,69	0,69	2,04	1,22
Lf	–	–	–	–
Sonstige Muster	0,34	0,17	0,40	–
Musterspur	–	0,17	0,20	–

Muster	Männer		Frauen	
	links	rechts	links	rechts
Hypothenar, distal				
Bogen/0	58,90	59,30	57,20	54,10
Schleifen	40,41	40,00	42,20	45,10
davon Ld	0,35	–	–	–
Lp	0,17	0,69	0,20	–
Lt	39,89	39,31	42,00	45,10
Lf	–	–	–	–
Sonstige Muster	0,52	0,70	0,60	0,60
Musterspur	0,17	–	–	0,20
Hypothenar, proximal				
Wirbel	–	0,17	–	–
Bogen/0	93,51	92,74	96,94	94,90
Schleifen	6,08	6,92	2,86	5,10
davon Lt	6,08	6,92	2,86	5,10
Ld	–	–	–	–
Sonstige Muster	–	–	0,20	–
Musterspur	0,41	0,17	–	–
Calcaneus				
Bogen/0	98,97	99,13	99,39	99,80
Schleifen	0,86	0,87	0,61	0,20
davon Ld	0,17	0,17	–	–
Lt	0,69	0,35	0,41	0,20
Lf	–	0,35	0,20	–
Musterspur	0,17	–	–	–
Thenar, proximal				
Bogenmuster/0	99,83	100,00	99,59	99,80
Schleifen	–	–	0,41	0,20
davon Lt	–	–	0,41	0,20
Lf	–	–	–	–
Musterspur	0,17	–	–	–
Thenar, distal				
Bogen/0	99,83	100,00	99,80	99,60
Schleifen	0,17	–	0,20	0,20
davon Lt	0,17	–	–	–
Lf	–	–	0,20	0,20
Musterspur	–	–	–	0,20

10.2. Zehenbeeren- und Fußflächenmuster

Tab. 349/1 Häufigkeiten der Papillarmuster auf den Zehenbeeren bei Erwachsenen in Prozent

Zehe Geschlecht	Bogenmuster		Schleifenmuster				Schleifen-Wirbel-Übergangsmuster		Wirbelmuster					
	links	rechts	links		rechts		links	rechts	links			rechts		
			F	T	F	T			W	ZT	DS	W	ZT	DS
1. Zehe														
Männer	5,20	5,39	72,43	7,10	79,70	3,81	1,39	0,69	6,42	0,70	6,76	4,51	0,69	5,21
Frauen	11,20	9,58	70,00	4,70	79,83	2,66	0,80	0,40	6,10	1,20	6,00	2,24	0,80	4,49
2. Zehe														
Männer	14,80	10,60	58,53	1,22	63,03	0,35	1,39	1,90	1,90	0,69	21,47	2,78	0,69	20,65
Frauen	15,32	12,65	59,00	0,40	64,10	0,40	1,03	–	0,40	0,60	23,25	1,43	0,60	20,82
3. Zehe														
Männer	6,92	3,48	28,79	0,52	33,12	0,17	2,25	1,04	1,90	1,73	57,89	6,41	1,91	53,87
Frauen	7,14	3,66	36,96	0,20	39,42	0,40	–	0,40	3,06	2,86	49,78	6,12	1,22	48,78
4. Zehe														
Männer	17,48	12,99	65,66	0,35	71,07	–	2,96	1,73	0,70	0,35	12,50	1,57	0,87	11,77
Frauen	21,25	15,30	65,69	2,45	76,35	–	2,04	1,84	1,23	0,81	6,53	2,03	0,40	4,08
5. Zehe														
Männer	53,03	48,52	44,90	1,56	50,44	0,17	–	0,52	–	0,17	0,34	–	–	0,35
Frauen	65,31	57,76	33,26	1,43	42,04	–	–	–	–	–	–	–	–	0,20

F Fibulare Schleife, T Tibiale Schleife, W Wirbel, ZT Zentraltasche, DS Doppelspirale

Anhang

Literaturverzeichnis

BAYLEY, N.; PINNEAU, S.R.: Tables for predicting adult height from skeletal age. J.Pediatr. **40**, 432–441 (1952).

CHAFFIN, D.B.: Human Strength Capability and Low-Back Pain. IOM **16**, 248–254 (1974).

CONRAD, K.: Der Konstitutionstypus. Berlin–Göttingen–Heidelberg: Springer-Verlag 1963.

DEBRUNNER, H.U.: Gelenkmessung (Neutral-0-Methode), Längenmessung, Umfangmessung. Bulletin des Offiziellen Organs der Schweizerischen Arbeitsgemeinschaft für Osteosynthesefragen, Bern 1971.

FRIEDRICH, W.: Zwillinge. Berlin: Deutscher Verlag der Wissenschaften 1983.

GREULICH, W. W.; PYLE, S. I.: Radiographie Atlas of Skeletal Development of the Hand and Wirst. 2nd ed. Stanford Univ. Press, Palo Alto Calif. 1959.

GRIMM, H.: Grundriß der Konstitutionsbiologie und Anthropometrie. Berlin: Verlag Volk und Gesundheit 1966.

GRIMM, H.: Die Hautfaltendicke bei Kindern und Jugendlichen in der Deutschen Demokratischen Republik. Ärztl. Jugdkde **61**, 526–534 (1970).

GRIMM, H.: Bestimmung und Anwendung des sogenannten biologischen Alters. Ärztl. Jugdkde **69**, 179–195 (1978).

HAMMER, H.-J.; MÜLLER, S.: Über die Häufigkeitsverteilung der Muster auf den Fingerbeeren und Handflächen der Bevölkerung vorwiegend in den südlichen Bezirken der DDR. Wiss. Zeitschrift der Karl-Marx-Universität Leipzig **25**, 581–584 (1976).

HAMMER, H.-J.; PETZOLD, O.: Über die Häufigkeitsverteilung der Muster auf den Zehenbeeren und Fußflächen der Bevölkerung vorwiegend in den südlichen Bezirken der DDR. Wiss. Zeitschrift der Karl-Marx-Universität Leipzig. **25**, 585–590 (1976).

HUNGER, H.; LEOPOLD, D.: Identifikation. Leipzig: Johann Ambrosius Barth 1978.

JAEGER, U.: Anthropologische Untersuchungen von Kindern und Jugendlichen aus dem Jenaer Raum. Diss. B.Jena 1982.

JOHNSEN, D.: Anthropometrische Untersuchungen zur Beurteilung des Ernährungszustandes von Schülern der 6.Klasse unter Berücksichtigung von Körperbau und Körperzusammensetzung. Diss. A. Akademie der Wissenschaften der DDR 1983.

KETZ, H.-A.; MÖHR, M.: Durchschnittswerte des physiologischen Energie- und Nährstoffbedarfs für die Bevölkerung der Deutschen Demokratischen Republik. Herausgegeben vom Zentralinstitut für Ernährung der Akademie der Wissenschaften der DDR und der Gesellschaft für Ernährung in der DDR, 1980.

KETZ, H.-A.; MÖHR, M.: Empfehlungen für die tägliche Energie- und Nährstoffaufnahme in der Ernährungspraxis der Bevölkerung der Deutschen Demokratischen Republik. Herausgegeben vom Zentralinstitut für Ernährung der Akademie der Wissenschaften der DDR und der Gesellschaft für Ernährung in der DDR, Potsdam-Rehbrücke 1980.

KNUSSMANN, R.: Vergleichende Biologie des Menschen. Stuttgart-New York: Gustav Fischer Verlag 1980.

KOBRYN, U.: Zur Analyse und Bewertung lokaler rhythmischer Muskelarbeit nach experimentellen Untersuchungen an einem Modellarbeitsplatz. Diss. B. Berlin 1982.

KRETSCHMER, E.: Körperbau und Charakter. 26.Aufl. von W. Kretschmer. Berlin–Heidelberg–New York: Springer-Verlag 1977.

KROEMER, K.H.E.: Push Forces Exerted in Sixty-Five Common Working Positions. AMRL-TR-68-143 Weight-Pallerson, AFB OH: Aerospace Medical Research Laboratory 1969.

KROEMER, K.H.E.: Horizontal Push and Pull Forces. Exertable when Standing in Working Positions on Various Surfaces. Applied Ergonomics **5**, 94–102 (1974).

LAURIG, W.: Beurteilung einseitig dynamischer Muskelarbeit. Schriftenreihe Arbeitswissenschaft und Praxis, Bd. 33. Beuth-Vertrieb 1974.

LÖWE, H.: Zur Problematik einer Phaseneinteilung im Kindes-, Jugend- und Erwachsenenalter. Dtsch. Ges. wesen **38**, 412–416 (1983).

MARCUSSON, H.: Das Wachstum von Kindern und Jugendlichen in der Deutschen Demokratischen Republik. Berlin: Akademie-Verlag 1961.

MARTIN, R.; SALLER, K.: Lehrbuch der Anthropologie. Stuttgart: Gustav Fischer Verlag 1957–1966.

MATIEGKA, J.: The testing of physical efficiency. Amer. J.Phys. Anthrop. **4**, 223–230 (1921).

METHLING, D.; PESCHKE, M.: Licht, Beleuchtung und Sehen in der Arbeitsumwelt. Berlin: Verlag Tribüne 1979.

MÖHR, M.: Analyse der Körperhöhen und Körpergewichte bei Industriearbeitern und -arbeiterinnen der DDR. Z. ges. Hygiene u. Grenzgeb. **15**, 136–142 (1969).

MÖHR, M.: Die Ermittlung des Gesamtkörperfettes bei Erwachsenen auf Grund von Hautfaltendickenmessungen. Dtsch. Ges.wesen **25**, 1097–1100 (1970).

Möhr, M.: Optimalgewicht und Normalgewicht Erwachsener. Dtsch. Ges.wesen **31**, 1393–1397 (1976).

Möhr, M; Johnsen, D.: Tabellen zur Beurteilung des Körpergewichts erwachsener Männer und Frauen nach ihrem Optimalgewicht. Z. ärztl. Fortbild. **66**, 1052–1064 (1972).

Novotný, V.V.; Titlbachová, S.: Methods of Functional Anthropology. Universitas Carolina Pragensis 1979.

Oehmisch, W.: Die Entwicklung der Körpermaße bei Kindern und Jugendlichen in der Deutschen Demokratischen Republik. Ergebnisse einer repräsentativen Untersuchung in den Jahren 1967/68. Akademie für ärztliche Fortbildung. Berlin 1970.

Oehmisch, W.: Körpermaße von Kindern und Jugendlichen in der DDR. In: Ärztekalender der DDR 1981.

Oeser, R.: Händigkeitsstufen, Lebensalter und Geschlecht. Ärztl. Jugdkde **64**, 437–447 (1973).

Oeser, R.: Lateralitätsaspekte angewandt-anthropologischer Untersuchungen. Tagungsbericht der 17. Arbeitstagung der Sektion Anthropologie der Biologischen Gesellschaft der DDR. Berlin 1983.

Opitz, H.; Schmid, F.: Handbuch der Kinderheilkunde. Berlin–Heidelberg–New York: Springer-Verlag 1966.

Plenert, W.; Heine, W.: Normalwerte. Berlin: Verlag Volk und Gesundheit 1978.

Podlešak, K.; Lebedová, I.: Maximale Muskelkräfte der Extremitäten und des Rumpfes. Forschungsbericht des Instituts für Hygiene und Epidemiologie (IHE). Prag 1980.

Reinken, L.; Stolley, H.; Droese, W.: Zur Diagnostik von Überernährung und Übergewicht. Monatsschrift Kinderheilkunde **128**, 662–667 (1980).

Reissig, M.: Zur körperlichen Entwicklung in der Pubeszenz; Längsschnittuntersuchung an Leipziger Schülern vom 12. bis 16. Lebensjahr unter Berücksichtigung des Akzelerationsaspektes. Diss. B. Leipzig 1980.

Richter, J.; Kirbis, W.; Grzegorek, R.: Ergebnisse von Reihen-Längsschnittuntersuchungen bei Görlitzer Kindern. Ärztl. Jugdkde **69**, 157–164 (1978).

Richter, J.; Kern, G.: Über Menarchebeziehungen zweier Generationen. Ärztl. Jugdkde **71**, 13–20 (1980).

Rodewald, A.; Zankl, H.: Hautleistenfibel. Stuttgart–New York: Gustav Fischer Verlag 1981.

Rohmert, W.: Maximalkräfte von Männern im Bewegungsraum der Arme und Beine. Forschungsberichte des Landes Nordrhein-Westfalen Nr. 1616, Köln und Opladen: Westdeutscher Verlag 1966.

Saller, K.: Leitfaden der Anthropologie. Stuttgart: Gustav Fischer Verlag 1964.

Sälzler, A.: Ursachen und Erscheinungsformen der Akzeleration. Berlin: Verlag Volk und Gesundheit 1967.

Sälzler, A.: Standardprogramm – Arbeitsanleitung zur periodischen gesundheitlichen Überwachung der Kinder und Jugendlichen im Alter von 0 bis 18 Jahren. Berlin: Verlag Volk und Gesundheit 1977.

Schade, H.: Vaterschaftsbegutachtung. Stuttgart: E. Schweizerbart'sche Verlagsbuchhandlung (Erwin Nägele) 1954.

Schmid, F.: Pädiatrische Radiologie. Berlin–Heidelberg–New York: Springer-Verlag 1973.

Schmidt-Kolmer, E.: Über einige Zusammenhänge zwischen somatischer und neuropsychischer Akzeleration im frühen Kindesalter. Z. ärztl. Fortbild. **75**, 1072–1077 (1981).

Scholdyssek, W.: Über die Korrelation zwischen Körperlänge und Körpergewicht bei 19- und 31jährigen wehrpflichtigen Männern. Diss. A. Greifswald 1967.

Schumacher, G.-H.; Schmidt, H.: Anatomie und Biochemie der Zähne. Berlin: Verlag Volk und Gesundheit 1982.

Schwidetzky, I.: Das Menschenbild der Biologie. Stuttgart: Gustav Fischer Verlag 1971.

Sommer, K.: Erbkrankheiten und Erbberatung. Berlin: Verlag Volk und Gesundheit 1978.

Sommer, K.: Der Mensch. Anatomie – Physiologie – Ontogenie. Berlin: Verlag Volk und Wissen 1983.

Šramková, P.; Prokopec, M.; Železny, J.: Predikce telesne vysky. Teor. a praxe tel. vycz. **26**, 226–234 (1978).

Starke, K.: Liebes- und Sexualverhalten Jugendlicher. Ärztl. Jugdkde **74**, 23–31 (1983).

Statistisches Jahrbuch der Deutschen Demokratischen Republik 1982.

Stemmler, R.; Crasselt, W.: Zu einigen differentiellen Erscheinungen von Körperhöhe und Körpergewicht unserer gegenwärtigen Schülerpopulation. Ärztl. Jugdkde **66**, 144–159 (1975).

Straass, G.: Sozialanthropologie. Prämissen – Fakten – Probleme. Jena: Gustav Fischer Verlag 1976.

Tanner, J.M.: Wachstum und Reifung des Menschen. Stuttgart: Georg Thieme Verlag 1962.

Tanner, J.M.; Whitehouse, R.H.; Marshall, W.A.; Healy, M.J.R.; Goldstein, H.: Assessment of Skeletal Maturity and Prediction of Adult Height (TW2 Method). Academic Press, London–New York–San Francisco 1975.

Walter, H.: Grundriß der Anthropologie. BLV, München–Basel–Wien 1970.

Walter, H.: Sexual- und Entwicklungsbiologie des Menschen. Stuttgart: Georg Thieme Verlag 1978.

Weber, E.: Grundriß der biologischen Statistik. Jena: Gustav Fischer Verlag 1972.

van Wieringen, J.C.; Wafelbakker, F.; Verbrugge, H.P.; de Haas, J. H.: Growth diagrams 1965 Netherlands. Netherlands Institute for Preventive Medicine TMO Leiden, Wolters-Noordhoff-Publ., Groningen 1971.

Winter, K.: Gesundheitliche Entwicklung von Jugendlichen in der Deutschen Demokratischen Republik. Berlin: Akademie-Verlag 1962.

Wuthe, H.: Referenzwerte respiratorischer Funktionsparameter im Kindes- und Erwachsenenalter als Grundlage klinischer und epidemiologischer Untersuchungen. Diss. B. Berlin 1981.

Wutscherk, H.: Die Bestimmung des „biologischen" Alters. Theorie und Praxis der Körperkultur **23**, 159–170 (1974).

Wutscherk, H.: Grundlagen der Sportanthropometrie. Leipzig: Deutsche Hochschule für Körperkultur 1981.

WUTSCHERK, H.: Methodische Aspekte der Körperhöhen-Prognose. Medizin und Sport 22, 203–212 (1982).
ZELLNER, K.: Zur Variabilität anthropologischer Merkmale des Kopfes bei Kindern und Jugendlichen aus dem Jenaer Raum. Diss. A. Jena 1984.

Bild- und Tabellennachweis

Mit Genehmigung der Autoren und Verlage wurden die Abbildungen 22/1 bis 24/1, 26/1 bis 27/1, 30/1, 30/2, 223/1, 223/2, 225/1 bis 226/1 sowie die Farbtafeln 301/1 bis 303/1 aus K. SOMMER: Der Mensch, Anatomie – Physiologie – Ontogenie (Verlag Volk und Wissen, Berlin 1983), die Abbildung 256/1 aus D. METHLING und M. PESCHKE: Licht, Beleuchtung und Sehen in der Arbeitsumwelt (Verlag Tribüne, Berlin 1979), die Abbildung 297/1 aus G.-H. SCHUMACHER und H. SCHMIDT: Anatomie und Biochemie der Zähne (Verlag Volk und Gesundheit, Berlin 1982), die Farbtafeln 304/1 bis 307/1 aus V. V. NOVOTNÝ und S. TITLBACHOVÁ: Methods of Functional Anthropology (Universitas Carolina Pragensis 1979) entnommen. Die Aufnahme für die Farbtafel 308/1 wurde von Dr. SORG, die Aufnahmen für die Abbildungen 320/1 bis 322/1 wurden von Dr. JOHNSEN, Abbildung 29/1 wurde von Dr. PRENZLAU angefertigt. Fotos 67/1 bis 70/2: Lehrstuhl Anthropologie der Humboldt-Universität zu Berlin.
Tabellenwerte wurden folgenden Arbeiten entnommen: JAEGER 1982 (332/2, 333/1), KETZ und MÖHR 1980 (341/1), KROEMER 1969 (248/1), 1974 (250/1), OPITZ und SCHMID 1966 (317/1), PLENERT und HEINE 1978 (258/1, 259/1, 277/1, 277/3 bis 283/1, 324/2, 338/3), PODLEŠAK und LEBEDOVÁ 1980 (251/1 bis 253/3), SCHMID 1973 (283/2), ŠRAMKOVÁ, PROKOPEC und ŽELEZNY 1978 (318/1).
Alle anderen Meßwerte-Tabellen des Kapitels „Normwerte" beinhalten Originalwerte der Autoren bzw. auf den Seiten 5 und 6 aufgeführter Mitarbeiter.
Vordere Einbandinnenseite: Normwerte der 0- bis 36monatigen Kinder aus „Standardprogramm" (SÄLZLER 1970), der 3- bis 17jährigen nach 5.3.
Hintere Einbandinnenseite: Normwerte nach MÖHR 1976.

Sachwortregister

Abdomendurchmesser, sagittaler 165
Abdominalbogen, ganzer 31
Abdominalbogen, oberer 31
Abdominalbogen, unterer 31
Abort 14f.
Abschirmungen 59
Absolute Finger Ridge Count 345
Absterberate 15
Abwanderungen 13
Achselhöhlenbehaarung 299f.
Adipositas 340
Adoleszenz 48
adt-Winkel 343, 345*
Ähnlichkeitsprüfung 16
Akkommodationsbreite 259*
Akromiale 72*, 73*, 83, 90f., 122ff., 126, 161
Akropodion 72*, 148f.
Akzeleration 38, 40, 42, 43ff., 56, 319
akzeleriert 34, 38, 40
Alaria 203
Allantois 26*
Alter 61, 260, 262
Alter, biochemisches 40
Alter, biologisches 34, 36, 38ff., 48, 53, 55, 280ff.
Alter, chronologisches 38
Alter, kalendarisches 38
Alter nach Reifungszeichen 40
Alter, physiologisches 40
Altersangabe 40
Altersaufbau 12, 14*
Altersgliederung 11
Altersklasse 38, 56, 65
Alterspyramide 11
Alterssichtigkeit 257, 259
Alterstod, physiologischer 54
Alterstypendifferenzierung 49
Altersunterschied 14
Altersveränderungen 54
Alterungsprozeß 54
Alveolen 260
Amnion 26*
Amnionhöhle 26*, 31
Anatomie 61
Anpassungsfähigkeit 53
Anschlagzuckung 226*
Antagonist 225*
Anthropologie 11, 56, 62
Anthropologie, angewandte 55, 61
Anthropologie, ergonomische 55
Anthropologie, historische 61
Anthropologie, medizinische 55
Anthropologie, prähistorische 61
Anthropometer 66, 67*, 68, 75ff., 102, 110ff., 116, 118, 120, 142, 144f., 147, 157, 159ff., 165f., 168, 186ff.
Anthropometrie 57, 58*, 61, 321
Arbeitsbedingungen 58f.
Arbeitsfähigkeit 52
Arbeitsgestaltung 59
Arbeitshaltung 250
Arbeitsplätze 52, 57f.
Arbeitsproduktivität 58, 63
Arbeitsprozeß 54
Arbeitsschutzkleidung 59
Arbeitssicherheit 59
Arbeitsumwelt 59
Arbeits- und Lebensbedingungen 44, 54, 57, 61
Archäologie 61
Arm 26*, 71
Armansatzbreite 31, 129
Armansatzdurchmesser 129
Armansatzhöhe, hintere 84
Armansatzpunkt, hinterer 72*
Armbeuger 225*
Armbewegungen 229*, 235
Armlänge 235
Armlänge, funktionelle 69*, 125
Armlänge ohne Hand 126
Armlänge, projektivische ganze 124
Armmuskeln 245
Armreichweite 247
Armschlußkräfte 247*
Armschlußkräfte, maximale 245
Armstrecker 225*
Arteriosklerose 52
Atemanhaltevermögen 277
Atemarbeit 277
Atemfrequenz 277
Atemstoß 260, 261, 263*, 265
Atemstromstärke 260
Atemtraktwiderstand 260, 262
Atemvolumen 260
Atemwegswiderstand, zentraler 260, 262
Atemzentrum 28
Atemzug 260
Atemzugvolumen 260
Atmung 14, 28, 31, 44, 260, 277, 283
Aufmerksamkeit 47, 49, 52, 314
Aufwachtemperatur 25*
Auge 26*, 46, 255, 256*, 258, 259*
Augenbrauen 27
Augenfarbe 37
Augenhöhe 52, 62, 77, 160
Augenlider 27
Augenlidreflex 258
Augenlinse 259
Äugigkeit 254f.
Ausatmung 260
Ausatmungsgeschwindigkeit, maximale 260f., 263*
Ausleuchtung 256
Austreibungsperiode 31
Axillarbehaarung 53

Backfischalter 315
Bänder 28, 223*
Barthaar 300*, 309
Basophalanx III 289*, 290, 293
Bauch 37, 46, 51
Bauchdecken 28
Bauchumfang 29*
Bauchumfang, horizontaler 31
Becken 37*, 47
Beckenbreite 31, 35*, 37, 52, 96
Beckenendlage 31
Beckengürtel 286*
Beckenhöhe 163

Befruchtung 15f., 21ff., 24*, 27
Befruchtungsfähigkeit 21
Befruchtungsoptimum 25*
Befruchtungstermin 29
Begattung 22f.
Behaarung 299
Beidhänder 254
Bein 26*, 46, 71
Beinbewegungen 232*, 233*
Beinigkeit 254f.
Beinlänge 34, 35*, 38
Beinlänge, funktionelle 31, 144
Beinlänge, ganze 143
Beinlänge, innere 144
Beinlänge, projektivische 143
Beinmuskeln 245
Belastbarkeit 61
Belastung, körperliche 53*
Beleuchtungsstärke 258
Beratung, humangenetische 56
Berufstätigenquote 11
Berufstypen 49
Berufswahl 49
Berührungsempfindlichkeit 46
Beschäftigte 12
Betätigungshäufigkeit 247*
Bevölkerung 13, 44, 55, 61
Bevölkerungsbewegung 13
Bevölkerungsbilanz 20*
Bevölkerungsdurchmischung 44
Bevölkerungsdynamik 13
Bevölkerungsentwicklung 13, 61
Bevölkerungsgruppen 44
Bevölkerungspyramide 13*, 14*
Bevölkerungsreproduktion 11
Bevölkerungsstand 11
Bevölkerungsstruktur 11, 61
Bewegung 24, 46, 48, 225
Bewegungsbahnen 235
Bewegungsführung 46f., 314
Bewegungsgenauigkeit 225
Bewegungsgeschwindigkeit 52
Bewegungsgrundformen 46
Bewegungskurven 236*ff.
Bewegungsradius 38
Bewegungsraum 235, 247, 253, 254*
Bewegungswinkel 227
Bezugsebenen 61
Bezugspunkte 61
Bikondylarbreite 132f., 192f.
Bikristalbreite 96
Bindegewebe 28, 52
Binnenwanderungen 13, 21
Biomechanik 61
Biostatistik 63
Blasenentleerung 312
Blastozöl 26*
Blastozyste 24*
Blickbewegungen 256f.
Blickfeld 255f.
Blickneigungswinkel 62
Blut 28
Blutdruck, arterieller 277
Blutdruck, diastolischer 28
Blutdruck, systolischer 28, 38
Blutgruppenkontrolle 16
Blutkörperchen 28
Blutkörperchensenkungsgeschwindigkeit 28
Blutkreislauf 260, 277
Blutmenge 38
Blutplasma 277
Blutstromgeschwindigkeit 28
Blutvolumen 277
Bodyplethysmograph 261
Breitenmaße 34, 37, 44, 65, 71
Brillenträger 257
Broca 260, 262
Brust 28, 37, 40, 48, 53, 300, 309
Brustbehaarung 319*
Brustbein 31, 285*
Brustbeinhöhe, obere 31, 81
Brustdrüsen 28
Brustdrüsenkörper 282
Brustdurchmesser, sagittaler 100f., 323, 339
Brustdurchmesser, transversaler 94, 323, 339
Brustentwicklung 304*
Brusthöhe 85
Brustknospe 300
Brustkorb 38, 51
Brustkorbbreite 31, 35*, 50*, 51f., 94f.
Brustkorbtiefe 31, 50*, 51f., 100f.
Brustkorbumfang 107
Brustkyphose 45*
Brustumfang 29*, 41*, 66
Brustumfang, anthropologischer 70*, 104f.
Brustumfang, großer 31, 103
Brustumfang, horizontaler 31, 48*, 106
Brustwarzen 28, 282
Brustwirbel 45*

Calcaneus 348
Calcar 346*
Cervicale 72*, 79, 222
Chlorgehalt 326
Chorion 26*
Chorionhöhle 26*
Chromosomenaberrationen 342
Chromosomensatz 21, 36
Compacta 289*
Conrad 50*, 51
Corona radiata 24*

Daktylion I 169
Daktylion III 72*, 73*, 110, 112, 114, 116, 118, 120, 124f., 127f., 166, 170ff., 175
Damenbart 52f., 69ff.
Darmbeinkammpunkt, höchster 72*, 73*
Darmbeinstachelhöhe 31, 35*, 88
Darmrohr 23
Dauergebiß 46, 298
Dauerkontraktionen 245
Dauerzahn 47
Daumenlänge, funktionelle 69*, 169
Daumenmeßwinkel 68, 69*, 169
Demographie 11, 61
Denken 46f., 49, 309ff., 314f.
Denkformen 315
Dentition 296
Descensus testis 282
Diaphyse 288, 289*
Dickenwachstum 51
Differenzierungsgeschwindigkeit 32
Dimensionsparameter 51*
Diskus 223*
distal 303*, 345*, 346*
Dornfortsatzspitze 222
dorsal 303*
Dottersack 26*
Drehkomponente 225
Drehwirkung 225*
Drillinge 15f.
Druckkraft 247, 252f.
Duftdrüsen 299
Durchgreifgröße, kreisförmige 70*, 185
Durchgreifringe 185
Dynamometer 246*

Ei 22*, 24
Eierstock 21f., 24*
Eigelenk 223*
Eigenschaften, psychische 38
Eignung 49, 57
Eihäute 28
Eiigkeitsdiagnose 16
Eileiter 22f., 24*

Einatmung 260
Eingeweide 35*
Einnistung 24*
Einwohnerzahl 14
Eireifung 24*
Eisen 326, 340
Eisprung 22, 23
Eiweiß 55, 326, 340
Eizelle 16, 21ff.
Eizellenentwicklung 21
Ejakularche 48
Ejakulation 22, 48f.
Ektoderm 26*
Ektokanthion 208
Elle 40, 225*
Ellenbogenbreite 132f.
Ellenbogen-Ellenbogen-Breite 134
Ellenbogengelenk 37, 225*, 227, 247, 286*
Ellenbogenhöhe 168
Elternalter 16
Embryonalknoten 26*
Embryonalzeit 21
Empfängnismonat 17
Endorotation 225
Energieaufnahme 319f., 340
Energiemenge 55
Entbindung 19
Entoderm 26*
Entokanthion 77, 160, 206
Entwicklung 36, 38, 40, 44, 49, 54ff., 61, 319, 321
Entwicklung, nachgeburtliche 32, 36
Entwicklung, psychische 46f., 56, 309
Entwicklung, vorgeburtliche 23, 34, 36
Entwicklungsbeschleunigung 42
Entwicklungsmerkmale 44
Entwicklungsphasen 36, 44, 49, 309
Entwicklungsrhythmus 38
Entwicklungsschübe 42
Entwicklungstempo 32f., 38, 42
Entwicklungsunterschiede 54f.
Epiphyse 288, 289*
Epiphysenfugen 280
Epiphysenschluß 40, 280ff., 288f.
Erfassen 309ff.
Erholungszeiten 53
Erkrankungen 54f.
Ermüdung 53, 226
Ernährung 44, 46, 54f.
Ernährungsfaktoren 55
Ernährungszustand 56, 319ff., 321, 334, 336
Eröffnungsperiode 31
Erschlaffungszeit 226
Erstgebärende 30
ERV 266*
Erwachsenenalter 34, 36, 44, 261
Erwachsenenalter, frühes 44
Erwachsenenalter, mittleres 44
Erwachsenenalter, späteres 44
Erwachsenenalter, spätes 44
Erythrozyten 277
Euryon 73*, 210f.
Evolution 21
Exorotation 225
Exspiration 260, 277
Exspirations-Volumen 260
Extremitäten 24, 27, 37, 40, 46f., 51, 62

Familienstand 12, 14*
Fangen 46
Farbensinn 258
Farbfehlsichtigkeit 257
Farbtafel 258
Farbwahrnehmung 255
Fehlgeburt 14
Feinmotorik 38
Feld, zentrales 256
Fertilität 14
Fertilitätsziffer 14
Fett 35*, 37, 51, 53, 341
Fettansatz 37, 56
Fettanteil 37
Fette 55, 326
Fettgewebe 37, 56, 319, 321
Fettmenge 36
Fettpolster 27, 46
Fettsucht 340
FEV_1 263*, 265*
Flegeljahre 315
fibular 346*
Fiederungswinkel 225
Fingerbeerenmuster 342f., 346*, 347*
Fingerbewegungen 231*
Fingergelenke 227
Fingernägel 24, 282
Flow-Volumen-Kurve 261
Follikel 16, 24*
Follikelreifung 24*, 25*
Follikelsprung 24*
Fortpflanzung 54
Fortpflanzung, geschlechtliche 21
Fortpflanzungsfähigkeit 43
Fortpflanzungsgemeinschaft 55
Frankfurter Horizontale 71
Frau, große 235f.
Frau, kleine 52, 235f.
Frau, mittelgroße 235f.
Frau, sehr kleine 52
FRC 271*, 275*
frontal 302*
Frontalebene 302*
Frontotemporale 73*, 209
Fruchtbarkeit 14
Fruchtbarkeitsziffer, allgemeine 14
Fruchtbarkeitsziffer, altersspezifische 15
Fruchtbarkeitsziffern 11, 14f.
Fruchtwasser 28
Frühentwicklung 24*
Frühgeborene 14, 27, 277
Frühschwangerschaft 25*, 28, 301*
Frühzahner 298
Füllephasen 33
Fünflinge 15
Funktionsasymmetrien 254
Funktionsmaße 68
Furchung 22, 24*
Fuß 26*, 37, 51, 71, 288*
Fußauflageblöcke 68
Fußauflageebene, horizontale 69
Fußbewegungen 233*
Fußbreite 52
Fußbreite, direkte 150
Fußbreite, projektivische 151
Fußflächenmuster 346
Fußhöhe 145
Fußkurbelbelastung 278
Fußlänge 52, 148f.
Fußreichweite 190
Fußsohle 282, 346*
FVC 263*, 264*

Gallenblase 28
Gameten 21
Gasvolumen, thorakales 260f., 266*, 268*
Gauss 63, 64*
Gebärmutter 22, 24*, 28, 30*, 32
Gebärmuttergrund 30*
Gebrauchsgegenstände 57, 61
Gebrauchswerteigenschaften 58
Geburt 16, 27, 29, 31, 33f., 36, 44, 46
Geburtenfolge 15
Geburtengipfel 48
Geburtenhäufigkeit 11, 18
Geburtenrate 14

Geburtenziffern 11, 14
Geburtlichkeit 11, 13f.
Geburtsgewicht 44, 46, 66
Geburtskanal 31
Geburtslänge 33, 43*, 44, 46, 66
Geburtsmasse 33, 46
Geburtsmonat 17
Geburtstermin 29, 30
Geburtsweg 32
Geburtszustand 55
Gedächtnis 47
Gehirn 23, 46, 48
Gelenk 28, 223*, 225, 227, 235
Gelenkbewegungen 225
Gelenkhöhle 223*
Gelenkigkeit 38
Gelenkkapsel 223*
Gelenkknorpel 223*, 289*
Gelenkkomponente 225
Gelenkkopf 223*
Gelenklippe 223*
Gelenkpfanne 223*
Gelenkspalt 223*
Gelenkstellung 225*
Gelenktypen 223*
Gelenkveränderungen 52
Gelenkwirkung 225*
Gelenkzwischenscheibe 223*
Gemeindegröße 53*
Gemeindegrößengruppen 14
Genetik, medizinische 56
Genitalien 36, 48, 282, 307*, 309
Gerinnungsfähigkeit 28
Geruchssinn 46
Gesamtreifungsstufe 40
Gesäß 37
Gesäßfaltenhöhe 142
Gesäß-Knie-Länge 189
Gesäß-Kniekehlen-Länge 188
Gesamtkörperfett 322f., 334ff.
Geschicklichkeit 38, 314
Geschlecht 11ff., 14*, 15ff., 34, 36f., 47ff., 51ff., 61, 245, 260, 261
Geschlechterrelation 11
Geschlechterverhältnis 12
Geschlechterverhältnis, primäres 15
Geschlechterverhältnis, sekundäres 14f.
Geschlechterverhältnis, tertiäres 15
Geschlechterverhältniszahl 11
Geschlechtschromosomenkonstitution 36
Geschlechtsdiagnose 37
Geschlechtsdifferenzierung 36, 49
Geschlechtsdimorphismus 47
Geschlechtsfunktion 38
Geschlechtsmerkmale 38
Geschlechtsorgane 40, 48, 299
Geschlechtsunterschiede 34, 36*, 37*, 38, 48f., 299
Geschlechtsverkehr 16, 49
Geschlechtszelle 21
Geschlechtszugehörigkeit 38
Geschmackssinn 46
Geschwisteranzahl 43*, 55
Gesicht 24, 35ff., 40, 51
Gesichtsabschnitte, physiognomische 37
Gesichtsbehaarung 37, 39*
Gesichtsfeld 255ff., 256*, 257*
Gesichtshöhe, morphologische 197
Gesichtsmaße 35
Gesichtsprofil 37
Gesichtsrelief 51
Gesichtstiefe, große 214
Gesichtstiefe, kleine 215
Gestaltung 61, 308*
Gestaltwandel, erster 47*, 55, 314
Gestaltwandel, zweiter 47, 55
Gestorbene 19
Gestorbenenüberschuß 19
Gesunderhaltung 55
Gesundheitsschädigungen 63
Gesundheitsschutz, vorbeugender 58
Gesundheitswesen 57
Gesundheitszustand 61
Gewebearten 36
Gewebebestand 52
Gewebswasser 28
Gewicht 46
Glabella 212f.
Gleitzirkel 67, 68*, 69*, 148, 150, 169ff., 180f., 195ff., 203f., 206ff.
Gliedmaßen 51
Glutaealhöhe 142
Gnathion 72*, 73*, 194ff.
Goniometer 227
Gonion 72*, 73*, 202
Grazilität 38
Greifdurchmesser, großer 69*
Greifdurchmesser der Hand, großer 182
Greifdurchmesser der Hand, kleiner 184
Greifdurchmesser der Hand, mittlerer 183
Greifen 46
Greifhöhe, bequeme 115, 167
Greifhöhe, gestreckte 117
Greifhöhe, maximale 119
Greifhöhe, untere 121
Greifweite 236, 239, 242ff., 248f.
Greifweite, bequeme 167
Greifweite, maximale 235f.
Greifweite im Hocken 243*
Greifweite im Knien 244*
Greifweite im Sitzen 242*
Greifweite im Stehen 236*ff.
Greifweite nach oben, bequeme 115
Greifweite nach oben, gestreckte 117
Greifweite nach oben, maximale 119
Greifweite nach unten 121
Greifweite nach vorn 113
Greisenalter 44, 52f.
Grenzwerte 64
Großzehenballen 346, 347*
Grundgesamtheit 63f.
Grundhaltung im Sitzen 71
Grundhaltung im Stehen 71
Grundumsatz 38, 338f.
Gruppenbildung 55

Haare 24
Halbseitendiagnostik 283, 288
Hals 24, 37, 40, 46, 51
Halsansatzbreite 201
Halsansatzdurchmesser 201
Halsansatzhöhe 80
Halsansatzpunkt 72*, 73*
Halsansatzumfang 31, 222
Halslordose 45*
Halsumfang 31, 220f.
Halswirbel 45*
Halswirbelhöhe 31, 79
Halswirbelsäule 227
Haltung 30*
Hämoglobingehalt 38
Hämoglobinkonzentration 28
Hand 26*, 37, 49, 51, 71, 235
Handbewegungen 230*
Handbreite 52, 68*, 176f.
Handbreite mit Daumen 178
Handbreite ohne Daumen 176f.
Handdicke 180
Handdicke, distale 181
Handfläche 345*
Handflächenmuster 342
Handgelenk 227

Händigkeit 254f.
Handlänge 52, 62, 170f., 289*
Handmuskeln 245
Handschlußkräfte 245, 246*, 254*
Handschlußkräfte, maximale 245
Handskelett 40, 289*
Handskelettdiagnostik 288
Handumfang 50*, 51, 140f.
Handwurzelknochen 40
Harn 328
Harnleiter 28
Harntrakt 28
Häufigkeitsverteilung 63
Haut 35*, 53, 282, 321
Hautfalten 321f., 328ff., 334ff.
Hautfaltendickenmesser 321
Hautfaltendickenmessung 321, 322*, 339
Hautfurchen 342
Hautfurchensystem 342
Hautleisten 342
Hautleistenmuster 342
Hautleistensystem 342
Hautoberlippe 37
Heiratsalter 12, 14
Herz 24, 26*, 260, 277
Herzaktionen 283
Herzschlag 14
Herzschlagfrequenz 38, 278
Herzschlagvolumen 28
Herztätigkeit 27
Herztöne 27
Heterosiseffekt 44
Hinterhauptslage, vordere 31
Hirnfunktionen 52
Hirngewicht 46
Hirnkopf 35, 37
Hirnkopfmaße 35
Hoden 21f.
Hodensack 299
Höhenmaße 71
Hörfähigkeit 46
Horizontalmaße 34
Hormondrüsen 48
Hormonhaushalt 38, 53
Hubkraft 247, 250, 252f.
Hüftbein 45*
Hüftbreite, größte 98
Hüfte 37, 300
Hüftform 300
Hüftgelenk 227
Hüftpunkt 72*, 73*
Hüftumfang, größter 109
Humangenetik, allgemeine 56
Humangenetik, spezielle 56
hyperplastisch 50*
hypoplastisch 50*
Hypothenar 343, 345*, 346*, 348
Hypothenarmuster 344, 346*

Iliocristale 72*, 73*, 97
Iliospinale anterior 72*, 73*, 88
Iliospinalhöhe 88
Individualentwicklung 11, 21, 56, 61
Industrieanthropologie 55, 57, 64, 66
Industrieprodukte 57
Infektionen 54
Infeld 256*, 257
Inspiration 260, 277
Intelligenz 43
Intelligenzalter 40
Interdigitalfelder 343
Interdigitalräume 346

Jochbogenbreite 295
Jugendalter 34, 49

Kaliumgehalt 326
Kalzium 326, 340
kaudal 303*
Kehlkopf 48, 299
Keimdrüsen 21
Keimling 24*
Keimlingsentwicklung 26*, 27*, 29*, 301*
Keimlingsgröße 27*
Keimlingswachstum 29*
Kiemenbogen 26*
Kinderarbeit 55
Kindersterblichkeit 54
Kindesalter 261f.
Kindesbewegungen 24, 30
Kindheit 36, 40, 44, 54
Kinn 37
Kinngrübchen 37
Kleinkindalter 36, 46, 47
Kleinkindersterblichkeit 18, 19*
Kleinstkinder 70
Klettern 46
Klinikentbindungen 20*
Klitoris 282
Kniebreite 192f.
Kniegelenk 37, 227, 287*
Kniegelenkhöhe 52, 147
Kniehöhe 147, 186
Kniehöhe, größte 186
Kniepunkt 72*, 73*
Knieumfang 154
Knochen 51f., 235
Knochenalter 280ff.
Knochenentwicklung 40
Knochenhaut 223*
Knochenkerne 40, 288f.
Knochentrockenmasse 37
Knospenbrust 300
Kohlenhydrate 55, 326, 340
Kohlenstoffgehalt 326
Kolostrum 28
Kompliziertheitsindex 343
Konstitution 32, 47
Konstitutionsanthropologie 32
Konstitutionstypenbestimmung 50*
Kontraktion, auxotone 226*
Kontraktion, isometrische 226*
Kontraktion, isotonische 226*
Kontraktionsdauer 247*
Kontraktionsfrequenz 247*
Kontraktionsstärke, relative 247*
Kontraktionszeit 226
Konvergenzreflex 258
Konzentration 47, 49, 314
Konzeptionswahrscheinlichkeit 25*
Koordinationsgeschwindigkeit 52
Kopfbewegungen 228*
Kopfbogen, transversaler 218f.
Kopfbreite 29*
Kopfbreite, größte 210f.
Kopfhaar 282
Kopfhaltung 62, 70
Kopfhöhe 34
Kopfhöhe, ganze 194
Kopflänge 29*
Kopflänge, größte 212f.
Kopfumfang 29*, 48*, 216f.
Körperbau 32, 34, 36, 51f., 56f., 65, 334, 336
Körperbauformen 57
Körperbaumaße 61, 65
Körperbaumerkmale 39
Körperbautyp 51*, 319, 320*f.
Körperbautypologien 51
Körperbauvarianten 51
Körperbehaarung 37, 53
Körperbewegungen 228*ff., 235, 315
Körperbewegungsmaße 61
Körperdichte 323, 338
Körperdimensionen 34, 50*, 51
Körperebenen 302*
Körperfett 326
Körperform 47f., 315
Körperfülle 38
Körperfülle-Index 34
Körperfunktionen 56

Körpergewicht 37, 46
Körpergrundhaltungen 70
Körperhaltung 61 f., 70 f.
Körperhöhe 31 ff., 32*, 37 ff., 41*, 42*, 44, 47*, 50*, 51 f., 53*, 62, 64* ff., 74 f., 235, 260 f., 263*, 264*, 265*, 266*, 267*, 268*, 269*, 271*, 272*, 273*, 274*, 275*, 276*, 277, 316 ff., 321, 323 ff., 334, 336, 339 f.
Körperhöhe, bequeme 76
Körperhöhenalter 39
Körperhöhenprognose 34, 316 ff., 366 f.
Körperhöhenschwankung 34
Körperhöhenzunahme 41*. 47*
Körperkraft 38, 245
Körperlänge 14 f., 17, 71, 74 f.
Körpermasse 16 f., 28 f., 31, 32*, 34, 35*, 41*, 42*, 52*, 53*, 65 f., 235, 260 f., 277, 319, 321 ff., 327, 334, 336 f.
Körpermaße 29, 31, 34, 57, 61, 63, 66, 68, 70 f.
Körpermaße, dynamische 223
Körpermaße, statische 65
Körpermeßpunkte 61, 72*, 73*
Körpermeßwerte 64 f.
Körpermotorik 46
Körperoberfläche 277, 321, 324 ff.
Körperpositionen 65
Körperproportionen 27, 33*, 34* f., 37, 39, 46, 50* f.
Körperrichtungen 303*
Körpersitzbreite 164
Körpersitzhöhe 159
Körperstamm 65, 71
Körperstruktur 340
Körpertemperatur 54
Körpervolumen 38
Körperwärme 44
Körperwasser 319
Körperzusammensetzung 35*, 36, 319 f., 323, 326, 334, 336, 339 f.
Korrelationskoeffizient 65
Kraftangriffspunkt 245 ff., 251 ff.
Kraftansatzpunkt 248 f.
Kräfte im Bewegungsraum 254*
Krafthöchstwerte 245
Kraftmessungen 62
Kragenweite 222
„Krähenfüße“ 53
kranial 303*
Krankheitsanfälligkeit 38, 53
Krankheitsdisposition 51
Kreislauf 28
Kreislaufleistung 38
Kreuzbein 37
Kriminalistik 61
KRETSCHMER 51
Kreuzbein 45*
Kugelgelenk 223*
Kupfergehalt 326

Labien 282
Lage 31
Landkinder 44
Längen-Breiten-Verhältnis 35
Längenmaße 71
Längenwachstum 47, 49, 55 f.
Längenwachstumsschub 41*, 47
Längsschnittanalyse 31
Längsschnittdaten 33
Längsschnittmethode 33
Längsschnittstudie 66
Lanugo 282, 299 f.
Latenzzeit 226
lateral 303*
Lateralität 254
Laufberufe 52, 53*
Laufen 46
Lean-body-Fülle-Index 323, 339 f.
lean body mass 337
Lebendgeborene 11 f., 14 ff., 19, 20*
Lebendgeborenenfolge 15
Lebendgeborenenüberschuß 19
Lebendgeborenenzahl 17
Lebendgeborenenziffer, allgemeine 14
Lebensalter 245
Lebensbaum 11
Lebensbedingungen 55
Lebensdauer, wahrscheinliche 19
Lebensende 54
Lebenserwartung 19, 38, 43*, 54, 339
Lebenserwartung, mittlere 11, 19 f.
Lebensstandard 44, 55
Lebensweise 54
Lebenswende 44
Lebenszeit 54, 56
Leber 28
Leibeshöhle 23
Leistenhoden 282
Leistenwerte, quantitative 345*
Leistenzahl 343
Leistung 57
Leistungen, psychische 43
Leistungsalter 44, 49, 51
Leistungsfähigkeit 38, 40, 54, 56
Leistungsfähigkeit, körperliche 54
Leistungsfähigkeit, optimale 49
Leistungsfähigkeit, psychische 38, 54
Leistungsminderung 52 f., 63
Leistungsnormen 38
Leistungssportler 56 f.
Lendenlordose 37, 45*
Lendenwirbel 45*
leptomorph 50*. 51, 320*, 334 ff.
Leptomorphie 51*
Lernen 309 ff.
Leuchtdichte 255
Leuchtdichteniveau 255
Lichtquellen 256*
Lidspalten 37
Linkshänder 254
Lunge 27, 260
Lungenfunktion 28
Lungenfunktionsparameter 62, 260
Lungenkapazität 52, 260
Lungenleistung 38

Magenazidität 28
Magen-Darm-Trakt 28
Magnesiumgehalt 326
Makrosomie 51*
Makulafunktion 258
Mamille 300
Mangangehalt 326
Manipulieren 46
Mann, großer 52, 235 f.
Mann, kleiner 235 f.
Mann, mittelgroßer 235 f.
Mann, sehr großer 52
Markhöhle 223*
MARTIN 57, 62, 66
Massezunahme 28
Maßband 31, 68, 70*, 72, 103 ff., 135 ff., 152 ff., 216 ff.
Maßbezeichnungen 66
Maße 71
Maße, projektivische 66
Maximalkraft 245*. 247*, 248 ff., 253
Maximalkräfte im Bewegungsraum des Arms 245
Maximalkräfte, isometrische 245
medial 303*
Median 63 ff.

median 302*
Medianebene 302*
Medizin, soziale 56
Mehrfachbildungen 17
Mehrgebärende 30
Mehrlinge 15
Mehrlingsgeburten 16
Meiose 22*, 23*
Menarche 40, 42*, 43*, 44, 48f.
Menarche-Alter 42*
Menarche-Median 44, 300
Meniskus 223*
Menopause 42*, 43
Menstruation 48, 300
Menstruationszyklus 24*. 25*, 32
Merkmale, physiognomische 38
Merkmale, psychische 38
Mesoderm 26*
Mesophalanx III 289*, 290, 293
Meßblöcke 68
Meßbrett, anthropometrisches 70, 74, 158
Meßinstrumente 61, 66
Meßkonus 68, 69*, 182ff.
Meßmethoden 71
Meßmethodik 57, 62, 66
Meßpunkte 57, 61, 66, 72*, 73*
Meßringe 68, 70*
Meßschieber 67, 69*, 179
Meßstrecken 57, 61, 66, 71, 289*
Meßstuhl 68, 165, 186ff.
Meßwerte 62, 71
Metacarpale I 72*, 289*
Metacarpale, radiale 72*, 176f.
Metacarpale, ulnare 72*, 176ff.
Metaphyse 288, 289*
Metrik-Index 51, 323, 334, 336, 339f.
metromorph 334ff.
Mikrosomie 51*
Milchgebiß 298
Milchgebißperiode 296
Milchproduktion 28
Milchzahndurchbruch 296ff.
Milchzähne 42, 296ff.
Mindestkraft 250
Mineralstoffe 326f., 340
Minutenvolumen 277
Mitbewegungen 46
Mitose 22*, 23*
Mittel, arithmetisches 63, 65
Mittelfingerendgliedlänge, palmare 175
Mittelfingergrundgliedlänge, palmare 173
Mittelfingerlänge, palmare 172
Mittelfingermittelgliedlänge, palmare 174
Mittelhanddicke, distale 69*, 180
Mittelwert 32*, 38, 62, 64
Mobilität 11, 13, 21
Monatsblutung 22, 48
Mortalität 18
Morula 24*
Motorik 40, 56, 315
Mundboden 39*, 53
Mundbreite 53
Mundspalte 37
Muskelaktivität 52
Muskelanteil 36
Muskeldicke 225, 245
Muskelermüdung 245
Muskelgewebe 319
Muskelkette 225
Muskelkontraktion 226*
Muskelkraft 225
Muskellänge 225, 226*
Muskelmasse 37
Muskelsehne 223*
Muskelspannung 226*
Muskeltonus 283
Muskelwachstum 56
Muskelwirkung 225*
Muskulatur 28, 35*, 37, 46ff., 51, 235
Muskulatur, unwillkürliche 28
Musterfelder 345*, 346*, 347*
Musterformen 343f., 345*, 347*
Musterhäufigkeit 348
Mütter 49
Müttersterblichkeit 19, 20*

Nabel 31, 37
Nabelhöhe 31, 87
Nabelschnur 26*, 28, 31
Nabelwunde 44
Nachgeburt 16
Nachgeburtsperiode 31
Nachtsehen 257*
Nackenhaut 53
NAEGELEsche Regel 29f.
Nahbrille 259
Nährstoffaufnahme 319f., 340
Nährstoffe 319, 340
Nahrungsabbau 44
Nahrungsaufnahme 44
Nahrungsenergie 319, 340
Nahrungsmittel 55
Nahzusatz 259*
Nase 37
Nasenboden 37
Nasenbreite 53, 203, 206
Nasenflügel 37
Nasenflügelbreite 203
Nasenhöhe 198
Nasenrückenlänge 53
Nasenrückenprofil 37
Nasenwinkel-Kinn-Abstand 196
Nasenwurzelbreite 206
Nasion 73*, 197f.
Natalität 14
Natriumgehalt 326
Nebenhoden 22
Nebennierenfunktion 29
Neigungsmesser 227
Nerven 35*
Nervensystem, vegetatives 28
Neugeborene 18, 33, 36, 39, 42, 46, 54, 277, 282f.
Neugeborenenalter 44
Neutral-0-Methode 227
Nieren 28
Nomogramm 260ff.
Normalverteilung 63, 64*f.
Normgewicht 320*, 340
Normwerte 11, 56, 61, 66
Normwerttabelle 9, 38, 40, 56

Oberarmbein 225*
Oberarmlänge 122f.
Oberarmumfang 48*
Oberarmumfang, größter 31, 136f.
Obergesichtsbreite 208
Oberkiefer 26*
Oberlippenbart 53
Oberrumpf 47
Oberschenkel 37
Oberschenkeldicke, größte 191
Oberschenkeldurchmesser 29*
Oberschenkelhöhe 191
Oberschenkellänge 29*
Oberschenkelumfang 35*, 37, 48*
Oberschenkelumfang, größter 152f.
Ohr 26*, 46
Ohr-Augen-Ebene 62, 70f., 72*
Ohrbreite, größte 204
Ohrbreite, physiognomische 204
Ohrhöhe des Kopfes 67*, 70, 200
Ohrhöhe des Körpers 78
Ohrigkeit 254

Ohrknorpel 282
Ohrlänge 53
Ohrlänge, physiognomische 199
Ohrmaße 70
Ohrmuschelelastizität 282
Ohrmuschelform 284
Ontogenese 21ff., 55
Ontogenetik, anthropologische 61
Oogenese 21, 22*
Oogonie 22*
Oozyte 22*
Opisthocranion 72*, 212f., 216f.
Optimalgewicht 323, 339f.
Orbitale 70f.
Os capitatum 289*, 290, 293*
Os hamatum 289*, 290, 293
Os lunatum 289*, 291, 294
Os metacarpale I 291, 294
Os metacarpale III 289*, 290, 293
Os pisiforme 289*, 292, 295
Os scaphoideum 289*, 292, 295
Os trapezium 289*, 291, 294
Os trapezoideum 289*, 292, 295
Os triquetrum 289*, 291, 294
Ossifikation 289
Ossifikationsalter 40, 280
Ossifikationszentren 280*ff., 281*, 284*ff., 288, 289*
Oszillationsmethode 262
Ovulation 22, 25*

palmar 303*
Papille 300
Paukenhöhle 46
Peak Exspiratory Flow 260
Pedalabstand 250
Pedalhöhe 250
PEF 263*
Penis 299
Persönlichkeit 32, 47, 49, 56, 315
Perzentile 52*, 62ff., 64*
Perzentile, empirische 65
Phalangion III 72*, 73*, 113, 115, 117, 119, 121, 167
Phänotyp 56
Phase, erste puberale 48
Phase, infantile 299f.
Phase, mature 299f.
Phase, puberale 48, 299f., 315
Phase, zweite puberale 48
Philippinermaß 47*
Phosphor 326, 340
Photogrammetrie 235
Physe 288, 289*
Physiologie 61
Pigmentierung 28, 48, 299ff.
plantar 303*
Plazenta 28
Polkörperchen 22*
Pollution 40
Population 55
Populationsgenetik 56
Postaurale 204
Primärvarianten, körperbautypologische 51*
Progesteron 28
Prolaktin 28
Promontorium 45*
Proontogenese 21
Proportionen 27, 33*, 34*f., 37, 39, 46, 50*f.
Proportionsalter 39
Proportionsparameter 51*
Proportionsunterschiede 33, 37
Proportionsveränderungen 32, 33*, 34*, 44, 47
proximal 303*, 345*, 346*
Psyche 29
Psychologie 32, 61
Pternion 72*, 148f.
Pubertät 22, 34, 36, 38, 44, 47f., 55, 258, 315
Pubertätsschub 47*
Pubeszenz 48
Pulsfrequenz 28, 277, 280
Pupillardistanz 207
Pupillen 46, 207
pyknomorph 50*f., 320*, 334ff.
Pyknomorphie 51*

Quantile 64
Querlage 31
Querschnittmethode 32f.

radial 303*, 345*
Radiale 72*, 122f., 130f.
Radiusepiphyse 289*, 291, 294
Radiuslänge 130f.
Rassedifferenzierungen 49
Reaktionsgeschwindigkeit 52
Reaktionszeit 259
Rechtshänder 254
Rechts-links-Unterschiede 254
Reichhöhe, bequeme 114, 166
Reichhöhe, gestreckte 116
Reichhöhe, maximale 118
Reichhöhe, untere 120
Reichhöhenwerte 62
Reichweite 235
Reichweite, bequeme 166
Reichweite, maximale 236
Reichweite nach oben, bequeme 114
Reichweite nach oben, gestreckte 116
Reichweite nach oben, maximale 118
Reichweite nach unten 120
Reichweite nach vorn 112
Reichweitenwerte 62
Reifealter 282, 320*
Reifebestimmung 280
Reifeindex 282
Reifeprozesse 38
Reifezeichen 40
Reifezeichen des Neugeborenen 44, 280
Reifung, körperliche 49
Reifung, sexuelle 48, 299ff.
Reifungsbeschleunigung 44
Reifungszeichen 53
Reifungszeichen, sexuelle 48, 299ff., 304*, 305*, 306*, 307*, 309
Reißschieber 68
Reißschiene mit Meßhülse 69*, 125, 128
Rekonvaleszenz 54
Relativgewicht 260ff., 267*, 268*, 269*, 276*
Reproduktionsziffern 11
Reserveknorpel 289*
Reservevolumen, exspiratorisches 260f., 266*
Reservevolumen, inspiratorisches 260
Residualkapazität, funktionelle 260f., 271*, 275*
Residualvolumen 261, 266*, 267*, 269*, 270*, 272*, 274*, 323
Residualvolumenbestimmung 261
Residualvolumenparameter, bodyplethysmographische 261
Residualvolumenparameter, spirometrische 261
Resistance air way 260
Resistance, spezifische 276*
Resistance, totale 266*, 270*
Retardation 319
retardiert 34, 38, 40
Retinafunktion 258
ROHRER-Index 34
Röntgenatlas 289
Röntgenbilder 40
Rot-grün-Blindheit 257
R_S 276*
R_T 266*, 270*
Rückbildungsalter 44, 52f.
Rückensaite 23
Ruhepulsfrequenz 38
Rumpf 37, 40, 46f.

Rumpfbehaarung 309, 319*
Rumpfbeuger 245
Rumpfbewegungen 228*
Rumpfhaltung 62
Rumpfhöhe 34, 38
Rumpfmuskeln 245
Rumpfstrecker 245
Rumpftiefe 99, 102
Runzeln 53
RV 266*. 267*, 269*, 270*, 272*, 274*
RV_{O2}-Meßplatz 261
RV_{O2}-Verfahren 262

sagittal 302*
Sagittalebene 302*
Saller 66
Samenerguß 22
Samenzelle 21 ff.
Samenzellenentwicklung 21
Sattelgelenk 223*
Sauerstoffaufnahmefähigkeit 38
Sauerstoffgehalt 326
Sauerstoffverbrauch 277
Säugling 46, 70, 225, 277
Säuglingsalter 36, 46
Säuglingssterblichkeit 18, 54
Säulenknorpel 289*
Schädel 36*, 284*
Schädelknochen 31
Schambehaarung 40, 53, 299f., 305*, 306*, 309
Schambeinfuge 31
Schambeinpunkt, distaler 73*
Schamhaar 37
Scharniergelenk 223*
Scheide 22
Scheitelhöhe 74f.
Schenkelschluß 37
Schlafdauer 55
Schlagvolumen 277
Schlankwuchs 44, 51
Schleimbeutel 223*
Schluckbewegungen 46
Schneiderbüsten 58*
Schräglage 31
Schreien 283
Schritthöhe 144
Schubkraft 247f., 250ff.
Schulalter 47, 314f.
Schulreife 47, 314
Schulterblatthöhe, untere 162
Schulterblattwinkel, unterer 72*
Schulterbreite 37, 50*f., 53*, 235
Schulterbreite, biakromiale 31, 68*, 90f.
Schulterbreite, bideltoidale 67*, 89
Schulterbreite, einseitige 31, 92
Schultergelenk 227
Schulterhöhe, akromiale 31, 83, 161
Schulterhöhe, laterale 82
Schultergürtel 285*
Schulterpunkt, deltoidaler 72*, 73*
Schulterpunkt, lateraler 73*
Schwangere 29, 342
Schwangerenanämie 28
Schwangerschaft 28ff.
Schwangerschaftshydrämie 28
Schwangerschaftsstreifen 28
Schwangerschaftsveränderungen 28
Schwanz 26*
Schwefelgehalt 326
Sechsjahresmolar 298
Sehfeld 256*
Sehfunktionen 255
Sehne 226
Sehprüfungen 258f.
Sehschärfe 257f.
Sehschärfe, relative 257*
Sehschärfenbereiche 259*
Sehzeichentafel 258
Seitendifferenzen 288
Seitigkeit 254
Seitwärtskraft 247, 251ff.
Sensomotorik 309ff.
Sesambein 225*, 226, 292, 295
Sexualität 315
Sexualproportion 12, 14, 16
Sexualverhalten 315
Sheldon 51
Sicherheitsabstände 236
Siebenmonatskind 27
Siedlungsprozesse 55
Sinnesorgane 46, 52
Sitzberufe 52, 53*
Sitzbreite 164
Sitzfläche 62, 66f., 71
Sitzflächenhöhe 62, 69
Sitzflächentiefe 69
Sitzhaltung 62
Sitzhöhe 158f., 235
Skelett 37, 47, 51, 56, 235
Skelettalter 40, 280ff., 318f.
Skelettdifferenzierung 280
Skelettentwicklung 56, 284*ff., 289
Skelettmasse 35*, 319, 323, 338
Skelettmuskulatur 52
Skrotum 282
Sozialanthropologie 54, 61
Sozialverhalten 309ff.
Soziologie 11, 61
Spannweite der Arme 110f., 235
Spätentwickler 43
Spätschwangerschaft 301*
Spätzahner 298
Speiche 40, 225*
Speichelabsonderung 46
Spermatide 23*
Spermatogonie 23*
Spermatozyte 23*
Spermiogenese 21, 23*
Spermiohistogenese 23*
Spermium 15, 22, 23*, 48
Sphyrion 72*, 73*, 145f.
Spinalhöhe 88
Spirometrie 260
Spongiosa 289*
Sport 38
Sportanthropologie 55f.
Sporteignung 56
Sporttypen 51
Sprache 46, 47, 309ff., 314
Sprechen 40
Springen 46
Sprunggelenk 287*
Sprunggelenk, oberes 227
Sprunggelenk, unteres 227
Stadtkinder 44
Stamm 51
Stammlänge 48*, 158f.
Stammlänge, bequeme 157
Standardabweichung 34, 63ff.
Standardkörpermasse 326
Standfläche 66
Standhöhe 74f.
Standsicherheit 250
Stangenzirkel 66, 67*, 89, 93, 98, 149, 151, 164, 178, 194, 200f.
Statistik, mathematische 61
Stehberufe 52, 53*
Stehhaltung 62
Steigen 46
Steißbein 45*
Stellungskräfte 245, 247
Sterbeordnung 19
Sterberate 18, 19
Sterbetafel 19
Sterbewahrscheinlichkeit 19
Sterbeziffer 11, 18, 19*
Sterbeziffer, allgemeine 18
Sterbeziffer, spezielle 18
Sterblichkeit 11, 13, 15f., 18f.
Stichproben 64f.

Stickstoffgehalt 326
Stillende 342
Stillperiode 32
Stimmbruch 299
Stimme 299
Stimmwechsel 40
Stirn 26*
Stirnbreite, kleinste 209
Stirnneigung 37
Stirnschädel 46
Stoffwechsel 28, 44, 56
Stoffwechselbilanz 319
Stoffwechselverlangsamung 52
Stomion 72*, 195
Streckungsphasen 33
Streuung 38, 63, 64*
Strömgren 51
Strömungswiderstand 260
Stuhl 328
Stylion radiale 72*, 73*, 126, 130f., 170f., 179
Stylion ulnare 72*, 170f., 179
Subaurale 73*, 199
Subnasale 72*, 196, 198, 215
Superaurale 73*, 199
Suprasternale 73*, 81
Suprasternalhöhe 81
Synergist 225*

Tagessehen 257*
Taille 46f.
Taillenbreite 93
Taillendurchmesser, transversaler 93
Taillenhöhe 31, 86
Taillenpunkt 72*, 73*
Taillenumfang 31, 108
Tasterzirkel, großer 67, 68*, 91, 95, 97, 101, 123, 127, 131, 134
Tasterzirkel, kleiner 67, 90, 94, 100, 122, 130, 132f., 146, 192f., 202, 205, 209ff.
Telephalanx III 289*f., 293
Temperaturempfindlichkeit 46
Terminalbehaarung 40, 48, 299
Testbatterien 40
Testes 282
Testfeld 256*
TGV 266*, 268*
Thenar 343, 345*f., 348
Thenarmuster 344
Thorax 260
Thoraxbreite 94f.
Thoraxtiefe 100f.
Thoraxumfang 107
tibial 346*
Tibiale 72*, 73*, 146f.
Tiefenmaße 71
Tischtiefe 62
TLC 267*, 268*, 270*, 273*, 274*, 275*
Tod 54
Todeseintritt 53
Todesursache 54
Tonus 28, 226
Total Finger Ridge Count 343
Totalkapazität 260f., 267*, 268*, 270*, 273*, 274*, 275*
Totgeborene 14f.
Trägheitswiderstand 260
Tragion 70f., 72*, 78, 200, 214f., 218f.
Tragionhöhe 78
Training 54, 56
Tränensekretion 46
transversal 302*
Transversalebene 302*
Trennsehschärfe 257*
Tretkräfte 250*
Tretkräfte, maximale 250*
Triradius 343, 345*, 346*, 347*
Trophoblast 26*

Übergewicht 340
Ulnaepiphyse 289*, 292, 295
ulnar 303*, 345*
Ultraschall 27, 30
Umfangsmaße 34, 37, 44, 61, 65, 68, 71
Umfeld 257
Umweltstabilität 342
Unfallgeschehen 254
Unfallverhütung 59
Unschärfebereich 259*
Unterarmdicke, distale 179
Unterarmgelenk 227
Unterarm-Hand-Länge 127
Unterarmlänge 62, 130f.
Unterarmlänge, funktionelle 128
Unterarmlänge ohne Hand 130f.
Unterarmumfang 50*f.
Unterarmumfang, größter 31, 138f.
Unterarmumfang, kleinster 135
Unterbrustumfang 107
Unterernährung 55
Untergesicht 46f.
Untergesichtsbreite 202
Untergesichtshöhe 195
Untergewicht 340
Unterhautfettgewebe 282
Unterkiefer 26*, 36
Unterkieferwinkelbreite 202
Unterrumpf 37, 47f.
Unterschenkeldurchmesser 29*
Unterschenkellänge 29*, 146
Unterschenkellänge mit Fuß 62, 187
Unterschenkelumfang, kleinster 156
Unterstützungszuckung 226*
Unterwasserwägung 323
Urkeimzelle 22*, 23*
Ursegmente 26*
Uterus 22, 24*, 28, 30*f., 32

Variabilität 9, 21, 51f., 54ff., 63, 309, 319
Variationsbereiche 38
Variationsreihe 51
Vaterschaftsbegutachtung 342
Ventilationsparameter 260
Ventilationsprüfung, spirometrische 260
Ventilationsstörungen 260
ventral 303*
Verhalten 40, 313
Verknöcherungszentren 284*ff.
Vertex 72*, 73*ff., 157ff., 194, 200
Vierlinge 15f.
Visusprüfung 258
Vitalkapazität 261
Vitalkapazität, forcierte 260f., 263*, 264*
Vitamine 340
Vollblut 277
Volljährigkeit 49
Volumenparameter 260
Vorentwicklung 21
Vormilch 28
Vorschulalter 314f.
Vulva 282

Wachstum 32ff., 46, 49, 54ff., 61
Wachstumsabschluß 33*, 36
Wachstumsbeschleunigung 44
Wachstumsfugen 280
Wachstumsgeschwindigkeit 32
Wachstumskurven 29*, 32*, 35*, 48*, 280
Wachstumsprozesse 38, 55
Wachstumsschub, puberaler 36, 48
Wachstumsschübe 33f., 47f.
Wachstumsunterschiede 54f.
Wachstumsverlauf 34, 56
Wadenumfang, größter 31, 155
Wanderungsbewegungen 21
Warzenhof 28, 282
Wasseranteil 36, 326f.
Wasserbedarf 328
Wasserstoffgehalt 326
Wasserverlust 328
Wechselgebiß 298
Weisheitszahn 299

Werfen 46
Wert, individueller
quantitativer 345
Wert, quantitativer 343
Wimpern 27
Winkel 57
Winkelmaße 37
Winkelmesser 227
Wirbelsäule 45*, 46
Wirbelsäulenkrümmungen
45*
Wochenbett 19, 32
Wohnbevölkerung 11f.
Wohnverhältnisse 44
Wollhaare 24, 27
Wortschatz 312f.
Wuchstendenz 320*, 323

Xiphoidale 73*, 94f., 100f.

Zahn 43, 46, 296ff.
Zahnalter 40, 296ff.
Zahndurchbruch 44, 296ff.
Zahndurchbruchszeiten
297*, 298
Zahnentwicklung 296
Zahnkrone 40
Zahnverlust 52
Zahnwechsel 43, 298
Zahnwurzel 40
Zapfengelenk 223*
Zehenbeerenmuster 346
Zehenbewegungen 234*
Zehengelenke 227
Zehennägel 24
Zellmasse 327
Zentralnervensystem 23
Zervikalhöhe 79
Zeugungsmaximum 18
Zona pellucida 24*
Zuckungsformen 226*
Zugkraft 247, 251ff.
Zuwanderungen 13
Zwangshaltung 62, 225
Zwillinge 15ff., 55, 342
Zwillingsdiagnose 342
Zwillingsgeburt 15
Zwischenwirbellöcher 45*
Zwischenwirbelscheiben 45*
Zwölfjahresmolar 299
Zygion 73*, 205
Zygote 16, 21, 23, 24*, 33, 36

Die mit Stern versehenen Seitenzahlen weisen auf Abbildungen hin.

Körperhöhenprognose

Prognostische Schätzung der Körperendhöhe im Erwachsenenalter (→ 8.6.)
auf der Grundlage von Körperhöhenmessung (→ 5.) und Skelettalterbestimmung (→ 8.2.)
bei Kindern und Jugendlichen im Alter von 4 Jahren bis zur Vollendung des 18. Lebensjahres*

Körperendhöhe = gemessene Körperhöhe (cm) × Körperhöhenfaktor
minus chronologisches Alter (Jahre) × Altersfaktor
minus Skelettalter (Jahre) × Skelettfaktor
plus Konstante

Mit einer Irrtumswahrscheinlichkeit von 5 % liegt die geschätzte Körperendhöhe in einem Bereich von geschätzte Körperendhöhe ± Reststreuung.

Beispiel: Schätzung der Körperendhöhe eines 11½jährigen Knaben mit einer gemessenen Körperhöhe von 127 cm und einem Skelettalter von 9 Jahren

Körperendhöhe = 127 · 1,13 − 11,5 · 5,1 − 9,0 · 2,0 + 94 ± 3,5 = 161 cm ± 3,5 cm

* nach Tanner, J. M., R. H. Whitehouse, W. A. Marshall und B. S. Carter: Prediction of adult height from height, bone age, and occurrence of menarche. Archives of Disease in Childhood **50**, 14 (1975)

Knaben

Chronologisches Alter in Jahren	Körperhöhenfaktor	Altersfaktor	Skelettfaktor	Konstante	Reststreuung
4,0	1,20	7,3	0	82	4,0
5,0	1,20	7,3	0	82	4,0
6,0	1,20	7,3	0	82	4,0
7,0	1,20	7,3	0	82	4,0
8,0	1,22	7,2	0,4	82	3,6
8,5	1,23	7,0	0,7	82	3,6
9,0	1,22	6,8	0,8	82	3,6
9,5	1,21	6,5	0,8	82	3,6
10,0	1,20	6,2	1,0	83	3,6
10,5	1,19	5,9	1,2	84	3,6
11,0	1,16	5,5	1,6	89	3,5
11,5	1,13	5,1	2,0	94	3,5
12,0	1,08	4,2	2,6	98	3,5
12,5	1,03	3,4	3,2	103	3,5
13,0	0,98	2,6	3,8	108	3,1
13,5	0,94	1,9	4,4	113	3,1
14,0	0,90	1,4	4,5	114	2,9
14,5	0,87	1,0	4,6	114	2,9
15,0	0,84	0,8	3,8	104	2,5
15,5	0,82	0,6	3,1	94	2,5
16,0	0,88	0,4	2,4	71	2,0
16,5	0,94	0,3	1,8	48	2,0
17,0	0,96	0,2	1,2	34	0,8
17,5	0,98	0,1	0,7	19	0,8

Körperhöhenprognose

Mädchen					
Chronologisches Alter in Jahren	Körperhöhenfaktor	Altersfaktor	Skelettfaktor	Konstante	Reststreuung
vor Menarche					
4,0	0,95	6,5	0	93	3,5
5,0	0,95	6,5	0	93	3,5
6,0	0,95	6,0	0,4	93	3,0
6,5	0,95	5,5	0,8	93	3,0
7,0	0,94	5,1	1,0	94	3,2
7,5	0,93	4,7	1,1	94	3,2
8,0	0,92	4,4	1,5	95	2,9
8,5	0,92	4,0	1,9	96	2,9
9,0	0,92	3,8	2,3	99	2,8
9,5	0,91	3,6	2,7	102	2,8
10,0	0,89	3,2	3,2	106	2,9
10,5	0,87	2,7	3,6	109	2,9
11,0	0,83	2,6	3,6	114	2,9
11,5	0,82	2,5	3,6	115	2,9
12,0	0,83	2,4	3,4	111	2,7
12,5	0,83	2,3	3,3	108	2,7
13,0	0,85	2,0	3,1	98	2,2
13,5	0,87	1,8	3,0	90	2,2
14,0	0,91	1,6	2,8	79	1,2
14,5	0,95	1,4	2,5	67	1,2
15,0	0,98	0,6	1,1	30	0,8
15,5	0,99	0,4	0,7	20	0,8
nach Menarche					
11,0	0,87	2,3	3,3	100	2,6
11,5	0,89	1,9	3,3	91	2,6
12,0	0,91	1,4	3,2	82	2,1
12,5	0,93	1,0	2,7	67	2,1
13,0	0,95	0,9	2,2	55	1,6
13,5	0,96	0,9	1,8	48	1,6
14,0	0,96	0,8	1,4	40	1,2
14,5	0,97	0,8	1,3	37	1,2
15,0	0,98	0,6	1,1	30	0,8
15,5	0,99	0,4	0,7	20	0,8

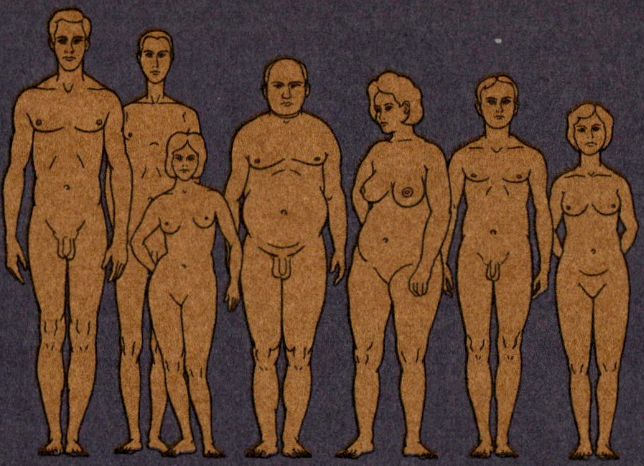

Männer															
Körperhöhe	Körperstruktur														
	sehr wenig aktive Masse, stark schlankwüchsig			wenig aktive Masse, mäßig schlankwüchsig			mittlere Körperstruktur			viel aktive Masse, mäßig gedrungen			sehr viel aktive Masse, stark gedrungen oder athletisch		
200	73	**81,4**	90	78	**86,8**	95	81	**90,4**	99	85	**94,9**	104	90	**100,3**	110
198	72	**79,9**	88	77	**85,2**	94	80	**88,8**	98	84	**93,2**	103	89	**98,6**	108
196	71	**78,5**	86	75	**83,7**	92	78	**87,2**	96	82	**91,6**	101	87	**96,8**	106
194	69	**77,0**	85	74	**82,2**	90	77	**85,6**	94	81	**89,9**	99	86	**95,0**	105
192	68	**75,6**	83	73	**80,6**	89	76	**84,0**	92	79	**88,2**	97	84	**93,2**	103
190	67	**74,2**	82	71	**79,1**	87	74	**82,4**	91	78	**86,5**	95	82	**91,5**	101
188	65	**72,7**	80	70	**77,6**	85	73	**80,8**	89	76	**84,8**	93	81	**89,7**	99
186	64	**71,3**	78	68	**76,0**	84	71	**79,2**	87	75	**83,2**	92	79	**87,9**	97
184	63	**69,9**	77	67	**74,5**	82	70	**77,6**	85	73	**81,5**	90	77	**86,1**	95
182	62	**68,4**	75	66	**73,0**	80	68	**76,0**	84	72	**79,8**	88	76	**84,4**	93
180	60	**67,0**	74	64	**71,4**	79	67	**74,4**	82	70	**78,1**	86	74	**82,6**	91
178	59	**65,5**	72	63	**69,9**	77	66	**72,8**	80	69	**76,4**	84	73	**80,8**	89
176	58	**64,1**	70	62	**68,4**	75	64	**71,2**	78	67	**74,8**	82	71	**79,0**	87
174	56	**62,6**	69	60	**66,8**	73	63	**69,6**	77	66	**73,1**	80	70	**77,3**	85
172	55	**61,2**	67	59	**65,3**	72	61	**68,0**	75	64	**71,4**	79	68	**75,5**	83
170	54	**59,8**	66	57	**63,7**	70	60	**66,4**	73	63	**69,7**	77	66	**73,7**	81
168	52	**58,3**	64	56	**62,2**	68	58	**64,8**	71	61	**68,0**	75	65	**71,9**	79
166	51	**56,9**	63	55	**60,7**	67	57	**63,2**	70	60	**66,4**	73	63	**70,2**	77
164	50	**55,4**	61	53	**59,1**	65	55	**61,6**	68	58	**64,7**	71	62	**68,4**	75
162	49	**54,0**	59	52	**57,6**	63	54	**60,0**	66	57	**63,0**	69	60	**66,6**	73
160	47	**52,6**	58	50	**56,1**	62	53	**58,4**	64	55	**61,3**	67	58	**64,8**	71
158	46	**51,1**	56	49	**54,5**	60	51	**56,8**	62	54	**59,6**	66	57	**63,0**	69
156	44	**49,7**	55	48	**53,0**	58	50	**55,2**	61	52	**58,0**	64	55	**61,3**	67
154	43	**48,2**	53	46	**51,5**	57	48	**53,6**	59	51	**56,3**	62	54	**59,5**	65
152	42	**46,8**	51	45	**49,9**	55	47	**52,0**	57	49	**54,6**	60	52	**57,7**	63
150	41	**45,4**	50	44	**48,4**	53	45	**50,4**	55	48	**52,9**	58	50	**55,9**	61

* Als **Optimalgewicht** wird dasjenige Körpergewicht bezeichnet, dem die größte Lebenserwartung zugeschrieben wird. Als **Normalgewicht** gilt der ±10%-Bereich des Optimalgewichts. Unterschreitungen bzw. Überschreitungen des Normalgewichtsbereiches werden als **Untergewicht** bzw. **Übergewicht** deklariert. Von **Adipositas** (Fettsucht) wird erst bei Überbieten des Optimalgewichts um 20 % und mehr gesprochen.

Werfen 46
Wert, individueller quantitativer 345
Wert, quantitativer 343
Wimpern 27
Winkel 57
Winkelmaße 37
Winkelmesser 227
Wirbelsäule 45*, 46
Wirbelsäulenkrümmungen 45*
Wochenbett 19, 32
Wohnbevölkerung 11 f.
Wohnverhältnisse 44
Wollhaare 24, 27
Wortschätz 312 f.
Wuchstendenz 320*, 323

Xiphoidale 73*, 94 f., 100 f.

Zahn 43, 46, 296 ff.
Zahnalter 40, 296 ff.
Zahndurchbruch 44, 296 ff.
Zahndurchbruchszeiten 297*, 298
Zahnentwicklung 296
Zahnkrone 40
Zahnverlust 52
Zahnwechsel 43, 298
Zahnwurzel 40
Zapfengelenk 223*
Zehenbeerenmuster 346
Zehenbewegungen 234*
Zehengelenke 227
Zehennägel 24
Zellmasse 327
Zentralnervensystem 23
Zervikalhöhe 79
Zeugungsmaximum 18
Zona pellucida 24*
Zuckungsformen 226*
Zugkraft 247, 251 ff.
Zuwanderungen 13
Zwangshaltung 62, 225
Zwillinge 15 ff., 55, 342
Zwillingsdiagnose 342
Zwillingsgeburt 15
Zwischenwirbellöcher 45*
Zwischenwirbelscheiben 45*
Zwölfjahresmolar 299
Zygion 73*, 205
Zygote 16, 21, 23, 24*, 33, 36

Die mit Stern versehenen Seitenzahlen weisen auf Abbildungen hin.

Körperhöhenprognose

Prognostische Schätzung der Körperendhöhe im Erwachsenenalter (→ 8.6.)
auf der Grundlage von Körperhöhenmessung (→ 5.) und Skelettalterbestimmung (→ 8.2.)
bei Kindern und Jugendlichen im Alter von 4 Jahren bis zur Vollendung des 18. Lebensjahres*

Körperendhöhe = gemessene Körperhöhe (cm) × Körperhöhenfaktor
minus chronologisches Alter (Jahre) × Altersfaktor
minus Skelettalter (Jahre) × Skelettfaktor
plus Konstante

Mit einer Irrtumswahrscheinlichkeit von 5 % liegt die geschätzte Körperendhöhe in einem Bereich von geschätzte Körperendhöhe ± Reststreuung.

Beispiel: Schätzung der Körperendhöhe eines 11½jährigen Knaben mit einer gemessenen Körperhöhe von 127 cm und einem Skelettalter von 9 Jahren

Körperendhöhe = 127 · 1,13 − 11,5 · 5,1 − 9,0 · 2,0 + 94 ± 3,5 = 161 cm ± 3,5 cm

* nach Tanner, J. M., R. H. Whitehouse, W. A. Marshall und B. S. Carter: Prediction of adult height from height, bone age, and occurrence of menarche. Archives of Disease in Childhood **50**, 14 (1975)

Knaben

Chronologisches Alter in Jahren	Körperhöhenfaktor	Altersfaktor	Skelettfaktor	Konstante	Reststreuung
4,0	1,20	7,3	0	82	4,0
5,0	1,20	7,3	0	82	4,0
6,0	1,20	7,3	0	82	4,0
7,0	1,20	7,3	0	82	4,0
8,0	1,22	7,2	0,4	82	3,6
8,5	1,23	7,0	0,7	82	3,6
9,0	1,22	6,8	0,8	82	3,6
9,5	1,21	6,5	0,8	82	3,6
10,0	1,20	6,2	1,0	83	3,6
10,5	1,19	5,9	1,2	84	3,6
11,0	1,16	5,5	1,6	89	3,5
11,5	1,13	5,1	2,0	94	3,5
12,0	1,08	4,2	2,6	98	3,5
12,5	1,03	3,4	3,2	103	3,5
13,0	0,98	2,6	3,8	108	3,1
13,5	0,94	1,9	4,4	113	3,1
14,0	0,90	1,4	4,5	114	2,9
14,5	0,87	1,0	4,6	114	2,9
15,0	0,84	0,8	3,8	104	2,5
15,5	0,82	0,6	3,1	94	2,5
16,0	0,88	0,4	2,4	71	2,0
16,5	0,94	0,3	1,8	48	2,0
17,0	0,96	0,2	1,2	34	0,8
17,5	0,98	0,1	0,7	19	0,8